HER2 阳性乳腺癌

主　编　**徐兵河**　中国医学科学院肿瘤医院

副主编　**邵志敏**　复旦大学附属肿瘤医院
　　　　宋尔卫　中山大学附属第二医院
　　　　胡夕春　复旦大学附属肿瘤医院

人民卫生出版社

图书在版编目（CIP）数据

HER2 阳性乳腺癌 / 徐兵河主编 .—北京：人民卫生出版社，
2017

ISBN 978-7-117-25102-0

Ⅰ.① H… Ⅱ.①徐… Ⅲ.①乳腺癌 - 药物疗法
Ⅳ.① R737.905

中国版本图书馆 CIP 数据核字（2017）第 218086 号

| 人卫智网 | www.ipmph.com | 医学教育、学术、考试、健康，购书智慧智能综合服务平台 |
| 人卫官网 | www.pmph.com | 人卫官方资讯发布平台 |

HER2 阳性乳腺癌

主　　编：徐兵河
出版发行：人民卫生出版社（中继线 010-59780011）
地　　址：北京市朝阳区潘家园南里 19 号
邮　　编：100021
E - mail：pmph @ pmph.com
购书热线：010-59787592　010-59787584　010-65264830
印　　刷：北京画中画印刷有限公司
经　　销：新华书店
开　　本：787×1092　1/16　印张：24
字　　数：540 千字
版　　次：2017 年 12 月第 1 版　2017 年 12 月第 1 版第 1 次印刷
标准书号：ISBN 978-7-117-25102-0/R · 25103
定　　价：190.00 元

打击盗版举报电话：010-59787491　E-mail：WQ @ pmph.com
（凡属印装质量问题请与本社市场营销中心联系退换）

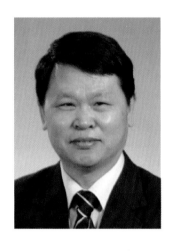

徐兵河

中国医学科学院肿瘤医院内科主任、国家新药临床研究机构（GCP中心）副主任兼I期试验病房主任、教授、博士生导师。中国抗癌协会乳腺癌专业委员会第七届主任委员，中国抗癌协会肿瘤药物临床研究专业委员会候任主任委员，北京乳腺病防治学会理事长兼内科专业委员会主任委员。

任《中国肿瘤临床与康复》副总编辑、《中华乳腺病杂志》副总编辑、Translational Cancer Research 副主编。

编 委 会

(按章节顺序排列)

乔友林　中国医学科学院肿瘤医院

王晓稼　浙江省肿瘤医院

刘　健　福建省肿瘤医院

江泽飞　军事医学科学院附属医院

欧阳取长　湖南省肿瘤医院

袁　芃　中国医学科学院肿瘤医院

马　飞　中国医学科学院肿瘤医院

宋传贵　福建医科大学附属协和医院

金　锋　中国医科大学附属第一医院

王中华　复旦大学附属肿瘤医院

付　丽　天津医科大学附属肿瘤医院

王永胜　山东省肿瘤医院

张　频　中国医学科学院肿瘤医院

张清媛　哈尔滨医科大学附属肿瘤医院

吴　炅　复旦大学附属肿瘤医院

佟仲生　天津医科大学附属肿瘤医院

李　青　中国医学科学院肿瘤医院

王树森　中山大学附属肿瘤医院

4

（按章节顺序排列）

乔友林	中国医学科学院肿瘤医院	张　希	中国医学科学院肿瘤医院
王中华	复旦大学附属肿瘤医院	王晓稼	浙江省肿瘤医院
付　丽	天津医科大学附属肿瘤医院	杨壹羚	天津医科大学附属肿瘤医院
钱晓龙	天津医科大学附属肿瘤医院	宋传贵	福建医科大学附属协和医院
黄佳雯	福建医科大学附属协和医院	胡夕春	复旦大学附属肿瘤医院
刘　健	福建省肿瘤医院	王永胜	山东省肿瘤医院
江泽飞	军事医学科学院附属医院	赵　玮	军事医学科学院附属医院
张　频	中国医学科学院肿瘤医院	孙　婧	中国医学科学院肿瘤医院
欧阳取长	湖南省肿瘤医院	谢　宁	湖南省肿瘤医院
陈　萍	中国医学科学院肿瘤医院	张清媛	哈尔滨医科大学附属肿瘤医院
袁　芃	中国医学科学院肿瘤医院	杜　丰	中国医学科学院肿瘤医院
吴　炅	复旦大学附属肿瘤医院	马　飞	中国医学科学院肿瘤医院
欧开萍	北京市三环肿瘤医院	兰　波	中国医学科学院肿瘤医院
谢贤和	福建医科大学附属第一医院	孙立军	福建医科大学附属第一医院
刘　斌	河北大学附属医院	李　俏	中国医学科学院肿瘤医院
李逸群	中国医学科学院肿瘤医院	聂建云	云南省肿瘤医院
佟仲生	天津医科大学附属肿瘤医院	宋尔卫	中山大学附属第二医院
龚　畅	中山大学附属第二医院	李　青	中国医学科学院肿瘤医院
金　锋	中国医科大学附属第一医院	王　旭	中国医科大学附属第一医院
王树森	中山大学附属肿瘤医院	洪若熙	中山大学附属肿瘤医院
夏　雯	中山大学附属肿瘤医院	徐　菲	中山大学附属肿瘤医院

乳腺癌是女性发病率第一的恶性肿瘤，占女性年新增癌症患者的 20%，每年新增乳腺癌病例 168 万例。乳腺癌也是全人群发病率第二的癌症，占 2012 年新发癌症总数的 12%，仅次于肺癌。其死亡率占女性癌症第五位，每年死亡病例约 52 万。

世界范围内绝大部分国家乳腺癌发病率呈逐年上升趋势。在西方国家，相对于乳腺癌发病率的升高，其死亡率反而得到了一定的控制，这主要得益于乳腺癌早期诊断和综合治疗等多方面的进展。特别是随着乳腺癌分子生物学研究的进展，对乳腺癌有了全新的认识。近十年来，逐渐认识到乳腺癌是由不同分子亚型组成的一类疾病，针对不同分子亚型乳腺癌，开展个体化和"精准治疗"，大大提高了乳腺癌的治疗效果。

目前，临床上以雌激素受体（ER）、孕激素受体（PR）、人表皮生长因子受体 2（HER2）以及 Ki67 将乳腺癌分成管腔 A 型、管腔 B 型、HER2 过表达型和三阴性等四种亚型，不同亚型的乳腺癌应采取不同的治疗策略。

HER2 阳性乳腺癌约占乳腺癌的 20%~25%，自 1981 年 Shih 和 Slamon 教授首次发现 HER2/neu 基因，到 1987 年证实 HER2 基因扩增或蛋白过表达与乳腺癌的发生、发展和预后相关。HER2 作为乳腺癌的不良预后因子被大家所认识，HER2 基因扩增或过度表达的患者预后差，有着较短的无病生存期和总生存期。同时 HER2 基因扩增或过度表达提示肿瘤对内分泌治疗和 CMF 方案化疗反应差。直至 1990 年，第一个抗HER2 单克隆抗体曲妥珠单抗诞生。1998 年美国临床肿瘤学会（ASCO）年会上报告了第一个Ⅲ期临床研究结果，证实在 HER2 阳性晚期乳腺癌中，曲妥珠单抗联合化疗相比于单独化疗显著改善患者的生存。此后，一系列的抗 HER2 药物，如单克隆抗体帕妥珠单抗、抗体细胞毒药物耦联物 T-DM1、小分子酪氨酸激酶抑制剂拉帕替尼都证实了在 HER2 阳性晚期乳腺癌的疗效与安全性，被批准用于治疗 HER2 阳性晚期乳腺癌。抗 HER2 治疗的广泛应用，极大改善了 HER2 阳性乳腺癌的预后。已有研究显示对于HER2 阳性的乳腺癌患者，如果使用抗 HER2 治疗药物，其预后并不差于 HER2 阴性患者。

但是由于晚期 HER2 阳性乳腺癌的多样性，在治疗理念及对循证医学证据的了解和认识程度存在差异。在 T-DM1、帕妥珠单抗未在我国上市的情况下，如何合理使用现有的抗 HER2 靶向治疗药物，以及如何联合化疗、内分泌治疗药物仍存在不同观点。对可手术 HER2 阳性乳腺癌，如何进行新辅助治疗，术后辅助治疗采用何种方案等等，也存在不同观点。本书就 HER2 阳性乳腺癌治疗中的这些问题进行了梳理，集国内数十名乳腺癌诊断、治疗方面的专家，基于现有的循证医学证据进行总结、分析，旨在明确 HER2 阳性早期和晚期乳腺癌治疗的优选推荐，为临床医生提供更为清晰的临床治疗路径和治疗建议。同时也建议临床医生在实践过程中，加强多学科合作，重视肿瘤病人的个体化治疗，根据具体情况合理应用各种靶向药物及化疗、内分泌药物，尽可能使每种药物发挥其最大效能，延长患者的生存期，从而使这类患者最大获益。

随着乳腺癌分子机制研究的不断进展以及不断开发出新的靶向药物，相信 HER2 阳性乳腺癌治疗模式也将在未来随之改变。因此，我们将跟随国内外最新研究进展，在将来再版时对本书内容及时更新。希望本书能够对 HER2 阳性乳腺癌规范化治疗起到推动作用，也请广大同道及读者对本书不足或错误之处予以指正。

徐兵河

2017 年秋

目　录

第一章 Chapter 1

HER2 与乳腺癌流行病学

1

第一节　乳腺癌流行病学及危险因素

乳腺癌是威胁全球女性健康的主要恶性肿瘤之一。根据世界卫生组织国际癌症研究署（International Agency for Research on Cancer，WHO/IARC）肿瘤监测数据估计，2012 年全球乳腺癌新发病例约 167.7 万人，占全部女性恶性肿瘤（除非黑色素皮肤癌）的 25.2%。死亡病例约 52.2 万人，占全部女性恶性肿瘤（除非黑色素皮肤癌）的 14.7%。全球女性乳腺癌年龄标化发病率为 43.1/10 万，居女性恶性肿瘤发病首位；年龄标化死亡率为 12.9/10 万，居女性恶性肿瘤死因顺位第 1 位。

我国女性乳腺癌发病率处于全球较低水平，但近年来上升趋势明显。2011 年肿瘤登记数据显示，我国女性乳腺癌年龄标化发病率为 28.51/10 万，居女性恶性肿瘤发病第一位；年龄标化死亡率为 6.57/10 万，居女性恶性肿瘤死因顺位第 6 位。

综上所述，乳腺癌已成为人类面临的一大公共卫生难题、对广大女性健康造成巨大的影响，如何更好地开展乳腺癌防治工作将成为今后公共卫生防控工作的重点。

一、乳腺癌描述性流行病学

（一）时间趋势

自 20 世纪 80 年代，全球范围内乳腺癌发病率以每年 2%~3% 的速度递增，高发病区比低发病区增长速度迟缓。尽管乳腺癌的发病率在全球都有不同程度的增长，但在大部分发达国家，乳腺癌的死亡率趋于平稳甚至有下降的趋势，而亚洲国家却持续增长（图 1-1-1）。中国肿瘤登记数据显示，2000~2011 年中国女性乳腺癌发病呈现稳步上升趋势，而死亡率趋于平稳。

（二）地区特征

全球范围而言，北美、大洋洲、欧洲属于乳腺癌高发地区，非洲和亚洲属于乳腺癌低发地区（图 1-1-2 和图 1-1-3）。发达国家和地区乳腺癌的年龄标化发病率、死亡率普遍高于欠发达国家和地区（表 1-1-1）。GLOBOCAN 2012 数据显示，美国女性乳腺癌年龄标化发病率为 92.9/10 万，年龄标化死亡率为 14.9/10 万；日本女性年龄标化发病率为 51.5/10 万，年龄标化死亡率为 9.8/10 万；而中国内地女性乳腺癌的年龄标化发病率为 22.1/10 万，年龄标化死亡率为 5.4/10 万。移民流行病学发现乳腺癌的发病率与居住地区密切相关，中国或日本的移民在西方国家只有第一代或第二代保持较低的乳腺癌发病率，以后则与本地人的发病率接近，明显高于原国籍的妇女。

我国地域辽阔、各地经济发展、医疗卫生服务水平存在较大差异。尽管我国整体乳腺癌的发病率约为美国的 1/4、日本的 1/2，但部分经济发展较快地区的乳腺癌发病情况却近似欧美发达国家水平。2009 年我国城市地区女性乳腺癌发病率为 51.91/10 万，是农村地区

（23.12/10 万）的 2.25 倍，年龄标化后达 2.00 倍。全国乳腺癌多中心回顾性临床流行病学研究发现，1999~2008 年我国女性乳腺癌发病人数有逐年上升的趋势；东部、南部等相对发达地区乳腺癌病例数明显高于中、西部欠发达地区。

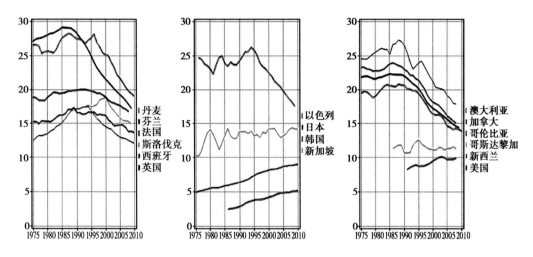

图 1-1-1　全球部分国家女性乳腺癌年龄标化发病率（来源：GLOBOCAN 2012）

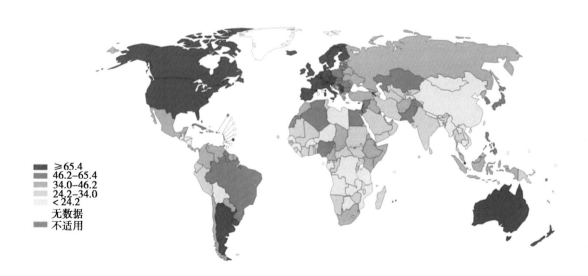

图 1-1-2　2012 年全球乳腺癌年龄标化发病率分布示意（来源：GLOBOCAN 2012）

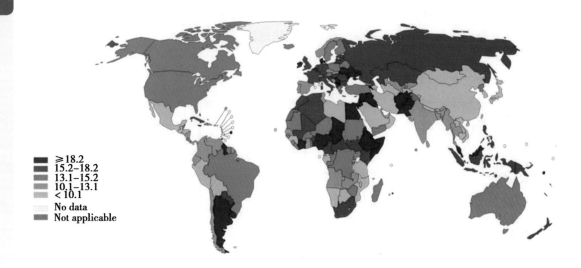

图 1-1-3 2012 年全球乳腺癌年龄标化死亡率分布示意（来源：GLOBOCAN 2012）

表 1-1-1 中国与全球 2012 年乳腺癌年龄标化发病率和死亡率（1/10 万）

国家 / 地区	年龄标化发病率 [a]		年龄标化死亡率 [a]	
	例数	1/10 万	例数	1/10 万
全球	1 676 633	43.3	521 817	12.9
发达地区	793 684	74.1	197 528	14.9
欠发达地区	882 949	31.3	324 289	11.5
美国中部	24 891	32.8	7266	9.5
美国东北部	256 222	91.6	48 850	14.8
美国南部	115 881	52.2	32 014	14.0
欧洲	464 202	71.1	131 257	16.1
非洲	133 890	36.2	63 160	17.3
韩国	17 140	52.1	2274	6.1
日本	55 710	51.5	13 801	9.8
中国内地	187 213	22.1	47 984	5.4

数据来源：GLOBOCAN 2012；a：年龄标化率，世界人口年龄标化率（1/10 万）

1

（三）人群特征

1. **年龄**　全球范围而言，女性乳腺癌发病率随着年龄的增长而增加（图 1-1-4）。女性在 15~39 岁维持较低的发病水平，40 岁以后乳腺癌发病风险呈现明显上升趋势。不同国家和地区乳腺癌的发病高峰年龄有明显差异，美国女性乳腺癌高发年龄在 70~80 岁之间；欧洲地区高发年龄在 65~69 岁之间，之后随着年龄的增加乳腺癌发病率略所下降。我国流行病学研究发现，我国女性乳腺癌发病率随着年龄的增长而增加，在 40~49 岁达到高峰较欧美发达国家有 10~20 岁的提前。

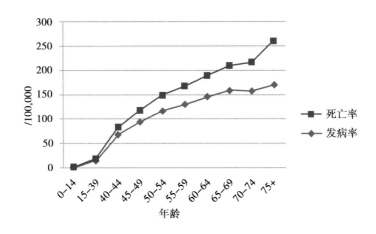

图 1-1-4　2012 年全球女性乳腺癌各年龄别发病率和死亡率（来源：GLOBOCAN 2012）

2. **性别**　乳腺癌主要在女性中发生，男性中发病率极低。《全国第三次死因回顾抽样调查报告》发现乳腺癌中国人口标化死亡率女性为 3.97/10 万，男性仅为 0.02/10 万，女性是男性的 199 倍。

3. **种族、民族及社会经济状态**　乳腺癌的发病风险和死亡风险在不同的种族和民族间存在明显的差异。以美国监测数据（SEER）为例，相较黑人，白人乳腺癌的发病率在 60~84 岁之间有更为显著的增长。而黑人在 45 岁以前患乳腺癌的风险相对较高，且在各年龄段的死亡率较白人更高（图 1-1-5）。乳腺癌的发病率和死亡率在不同种族间也存在差异。图 1-1-6 数据显示，在白人和黑人种族乳腺癌的发病率和死亡率普遍较高；其中亚裔 / 太平洋岛国女性乳腺癌的发病率和死亡率最低。

同一民族中由于社会经济水平不同，乳腺癌的发生和预后情况也存在差异。社会经济状况好的地区，人们摄入高脂膳食、缺乏锻炼的比例偏高，相应的乳腺癌发病风险更高。此外，社会经济状况好的地区，女性更关注乳腺癌预防、积极参加筛查，可及的医疗服务和医疗保障也更多，因而女性乳腺癌的死亡率较低。我国的回顾性临床流行病学研究发现：社会经济水平低、高、最高地区女性乳腺癌Ⅲ期和Ⅳ期患者占所有该地区乳腺癌的比例分别为 25.5%、20.4% 和 14.8%。此外，社会经济水平低的地区乳腺癌分期明显低于社会经济水平高的地区。

1

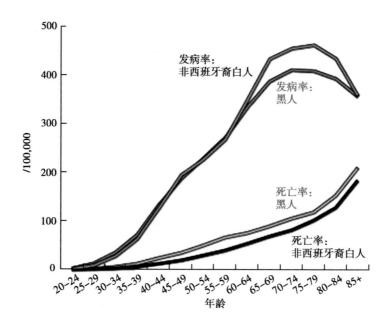

图 1-1-5 2008~2012 年美国乳腺癌年龄别发病率和死亡率（来源：SEER 数据库）

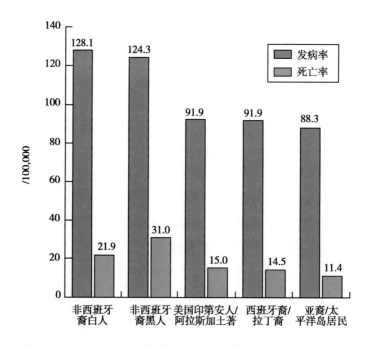

图 1-1-6 2008~2012 年美国不同种族乳腺癌发病率和死亡率（来源：SEER 数据库）

二、乳腺癌分子分型的流行病学

乳腺癌因其多样的形态学特征、临床预后和治疗反应性而被认为是一类分子水平上具有高度异质性的疾病。2000 年 Perou 等发表于 *Nature* 杂志上的一篇文章开创了用基因表达谱研究乳腺癌分子分型的先河。通过测定乳腺癌基因组，将乳腺癌分为 Luminal A 型、Luminal B 型、HER2 过表达型、基底细胞样型和正常乳腺样型。2011 年瑞士圣加伦国际乳腺癌会议专家组认可临床中以免疫组织化学（immunohistochemical，IHC）和荧光原位杂交法（fluorescence in situ hybridization，FISH）检测癌组织受体蛋白（激素受体，HR；人表皮生长因子受体 2，HER2），将乳腺癌患者划分为 4 种分子亚型，即 Luminal A 型（HR+/HER2–）、Luminal B 型（HR+/HER2+）、HER2 过表达型（HR–/HER2+）和三阴性（HR–/HER2–）。

（一）不同分子亚型的疾病负担

不同分子亚型乳腺癌的治疗和预后存在较大差异。Luminal A 型是乳腺癌最常见的分子亚型，其预后最好，复发风险较低，对内分泌治疗敏感，治疗有效率高达 40%。Luminal B 型多见于高龄乳腺癌患者，其预后较 Luminal A 型差，对内分泌治疗敏感，由于 HER2 阳性，部分患者可进行分子靶向治疗。HER2 过表达型预后较差，对内分泌治疗几乎无效，分子靶向治疗有效。三阴性乳腺癌是预后最差的一个亚型，其发病早，无病生存期短，容易出现肺、脑等远处转移，内分泌和分子靶向治疗均无效。我国上海乳腺癌生存研究的数据显示，Luminal A 型、Luminal B 型、HER2 过表达型和三阴性女性乳腺癌 5 年生存率和无病生存期分别为 92.9/88.6、88.6/85.1、83.2/79.1 和 80.7/76.0（%）。

（二）不同人种各分子亚型乳腺癌的构成

大量人群研究已报道各分子亚型乳腺癌在不同人种间分布存在较大差异。美国 SEER 数据库 1975~2011 年数据显示：在登记人群中，Luminal A 型、Luminal B 型、HER2 过表达型和三阴性乳腺癌的构成比分别为 73%、10%、15% 和 13%。相较之下，非洲裔美国黑人患三阴性乳腺癌比例较高，其 Luminal A 型占 55.4%，三阴性占 21.2%、HER2 过表达型占 11.6%、Luminal B 型占 11.2%。我国流行病学研究发现中国女性 Luminal A、Luminal B、HER2 过表达型及三阴性乳腺癌构成比分别为 54.5%、14.0%、8.8%、22.7%。

（三）不同分子亚型乳腺癌发病年龄特点

国内外的各分子亚型乳腺癌发病年龄存在较大差异。一般而言，Luminal A 型乳腺癌更容易发生在较年长者中，而三阴性乳腺癌则更易在年轻乳腺癌患者中产生。美国 6072 例白人女性乳腺癌研究发现，Luminal A 型乳腺癌患者平均发病年龄为 58 岁；Luminal B 为 52 岁；HER2 过表达型为 53 岁；三阴性为 54 岁。我国一项纳入 1820 例汉族女性乳腺癌研究发现上述四种分子亚型乳腺癌平均发病年龄为 53.7 岁、52.8 岁、52.3 岁和 51.8 岁。

三、乳腺癌的危险因素

有关乳腺癌病因的研究，国内外学者在基础研究和流行病学研究方面取得了大量进展，但迄今为止其病因尚未明确。目前普遍认为乳腺癌是与雌激素相关的疾病，且与遗传、环境因素密切相关。研究乳腺癌及其相关因素，目的是寻找发病原因，提示高危因素，监护高危人群，以期做到早发现、早诊断、早治疗和干预控制，为乳腺癌的预防和治疗开辟新的途径。

（一）个体因素及遗传因素

1. 乳腺癌家族史 家族史是明确的乳腺癌危险因素。遗传性乳腺癌主要有两个特点，一是发病年龄早；二是双侧乳房发生肿瘤的几率比较高。乳腺癌的家族聚集性可能是基因和生活环境共同作用的结果。一级亲属（父母亲、兄弟姐妹、子女）中有乳腺癌患者的女性更容易罹患乳腺癌。一项纳入 52 项研究、58 209 名乳腺癌患者的荟萃分析研究显示，一级亲属中有 1、2、3 位乳腺癌患者的女性，其乳腺癌发病风险分别为无家族史女性的 1.80、2.93 和 3.90 倍。

乳腺癌家族史也是各分子亚型乳腺癌的危险因素，但至今仍没有明确定论。美国护士健康队列研究的一项纳入 2022 名浸润性乳腺癌患者的研究显示，有 1 位一级亲属患乳腺癌的女性，其患 Luminal A 型（OR=1.6，95%CI：1.4~1.9）和 Luminal B 型（OR=1.5，95%CI：1.0~2.1）乳腺癌的风险增高；而有 2 位一级亲属患乳腺癌的女性，仅增加患 Luminal A 型（OR=2.3，95%CI：1.3~4.2）乳腺癌的风险，不会增加 HER2 过表达型和三阴性乳腺癌患病风险。然而，夏威夷 – 洛杉矶多种族队列研究显示有乳腺癌家族史（OR=1.91，95%CI：1.51~2.43）会增加 ER–/PR– 型乳腺癌的患病风险。此外，一项关于波兰人群的病例 – 对照研究发现有乳腺癌家族史（OR=3.17，95%CI：1.69~5.92）会明显增加三阴性乳腺癌的患病风险。

2. 乳腺癌遗传易感性 据统计，约 5%~10% 的乳腺癌和 15%~20% 的家族性乳腺癌是由遗传性基因突变所致。目前研究比较清楚的遗传性乳腺癌相关易感基因有乳腺癌 1 号基因（*BRCA1*）和乳腺癌 2 号基因（*BRCA2*），大约 2%~5% 的乳腺癌可归因于这两种基因的突变。携带有 *BRCA1* 或 *BRCA2* 基因的妇女到 70 岁时患乳腺癌的累积风险分别约为 57%~65% 和 45%~55%，而普通人群仅有 7%。*BRCA1/2* 基因突变存在显著的种族差异，有研究报道德系犹太人、冰岛或波兰女性 *BRCA* 突变率较高（接近 2%），而其他地区仅为 0.1%~0.3%。

除上述基因外，其他一些基因也会增加乳腺癌的罹患风险，包括 *P53*、*PTEN*、*TP53*、*BRIPI* 和 *CHEK2* 基因等。*P53* 基因是与遗传性乳腺癌有关的抑癌基因，该基因突变与 Li-Fraumeni 肿瘤综合征密切相关，患 Li-Fraumeni 综合征的女性其乳腺癌发病风险将明显增高。此外，*P53* 基因也有促进肿瘤细胞生长的作用，因此其在散发型乳腺癌患者中也普遍存在。*PTEN* 基因突变与 Cowden 疾病密切相关，女性 Cowden 疾病患者在 50 岁时罹患乳腺癌的风险为 30%~50%。

3. **个人乳腺癌史**　个体曾患有乳腺癌也是乳腺癌再次发生的重要危险因素之一。美国癌症协会（ACS）认为曾患乳腺癌的女性再次罹患乳腺癌的几率是未患乳腺癌女性的 1.5 倍。若首次患乳腺癌的年龄小于 40 岁，其再次患乳腺癌的几率将是一般人群的 4.5 倍。

4. **乳腺良性疾病**　乳腺良性疾病是一组非恶性肿瘤的乳腺疾病，以乳腺囊性增生和乳腺纤维瘤最常见。乳腺良性疾病可分为三类，即非增生性病变（如：乳腺囊肿等）；增生性病变不伴有异型性（如：导管内乳头状瘤、硬化性乳腺增生等）；增生性病变伴有异型性（如：乳腺导管上皮非典型增生、乳腺小叶非典型增生）。目前研究认为乳腺良性疾病并非乳腺癌的癌前病变，但后两种乳腺良性疾病可能会增加乳腺癌的发病风险。Dungan 等的研究发现，与正常女性相比，增生性不伴异型性病变大约可增加 1.5~2.0 倍患乳腺癌的风险，而非典型增生可增加 4~5 倍乳腺癌患病风险。

5. **乳腺密度**　乳腺由腺体组织、纤维结缔组织（致密区）以及脂肪组织（非致密区）组成。乳腺密度实质上反映了乳腺组织成分的变异，通常以乳腺 X 线摄影片上放射性致密组织所占比例来表示。多项流行病学研究表明，随着乳腺密度的增高，罹患乳腺癌的风险也随之增加。中密度乳腺（26%~50%）和高密度乳腺（>50%）女性患乳腺癌的风险是低乳腺密度（11%~25%）女性的 1.6 和 2.3 倍。2015 年 6 月美国 24 个州立法要求乳腺 X 线摄影结果需包含乳腺密度信息。

6. **内源性激素水平**　乳腺癌的发生发展可能与体内雌激素过度暴露密切相关。绝经前女性内源性雌激素主要来源于卵巢，绝经后女性内源性雌激素主要由卵巢间质细胞和肾上腺皮质分泌的雄烯二酮在脂肪组织中转化而来。卵巢和肾上腺皮质分泌的睾酮和雄烯二酮在芳香化酶（CYP19）催化下合成雌酮（E_1）和雌二醇（E_2）。

理论上，雌激素合成代谢路径上的激素都可能与乳腺癌的发生风险有关。一项汇总了 9 个前瞻性研究的荟萃分析结果显示，雌激素的前体睾酮水平增加 1 倍，乳腺癌风险约增加 40%。在美国护士健康队列研究中，睾酮和其他雄激素水平与绝经后妇女 ER+/PR+ 乳腺癌风险的相关性最强。

研究发现，绝经后女性的外周血 E_2 和乳腺癌风险存在正相关性。上述前瞻性研究的汇总分析发现，根据血液 E_2 浓度五分位数分组比较，与最低位相比，其他分位数组乳腺癌发病风险倍数为 1.4~2.0 倍，该效应在绝经后女性中更为明显。雌激素水平和绝经前乳腺癌风险尚不明确，少数病例 – 对照研究表明高水平 E_2 的绝经前女性乳腺癌患病风险明显增加。

（二）生殖因素

1. **月经相关因素**　月经初潮是女性卵巢功能成熟的标志，自此内源性雌激素开始周期性地刺激乳腺上皮细胞增殖。初潮年龄早是公认的乳腺癌危险因素，亚洲女性乳腺癌危险因素荟萃分析结果显示，初潮年龄 ≤ 12 岁的女性乳腺癌患病风险为初潮年龄 >12 岁女性的 1.26 倍。牛津大学乳腺癌雌激素相关危险因素研究组汇总 117 项前瞻性流行病学研究数据，共纳入 118 964 例浸润性乳腺癌患者和 306 091 例对照。结果发现，初潮年龄每提前1岁，乳腺癌风险增加0.05倍。

绝经标志着女性卵巢功能的衰退，绝经年龄推迟提示内源性雌激素作用于乳腺上皮细胞的累积时间延长。多项人群研究观察到绝经年龄>55岁可明显增高乳腺癌的发病风险。牛津大学乳腺癌雌激素相关危险因素研究组在从未采用雌激素替代疗法的60 337例乳腺癌患者和170 413非乳腺癌患者中发现，绝经年龄每推迟1年，乳腺癌发病风险相对危险度为1.03，该研究在不同种族的女性中均观察到相似的结果。

初潮年龄早晚、绝经后内源性激素水平等与各分子亚型乳腺癌的发生也存在关联。美国护士健康队列研究（OR=0.7，95%CI：0.5~0.9）、夏威夷 – 洛杉矶多种族队列研究（OR=0.82，95% *CI*：0.69~0.97）、欧洲多中心队列研究（OR=0.76，95%*CI*：0.68~0.85）均发现初潮年龄晚会降低HR+乳腺癌的患病风险。Phipps等汇总两项以人群为基础的研究发现初潮年龄早会增加HER2过表达型乳腺癌的患病风险（OR=2.7，95%CI：1.4~5.5）。以波兰人群为基础的病例 – 对照研究发现初潮年龄晚（OR=0.78，95%*CI*：0.68~0.89）会降低三阴性乳腺癌的患病风险。

2. 生育和哺乳因素　未生育、初产年龄晚是目前比较明确的乳腺癌危险因素，同时初产年龄小、生育次数多可能降低乳腺癌的风险。同未生育女性对比，初产年龄小于20岁的女性，其终生患乳腺癌的风险降低50%。牛津大学乳腺癌雌激素相关危险因素研究组汇总了全球50 302例乳腺癌患者和96 973例非癌患者的研究结果显示病例中的未生育比例（16%）明显高于非病例（14%），且病例的平均生育数（2.2）低于非病例（2.6）。

生育因素通常与ER+乳腺癌关系更为紧密。夏威夷 – 洛杉矶多种族队列还发现活产数多可降低HR+乳腺癌的患病风险（OR=0.73，95%*CI*：0.60~0.88）；同时初产年龄晚（OR=1.40，95% *CI*：1.18~1.66）等均会增加HR+乳腺癌的患病风险。

多项流行病学研究均观察到了母乳喂养对乳腺癌的保护效应。母乳喂养时间越长，其对乳腺癌的保护作用越强。2002年牛津大学对30个国家的流行病学研究进行汇总分析，结果显示哺乳时间每增加12个月，女性乳腺癌患病风险平均降低4.3%，该保护效应在绝经前后以及不同种族女性中均较为接近。

此外，哺乳因素对三阴性乳腺癌的患病风险有保护作用。一项纳入36 881名乳腺癌患者，汇总了27个研究（8个队列研究和19个病例 – 对照研究）的荟萃分析结果显示，哺乳喂养对于三阴性乳腺癌具有保护因素（OR=0.78，95%*CI*：0.66~0.91）；但这种保护作用在其他分子类型的乳腺癌中并未发现。类似的研究还发现哺乳时间长会降低三阴性乳腺癌的患病风险（OR=0.5，95%*CI*：0.3~0.9）。

3. 固醇类激素药物使用　长期使用雌激素替代疗法（HRT）与绝经后女性乳腺癌发生呈正相关，越早开始使用雌激素替代疗法，其患乳腺癌的风险越高。20世纪90年代，美国国家癌症研究所（NCI）对50~70岁的白人女性开展了妇女健康倡导研究（WHI）多中心随机对照试验。该研究显示接受HRT5年以上的女性乳腺癌患病风险明显增加；单独使用雌激素的女性乳腺癌发病风险增加10%，而联合孕酮和雌激素方案会增加30%的发病风险。

口服避孕药中雌激素和孕激素的浓度远高于自然情况下卵巢分泌的激素含量，因此研究者最初猜测口服避孕药可能会增加乳腺癌发生风险。一项纳入了全球 30 个国家，包括 53 297 例乳腺癌病例和 100 239 例对照的汇总分析结果显示，调查时正在服用避孕药的女性乳腺癌发病风险为从未服用过口服避孕药女性的 1.24 倍，该风险可能会随着停药时间延长而减退，停药 1~4 年的女性乳腺癌风险为从未服用者的 1.16 倍，停药 5~9 年的服用者乳腺癌风险仅为从未服用者的 1.07 倍。美国西雅图研究发现 45 岁以下妇女使用口服避孕药 ≥ 1 年可增加三阴性乳腺癌的患病风险（OR=2.5，95%*CI*：1.4~4.3）。

（三）生活方式

1. 吸烟　有研究显示，吸烟可能增加乳腺癌的患病风险，尤其是长期大量吸烟或在首次怀孕前已开始吸烟的女性。2013 年 ACS 回顾以往研究认为，在生育第一胎前已开始吸烟的女性其患乳腺癌的风险比从未吸烟女性高 21%。2009 年 IARC 报告将吸烟更新为"证据有限的乳腺癌病因"。二手烟与乳腺癌的关联至今仍不明确。大部分研究未发现吸二手烟会直接导致乳腺癌发病风险增高，也有一些研究认为吸二手烟会提高绝经前乳腺癌的发病风险。

2. 饮酒　很多研究已经证实，日平均每摄入 10g 酒精将增加 7%~10% 的乳腺癌患病风险。每天饮用 2~3 种酒精饮品的女性患乳腺癌的风险比不饮酒女性高 20%。此外，酒精摄入更容易增加患 ER+ 乳腺癌的风险。

3. 膳食　大量研究已经证实饮食与乳腺癌的发生密切相关。由于高脂肪饮食的西方国家乳腺癌发病率比摄取低脂肪类食物的亚洲国家乳腺癌的发病率普遍较高，且高脂膳食与体脂指数（BMI）密切相关，因此研究者推测高脂饮食可增加患乳腺癌的风险。但一项纳入超过 20 000 例乳腺癌病例的荟萃分析并没有发现高脂摄入与乳腺癌患病风险的关系。研究人员也并未发现降低每天脂肪摄入对绝经后女性患乳腺癌风险的影响。但美国护士健康队列研究显示，青少年时期的高脂饮食习惯对绝经前乳腺癌的发病风险有轻微提升。

大豆异黄酮是一种外源性植物雌激素，目前的研究结果倾向于大豆摄入对乳腺癌具有保护作用。Fritz 等对全球 131 项关于大豆摄入与乳腺癌关系的 RCT 实验、社区实验、观察性实验进行定性系统综述，他认为从现有证据看，大豆异黄酮摄入对女性乳腺癌具有保护作用。一些研究同时观察了其他膳食因素与乳腺癌风险的关系，有研究报道纤维素、维生素 D、β 胡萝卜素、叶酸摄入对乳腺癌具有保护作用。大量摄入蔬菜水果也可降低乳腺癌患病风险等。

4. 体型　超重和肥胖是全球面临的重大公共卫生问题，也是比较明确的绝经后乳腺癌危险因素。研究显示，超重女性和肥胖女性发生乳腺癌的风险是正常女性的 1.5 和 2.0 倍。此外，一些研究认为肥胖对于绝经前女性是乳腺癌的保护性因素。一项大型荟萃分析研究认为，在 40~49 岁女性中超重和肥胖女性患乳腺癌的风险比正常女性分别降低 14% 和 26%，但降低发病风险的机制仍不明确，且这种保护仅对 ER+ 乳腺癌起作用。

美国加州病例 - 对照研究发现，超重和肥胖会增加绝经后 HR+ 乳腺癌的患病风险（OR=1.9，95%*CI*：1.2~3.1）；Yang 等汇总 34 项研究发现肥胖是未绝经三阴性乳腺癌的危险因素（OR=1.80，95%*CI*：1.42~2.29）；美国加州研究显示腰臀比的提高会增加三阴性乳腺癌的患病风险（OR=2.3，95%*CI*：1.3~4.1）。

5. 体育锻炼 无论绝经与否，长期规律锻炼的女性患乳腺癌的风险比不经常锻炼的女性低 10%~25%。ACS 一项纳入超过 73 000 名绝经后女性的研究显示，每周步行超过 7 小时的女性比每周步行小于 3 小时的女性患乳腺癌的风险降低 14%。

（四）环境理化因素

1. 电离辐射 电离辐射是比较明确的乳腺癌环境危险因素之一。日本原子弹爆炸幸存者女性乳腺癌发生风险显著增加；长期接受放疗的霍奇金淋巴瘤女性患者后期乳腺癌累积发病风险明显增加。25 岁开始接受射线治疗的患者，35 岁时便可观察到乳腺癌风险的增加，55 岁时累积风险可增加 25%~30%。

2. 环境污染物 多环芳烃类（PAHs）来源于有机物的燃烧，主要存在于污染的空气中，包括烟草烟雾、钢铁厂废气、汽车尾气、煤炭燃烧等。乳腺癌患者单核细胞内 PAH-DNA 加合物含量比对照高 50%。Petralia 开展的病例 – 对照研究发现职业暴露于 PAHs 与绝经前乳腺癌间的关系。纽约西部地区研究发现出生时高 PAH 暴露的绝经后女性乳腺癌发生风险的 OR 为 2.42（0.97~6.09）。

四、乳腺癌风险评估

近几年有学者提出，在发病率低、卫生资源有限的国家或地区结合乳腺癌风险评估，先筛选出高危人群，可以提高乳腺癌筛查的卫生经济学效益。目前广泛应用的评估模型有 Gail 模型、Claus 模型、BRCAPRO 模型、BOADICEA 模型和 Cuzick-Tyrer 模型。

1. Gail 模型 1989 年 Gail 等建立了最早的乳腺癌风险评估与预测的模型，即 Gail 模型。该模型根据乳腺癌检测示范项目（BCDDP）中的病例 – 对照数据（280 000 多例高加索白人女性为基础）较为详细的乳腺癌流行病学和危险因素相关资料进行数据分析，设计以环境因素为主要研究因素的乳腺癌风险评估模型。在此基础上，校正后的第二代 Gail 模型已开发成为可互动的预测工具，在 NCI 网站（http：//www.cancer.gov/）上可直接使用来估算女性患浸润性乳腺癌的风险几率。Gail 模型也存在一定的局限性。首先，建立模型所用样本来源于 BCDDP 数据库，而进入该项目的女性需要每年进行乳腺 X 线检查，所以 Gail 模型只适用于年龄 ≥ 35 岁女性；其次，BCDDP 人群是依据美国白人女性所建立，因此在预测其他国家或种族人群时，具有明显的种族差异；第三，模型纳入的危险因素较少考虑遗传因素。

2. Claus 模型 该模型是 Claus 等人基于美国疾病预防控制中心 1980~1982 年间一项大人群样本的乳腺癌病例 – 对照研究研发的。该模型主要用于评估遗传性乳腺癌的风险，预测个体在不同年龄段患乳腺癌的风险几率，并以手册量表的形式应用于临床乳腺癌咨询评估中。相较于 Gail 模型，Claus 模型纳入的危险因素不仅有一级亲属乳腺癌患病史，还包括二级亲属以及家族乳腺癌患者的发病年龄。但由于 Claus 模型侧重于有乳腺癌家族史妇女的风险预测，而忽略了女性生殖生育等重要的危险因素，因此该模型不适用于没有家族史的女性；同样的，该模型也是建立于美国白人女性数据的基础上，在其他国家或种族的应用效果尚不明确。

3. BRCAPRO 模型和 BOADICEA 模型　BRCAPRO 模型是由杜克大学 Parmigiani 等人运用贝叶斯模型拟合 *BRCA1/2* 基因的突变频率、突变基因的携带者患病风险、一级和二级亲属患乳腺癌状态等因素，通过评估受试女性携带患癌易感基因 *BRCA1/2* 突变率，从而计算出女性特定年龄组患乳腺癌的风险。相较于 Claus 模型，BRCAPRO 模型可以评估没有乳腺癌或卵巢癌家族史的妇女的患癌风险；但缺点是由于模型缺乏个人生殖生育、个人疾病史等相关危险因素的评估，因此对没有遗传背景的女性，BRCAPRO 模型的评估能力有限。

BOADICEA 模型是基于英国普通人群家庭和个人的数据所建立的综合考虑 *BRCA1/2* 基因突变以及多基因相乘交互影响的预测模型，可以估计出具有家族史的个体突变基因携带几率，并计算出特定年龄组的乳腺癌患病几率。相较于 BRCAPRO 模型，BOADICEA 模型纳入的因素增加了三级亲属家族史指标，其预测结果比 Claus 模型和 BRCAPRO 模型更加准确，与实际情况符合率更高。

4. Tyrer–Cuzick 模型　该模型是根据国际乳腺癌干预研究项目的数据，综合考虑家族史、内源雌类激素暴露、良性乳腺肿瘤及其他重要遗传、非遗传因素对个体进行乳腺癌风险评估。模型不仅纳入 *BRCA1/2* 基因，还拟合一个假设的低外显率基因 *BRCAX*，增加了乳腺癌易感基因方面对乳腺癌的风险的权重。此外，模型还考虑了 BMI、绝经年龄、激素替代治疗、原位导管癌等危险因素的影响。

表 1-1-2　5 种主要的乳腺癌风险预测模型的危险因素纳入情况

危险因素	Gail 模型	Claus 模型	BRCAPRO 模型	BOADICEA 模型	Tyrer–Cuzick 模型
个体基本信息					
年龄	●	●	●	●	●
BMI 指数					●
激素 / 生育因素					
月经初潮年龄	●				●
初产年龄	●				●
绝经年龄					●
激素替代性疗法					●
个人乳腺疾病					
乳腺活组织检查	●				●

1

续表

危险因素	Gail 模型	Claus 模型	BRCAPRO 模型	BOADICEA 模型	Tyrer–Cuzick 模型
非典型乳腺导管增生	●				●
原位小叶癌					●
家族史					
一级亲属	●	●	●	●	●
二级亲属		●	●	●	●
三级亲属				●	
亲属患病年龄		●	●	●	●
双侧乳腺癌			●	●	●
卵巢癌			●	●	●
男性亲属乳腺癌			●	●	

注：●代表模型采用的对应的风险因子

小结：乳腺癌是严重影响全球女性健康的恶性肿瘤，不同分子亚型乳腺癌患病风险、危险因素、治疗预后都存在差异，应根据各分子亚型进行深入的病因学研究和流行病学研究，这将有可能解释不同研究间危险因素明显的异质性。乳腺癌是复杂的全身性疾病，是环境 – 遗传易感因素共同作用的肿瘤，单纯的遗传因素或环境因素均难以解释乳腺癌的发病风险。因此，在不发达地区和国家（包括中国），尤其应开展结合环境 – 遗传因素的高危人群评估模型研究，以便更有效地开展乳腺癌的一级和二级预防。

（撰写　张　希　乔友林　审稿　乔友林）

第二节　EGFR 家族

一、EGFR 家族

（一）EGFR 家族概况

1. EGFR 家族与受体酪氨酸激酶的关系　表皮生长因子受体（epidermal growth factor receptor，EGFR）家族是一种具有跨膜结构的酶蛋白，包括四个密切相关的成员，即 EGFR/HER1/ErbB1、HER2/ErbB2/Neu、HER3/ErbB3 和 HER4/ErbB4。

受体酪氨酸激酶（receptor tyrosine kinase，RTK）是具有酪氨酸激酶肽链序列受体的统称。多数细胞生长因子受体都是酪氨酸激酶受体，EGFR 家族也属于 RTKs。根据肽链序列的相似性和其他一些结构上的特点，酪氨酸激酶受体被分成若干家族：第一类以表皮生长因子受体（EGFR）为代表，包括 EGFR、HER2、HER3 及 HER4 等，此类受体的高表达常见于上皮细胞肿瘤；第二类为胰岛素受体家族，包括胰岛素受体（IR）、胰岛素样生长因子受体（IGFR）和胰岛素相关受体（IRR）等，此类受体的高表达常见于血液细胞肿瘤；第三类为血小板衍生的生长因子受体（PDGFR）家族，包括 PDGFR α、PDGF β、克隆刺激因子（CSF-1a）、c-Kit 等，此类受体的高表达常见于脑肿瘤和血液细胞肿瘤等；第四类为纤维细胞生长因子受体（FGFR）家族，包括 FGFR1、FGFR2、FGFR3、FGFR4 和角化细胞生长因子受体等，此类受体在血管生成方面起重要作用；第五类为血管内皮细胞生长因子受体（VEGFR），是血管生成的重要正性调节因子；此外，还有肝细胞生长因子受体（HGFR）类、Fibroneetin Ⅲ 型受体类及神经细胞生长因子受体（NGFR）家族等。

2. EGFR 家族正常功能及在肿瘤研究中的意义　EGFR 家族是促进人机体上皮细胞生长和增殖的重要调节因子，通过其胞内酪氨酸激酶结构域向细胞转导特异性细胞信号，从而引起特定的细胞反应，参与激活一系列复杂的细胞信号转导途径，在正常组织中调控细胞的生长、分裂、分化等重要生理过程。EGFR 家族广泛分布于多种人类上皮组织、间质组织和神经组织中。表达 EGFR 家族受体的生物学功能已经在许多不同的小鼠模型中被研究。例如，缺乏 HER1 的小鼠其眼睛和表皮组织受损，并且死于上皮器官组织发育缺陷；缺乏 HER2 的小鼠由于心脏畸形而死于妊娠中期；而敲除 HER3 的小鼠死于心脏及神经嵴功能不全和缺乏施万细胞前体。

EGFR 家族与肿瘤的发生发展密切相关，已知 60% 的肿瘤中至少有一种 EGFR 家族受体过度表达或异常激活，引起细胞的恶性转化，并与多种肿瘤的发生、发展、恶性程度及预后等密切相关，目前研究较多的是 EGFR 和 HER2。因此，靶向 EGFR 家族的酪氨酸激酶信号途径是抗肿瘤治疗很好的分子靶点。

（二）EGFR 家族分子结构及其配体

1. EGFR 家族分子结构　EGFR 家族的四个受体均是位于细胞表面的跨膜糖蛋白，分别由位于不同染色体上的基因所编码，相对分子质量约 $1.7 \times 10^5 \sim 1.85 \times 10^5$，均只含一条多肽链。它们结构相似，从 N 末端到 C 末端依次由胞外区、跨膜区和胞内区三个部分组成，未被激活时均以单体形式存在。

胞外区约由 620 个氨基酸残基组成，其中部分被糖基化，可分为四个结构域，其中结构域 Ⅱ 和 Ⅳ 富含半胱氨酸，可形成二硫键并稳定胞外区的构象；结构域 Ⅰ 和 Ⅲ 的主要功能则是结合配体。跨膜区约含 35 个氨基酸残基，形成单次跨膜的疏水性 α-螺旋结构。胞内区约含 500 个氨基酸残基，又可分为酪氨酸激酶结构域（TKD）和羧基末端结构域（CTD）两部分。TKD 中有 ATP 结合位点，能结合 ATP 并催化底物酪氨酸磷酸化。除 HER3 外，EGFR、HER2 和 HER4 均具有内在的酪氨酸激酶活性，它们的 TKD 序列较保守，同源性达 80%。CTD 的序列在 EGFR 家族成员间同源性最低，此结构域中含有数个特别的酪氨酸残基，在受体激活后可被自身磷酸化并直接参与胞内信号转导。

2. EGFR 家族的配体　EGFR 家族受体的活化需要配体的激活，除 HER2 外其他成员都有其相应配体，各种各样的配体是由对应的跨膜蛋白前体经过蛋白水解而来的，都有一个 EGF 样结构域。

EGFR 家族的配体分成三类：第一类包括表皮生长因子（epidermal growth factor，EGF）、转化生长因子 –α（transforming growth factor alpha，TGF–α）和双向调节蛋白（amphiregulin，AREG），此类配体只能特异性与 EGFR/HER1 结合；第二类包括 β – 细胞素（betacellulin，BTC）、肝素结合 EGF 样生长因子（Heparin-binding EGF，HB-EGF）和外调蛋白（epiregulin，EPG），此类配体可以与 HER1 和 HER4 结合；第三类为神经调节素（neuregulins，NRG）/heregulin，根据它们的结合能力，又可分成两个亚组：NRG–1、NRG–2 和 NRG–3、NRG–4，前者能和 HER3 和 HER4 结合，而后者只和 HER4 结合。HER2 受体没有特异性配体。所有这些与 EGF 家族受体结合的配体最初是以与胞膜锚定的前体形式存在，经过蛋白水解酶裂解后激活形成可溶性的成熟配体。部分学者认为配体的激活不一定需要蛋白水解酶的裂解，因为与胞膜结合的前配体能够以近分泌的方式激活；但也有学者认为配体的激活必须经过蛋白水解酶的裂解过程。

（三）EGFR 家族的活化及信号转导

1. 受体二聚化　EGFR 家族的激活始于特异性的配体和受体结合后，受体由失活的单体状态转变为家族的单体成员二聚化激活状态，既可由相同受体形成三种同源二聚体，分别为 HER1–HER1、HER2–HER2、HER4–HER4（除 HER3 外），也可由不同的受体形成共六种异源二聚体，分别为 HER1–HER2、HER1–HER3、HER1–HER4、HER2–HER3、HER2–HER4 和 HER3–HER4。目前尚未发现 HER2 有特异性配体，其激活需要依靠与其他受体发生异源二聚化，过表达的 HER2 聚集在一起也可以导致其组成性激活（图 1-2-1）。HER3 缺少酪氨酸激酶活性，其信号转导依赖于异源二聚体的形成。二聚化后受体构象发生改变，使胞内区内在的酪氨酸激酶被激活，羧基末端特异的酪氨酸残基随之被自磷酸化或交叉磷酸化。磷酸化的酪氨酸成为带有 SH_2 或 PTB 结构域的信号蛋白分子（如 Grb2、PI3K 或 PLC-7 等）的结合位点，进而激活下游 Ras/Raf/MAPK、PI3K/Akt 等多条信号转导途径，最终影响基因表达，调控肿瘤细胞的增殖、转移、存活以及新生血管生成。

事实上，生化特性截然不同的各种配体与九种受体二聚化方式一起形成了复杂、多样的生物化学途径，精确地指导不同强度和类型的细胞反应，包括增殖、分化、迁移、黏附。例如，当 EGF 与 HER1 相结合后，HER1 与其他三种 EGFR 家族受体形成同源或异源二聚体。当没有 EGFR 家族受体的配体（即 HER1、HER3 和 HER4 的配体）存在的情况下，HER1、HER3 和 HER4 处于自我抑制状态。这种自我抑制是通过其蛋白结构域Ⅱ和蛋白结构域Ⅳ相互发生物理结合导致的。一旦存在激活的 EGFR 家族受体的配体，处于自我抑制状态的 HER1、HER3 和 HER4 的蛋白结构域Ⅰ和蛋白结构域Ⅲ能与配体结合，致使处于自我抑制的受体变成伸展状态而暴露其二聚体功能臂，最终形成同源或异源二聚体。HER2 不能与配体直接结合，它是一种通过与其他的 EGFR 家族受体形成二聚体而激活其他受体的辅助受体；因为 HER2 会一直处于伸展状态，其胞外结构域一直处于一种开放的

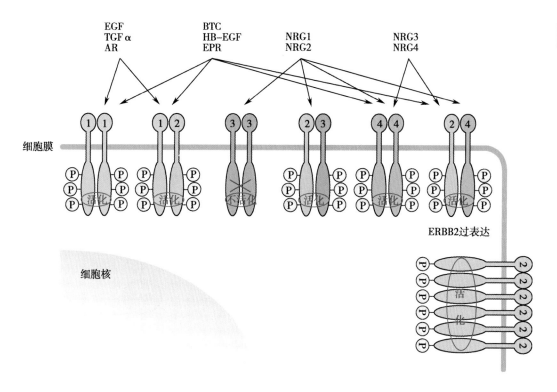

图 1-2-1　EGFR 家族受体和配体结合示意图

EGFR：表皮生长因子；TGF-α：转化生长因子 - α；AR：双向调节蛋白；BTC：β - 细胞素；HB-
EGF：肝素结合 EGF 样生长因子；EPR：外调蛋白；NRG：神经调节素

构象且其蛋白结构域Ⅱ处于伸展状态，使其二聚体功能臂暴露在外，任何其他 EGFR 家族
受体在配体的刺激下即能与 HER2 形成异源二聚体。HER2 更趋向与 HER3 形成异源二聚体，
HER2-HER3 复合物是最普遍的 EGFR 家族异源二聚体，它也是调节细胞生长和转化的最
有力的信号通路之一。在各种二聚体组合中，以 HER1、HER3 或 HER4 与 HER2 之间形
成的异源二聚体最为常见，信号转导也较其他不含 HER2 的同源或异源二聚体更强。当形
成二聚体后，EGFR 家族受体的酪氨酸激酶结构域能与邻近受体的酪氨酸残基磷酸化，从
而向受体吸引一些连接蛋白（如 Grb2）而导致信号转导通路的激活。EGFR/HER1 主要与
HER2 形成二聚体，这种 HER1/HER2 异型二聚体在细胞膜上停留的时间比 HER1 同源二
聚体长，不易被细胞内吞，即使内吞也不至于被降解掉，仍然可以循环到细胞表面被重新
利用，这样可以增强 EGFR 信号转导，延长信号转导的时间。

2. EGFR 家族受体信号转导通路　当 EGFR 家族受体与配体相结合后会自我配对或相
互配对形成二聚体，激活胞内蛋白酪氨酸激酶（tyrosine kinase，TK）从而引起一系列的下
游信号通路的激活。EGFR 家族受体信号通路中最重要的两条信号通路是 Ras/Raf/MAPK 通
路和 PI3K/Akt 通路，此外还包含信号转导及转录激活蛋白（STAT）通路和 Src 激酶通路
（图 1-2-2）。

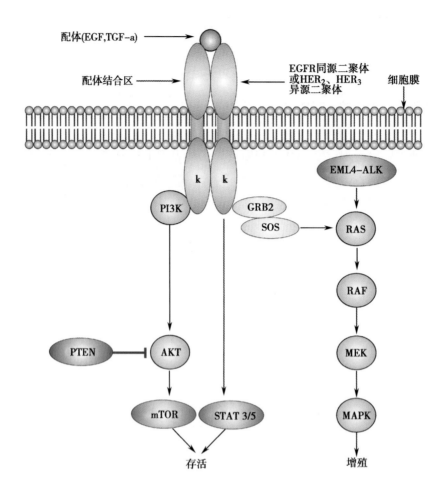

图 1-2-2　EGFR 家族受体信号转导通路

（1）Ras/Raf/MAPK 通路：Ras/Raf/MAPK 通路是 EGFR 家族的一条主要下游信号通路。EGFR 激活后接着 TK 磷酸化，然后 GRB2/Sos 复合物连接蛋白直接或间接地通过 Shc 连接蛋白与细胞内的 EGFR 特异性结合位点相结合。这种蛋白 - 受体间的相互作用使得 Sos 的 3D 结构发生改变，从而吸引 Ras-GDP 紧接着导致 Ras 的活化形成 Ras-GTP，致使 RAF1、MAPK1 和 MAPK2 的激活。激活的 MAPK 磷酸化而调节核内特异的转录因子并最终导致细胞的增殖和迁移。

（2）PI3K/Akt 通路：PI3K/Akt 通路是 EGFR 家族的另一条主要下游信号通路。PI3K 通路调节细胞的生长，对化疗药物的抗凋亡耐药以及肿瘤的浸润和侵袭起作用。EGFR 依赖的 PI3K 通路激活是通过 EGFR/HER1 与 HER3 形成二聚体实现的。事实上，EGFR 上缺乏 PI3K 的结合位点，但是 HER3 上富含 PI3K 的结合位点 YXXM 基序。PI3Ks 是由不同的调节（p85）和催化（p110）亚基复合成的二聚酶。在该通路中，PKB 是 PI3K 下游一个重要的靶点，通过使大量蛋白（包括调节 FasL 表达的 Forkhead 家族转录因子、caspase-9、

GSK-3β、NF-κB）的磷酸化来调控细胞的存活和凋亡。

（3）STAT 通路：除了上述两条信号通路，EGFR 家族受体还能通过 Janus 激酶依赖或非 Janus 激酶依赖机制来调节 STAT 通路。STAT 蛋白是一种重要的细胞质转录因子，参与调控细胞的生长、分化和凋亡。STAT 蛋白通过其 SH$_2$ 结构域与磷酸酪氨酸残基形成二聚体而相互作用，进而转位到细胞核而诱导特定靶基因的表达。正常细胞 STAT 的活化是短暂的，时间从几分钟到几个小时不等。而在肿瘤组织中，STAT 特别是 STAT3 存在持续的活化。事实上，许多研究发现在不同的人类恶性肿瘤中普遍存在 STAT3 和 STAT5 的持续的激活。增强的膜相关 RTK（例如 EGFR、HER2 和血小板衍生的生长因子受体等）能促进 STAT3 持续的活化，进而诱导肿瘤的发生和进展。

（4）Src 激酶通路：虽然 Src 激酶多年前已被证实与癌症的发生和进展有关联，但其作用机制至今仍不十分明确。有研究发现，EGFR 通过 Ral-GTPase 间接使酪氨酸激酶 Src 活化，活化的 Src 接着磷酸化 STAT3 和 cortactin 蛋白，因此 Src 通路能与 STAT 通路交联。此外，Src 通路还能与 PI3K 通路交联。Src-EGFR 相互作用能增强 EGFR 家族受体信号通路而导致肿瘤发生，另一方面其还与靶向 EGFR 家族治疗的耐药机制相关。

Ras/Raf/MAPK 通路、PI3K/Akt 通路、STAT 通路和 Src 激酶通路信号转导并不是独立存在的，各个信号通路之间存在着交联，使细胞的最终效应受到多种因素的综合调控。例如，Ras/Raf/MAPK 通路中的 Erk 在不同配体刺激下活化可影响 PI3K/Akt 通路，而前述 Src 激酶通路中的 c-Src 能与 STAT 通路和 PI3K/Akt 通路交联。另外，三条通路中的某些信号分子也可能同时发生于某个信号通路中。总之，随着探索的深入和研究的增多，EGFR 家族受体信号通路的各下游信号通路之间的交界点将越来越多地被发现。

（四）EGFR 家族与肿瘤发生发展

EGFR 家族受体和其一系列下游信号通路的异常激活被认为是导致肿瘤发生发展过程中内皮细胞增殖、血管生成和转移的多层交叉连接的信号网络。许多恶性肿瘤（如非小细胞肺癌、乳腺癌、头颈癌、宫颈癌、膀胱癌、胃癌等）均发现一种或几种 EGFR 家族受体的过度表达，它们过度表达或异常激活常引起细胞恶性转化，并加速肿瘤细胞的增殖，促进肿瘤血管生成，加速肿瘤的转移，阻碍肿瘤细胞的凋亡和参与肿瘤的内分泌治疗或化疗耐药机制，与肿瘤的发生、发展、恶性程度及预后等密切相关。

EGFR 家族中 HER1 和 HER2 与肿瘤的关系最为密切，研究得也最为透彻。HER1 在许多上皮来源的肿瘤中过表达，如非小细胞肺癌、乳腺癌、头颈癌、宫颈癌、膀胱癌、胃癌等（表 1-2-1），导致肿瘤细胞生长失控和恶性程度增高。HER1 的异常表达还与新生血管生成、肿瘤的侵袭和转移、肿瘤的化疗抗性和预后密切相关。HER2 通常只在胎儿时期表达，成年后只在极少数组织有极低表达，然而在人类的多种肿瘤中过表达（表 1-2-1）。由于 HER2 没有特异性配体，其激活需要依靠与其他受体发生异源二聚化。因此，HER2 也是开发 EGFR 家族激酶抑制剂的重要靶点。例如，HER2 与缺乏内在激酶活性的 HER3 二聚化后可以被交叉磷酸化，进而强有力的激活 PI3K-Akt 等信号通路，HER2 过表达本身也可以形成组成性激活的 HER2 同源二聚体，激活下游信号通路。HER3 虽然本身缺乏内在激酶活性（Kinase dead），其激活只能依赖于其二聚体的交叉磷酸化，但是由于 HER3 激酶调控区包含 6 个 PI3Kinase 的调节亚基 P85 的结合位点，HER3 具有很强的激活 PI3K-Akt 通路的能力，随着研究的进一步深入，HER3 在肿瘤治疗和耐药性产生中的作用也得到越来越多的阐释。已有研究证实 HER3 与乳腺癌、肺癌、卵巢癌和胃癌的发生发展密切相关，可作为潜在的治疗靶点。HER4 在肿瘤中的作用尚且不明确。

事实上，引起 EGFR 家族受体信号通路异常激活的机制很多，其中主要包含受体的编码基因扩增或转录增强过表达、受体的突变以及配体依赖或非配体依赖的机制。这些机制导致关键的酪氨酸残基磷酸化，最终激活下游的一些有丝分裂相关的信号通路增强。失调的 EGFR 家族可通过过度表达、组成性激活、遗传突变或肿瘤产生自分泌生长因子的配体等机制导致乳腺组织或其他组织增殖、迁移和细胞转化。

表 1-2-1　EGFR、HER2 在人类肿瘤中的表达水平

肿瘤类型	EGFR/HER1（%）	HER2（%）
头颈部肿瘤	80~100	–
非小细胞肺癌	40~80	25~30
肾癌	50~100	30~40
乳腺癌	14~91	25~30
结肠癌	25~77	–
前列腺癌	39~47	–
膀胱癌	31~48	44
胰腺癌	30~50	–
神经胶质瘤	40~63	0~15
卵巢癌	35~70	25~32
子宫颈 / 体癌	100	–
胃癌	–	23

二、EGFR 家族与乳腺癌

（一）HER1 与乳腺癌

EGFR/HER1 过表达与乳腺癌高侵袭性相关。EGFR 能促进肿瘤细胞侵袭和迁移，并且能促进上皮 - 间质转化（epithelial-mesenchymal transition，EMT），而众多临床前研究显示 EMT 与乳腺癌的进展和转移密切相关。虽然编码 EGFR 的基因扩增在乳腺癌中少见（仅 0.8%~6.0%），但 EGFR 蛋白的过表达较常见（30%）。同时，不同类型的乳腺癌 EGFR 过表达的频率不同，在侵袭性强的三阴性乳腺癌、炎性乳腺癌和乳腺分叶状肿瘤中 EGFR

过表达更高。例如，约 1/2 的三阴性乳腺癌存在 EGFR 的过表达，已经有几项临床试验评估了靶向 EGFR 抑制剂治疗三阴性乳腺癌的疗效。另外，约 10%~36% 乳腺癌患者同时过表达 EGFR 和 HER2，而共表达 EGFR 及 HER2 的乳腺癌预后比仅过表达一种受体（如单过表达 EGFR 或 HER2）的乳腺癌差。同时靶向 HER1 及 HER2 的抑制剂拉帕替尼已经被用于经典靶向 HER2 药曲妥珠单抗耐药的患者，并得到较好的疗效。

（二）HER2 与乳腺癌

HER2 基因的过表达占乳腺癌的 20%~30%，HER2 是 EGFR 家族受体与乳腺癌关系中研究最多也是最重要的一个受体。乳腺癌的分子分型对患者治疗的选择和评估预后至关重要，而 HER2 是现今临床上确定乳腺癌分子分型的重要分子标记物之一。HER2 阳性乳腺癌与 HER2 阴性乳腺癌相比，往往提示侵袭性更强、易早期出现内脏转移和生存期短，预后更差。在过去三十年中，随着认识的逐步深入以及抗 HER2 靶向药物的开发，HER2 阳性乳腺癌患者的预后得到了极大的改善，靶向治疗药物曲妥珠单抗被认为是乳腺癌治疗史上的一个里程碑。

关于 HER2 阳性乳腺癌的特征及靶向 HER2 药物在乳腺癌治疗中的应用价值，本书第一章第三节有重点详细的介绍，此处不赘述。

（三）HER3 与乳腺癌

约 20%~30% 的乳腺癌中存在 *HER3* 基因过表达，HER3 具有下述特征：① HER3 与 HER1、HER2 的结构相似，但它只有非常小的激酶活性，不能自行启动下游信号通路；② HER3 过表达往往与 HER2 过表达相关联，由于 HER2 没有特异性配体，其激活需要依靠与 EGFR 家族的其他三个受体之一形成异源二聚体，而 HER2-HER3 是迄今最普遍的异源二聚体，也是乳腺细胞生长和成瘤的一个强有力的信号组合，同时过表达 HER2 和 HER3 的乳腺癌比单独过表达 HER2 的肿瘤生长速度显著增快；③ HER3 激酶调控区包含 6 个 PI3Kinase 的调节亚基 P85 的结合位点，具有强有力的激活 PI3K/Akt 信号通路的能力，加速肿瘤的生长和进展。

但是，基于 HER3 信号通路对 HER2 阳性乳腺癌的生物学影响，越来越多的证据提示 HER3 通路的激活与靶向 HER2 和 ER 阳性乳腺癌内分泌的耐药密切相关。HER3 通过自分泌或旁分泌的配体（如 NRG1 和 NRG2）激活有催化能力的受体氨酸激酶和通过 PI3K/Akt 信号通路来促进药物耐药机制的发生。此外，HER3 还可能通过保护 HER2 的激酶结构域和胞外结构域或者通过减少 HER2 形成同源二聚体或减少 HER2 与其他 HER 受体形成异源二聚体而间接影响 HER2 抑制剂对其的作用。这可能为乳腺癌患者提供新的治疗靶点，如应用帕妥珠单抗和（或）AKT 和 mTOR 抑制剂。随着研究的进一步深入，HER3 在肿瘤治疗和耐药性产生中的作用也得到越来越多的阐释。

（四）HER4 与乳腺癌

HER4 在乳腺癌有 42%~45% 过表达，但其对于乳腺癌的具体作用及预后的影响目前知之甚少。有限的研究中得出的结果也不一致，如某项研究显示 HER4 与更差的预后有关，与更多的肿瘤血管浸润，淋巴结转移和更高的局部区域复发率呈正相关；而另项研究结果显示，HER4 的表达与乳腺癌患者的总生存期不相关。一项采用免疫组织化学组织芯片技术比较了 1500 例浸润性乳腺癌中 EGFR 同源和异源二聚体的研究表明，HER4 过表达与患者的生存率无统计学关联，但乳腺癌组织共表达 HER1、HER2 和 HER4 患者的预后比共表达 HER3 和 HER4 的患者差；并且只表达 HER4 同源二聚体的患者具有更好的无病生存率。其他研究表明 HER4 的激活主要存在于 ER 阳性的乳腺癌中，作为乳腺癌预后较好的预测指标。

三、EGFR 家族靶向药物与乳腺癌治疗

（一）靶向 EGFR/ HER1
1. 抗 EGFR 单抗

（1）西妥昔单抗：西妥昔单抗（IMC-C225，Cetuximab，Exbitux，爱必妥）是人鼠嵌合的 IgG1 单克隆抗体，作用机制为西妥昔单抗与 EGFR 胞外配体结合区结合，从而阻止其与天然配体 EGF 和 TGF-α 等的结合，进而阻止下游信号的激活，抑制肿瘤细胞增殖生长。FDA 已经批准西妥昔单抗用于晚期结直肠癌（野生型 KRAS）和头颈部鳞癌两个适应证。另外，西妥昔单抗还能抑制肿瘤组织内部的异常血管增生，可下调肿瘤表达的多种促血管增生因子，如 TGF-α、VEGF、IL-8 和成纤维细胞生长因子等。临床前结果显示，西妥昔单抗与 CPT-11、多柔比星或顺铂联用，可显著增强抗肿瘤活性，对结肠癌、乳腺癌和鳞癌裸鼠移植肿瘤达到显著的疗效。

　　EGFR 及其信号转导通路与三阴性乳腺癌的发生发展密切相关。该通路的异常活化能导致肿瘤细胞的增殖、存活，促进肿瘤的发展等。理论上而言，阻断该信号通路可能成为潜在的治疗三阴性乳腺癌的靶点。事实上，至少有三项临床试验已经评估了西妥昔单抗在治疗晚期三阴性乳腺癌患者中的疗效。一项 II 期 BALI-1 临床试验，2：1 比例共入组 115 例一线或二线晚期三阴性乳腺癌患者，随机接受西妥昔单抗联合顺铂或顺铂单药治疗，主要研究终点为有效率（ORR）。结果显示：西妥昔单抗联合顺铂组对比顺铂单药组 ORR 分别为 20% 和 10%（P=0.11），无进展生存期（PFS）分别为 3.7 个月和 1.5 个月（P=0.03），总生存期（OS）分别为 12.9 个月和 9.4 个月（P=0.31），该临床试验没有达到预期研究终点，尽管在顺铂的基础上加用西妥昔单抗提高了一倍的 ORR 和 PFS，但总体而言两组疗效均不佳。另一项 II 期 TBCRC001 临床试验中，共入组 102 例一线晚期三阴性乳腺癌患者随机接受卡铂的基础上加西妥昔单抗组或西妥昔单抗单药病情进展后序贯卡铂组。结果显示：西妥昔单抗单药病情进展后序贯卡铂组将总 ORR 从 6% 提高到 18%，临床获益率也从 10% 提高到 27%，但全组患者肿瘤至进展时间（TTP）为 2.1 个月及 OS 为 10.4 个月，疗效均不佳。第三项 US Oncology II 期临床研究入组 HER2 阴性转移性乳腺癌患者，随机分为伊立替康＋卡铂治疗组或伊立替康＋卡铂＋西妥昔单抗治疗组，在三阴性乳腺癌亚组分析中，两组的 ORR 分别为 30% 和 49%，PFS 分别为 4.7 个月和 5.1 个月。西妥昔单抗在晚期三阴性乳腺癌中的作用尚需随机 III 期临床研究的证实，但似乎前景渺茫。

1

（2）帕尼单抗：帕尼单抗（Panitumumab，Vectibix，Amgen）是第一个完全人源化 IgG2 单克隆抗体，帕尼单抗与 EGFR 具有高亲和性，并与 EGFR 胞外配体结合区结合从而阻止其配体 EGF 和 TGF-α 等的结合，进而阻止下游信号的激活，阻断癌细胞生长。2006 年 9 月帕尼单抗被 FDA 批准用于治疗结直肠癌。

炎性乳腺癌是一种临床上侵袭力最强、预后差的乳腺癌，大约 30% 的炎性乳腺癌存在 EGFR 的高表达，并且过表达 EGFR 的炎性乳腺癌预后更差且复发率更高。炎性乳腺癌多数对化疗不敏感，所以 EGFR 靶向药物对炎性乳腺癌的治疗值得期待。一些体外实验证实 EGFR 的靶向药对炎性乳腺癌有效，EGFR 抑制剂帕尼单抗联合白蛋白紫杉醇和卡铂对炎性乳腺癌疗效的临床试验（NCT01036087）正在进行中，我们期待其阳性结果以指导今后对于炎性乳腺癌这一难治类型乳癌的临床治疗。该药物最常见的副作用表现为皮疹、疲劳、呕吐和腹泻。此外，完全人源化单克隆抗体可以减少输液反应、变态反应和过敏反应等副作用。

2. 小分子 EGFR 酪氨酸激酶抑制剂　针对 EGFR 靶点酪氨酸激酶抑制剂（tyrosine kinases inhibitor，TKI）通过抑制胞内激酶区活性，将配体–受体结合诱导的胞内激酶区自磷酸化以及下游信号通路活化阻断，同时也可以阻断由受体二聚体引起的交叉磷酸化，具有特异和高效的特点。

吉非替尼（Gefitinib，Iressa，易瑞沙，ZD1839）是口服 EGFR-TKI，属于苯胺喹唑啉类 ATP 竞争性、可逆性抑制剂。2002 年吉非替尼在日本被批准用于晚期非小细胞肺癌。2003 年吉非替尼获得 FDA 批准作为非小细胞肺癌适应证，这是第一个用于实体瘤治疗的针对特定靶点的小分子酪氨酸激酶抑制剂。口服吉非替尼治疗耐受性良好，常见的不良反应较轻，包括皮疹、腹泻、转氨酶升高、恶心等，偶尔有间质性肺炎。

当乳腺癌 EGFR 表达水平较高时，细胞膜上的 ER 能够激活 EGFR/HER2，导致内分泌耐药的产生。靶向酪氨酸激酶受体和雌激素剥夺的联合治疗特异性阻断 EGFR 与 ER 之间的相互作用，理论上可以延迟耐药的发生。体外研究中，吉非替尼联合他莫昔芬或氟维司群促进抗增殖和凋亡的作用明显高于其中任一单药的治疗效果，两药联合能抑制 EGFR、MAPK 活化，延迟内分泌药物的耐药。

至今有两项随机对照双盲研究评估了内分泌联合吉非替尼的疗效。一项评估他莫昔芬 +/– 吉非替尼治疗芳香化酶抑制剂（AI）治疗失败的晚期激素受体阳性患者（$n=84$）及未接受过内分泌治疗或他莫昔芬辅助治疗结束至少 1 年后复发的患者（$n=206$），在未接受过内分泌治疗的患者，PFS 从 8.8 个月增加至 10.9 个月，但既往 AI 治疗的患者未观察到疗效的差异。另一项评估阿那曲唑 +/– 吉非替尼一线治疗共 93 例 ER 阳性的晚期乳腺癌，联合吉非替尼组较单药阿那曲唑组 PFS 明显延长（14.6 个月 vs. 8.2 个月，HR=0.55）。但尚未有明确的大样本临床获益证据。

（二）多重酪氨酸激酶抑制药

1. 双重酪氨酸激酶抑制药　拉帕替尼（lapatinib）是针对 EGFR 和 HER2 双靶点口服 TKI，通过干扰肿瘤细胞增殖和生长的信号转导途径从而发挥抗肿瘤活性的作用。2007 年

3 月 FDA 批准拉帕替尼上市，联合卡培他滨用于接受过蒽环类、紫杉类和曲妥珠单抗治疗失败的 HER2 阳性晚期乳腺癌二线以上治疗。

两项随机Ⅲ期临床试验评估了抑制 EGFR/HER2 通路在晚期乳腺癌的治疗效果。随机双盲多中心Ⅲ期 EGF30001 临床试验入组 HER2 阴性或 HER2 未检测的晚期一线患者，随机接受紫杉醇联合拉帕替尼或紫杉醇联合安慰剂治疗，主要研究终点为 TTP。研究共入组 579 例患者，结果显示在紫杉醇基础上联合拉帕替尼对于 HER2 阴性或 HER2 未检测患者中未见 TTP 及 OS 的差异，尽管 ORR 和临床受益率有所提高；但 86 例（15%）后续明确为 HER2 阳性类型患者加用拉帕替尼有明显获益，紫杉醇联合拉帕替尼（49 例）和紫杉醇联合安慰剂（37 例）TTP 分别为 9.1 个月和 6.3 个月（$P=0.005$），ORR 分别为 63.3% 和 37.8%（$P=0.023$），OS 分别为 26.2 个月和 20.6 个月（$P=0.36$）。另一项 EGF30008 随机Ⅲ期临床试验入组绝经后激素受体（HR）阳性一线晚期乳腺癌患者 1286 例，评估在来曲唑的基础上加或不加拉帕替尼的疗效，主要研究终点为 PFS。结果显示：在 HR 阳性 / HER2 阳性的 219 例分层患者中，111 例来曲唑联合拉帕替尼 PFS 明显延长达 8.2 个月，108 例单药来曲唑组 PFS 仅延长 3.0 个月（$P=0.019$），但 952 例 HR 阳性 /HER2 阴性中加用拉帕替尼未显示获益。

作用机制上拉帕替尼虽然为针对 EGFR 和 HER2 双靶点 TKI，但上述两项随机Ⅲ期临床试验得出一致结论认为 HER2 阳性乳腺癌无论是联合化疗还是联合内分泌治疗，从加用拉帕替尼治疗中获益更多，而 HER2 阴性中无获益。

正在进行的 MINT 前瞻性多中心研究，试验药为一种新的酪氨酸激酶抑制剂 AZD8931（靶向 EGFR、HER2 及 HER3）联合阿那曲唑或阿那曲唑单药治疗未接受过内分泌治疗的复发转移性乳腺癌。而 MINT 研究结果回答抑制 EGFR/HER2 通路是否是能延迟内分泌治疗耐药的有效策略。

2. 多重酪氨酸激酶抑制药　来那替尼（Neratinib，HKI-272）是一种针对全 EGFR 家族受体的小分子 TKI，能不可逆地与 EGFR 家族受体结合。来那替尼通过与 HER1、HER2 和 HER4 的 ATP 结合位点区域的半胱氨酸残基（Cys797）共价不可逆性结合，阻止三者的自身磷酸化及其下游信号转导通路上分子的磷酸化。已在乳腺癌、非小细胞肺癌等恶性肿瘤中进行了一系列的研究。临床前研究显示：来那替尼与已被批准上市的拉帕替尼相比，无论是活性机制还是生物学效应均有优势。来那替尼可以在 HER2 过表达的细胞株中通过诱导 p27Kip1 和降低 Cyclin D1 的表达来介导细胞周期调控，使细胞由分裂期阻滞于 G_1/S 期，最终导致细胞增殖降低。此外，与其他可逆性或不可逆性的 HER2 抑制剂相比，来那替尼对 HER2/HER3 二聚体的抑制速度比拉帕替尼更为迅速，在 30 分钟内即可达到 50% 的抑制率，而拉帕替尼则需要 90 分钟。来那替尼可以抑制由配体激发引起的细胞膜上 HER2 表达的下调，从而起到增加曲妥珠单抗介导的抗体依赖性的细胞介导的细胞毒作用（ADCC）。

一项Ⅱ期开放随机临床研究比较了来那替尼与标准治疗（拉帕替尼联合卡培他滨）在既往接受过曲妥珠单抗治疗的局部晚期或转移性乳腺癌患者中的安全性和有效性。该研究最初设计为一项Ⅲ期优效性试验，但由于入组困难，在未进行任何中期分析之前修正为Ⅱ期非劣效性研究。患者随机接受来那替尼 240mg qd 连续口服（n=117）或者接受拉帕替尼 1250mg qd 连续口服加卡培他滨 1000mg/m^2 bid，服 2 周，休 1 周（n=116），主要研究终点是 PFS（非劣效性）。研究结果无法证实来那替尼相比拉帕替尼联合卡培他滨的非劣效性（RR 1.19；95%CI：0.89~1.60；非劣效性界值 1.15）。来那替尼组和拉帕替尼联合卡培他滨组的中位 PFS 分别是 4.5 个月和 6.8 个月，中位总生存期分别是 19.7 个月和 23.6 个月，客观缓解率分别是 29% 和 41%（P=0.067）。来那替尼组的临床获益率（44% vs. 64%；P=0.003）较拉帕替尼联合卡培他滨组低。在两个治疗组中，腹泻都是最常见的治疗相关不良事件，任何级别腹泻来那替尼组 85%，拉帕替尼联合卡培他滨组 68%，P=0.002；3/4 度腹泻分别为 28% 和 10%，P<0.001。腹泻可以通过止泻对症治疗或药物减量得到控制。来那替尼没有明显的皮肤毒性。尽管来那替尼组 3/4 度腹泻发生率较高，但因毒性减量（13 vs. 15）或停药（3 vs. 7）的患者数均较少，延迟给药也较少。该研究虽未证实来那替尼单药与拉帕替尼联合卡培他滨相比的非劣效性，但仍证实了来那替尼单药在 HER2 阳性转移性乳腺癌中的安全性和有效性。

（三）靶向 HER2

HER2 是阳性乳腺癌的重要治疗靶点。在过去三十年中，随着认识的逐步深入以及抗 HER2 靶向药物的开发，HER2 阳性乳腺癌患者的预后得到了极大的改善，靶向治疗药物曲妥珠单抗也被认为是乳腺癌治疗史上的一个里程碑。至今，对于 HER2 阳性乳腺癌已经有四个靶向药物被 FDA 批准上市，关于靶向 HER2 药物在乳腺癌治疗中的应用价值，本书其他章节有重点详细的介绍，此处不赘述。

（四）靶向 HER3 或 HER4

由于 HER3 只有非常小的激酶活性，无法直接针对 HER3 进行靶向治疗，对 HER3 的间接治疗可能是一种可行的策略。近年来，针对 HER3 和其配体 heregulin（HRG）对于抗雌激素耐药后的治疗作用成为临床研究热点。包括 MM121 在内的一系列抗 HER3 单克隆抗体正在研发中，全人源化单克隆抗体结合 HER3，可阻止 HRG 和 β 细胞素（Beta cellulin）介导的 HER3 磷酸化，并有效抑制 HER2/HER3 异二聚体形成。该制剂联合非甾体类芳香化酶抑制剂依西美坦已经进入Ⅱ期临床阶段，探索在经内分泌治疗后进展的晚期乳腺癌的疗效。针对二聚体的形成也是一种治疗策略，单克隆抗体会结合到 HER3 受体胞外域的配体结合位点，阻碍了 HER2 与 HER3 或 HER 家族其他成员结合。此外，针对下游信号转导通路上蛋白激酶也是潜在的治疗靶点。HER3 作为潜在的乳腺癌治疗靶点，日益受到学者们的关注。

针对 HER4 的研究尚少，肿瘤中异常基因启动子甲基化与 HER4 的表达成负相关。目前在乳腺癌及 HER4 低表达的肿瘤中发现甲基化的 HER4 基因启动子。现有的数据表明，HER4 信号能促进乳腺癌细胞分化和抑制其生长，HER4 常在乳腺癌中作为预后良好的预测指标。

（撰写　王中华　审稿　乔友林）

1

第三节 HER2 与乳腺癌的关系

一、HER2 基因发现及靶向药物初探

（一）HER2 基因的发现

1981 年，Shih 从被化学诱导形成的胚胎大鼠的神经母细胞瘤模型中克隆出一种新的癌基因，命名为 *neu*。1984 年，Genentech 科学家 Ullrich Alex 科研小组首次从人 cDNA 文库中分离出了 *neu* 基因的人类同源基因，因其与先前发现的人表皮生长因子受体 HER1 的基因高度同源，于是命名为 *HER2*。随后的序列分析和染色体谱分析发现 *neu* 和 *HER2* 其实是一个基因，定位于染色体 17q21，编码分子量 185kD 的跨膜糖蛋白，因此又被称为 *p185*。

（二）HER2 基因与乳腺癌关系的确立

1986 年，加州大学洛杉矶分校的肿瘤学家 Slamon 通过基因泰克公司赠送的 HER2-DNA 探针，开始了对癌症患者手术标本的测试，很快他发现在部分乳腺癌患者标本中存在高度扩增，部分乳腺癌没有扩增。随着对 *HER2* 阳性和 *HER2* 阴性肿瘤的生物学表现的探索，发现 HER2 基因扩增的乳腺癌往往侵袭性更强，更容易转移，临床预后差，随后这一结果发表在 1987 年的 *Science* 杂志上。

为了验证 *HER2* 基因与乳腺癌之间的关系，科学家们还进行了多个动物实验，将 HER2 表达细胞植入小鼠，在小鼠体内形成了肿瘤，模拟了人体内 HER2 肿瘤的形成过程。

（三）抗 HER2 靶向药物初步研发

能否通过阻断 HER2 信号，抑制癌细胞生长？研究人员将研发针对 HER2 的新药目标锁定在抗体上，通过免疫系统合成抗体以结合并杀死细菌和病毒等特定目标。

1988 年，基因泰克公司的免疫学家成功地生产了 HER2 鼠源性抗体；1990 年，完全人源化的 HER2 抗体被生产出来并应用于临床试验，该抗体已经是一个潜在的治疗药物，并被命名为曲妥珠单抗。1992 年，Slamon 等开始了曲妥珠单抗的临床试验；1995 年，基因泰克公司发起了三项Ⅲ期临床研究以验证曲妥珠单抗的临床疗效，其中最为关键的是 H0648g 研究；1998 年，美国临床肿瘤学年会（ASCO）上 Slamon 报告了曲妥珠单抗的临床数据，469 例复发转移性乳腺癌患者，随机分配到接受曲妥珠单抗联合标准化疗组或标准化疗组（多柔比星联合环磷酰胺或紫杉醇）。一线曲妥珠单抗联合治疗结果显示：联合曲妥珠单抗比单独化疗获得更显著疗效，总缓解率由 32% 增加到 50%，中位生存期由 20.3 个月延长至 25.1 个月。基于此项临床研究，1998 年 9 月 25 日美国食品药品监督管理局（FDA）批准了曲妥珠单抗用于治疗 HER2 阳性复发转移性乳腺癌，实现了从癌症到靶标再到药物上市三个阶段的跨越。

2002 年，多项大型的国际多中心临床试验研究启动，以观察曲妥珠单抗对于早期 HER2 阳性乳腺癌患者术后辅助治疗的疗效，这标志着曲妥珠单抗治疗从解救走向预防。2005 年，曲妥珠单抗对于 HER2 阳性乳腺癌辅助治疗的适应证获批，实现了靶向药物从晚期到辅助的跨越，从此开启了一个在日后改变乳腺癌疾病预后特征的重磅药物研发的大门。

二、HER2 的生物学特点

（一）HER2 的结构和功能

1. HER2 的分子结构及配体　　HER2 是人表皮生长因子受体（EGFR）家族中的第 2 个成员，该家族包括四个密切相关的成员，分别为 EGFR/HER1/ErbB1、HER2/ErbB2/Neu、HER3/ErbB3 及 HER4/ErbB4，它们均位于细胞膜上，在结构上具有同源性。

原癌基因 *HER2* 是具有跨膜酪氨酸激酶活性的生长因子受体，其分子结构包括胞外结合区（ECD）、亲脂的跨膜区（TM）和带有调节羧基末端片段的胞内区（ICD）三个部分组成。HER2 的 ECD 包括四个亚结构域，亚结构域Ⅰ和Ⅲ是配体结合域（RLD），介导受体配体结合；亚结构域Ⅱ和Ⅳ，富含半胱氨酸，在形成受体二聚体过程中起着重要作用。胞内区是 HER2 的功能区，具有酪氨酸激酶的活性和 ATP 的结合位点，能结合 ATP 在受体激活后催化底物酪氨酸磷酸化并直接参与胞内信号转导，而未被激活时以单体形式存在。迄今为止，尚未发现与 HER2 高亲和力的特异性配体。

2. HER2 的二聚活化　　HER2 受体介导的信号通路是一个复杂的网络系统，包括输入层（配体或生长因子）活化、信息加工层（受体、SH2 蛋白和转录因子）和输出层（细胞生长、分化和转移）。配体介导受体的二聚化是关键，形成二聚体才能产生活化信号。HER2 在没有特异性配体的情况下，其激活需要依靠与其他 EGFR 家族受体发生异源二聚化，过表达的 HER2 聚集形成同源二聚体也可以导致其组成性激活并参与信号转导。

基于 HER2 不能与配体直接结合，会一直处于伸展状态，其胞外结构域一直处于一种开放的构象且其蛋白结构域Ⅱ处于伸展状态，使其二聚体功能臂暴露在外，子域Ⅰ和Ⅲ紧密结合在一起，导致子域Ⅱ和Ⅳ之间形成外展二聚化环构象，便于形成同源二聚体或与活化的其他 EGFR 家族受体形成异源二聚体，任何其他 EGFR 家族受体在配体的刺激下即能与 HER2 形成异源二聚体。HER2 更趋向与 HER3 形成异源二聚体，HER2-HER3 复合物是最普遍的 EGFR 家族异源二聚体，它也是调节细胞生长和转化的最有力的信号通路之一。在各种二聚体组合中，以 HER1、HER3 或 HER4 与 HER2 之间形成的异源二聚体最为常见，信号转导也较其他不含 HER2 的同源或异源二聚体更强。当细胞用 EGF 处理后，HER2 和 EGFR 在功能上相关，起反式激活作用。EGF 与 EGFR/HER2 异源二聚体结合比与 EGFR 同源二聚体结合具有更高的亲和力。同时，异源二聚体比相应的同源二聚体对正常细胞和肿瘤细胞都有更大的刺激生长活性。

当形成二聚体受体构象发生改变后，胞内区内在的酪氨酸激酶被激活，羧基末端特异的酪氨酸残基随之被自磷酸化或交叉磷酸化。磷酸化的酪氨酸成为带有 SH_2 或 PTB 结构域的信号连接蛋白分子（如 Grb2、PI3K 或 PLC-γ 等）的结合位点，进而激活下游 Ras/Raf/MAPK、PI3K/Akt 等多条信号转导途径，引发瀑布式连锁反应。信号转导经细胞膜和细胞间质、细胞核激活基因，使核内早期反应基因如 *c-fos*、*c-jun* 等转录水平增加，促进有丝分裂等，最终影响基因表达，调控肿瘤细胞的增殖、转移、存活以及新生血管生成。

（二）HER2 信号转导通路

目前研究较为清楚的 HER2 胞内信号转导通路主要有两条，即 Ras/Raf/MAPK 和 PI3K/Akt 通路，其他还包括 Src 激酶通路和 STAT 通路等（图 1-3-1）。

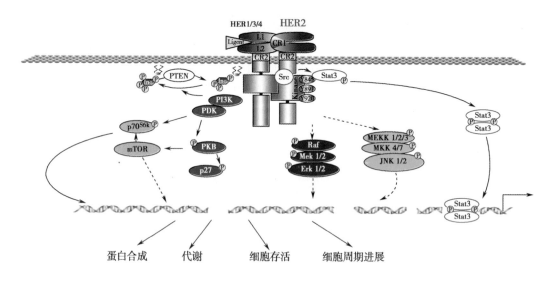

图 1-3-1　HER2 信号转导通路

1. Ras/Raf/MAPK 通路　Ras/Raf/MAPK 通路是 HER2 一条主要的下游信号通路。HER2 激活后胞内的蛋白酪氨酸激酶（tyrosine kinase，TK）磷酸化，然后 GRB2/SOS 复合物连接蛋白直接或间接地通过 Shc 连接蛋白与细胞内的 EGFR 特异性结合位点相结合。这种蛋白 - 受体间的相互作用使得 SOS 的 3D 结构发生改变，从而吸引 Ras-GDP 紧接着导致 Ras 的活化形成 Ras-GTP，致使 RAF1、MAPK1 和 MAPK2 的激活。激活的 MAPK 磷酸化而调节核内特异的转录因子而最终导致细胞的增殖和迁移。

2. PI3K/Akt 通路　HER2 的激活可以活化三磷酸肌醇激酶（PI3K），进而激活 Akt；Akt 激活后很快从质膜内侧解离并重新迅速进入核内。活化的 Akt 使双微体丝氨酸磷酸化，双微体磷酸化后即可进入细胞内，进而与 p300 及 p53 结合形成复合物，导致 p53 的降解。活化的 Akt 还作用于其他底物（如 Caspase-9、p21、ER 等）达到缩短细胞周期，增强 DNA 修复能力的作用，直至最终出现抗凋亡。活化 Akt 的还可以通过激活蛋白激酶 C（PKC）转导至核内，激活核因子 κB（NF-κB）使得转录加快。活化 Akt/NF-κB 抗凋亡级联效应使癌细胞能抵抗肿瘤坏死因子 α（TNF-α），从而降低机体抗肿瘤的能力。

3. Src 激酶通路　虽然 Src 激酶多年前已被证实与癌症的发生和进展有关联，但人们仍未能完全了解其在癌症中的具体作用。有研究发现 HER2 通过 Ral-GTPase 间接使酪氨酸激酶 Src 活化，能与 PI3K 通路交联，Src-HER2 相互作用能增强导致 HER2 信号通路，从而促使肿瘤发生，另一方面其还与靶向 HER2 的耐药机制相关。

Ras/Raf/MAPK 通路、PI3K/Akt 通路和 Src 激酶通路信号转导并不是独立存在的，各个信号通路之间存在着交联，使细胞的最终效应受到多种因素的综合调控。比如 Ras/Raf/MAPK 通路中的 Erk 在不同配体刺激下活化可影响 PI3K/Akt 通路，而前述 Src 激酶通路中的 c-Src 能与 PI3K/Akt 通路交联。另外，三条通路中的某些信号分子也可能同时发生于某个信号通路中。总之，随着探索的深入和研究的增多，HER2 信号通路的各下游信号通路之间的交界点将越来越多地被发现，从而对细胞骨架的重建、细胞运动、细胞间黏附、蛋白酶表达与激活产生多效性影响。

三、HER2 与乳腺癌的关系

（一）*HER2* 是乳腺癌的驱动基因

HER2 是 EGFR 家族受体中与乳腺癌的关系研究最多也是最重要的受体。1987 年，Slamon 等首次发现 *HER2* 基因扩增或蛋白过表达与乳腺癌的发生、发展和预后有关。Slamon 的研究发现，HER2 是有别于肿瘤大小、淋巴结、受体状态的乳腺癌重要预后因子，且为肿瘤复发和生存期长短的独立预后因子。乳腺癌患者中，HER2 阳性患者的中位生存期为 3 年，而 HER2 阴性患者的中位生存期为 6~7 年。Slamon 的这一发现开创了乳腺癌与HER2 关系研究的先河，也使得靶向 HER2 的治疗成为近年来乳腺癌治疗研究最为活跃的领域，也是乳腺癌精准医疗的典范。

HER2 基因主要在人体胚胎发育时期胎盘及胚胎上皮组织表达，参与多种组织器官的生长发育，而在成人正常组织中此基因常以单拷贝形式存在，表达为阴性或微量水平。乳腺良性病变和正常乳腺组织中不存在 HER2 过表达，而在许多上皮来源的肿瘤（如乳腺癌、卵巢癌和胃癌等）细胞中 *HER2* 基因常异常扩增或过表达。乳腺癌患者中 20%~30% HER2 过表达，而 HER2 的过表达与乳腺癌的发生、发展及预后有密切关系。HER2 参与肿瘤血管的生成，促进肿瘤细胞的增殖和转移。HER2 阳性乳腺癌与 HER2 阴性乳腺癌相比，通常侵袭力更强、组织学分化差、临床分期更晚、更易发生淋巴结浸润且复发转移率更高（更多的内脏转移）和预后更差。

HER2 基因扩增与增加细胞分化、迁移、肿瘤侵袭、局部及远处转移、加速血管形成和减少细胞凋亡密切相关。体外细胞培养研究表明 HER2 过表达促进肿瘤的发生、发展和恶性转化。HER2 促进细胞增长和恶性转化的机制可能与以下几个方面相关：一方面 HER2 可抑制 C-Cbl 调节的 HER1 内吞降解作用，使 HER1 从细胞膜内吞后不降解，重新回到细胞膜，以 HER2/HER1 二聚体形式反复发挥信号转导作用。另一方面没有特异配体的 HER2 受体与其他受体相结合形成亲和力更强的异源二聚体，表现出更强的信号转导能

1

力。如上所述，通过 MAPK 途径活化多种早期核转录因子 c-myc、c-fos 及 c-jun 的转录，导致细胞增殖、转化；通过 PI3K/Akt 激酶途径降解 p53，激活 NF-κB 使得转录加快。此外，*HER2* 原癌基因可以逃脱细胞 M 期的负调节，在整个细胞周期中保持活性，可以增强肿瘤细胞新生血管生成的能力，还可以诱导肿瘤细胞对 TNF-α 的抗性，降低机体抗肿瘤的能力。在乳腺导管原位癌（DCIS）患者中约 60% 有 HER2 过度表达，但小叶原位癌 HER2 表达相当低，因此 HER2 可能与导管内癌的早期浸润相关。

另外，越来越多的基础研究证实 HER2 参与了肿瘤的多药耐药机制，它与多药耐药基因 1（*MDR1*）有着密切的关联，但其具体机制尚不十分清楚。许多体外实验证明抑制 HER2 表达能显著增加乳腺癌细胞的凋亡。因此 HER2 靶点是 HER2 阳性乳腺癌重要的治疗靶标。现已有四个抗 HER2 靶向药物在临床上广泛应用于 HER2 阳性乳腺癌患者。在过去的二十年里，经典抗 HER2 靶向药物曲妥珠单抗明显改善了 HER2 阳性乳腺癌患者的预后，也被看做是乳腺癌靶向治疗史上的一个里程碑。

（二）HER2 阳性是乳腺癌独立的预后不良因素

大量研究表明，HER2 在乳腺癌组织中基因扩增或过度表达，是乳腺癌独立的不良预后因素。早在 1987 年 Slamon 等在 *Science* 杂志上就已撰文指出，*HER2* 基因扩增与乳腺癌患者无病生存期和总体生存期显著缩短相关。随后的研究结果显示：*HER2* 基因扩增或蛋白过表达是乳腺癌中除了淋巴结及激素受体状态外的重要预后因子，且为肿瘤复发和生存期长短的独立预后因子。2007 年 St. Gallen 指南已经将 HER2 作为乳腺癌术后复发风险的重要评估指标。

乳腺癌是一种具有生物学异质性的肿瘤，目前将乳腺癌分为腔面型 A（Luminal-A）、Luminal-B（HER2 阴性）、Luminal-B（HER2 阳性）、HER2 过表达型（HER2 over-expression subtype）和三阴性（导管癌）5 种分子亚型。由于分子水平的异质性不同，其临床结局也不尽相同。HER2 作为与细胞增殖有关的癌基因，其蛋白表达往往与肿瘤体积较大、高组织学分级（75%）、较多的淋巴结转移、ER 和 PR 阴性、高 S 期分数、p53 突变（40%）等肿瘤恶性程度高、激素受体表达水平低、预后差有关，在没有 HER2 靶向治疗前，HER2 过表达型乳腺癌患者的预后往往很差。尽管 HER2 在正常细胞的基因型中呈单拷贝存在，但在 HER2 阳性乳腺癌细胞内，*HER2* 基因可扩增 4~50 倍，导致 HER2 蛋白过度表达至正常水平的 30~45 倍。持续的 HER2 蛋白过表达，引起细胞生长分裂失控、浸润性生长。由于 *HER2* 基因在肿瘤细胞中的显著高扩增，以及 HER2 蛋白位于细胞表面，易被抗体接近，因此 HER2 蛋白成为乳腺癌理想的靶向治疗的作用靶点。

在淋巴结阳性患者中，HER2 过表达是公认的预后不良指标。Hynes 等关于淋巴结阳性的乳腺癌患者的研究表明：*HER2* 基因 ≥ 3 个拷贝数的患者无病生存率明显低于 *HER2* 基因 <3 个拷贝数的患者，两者存在显著差异（$P=0.001$）。而在淋巴结阴性患者中，HER2 过表达的预后意义存在一定的争议，但大部分数据倾向预后不良。对淋巴结阴性乳腺癌患者的研究显示：HER2 基因扩增（>10 个拷贝数）的患者累积生存率明显低于 HER2 无基因扩增的患者，两者差异有显著性（$P<0.001$）。临床资料分析显示：对于乳

腺癌术后腋窝淋巴结阴性的患者，HER2 过表达组的 10 年生存率明显低于 HER2 阴性组（$P<0.001$）；而腋窝淋巴结阳性组，HER2 过表达则预后更差（$P=0.001$）；另一项包含 2026 例淋巴结阴性乳腺癌患者的回顾性研究中，其中 705 例患者未接受辅助性治疗，与 HER2 阴性患者对比，HER2 过表达者 10 年无复发生存率更差（76% vs. 66%）。在这项研究中，大约 90% 的肿瘤超过 1cm。此项研究为曲妥珠单抗在淋巴结阴性、肿瘤大小 >1cm 患者中的应用提供了可靠的依据。

即使在 ≤ 1cm 且淋巴结阴性的小肿瘤患者中，HER2 阳性同样是肿瘤复发转移的独立危险因素。美国 MD 安德森癌症中心 2009 年发表的数据显示：965 例 T_{1a}、$T_{1b}N_0M_0$ 乳腺癌患者均未行化疗或靶向治疗，中位随访 74 个月，其中 98 例 HER2 阳性患者无复发生存率（RFS）为 77.1%，无远处复发生存率（DRFS）为 86.4%；而 867 例 HER2 阴性患者 RFS 为 93.7%，DRFS 为 97.2%。同样是 ≤ 1cm 且淋巴结阴性前提下，与 HER2 阴性患者相比，HER2 阳性者其 5 年的复发风险高 5.09 倍（95%CI：2.56~10.14；$P<0.0001$），远处转移风险高 7.81 倍（95%CI：3.17~19.22；$P<0.0001$）。另一项 2000~2006 年间的 16 975 例患者数据库中确认了 234 例 HER2 阳性、肿瘤分期为 $T_{1a}/T_{1b}N_0M_0$ 的乳腺癌患者，其中 171 例未接受过曲妥珠单抗辅助治疗或化疗。随访结果分析显示：T_{1a} 和 T_{1b} 患者 5 年 RFS 分别为 97.0% 和 91.9%；5 年 DRFS 分别为 99.0% 和 97.0%；其中肿瘤直径 0.6~1.0cm 的 T_{1b} 期患者占整个 T_{1a}/T_{1b} 人群的 24%，但占所有远处转移的 75%，$T_{1b}N_0M_0$ HER2 阳性远处复发风险高于 T_{1a} 的患者。

此外，大约 30% 的转移性乳腺癌患者存在血清 HER2 胞外域（ECD）水平的升高，并且这一高水平表达与较差的预后相关。在早期乳腺癌中，升高的血清 HER2 ECD 水平同样标志着更高的复发转移风险。但由于 ECD 水平直接取决于肿瘤负荷量的大小，并且缺乏足够的证据表明其预后价值，血清 HER2 ECD 水平并不作为临床实践中的推荐检测项目。

总的来说，HER2 是乳腺癌的重要预后因子，*HER2* 基因扩增或过度表达的乳腺癌倾向于早期复发、病情进展迅速、化疗缓解期短、内分泌治疗效果差、患者预后差、较短的无病生存期和总生存期等特点，但随着临床上抗 HER2 治疗的广泛使用以及抗 HER2 靶向治疗的进展，这一状况已经得到了很大的改观。已有研究显示，对于 HER2 阳性乳腺癌患者，如能使用抗 HER2 治疗药物，其预后并不差于 HER2 阴性患者。

（三）HER2 阳性乳腺癌与脑转移

随着曲妥珠单抗等靶向药物的应用，晚期 HER2 阳性乳腺癌的生存期不断改善。然而，近年来几项非随机回顾性研究提示，在曲妥珠单抗治疗晚期 HER2 阳性乳腺癌随访中，脑转移的发生率高达 30%~50%，其具体作用机制仍然不清楚，可能的原因包括：①曲妥珠单抗是大分子的单克隆抗体，不易通过血 – 脑屏障，故脑脊液中的药物浓度相对较低；②曲妥珠单抗治疗疗效好，患者生存期较长，脑转移的几率相对增多；③ HER2 阳性乳腺癌本身具有容易发生脑转移的生物特性。一项研究回顾性分析了 251 例 HER2 阳性乳腺癌患者，分接受曲妥珠单抗治疗组和未接受曲妥珠单抗治疗组，两组发生脑转移的几率分别为 37.8% 和 25.0%（$P=0.028$），中位发生脑转移的时间分别为 15 个月和 10 个月（$P=0.035$），中位从脑转移至死亡的时间分别为 14.9 个月和 4.0 个月（$P=0.0005$）。该研究是一项回顾性研究，其结论还有待大样本临床研究或前瞻性研究的证实。

鉴于 HER2 阳性晚期乳腺癌脑转移发生几率较高，而该领域的研究相对较少，目前还没有用于脑转移的系统治疗通过审批，2014 年 ASCO 颁布了针对 HER2 阳性乳腺癌脑转移患者的首个临床实践指南，为 HER2 阳性乳腺癌脑转移患者的局部和系统治疗提供了一致性推荐，本书第四章第四节有详细的内容，此处不赘述。

（四）HER2 是乳腺癌疗效预测指标

肿瘤分子靶向治疗是利用肿瘤细胞表达而正常细胞很少或不表达的特定基因或基因的表达产物作为治疗靶点，最大程度杀死肿瘤细胞而对正常细胞杀伤较小的治疗模式。通过靶向治疗对抗恶性肿瘤有着划时代的意义。在众多分子靶点中，HER2 脱颖而出，成为乳腺癌明确的靶向药物治疗靶点，还可指导化疗和内分泌治疗方案的选择。第一个靶向 HER2 的人源化单克隆抗体——曲妥珠单抗的问世，改变了 HER2 阳性乳腺癌患者的诊治模式，是乳腺癌药物治疗的重大突破。曲妥珠单抗可以与多种化疗药物联合，目前已被应用于乳腺癌从晚期到辅助治疗及新辅助治疗的各个阶段，同时长达 10 余年、超过 40 万例患者的用药经验也证明了其临床应用的安全性和卓越性。

HER2 过表达对于抗 HER2 靶向药物（如曲妥珠单抗等）具有重要的预测价值。曲妥珠单抗作用靶点是 HER2 基因调控的细胞表面 HER2 蛋白，其作用机制是该抗体与 HER2 受体结合后干扰后者的自身磷酸化及阻碍异源二聚体形成，抑制信号转导系统的激活，从而抑制肿瘤细胞的增殖，在人体内诱导针对肿瘤细胞的抗体介导的细胞毒效应。在晚期 HER2 阳性乳腺癌中，两项关键性研究 H0648g 和 M77001 奠定了曲妥珠单抗联合紫杉类药物作为一线治疗方案的地位，以 M77001 临床试验数据说明 HER2 过表达对于曲妥珠单抗的预测疗效作用。M77001 研究比较了曲妥珠单抗联合多西他赛和单用多西他赛治疗的疗效和安全性，186 例 HER2 阳性乳腺癌患者随机分组，92 例接受曲妥珠单抗联合多西他赛，94 例多西他赛单药治疗。结果显示：加用曲妥珠单抗能改善 ORR（61% vs. 34%，$P=0.0002$）、TTP（11.7 个月 vs. 6.1 个月，$P=0.0001$）及 OS（31.2 个月 vs. 22.7 个月，$P=0.03$）。需要说明的是，单用多西他赛组患者中有 53 例后续交叉使用了曲妥珠单抗，这些患者比 41 例没有交叉使用曲妥珠单抗的患者生存期更长（30.3 个月 vs. 16.6 个月）。一项纳入 2091 例晚期乳腺癌患者分析研究中 118 例（5.6%）HER2 阳性患者未接受曲妥珠单抗治疗，191 例（9.1%）HER2 阳性患者接受曲妥珠单抗治疗，其余 85.3% 为 HER2 阴性患者。中位随访 16.9 个月后，上述三组 1 年生存率分别为 70.2%、86.6% 和 75.1%。HER2 阳性接受曲妥珠单抗治疗的患者与 HER2 阴性患者相比死亡风险降低了 44%（$HR=0.56$；95% CI：0.45~0.69；$P<0.0001$）；HR 的改善在前 24 个月有统计学意义，24 个月以后不再有意义。HER2 阳性晚期乳腺癌患者的 24 个月内的预后明显改善，预后甚至比 HER2 阴性患者的预后还要好，提示针对 HER2 的曲妥珠单抗治疗已经改变了 HER2 阳性乳腺癌的病程。

1

HER2 阳性可以预测化疗疗效。大量研究及临床实践提示，HER2 阳性乳腺癌患者易对化疗药物产生耐药。HER2 过表达所高度激活的某些信号可持续通过 HER2 信号转导通路进行转导，导致细胞周期蛋白 D、细胞周期蛋白依赖激酶复合物活性增加，细胞周期紊乱，逃避细胞凋亡，从而引起 HER2 依赖乳腺癌的化疗耐受性。HER2 阳性乳腺癌对于含蒽环类的化疗方案，相比 CMF 化疗方案更为敏感。有学者曾对 306 例乳腺癌患者进行以 CMF 方案作为术后辅助化疗的随机研究，结果显示存在 *HER2* 基因扩增或过度表达的患者对 CMF 的疗效降低。大量临床研究显示，含蒽环类药物的化疗方案会对 HER2 阳性乳腺癌患者带来更好的治疗反应。HER2 阳性乳腺癌常伴拓扑异构酶 -2（topoisomerase Ⅱ，TOP-2）基因的扩增。TOP-2 是蒽环类药物的作用靶点，蒽环类药物非特异性地导致 DNA 分子局部解螺旋，并干扰 TOP-2 重新连接断裂的 DNA 双链，从而阻碍 DNA 和 RNA 的生物合成，起到抗肿瘤的作用。而 *TOP-2* 基因和 *HER2* 基因位于 17 号染色体相邻位点，HER2 阳性乳腺癌患者中有 25%~35% 患者伴随 TOP-2 扩增。但是，最近发表的荟萃分析选择比较蒽环类药物方案与 CMF 方案的辅助治疗临床试验，用 FISH 方法确认 HER2 状态（分为扩增和未扩增两组）和 TOP-2 状态（分为扩增、缺失和阴性 3 组）。研究共分析了 3452 例乳腺癌患者的 HER2 和 3102 例患者的 TOP-2A 状态。无事件生存 HER2 未扩增组的 HR=0.89（95%*CI*：0.79~1.01）；HER2 扩增组的 HR=0.71（95%*CI*：0.58~0.86）；交互影响 *P*=0.04。总生存 HER2 未扩增组的 HR=0.91（95%*CI*：0.79~1.05），HER2 扩增组的 HR=0.73（95%*CI*：0.59~0.89），交互影响 *P*=0.07。无事件生存 TOP-2A 正常组的 HR=0.88（95%*CI*：0.78~1.0），TOP-2A 缺失组的 HR=0.63（95%*CI*：0.46~0.87），TOP-2A 扩增组的 HR=0.62（95%*CI*：0.43~0.90），交互影响 *P*=0.05。总生存 TOP-2A 正常组的 HR=0.89（95%*CI*：0.78~1.03），TOP-2A 缺失组的 HR=0.68（95%*CI*：0.49~0.95），TOP-2A 扩增组的 HR=0.67（95%*CI*：0.46~0.98），交互影响 *P*=0.16。提示尽管 HER2 扩增联合 TOP-2 扩增或缺失可能提示对蒽环类药物较为敏感。但是，目前证据不支持仅在 HER2 扩增或 TOP-2 异常的患者中使用蒽环类药物。至于 HER2 状态能否预测肿瘤对紫杉类药物的反应，目前尚无定论。在动物模型和临床试验中，紫杉醇联合可干扰 HER2 功能的其他制剂用于治疗 HER2 阳性患者已得到肯定的结果。NSABP-11 研究提示，对于 HER2 阳性患者含多西他赛的化疗能够提高 DFS 和 OS。因对化疗药物耐药，所以选择化疗联合能有效抑制 HER2 信号激活路的方法，成为 HER2 阳性乳腺癌治疗和改善预后的重要方法。

目前针对 HER2 在内分泌治疗疗效预测中的作用存在着一定的争议。临床和临床前研究均发现 HER2 和 ER 之间存在双向交联。某些研究显示 HER2 过表达与乳腺癌患者的内分泌治疗耐药密切关联，HER2 状态影响着肿瘤对激素治疗的反应，对他莫昔芬耐药的 ER 阳性的乳腺癌细胞株，MCF-7 中 HER2 的表达强于未耐药细胞株。他莫昔芬属于无活性的雌激素类似物，当其与 ER 结合时形成无活性的二聚体，从而阻断了 ER 通路。而在 HER2 阳性的乳腺癌细胞中存在 HER2 信号转导通路，该转导通路的下游产物 MEKK1 可使他莫昔芬与 ER 结合形成的无活性二聚体磷酸化，转变为具有活性的二聚体，从而导致他莫昔芬治疗失败。研究表明，HER2 过度表达使激素受体阳性乳腺癌患者对他莫昔芬的反应性

1

从 48% 下降到 20%，激素受体阴性者的反应性从 27% 下降至 0。更多的研究表明 HER2 阳性提示内分泌治疗耐药。后续关于 HER2 状态与芳香化酶抑制剂的疗效分析同样显示，HER2 阳性的患者对芳香化酶抑制剂的疗效也低于 HER2 阴性的患者，这都提示 HER2 过度表达可能与内分泌治疗耐药相关。

总之，HER2 是预测某些治疗反应的生物学指标，*HER2* 基因扩增或过度表达提示肿瘤对内分泌治疗和 CMF 方案化疗反应差，而对蒽环类药物化疗敏感性高。当然，HER2 状态对于抗 HER2 靶向治疗有着直接的指导意义，存在 *HER2* 基因扩增或过度表达的患者才是抗 HER2 靶向治疗的适应人群。

需要强调的是，已知 HER2 的状态对乳腺癌患者的个体化精准治疗非常关键，HER2 阳性的乳腺癌其生物学行为、临床特点、判断预后及预测靶向药物治疗疗效等自成体系。十年前选择术后辅助方案按照淋巴结状态进行区分，针对淋巴结状态推荐不同的辅助化疗方案；而从 2006 年开始美国国家癌症综合治疗联盟（NCCN）乳腺癌临床实践指南对于乳腺癌术后辅助治疗选择修改为按照 HER2 状态进行区分，HER2 阳性和 HER2 阴性两大类分别列出治疗策略。所以，临床医师选择合适的治疗前提是病理科医师准确规范的组织病理报告尤其是关于 HER2 状态的判断。病理科医师应根据美国临床肿瘤学会 / 美国病理医师学院（ASCO/CAP）联合发布的乳腺癌 HER2 检测指南共识以及中国乳腺癌 HER2 检测指南，对病理明确诊断为浸润性乳腺癌应检测免疫组化 HER2 蛋白或基因扩增状态。

（撰写　**王中华**　审稿　**乔友林**）

第四节　乳腺癌抗 HER2 靶向治疗作用机制

大约 20%~30% 的原发性乳腺癌存在人表皮生长因子受体 –2（human epidermal growth factor receptor 2，HER2）蛋白过表达。HER2 蛋白过表达与乳腺癌的发生发展密切相关。HER2 是人表皮生长因子受体家族的成员，是 *HER2* 基因编码的跨膜酪氨酸激酶糖蛋白。HER2 蛋白由胞外区、跨膜区和胞内区组成，其中胞外区又分为 Ⅰ ~ Ⅳ区。迄今尚未发现与 HER2 直接结合的特异性配体。HER 家族其他受体 HER1、HER3、HER4，尤其是 HER3，与配体结合后会和 HER2 的胞外 Ⅱ 区结合形成异二聚体，使 HER2 蛋白胞内区的酪氨酸残基发生磷酸化，激活下游信号转导通路，导致细胞增殖、分化及凋亡的异常，并最终诱导肿瘤的发生发展。随着 HER2 促进肿瘤生长作用的发现，HER2 已成为抗肿瘤治疗的重要靶点。所有参与信号通路形成转导的 HER2 结构区都可能作为阻断 HER2 信号转导的靶点，且 HER2 还可被寡核苷酸直接抑制。

HER2 作为抗肿瘤治疗的靶点，首先是基于 *HER2/neu* 原癌基因的假说，该假说认为 HER2 过表达具有致癌作用，*HER2* 基因扩增及 HER2 蛋白过表达会引起细胞恶性转化。HER2 驱动的肿瘤依赖于 HER2 的功能，这种依赖性称为"癌基因成瘾"（oncogene addiction）。相较正常细胞，HER2 表达水平在肿瘤细胞中明显升高，且 HER2 在原发肿瘤和转移组织中均高表达。在 HER2 过表达的体内外实验模型中，HER2 的下调可以导致细胞凋亡及肿瘤退缩。其次，相较其他 HER 受体，HER2 优先发生二聚化，形成更具亲和力的异源二聚体，表现更强的信号转导能力，若抑制 HER2 二聚化形成可以进一步阻止胞内信号转导级联反应活化。大量研究已证实，HER2 本身以及整个 HER2 信号转导通路可作为抗肿瘤治疗的靶点，阻断 HER2 信号通路可以抑制肿瘤的生长，同时 HER2 还是药物靶向输送的理想标记。抗 HER2 靶向治疗主要包括靶向 HER2 胞外区的单克隆抗体、靶向胞内酪氨酸激酶区的酪氨酸激酶抑制剂（tyrosine kinase inhibitors，TKIs）以及其他作用途径，如靶向 HER2 的适应性免疫治疗及靶向 HER2 的寡核苷酸。本节内容将介绍上述抗 HER2 靶向治疗相关的作用机制。

一、靶向 HER2 胞外区

HER2 蛋白胞外区（extracellular domain，ECD）以开放的构象存在，因此 HER2 可持续与其他 HER 家族受体二聚化。二聚化作用通过磷酸化胞内酪氨酸激酶区活化下游信号转导通路。HER 家族受体活化可以诱导许多胞内作用，如促进细胞生长、增殖、胞内转移、新生血管形成及减少细胞凋亡等。靶向 HER2 胞外区的单克隆抗体通过抑制 HER2 和其他 HER 家族受体的二聚化作用，阻止 HER2 二聚化，阻断与 HER2 活化相关的下游信号通路。

20 世纪 80、90 年代，抗 HER2 治疗的单克隆抗体超过 100 多种，其中只有单抗 4D5 最终发展到临床应用。单抗 4D5 在体内外模型中均具有抗肿瘤作用，鼠源单抗 4D5 进行人源化后，有些抗体失去了体外抗增殖能力，有些抗体保留有抗增殖作用。其中一株人源化单抗被挑选进入临床应用，命名为曲妥珠单抗（trastuzumab，商品名：Herceptin，赫赛汀）。曲妥珠单抗是通过转基因技术将 4D5 基因决定簇插入人免疫球蛋白 G 基因决定簇所得的一种同位型免疫球蛋白 G。相比鼠源单抗，曲妥珠单抗的体外抗增殖作用减弱，但体内抗肿瘤作用和其相当；同时，曲妥珠单抗更能有效介导抗体依赖细胞毒性反应（antibody dependent cellular cytotoxicity，ADCC），因为人源化抗体的恒定区更易于参与 ADCC 作用或补体依赖的细胞毒性反应（complement dependent cytotoxicity，CDC）。曲妥珠单抗作为靶向 HER2 胞外区的人源化单克隆抗体，通过结合 HER2 的胞外区对 HER2 过表达的早期乳腺癌和转移性乳腺癌都起治疗作用。但是，曲妥珠单抗在临床应用上取得的成功尚不足以证实 HER2 原癌基因假说，原癌基因假说的证实需要在作用机制上证明曲妥珠单抗是通过使肿瘤 HER2 蛋白失活治疗乳腺癌患者，而至今曲妥珠单抗的作用机制尚不完全明确。

曲妥珠单抗临床抗肿瘤作用分子机制的最简单假说来源于之前建立的抗 Neu T 单抗和抗 HER2 单抗 4D5 的数据，该假说认为这些单抗会导致表面分子受体 NeuT 或 HER2 的降解。然而既往研究结论并不一致，有研究认为，曲妥珠单抗下调 HER2 过表达肿瘤细胞的 HER2 蛋白表达；也有研究表明，其并不影响 HER2 蛋白的表达。该现象的不一致性后来被认为可能是因为曲妥珠单抗仅仅是伴随着 HER2 正常的被动内吞再循环的过程，曲妥珠单抗结合并内化细胞表面的 HER2，随后 HER2 又会在细胞表面重新出现。HER2 自身内吞作用证明曲妥珠单抗不会影响 HER2 的内化或内吞，因此曲妥珠单抗并不引起肿瘤细胞 HER2 表达的下调。临床研究也发现，接受抗 HER2 靶向治疗的患者并没有引起 HER2 表达的下调。因此曲妥珠单抗的抗肿瘤作用不大可能通过下调肿瘤 HER2 表达介导。此外，也有研究认为曲妥珠单抗及其他抗 HER2 单抗的作用机制是抑制 HER2 的活化。然而，HER2 的配体尚未发现，HER2 的胞外区是以持续活化的构象存在，就像其他 HER 家族受体与配体结合后的活化状态。HER2 的活化是通过和配体活化的其他 HER2 家族成员形成异二聚体实现的。研究认为，曲妥珠单抗既不会影响 HER2 的活化状态，也不会影响 HER2 的磷酸化水平。因此，曲妥珠单抗抑制配体直接结合并活化 HER2 的假说也不成立。还有可能是曲妥珠单抗抑制 HER2 和其他 HER 家族成员或其他可能蛋白的结合，但是此前的蛋白质体外结合实验及荧光共振能量转移实验未能证实曲妥珠单抗会抑制 HER2 蛋白和其他 HER 蛋白相互作用。另一种曲妥珠单抗的抗肿瘤机制是能够阻止 HER2 胞外片段的裂解。相比 185kDa 的全长 HER2 受体，95kDa 的截短 p95 HER2 更具激酶活性，截短的 HER 蛋白会引起更具侵袭性的生物学特性。在 40%~50% 晚期乳腺癌患者的血清中可以检测到 110kDa 的 HER2 胞外片段，高血清水平的 HER2 胞外区预示着预后差、易转移、对治疗相对耐受。HER2 胞外片段的释放认为是由金属蛋白酶介导。曲妥珠单抗和 HER2 结合可以抑制 HER2 被 ADAM 蛋白酶水解，脱落胞外区。这可能部分抑制了 HER2 过表达细胞的侵袭性。

除了上述曲妥珠单抗直接作用 HER2 胞外区的相关作用机制外，研究还发现曲妥珠单抗可以影响 HER2 下游信号通路。4D5 单抗或者曲妥珠单抗的体外抗增殖作用和 p27 的诱导及 G_1 期阻滞相关，且不会诱导细胞凋亡。真核生物的细胞周期进程由一系列调控因子调节控制，其正常与否和细胞的增殖、分化、凋亡、癌变密切相关。参与细胞周期调控的主要分子有：细胞周期蛋白（cyclin）、细胞周期蛋白依赖性激酶（cyclin dependent kinase，CDK）和 CDK 抑制蛋白（cyclin dependent kinase inhibitor，CKI）。CDK 与 cyclin 结合形成复合物，促进细胞周期进行。CKI 对细胞周期起负调节作用，CKI 通过与 cyclin、CDK 或 cyclin-CDK 复合物的结合，抑制 CDK 的活性，导致细胞周期阻滞，阻断细胞的增殖过程。p27 蛋白是近年发现的 CKI，具有限制性调节细胞周期进程的作用。p27 广泛抑制各种 cyclin/CDK 复合物，主要抑制 cyclinE/CDK2 和 cyclinD/CDK2 等 G_1 激酶活性，使细胞停滞在 G_1 期。4D5 单抗和曲妥珠单抗会导致 HER2 过表达的乳腺癌细胞阻滞在 G_1 期，G_0/G_1 期细胞比例增加而 S 期细胞比例减少。细胞周期阻滞同时伴有 p27 的诱导及 p27 与 cyclinE/CDK2 复合物的结合。最初曾认为曲妥珠单抗介导 HER 受体的内吞和降解，从而抑制下游的 PI3K 和 MAPK 信号级联反应，下游 Akt 信号的减弱会诱导生成 p27，从而减弱 CDK2 的活性，并促进细胞周期阻滞和凋亡。

既往研究认为，HER2 的恶性潜能随着 HER3 的共表达而增强，干预 HER3 表达或者 HER3 和 HER2 的相互作用可能具有抗增殖作用。核糖核酸沉默（RNA silencing）技术下调 HER 表达、*HER3* 基因敲除肿瘤模型以及 HER2 过表达的临床标本分析等研究证明

HER2 的介导作用依赖 HER3。Junttila 等研究证实曲妥珠单抗能在体内抑制 HER3/PI3K/Akt 途径。PI3K-Akt 信号途径是一条经典的信号途径，PI3K 由 p110 催化亚基和 p85 调节亚基组成异二聚体，在细胞存活、增殖和分化中起重要作用。Akt 称为蛋白激酶 B，是一种在进化上高度保守的丝氨酸 / 苏蛋白激酶，是 PI3K 关键下游分子，可以调控转录、蛋白质合成、糖类和脂类代谢。曲妥珠单抗治疗可以明显降低 HER3 和 Akt 磷酸化水平，HER3 发生快速去磷酸化，引起调节亚基 p85 从 HER3 快速解离，随后 Akt 亚基 PRAS40 去磷酸化也引起类似的动力学作用，并且曲妥珠单抗在 15~60 分钟即达到作用峰值。因此，曲妥珠单抗能引起快速有效的 HER3/PI3K/Akt 通路抑制作用，而且曲妥珠单抗抑制 Akt 磷酸化和抑制细胞增殖的作用相一致，曲妥珠单抗治疗抑制 HER2 过表达 SKBR-3 细胞 50%~60% 的 Akt 磷酸化水平和细胞增殖水平。所有 HER 家族受体都能够活化促丝裂原活化蛋白激酶激酶 / 胞外信号调节蛋白激酶（MAPK/ERK kinase / extracellular regulated protein kinase，MEK/ERK）通路，ERK 是 MAPK 家族的一员，它的信号传递涉及细胞生长、发育及分裂，遵循 MAPKs 的三级酶促级联反应。曲妥珠单抗也可以抑制 ERK 的磷酸化。尽管抑制 MEK 也引起 ERK 去磷酸化，但是 MEK 抑制剂 PD0325901 处理细胞后并不会影响细胞增殖，因此曲妥珠单抗对 MEK/ERK 通路的抑制作用并不会影响细胞增殖。综上所述，曲妥珠单抗体外抗增殖作用同下调 HER3/PI3K/Akt 通路相关。HER2 和 HER3 都是 HER2 过表达乳腺癌细胞的重要原癌基因蛋白。过表达 HER2 的乳腺癌可能可以通过配体依赖或者不依赖的方式活化。当 HER3 配体调蛋白（heregulin，HRG）预处理后，HER2/HER3 的相互作用明显增加。我们认为调蛋白 /HER2/HER3 复合物比不依赖于配体的 HER2/HER3 复合物更稳定。曲妥珠单抗不会抑制配体诱导的 HER2/HER3 二聚化。而当没有 HRG 时，曲妥珠单抗可以明显抑制 HER3 和 HER2 结合。使用标准的免疫沉淀法，由于缺乏配体的作用此前一直检测不到 HER2/HER3 的相互作用。因此，曲妥珠单抗是通过抑制不依赖配体的 HER2/HER3 二聚化，快速下调 HER3 磷酸化水平，使 PI3K/Akt 通路失活，直至抑制细胞增殖。

人第 10 号染色体缺失的磷酸酶及张力蛋白同源的基因（phosphatase and tensin homolog deleted on chromosome ten，PTEN）蛋白，作为一种磷酸酯酶，能够通过使 3、4、5- 三磷酸磷脂酰肌醇（phosphatidylinositol-3，4，5 trisphosphate，PI3，4，5P3）的 D3 位置发生去磷酸化来拮抗 PI3K 的活性，是一类重要的 PI3K 通路的负调控因子。鸡肉瘤病毒基因（sarcoma gene，Src）激酶的活化会增加 PTEN 酪氨酸磷酸化。曲妥珠单抗可以抑制 Src 激酶与 HER2 结合，抑制 Src 激酶活性，从而减少 PTEN 酪氨酸磷酸化，增加 PTEN 膜定位和活性。曲妥珠单抗通过活化 PTEN，增加血浆 PTEN 水平，阻断下游 PI3K 信号通路；PTEN 下调会明显减弱曲妥珠单抗的抗增殖和抗肿瘤作用。肿瘤缺乏 PTEN 或者 PTEN 下调，对含曲妥珠单抗的治疗方案会相对耐药。

此外，临床前和临床研究均表明 VEGF 的表达水平受 HER2 正向调节，VEGF 表达上调可能同 HER2 阳性乳腺癌的侵袭性恶性表型相关。曲妥珠单抗可以下调肿瘤血管生成因子并表现出一定的抗血管生成作用。实验证明曲妥珠单抗治疗会减少体外内皮细胞迁移并减低体内微血管密度。

抗 HER2 单克隆抗体 4D5 及人源化曲妥珠单抗的体内抗肿瘤作用还可能通过免疫靶向机制介导。4D5 单克隆抗体可以体外激活 ADCC，且人源化的设计显著增强 ADCC 作用，曲妥珠单抗的体外 ADCC 作用非常高效。体外研究发现，曲妥珠单抗可以有效诱导针对 HER2 过表达细胞的 ADCC 作用并且对 HER2 低表达的乳腺癌细胞没有类似作用。自然杀伤细胞（natural killer，NK）、单核细胞及巨噬细胞等效应细胞表面的 Fcγ 受体通过识别 IgG Fc 段，与抗体相互反应，释放胞质颗粒杀伤抗体包被的靶细胞。由于曲妥珠单抗对 HER2 过表达肿瘤细胞具有高亲和力，这类细胞更容易受到 ADCC 作用。小鼠遗传学模型已验证了该类药物的宿主免疫机制，在 Fc 受体功能缺失型小鼠模型中单克隆抗体 4D5 和曲妥珠单抗的抗肿瘤作用几乎消失；在 Fc 受体功能获得型小鼠模型中单克隆抗体 4D5 和曲妥珠单抗的抗肿瘤作用明显增强。NK 细胞是参与 ADCC 作用的重要细胞，抑制小鼠的 NK 细胞功能后，曲妥珠单抗治疗的肿瘤抑制率只有 29%；而对照组即具有完整自然杀伤细胞功能的小鼠，曲妥珠单抗处理后肿瘤抑制率为 96%。因此活化的免疫反应是曲妥珠单抗的重要作用机制。近期研究者正在寻找曲妥珠单抗免疫靶向的临床依据。在含曲妥珠单抗化疗方案的临床配对研究中，曲妥珠单抗治疗明显增加肿瘤内活化的溶细胞 NK 细胞的数量。在另一项研究中，术前经曲妥珠单抗治疗达到完全缓解或部分缓解的患者具有较高水平的白细胞原位浸润和 ADCC 活性。因此，曲妥珠单抗治疗引起不同程度的淋巴细胞浸润，对曲妥珠单抗治疗敏感的患者具有明显的淋巴细胞浸润和 ADCC 反应活性。此外，曲妥珠单抗还可以诱导 CDC 作用，但是肿瘤组织会产生膜补体调控蛋白（complement regulatory protein，mCRP）对抗补体介导的细胞溶解作用。体外实验证实曲妥珠单抗可以激活补体，但是 HER2 过表达的细胞会表达 mCRP 与之对抗。虽然尚未观察到曲妥珠单抗引起显著的补体介导细胞毒效应，但补体激活也参与曲妥珠单抗体内抗肿瘤的免疫靶向反应。越来越多临床前实验模型和临床观察研究支持曲妥珠单抗的抗肿瘤作用是由免疫靶向机制介导。虽然相关数据还是很少，但是目前免疫靶向的假说受到越来越多的关注，而且进一步的研究正在进行。

曲妥珠单抗在乳腺癌临床治疗中的作用是肯定，随着基因工程抗体技术的迅速发展，将会有更多的抗体应用于肿瘤临床治疗。另一个抗 HER2 的单克隆抗体是帕妥珠单抗。鼠源 2C4 单克隆抗体进一步基因重组，发展成为人源化的重组单克隆抗体帕妥珠单抗。帕妥珠单抗与 HER2 胞外结构域Ⅱ区结合，空间上阻止 HER2 和其他 HER 受体二聚化。阻断 HER2/EGFR 和 HER2/HER3 异源二聚体的下游信号通路。X 线晶体结构研究发现可溶性 HER2 胞外区和帕妥珠单抗的抗原结合区形成复合物，这说明帕妥珠单抗是和 HER2 胞外区Ⅱ区结合，该区高度保守并且参与和 EGFR 同源二聚化。体外实验表明帕妥珠单抗抑制 HER 二聚物形成从而阻断调蛋白依赖的 HER2 磷酸化信号并抑制下游的 MAPK 和 Akt 信号，而且相比曲妥珠单抗，帕妥珠单抗在 HER2 低表达或正常表达的 MCF7 细胞和 HER2 高表达的 SK-BR3 细胞中均更能有效破坏 HER2/HER3 复合物的形成。研究进一步显示，帕妥珠单抗和曲妥珠单抗都能抑制高 HER2 表达的乳腺癌细胞 BT474 的移植瘤生长，但帕妥珠单抗同时还可以抑制低 HER2 表达的 MCF-7 细胞株的移植瘤生长，并达到 59% 的生长抑制。

由于曲妥珠单抗是结合在 HER2 胞外结构域Ⅳ区，因此帕妥珠单抗和曲妥珠单抗分别结合 HER2 胞外区的不同亚区，理论上两者作用机制互补，具有协同效应，两种抗体的联合治疗可以增强抗肿瘤作用。Brockhoff 等进行 BT474 和 SK-BR-3 乳腺癌细胞株的细胞增殖实验分析，BT474 和 SK-BR-3 细胞均过表达 HER2，但是 SK-BR-3 的 EGFR 水平是 BT474 细胞的 3 倍。研究发现曲妥珠单抗和帕妥珠单抗均能减慢细胞周期进程，使 G_1 期延长，静止期即 G_0 期细胞增多，且不引起细胞凋亡。相比 SK-BR-3 细胞，BT474 细胞对单抗更加敏感，这可能跟其 EGFR 低表达相关。曲妥珠单抗比帕妥珠单抗更为有效，但是帕妥珠单抗能增强曲妥珠单抗作用，两者联合使用能协同抑制乳腺癌细胞 BT474 的生长。而靶向 EGFR 的西妥昔单抗对 BT474 和 SK-BR-3 细胞均没有生长抑制作用，即使和曲妥珠单抗或者帕妥珠单抗联合也不起作用。

尽管曲妥珠单抗在抗肿瘤治疗上取得很大成功，但是曲妥珠单抗单药的治疗效果有限，而抗体 - 药物偶联物也许可以克服该难题。抗体 - 药物偶联物由细胞毒药物、单克隆抗体以及连接结构组成，采用稳定的连接部分使得细胞毒性药物在进入肿瘤细胞后才释放是抗体 - 药物偶联物减少毒性提高耐受性的关键。抗 HER2 靶向治疗的成功例子是 T-DM1。T-DM1（Trastuzumab emtansine）是曲妥珠单抗共价结合抗微管类药物美登醇（maytansinoid，DM1）的新型抗体 - 药物偶联物。T-DM1 能利用曲妥珠单抗靶向输送 DM1 进入 HER2 阳性肿瘤细胞且不影响正常细胞，已经被证实是一种成功的治疗策略。T-DM1 和 HER2 结合的亲和力与曲妥珠单抗类似，DM1 是具有很强抑制细胞有丝分裂的作用的细胞毒性药物。曲妥珠单抗和 DM1 由 SMMC 连接，SMMC 的强稳定性保证 T-DM1 被 HER2 过表达肿瘤细胞内化后再释放细胞毒性药物，最小化 DM1 的全身暴露，具有相对较小的不良反应。通过内吞作用和溶酶体酶降解，T-DM1 的代谢产物 DM1 释放进入胞质与微管蛋白结合并抑制微管聚集，最终导致细胞凋亡。除了化疗药物本身的细胞毒性，T-DM1 还保持曲妥珠单抗的活性。

二、靶向 HER2 胞内区

胞内酪氨酸激酶区是 HER2 信号通路的另一个靶点，小分子抑制剂可以抑制酪氨酸激酶的磷酸化。理论上，相比单克隆抗体，TKIs 抗 HER2 靶向治疗具有一定的优越性。抗体只能结合细胞的胞外区并不能穿透细胞，而且目前单克隆抗体抑制 HER2 蛋白功能的具体机制仍不清楚。TKIs 具有细胞膜穿透性，能够抑制 HER2 胞内区的激酶活性。这类药物可以使 HER2 高表达肿瘤患者的 HER2 胞内激酶活性失活。但是 TKIs 不像单克隆抗体具有特异性的靶点，且 TIKs 的脱靶效应（off-target）会限制其治疗效果。

20 世纪 90 年代初，研究者们已经对天然或者人工合成的 HER 激酶抑制剂开始研究，但是药物效应及特异性很有限，直到发现具有较高特异性并能有效抑制 HER 激酶活性的喹唑啉类化合物。此后，对 HER 家族具有不同选择性的结构改良的喹唑啉类化合物相继开发。除了喹唑啉类，其他结构的化合物也发现可以选择性地有效抑制 HER 激酶。这类药物几乎都是 ATP 类似物，能够通过结合催化结构域的 ATP 位点抑制激酶活性。其中一些化合物竞争性地和 ATP 结合位点可逆结合，另外一些化合物与 ATP 的结合是不可逆的且没有竞争性。尽管 HER 家族激酶高度同源，体外激酶实验证明许多 TKIs 对 HER 家族具有选择性，然而，TKIs 的体外选择性在细胞实验中并不明显。比如针对 EGFR 的 TKI 吉非替尼实际上可以抑制细胞内所有 HER 蛋白的磷酸化，并能抑制 HER2 高表达肿瘤细胞增殖。为什么针对 EGFR 的 TKI 具有抗 HER2 信号并能抑制 HER2 驱动肿瘤生长的作用目前并不清楚，可能是因为他们同时还具有比较弱的抗 HER2 活性能够直接抑制 HER2 激酶活性，或者是因为 TKI 在细胞内的高浓度直接阻碍了靶点选择性。尽管 TKI 在体外具有靶点选择性，实际上所有 HER 的 TKIs 在体内模型里都具有抗 HER2 驱动肿瘤的活性。因此，它们都是抗 HER2 靶向治疗的有效候选药物。

拉帕替尼是 HER2 和 EGFR 的酪氨酸激酶抑制剂，属于可逆的双靶点酪氨酸激酶抑制剂，适用于 EGFR 和（或）HER2 阳性的乳腺癌，与曲妥珠单抗无交叉耐药。拉帕替尼对 HER2 阳性乳腺癌细胞的放 / 化疗具有增敏作用。拉帕替尼和 EGFR、HER2 的结合是可逆、非共价的，结合后发生缓慢解离，从而延长抑制肿瘤细胞酪氨酸激酶磷酸化的作用。拉帕替尼通过竞争性结合胞内酪氨酸激酶区的 ATP 结合位点、抑制自身磷酸化，从而中断来自 HER2 和 HER1 受体的信号转导、阻断下游信号。拉帕替尼在 HER1 和 HER2 过表达的体内外模型中均能抑制肿瘤生长。另外，拉帕替尼还可以抑制下游信号分子比如磷酸化的 ERK1/2、Akt 和 cyclin D、诱导凋亡及抑制胰岛素样生长因子 1 受体（insulin-like growth factors 1，IGF-1R）。因为曲妥珠单抗和拉帕替尼的作用通路不同，在不同的 HER2 阳性肿瘤细胞中，拉帕替尼联合曲妥珠单抗产生增强和协同的作用，能更完整地阻断 HER2 信号通路，并且拉帕替尼通过增强 HER2 受体表达能强化曲妥珠单抗介导的 ADCC 作用。临床前研究证实，拉帕替尼对曲妥珠单抗耐药的细胞株及移植瘤模型均具有抗肿瘤活性，且抗肿瘤作用不受 p95HER2、IGF1R、PTEN 及 PI3K/Akt 信号通路影响。此外，拉帕替尼作为小分子物质还能穿过血 – 脑屏障。

根据 HER2 原癌基因假说，抑制 HER2 激酶功能的治疗对大部分 HER2 驱动的肿瘤应该有效。通过检测临床肿瘤标本证实，接受 TKIs 治疗可以有效抑制 HER2 功能以及信号通路在实际操作上存在很大难度。一项拉帕替尼的 I 期临床研究在患者治疗前以及治疗时分别进行肿瘤活检，通过免疫组化检测肿瘤的 EGFR/HER2 的信号抑制情况。尽管这是一项 I 期剂量爬坡研究，起始剂量可能不能有效抑制靶点，而且涉及不同类型的肿瘤，肿瘤生长是否依赖 HER2 情况不明。该研究数据显示了不同程度的靶点抑制，证实了大部分患者中存在 EGFR 和 HER2 磷酸化水平下降及 MAPK 信号的减弱，而 Akt 信号的下调在该组数据中并不显著。在另一项 II 期吉非替尼治疗乳腺癌的临床研究中同样发现了 EGFR 磷酸化和 MAPK 信号的抑制，但是没有影响 Akt 信号。

除了 HER 酪氨酸激酶抑制剂，HER2 下游 PI3K/Akt/mTOR 通路相关的抑制剂如 PI3K

抑制剂、PI3K-mTOR 抑制剂、mTOR 催化位点抑制剂和 Akt 抑制剂极具临床前景。HER2 在内的 HER 家族通过 PI3K/AKT/mTOR 通路促进细胞增殖存活。临床前研究表明 PI3K 通路抑制剂对于存在 PTEN 失活或 PIK3CA 突变的 HER2 阳性乳腺癌具有抗增殖和抗肿瘤活性。一系列的 PI3K 抑制剂正在进行治疗乳腺癌的临床研究，其中依维莫司是目前治疗乳腺癌患者最具临床价值的 mTOR 抑制剂，其在内分泌治疗耐药患者中已经显示出显著的疗效。

三、靶向 HER2 的适应性免疫治疗

HER2 作为肿瘤相关抗原（tumor-associated antigen，TAA）是理想的免疫治疗靶点。与曲妥珠单抗介导的 ADCC 被动免疫治疗相比，应用抗 HER2 疫苗介导的主动免疫疗法治疗 HER2 阳性复发转移性乳腺癌更具优势。基于蛋白、多肽、DNA 及树突状细胞等研发的抗 HER2 疫苗能诱导持久的细胞毒性 T 淋巴细胞的杀伤作用，并伴随产生抗体反应。另外，疫苗引起的免疫记忆反应预期还可以防止肿瘤复发。目前报道较多的抗 HER2 疫苗是具有免疫原性的 HER2 衍生物的多肽疫苗，如 E75、GP2 和 AE37。人类白细胞抗原 HLA-A2/A3 限制性的多肽疫苗 E75，当和免疫佐剂粒细胞 - 巨噬细胞集落刺激因子联合使用时，能够产生安全有效的具有多肽特异性的 CTL 介导的免疫反应，从而减少 HLA-A2 阳性乳腺癌患者的临床疾病复发。Ⅰ/Ⅱ期临床研究已证实曲妥珠单抗和抗 HER2 多肽疫苗联合治疗 HER2 阳性的 MBC 患者的耐受性良好，并能产生更强效持久的免疫反应。

同时靶向 HER2 及 T 细胞 CD3 抗原的双特异性抗体（bi-specific antibody，bsAbs）可以募集 T 细胞到肿瘤细胞表面产生强烈的 1 型辅助 T 细胞相关的免疫反应。bsAbs 也称为双功能抗体或杂交抗体，两价抗体中的 Fab 段能与不同的配体结合，并识别两种不同抗原。不仅能通过抗肿瘤的 Fab 段特异性结合肿瘤细胞，还具有激活 NK 细胞或 T 细胞作用。因此双特异性抗体能够同时结合肿瘤细胞的 TAAs 和免疫效应细胞的表面标记，并重新靶向和激活免疫效应细胞，最终导致肿瘤细胞溶解。Ertumaxomab 是一个 3 重功能性的双特异性抗体，可以靶向 HER2、CD3 和 IgG Fcγ 段受体Ⅰ/Ⅲ。Ertumaxomab 通过形成由 HER2 阳性肿瘤细胞、CD3 阳性 T 细胞和 Fcγ 段受体Ⅰ/Ⅲ阳性的免疫细胞组成的 3 重细胞复合物，导致肿瘤细胞的吞噬作用和持久的抗肿瘤免疫。Ertumaxomab 和曲妥珠单抗识别不同的 HER2 抗原表位，因此两者不会竞争性结合 HER2。该类药物在Ⅰ期临床研究中显示了明显的活性，进一步临床实验正在研究其抗肿瘤作用。

四、靶向 HER2 的寡核苷酸

相比传统的单克隆抗体或者小分子抑制剂，在 mRNA 水平敲除 HER2 是更为有效的靶向途径，但迄今还没有相关的治疗技术达到临床应用水平。直接抑制 *HER2* 基因的表达的寡核苷酸技术包括小干扰 RNA（small interfering RNAs，siRNAs）和反义寡核苷酸（antisense

1

oligonucleotide，ASODN）。

小干扰 RNA 是长 19~25 个核苷酸的双链 RNA，每个 siRNA 具有正义链和反义链。siRNA 通过 RNA 干扰机制导致转录后基因沉默。双链 siRNA 与含 Argonauto 蛋白的核酶复合物结合形成 RNA 诱导沉默复合体（RNA-induced silencing complex，RISC）并被激活。反义链与靶 mRNA 配对结合，然后 RISC 在距离 siRNA 3'端 12 个碱基的位置将 mRNA 切断降解，从而阻止靶基因表达。体外实验表明，将 siRNA 导入 HER2 阳性肿瘤细胞，可以下调 HER2 蛋白表达，并产生相关生物学效应。通过逆转录病毒介导的短发夹 RNA（short hairpin RNA，shRNA）会导致细胞 G_0/G_1 期阻滞、增加细胞凋亡、减少增殖并抑制 HER2 过表达的乳腺癌和卵巢癌细胞生长。研究还发现靶向 HER2 的 siRNA 可以抑制细胞的迁移和侵袭。ASODN 通常指经过化学修饰的约 15~25 个核苷酸的短链核酸，它的碱基顺序排列与特定的靶标 RNA 序列互补，进入细胞后按照碱基互补配对的原则与靶 mRNA 形成双链结构，通过各种不同的机制影响靶标基因的表达。ASODN 抑制 HER2 的表达具有剂量依赖性及序列特异性。ASODN 与化疗药物联合处理 HER2 过表达的乳腺癌肿瘤细胞可以协同抑制增殖、促进凋亡。采用纳米系统等生物材料同时靶向输送曲妥珠单抗和 ASODN 能进一步增强抗肿瘤疗效。

（撰写　**王晓稼**　审稿　**乔友林**）

参考文献

［1］Ferlay J，Soerjomataram I，Ervik M，et al. GLOBOCAN 2012 v1.0，Cancer Incidence and Mortality Worldwide：IARC Cancer Base No.11［Internet］. Lyon，France：IARC，2014.

［2］Chen WQ，Zheng RS，Zeng HM，et al. Annual report on status of cancer in China，2011. Chin J Cancer Res，2015，27（1）：2-12.

［3］Chen WQ，Zheng RS，Baade PD，et al. Cancer Statistics in China，2015.CA Cancer J Clin，2016，66：115-132.

［4］赫捷，陈万青. 2012 中国肿瘤登记年报. 北京：军事医学科学出版社，2012.

［5］Li J，Zhang BN，Fan JH，et al. A Nation-Wide multicenter 10-year （1999-2008）retrospective clinical epidemiological study of female breast cancer in China. BMC cancer，2011，11：364-375.

［6］Wang Q，Li J，Zheng S，et al. Breast cancer stage at diagnosis and area-based socioeconomic status：a multicenter 10-year retrospective clinical epidemiological study in China.BMC cancer，2012，12：122-130.

［7］Perou CM，Srlie T，Eisen MB，et al. Molecular portraits of human breast tumors.Nature，2000，406（6797）：747-752.

［8］Su Y，Zheng Y，Zheng W，et al. Distinct distribution and prognostic significance of molecular subtypes of breast cancer in Chinese women：a population-based cohort study. BMC Cancer，2011，11：292.

［9］Wiechmann L，Sampson M，Stempel M，et al. Presenting Features of Breast Cancer Differ by Molecular Subtype. Ann Surg Oncol，2009，16（10）：2705-2710.

［10］Zhao J，Liu H，Wang M，et al. Characteristics and prognosis for molecular breast cancer subtypes in Chinese women. J Surg Oncol，2009，100（2）：89–94.

［11］Collaborative Group on Hormonal Factors in Breast Cancer. Familial breast cancer：collaborative reanalysis of individual data from 52 epidemiological studies including 58，209 women with breast cancer and 101，986 women without the disease.Lancet，2001，358（9291）：1389–1399.

［12］Tamimi RM，Colditz GA，Hazra A，et al. Traditional breast cancer risk factors in relation to molecular subtypes of breast cancer.Breast Cancer Res Treat，2012，131（1）：159–167.

［13］Setiawan VW，Monroe KR，Wilkens LR，et al. Breast cancer risk factors defined by estrogen and progesterone receptor status：the multiethnic cohort study. Am J Epidemiol，2009，169（10）：1251–1259.

［14］Yang XR，Sherman M E，Rimm DL，et al. Differences in risk factors for breast cancer molecular subtypes in a population-based study.Cancer Epidemiol Biomarkers Prev，2007，16（3）：439–443.

［15］Schwartz GF，Hughes KS，Lynch HT，et al. Proceedings of the international consensus conference on breast cancer risk，genetics，& risk management. April，2007.Breast J，2009，15（1）：4–16.

［16］Turnbull C，Rahman N.Genetic predisposition to breast cancer：past，present，and future.Annu Rev Genomics Hum Genet，2008，9：321–345.

［17］Antoniou A，Pharoah PD，Narod S，et al. Average risks of breast and ovarian cancer associated with BRCA1 or BRCA2 mutations detected in case series unselected for family history：a combined analysis of 22 studies.Am J Hum Genet，2003，72（5）：1117–1130.

［18］Chen S，Parmigiani G. Meta-analysis of BRCA1 and BRCA2 penetrance. J Clin Oncol，2007，25：1329–1333.

［19］Mavaddat N，Peock S，Frost D，et al. Cancer risks for BRCA1 and BRCA2 mutation carriers：results from prospective analysis of EMBRACE. J Natl Cancer Inst，2013，105（11）：812–822.

［20］Gabai-Kapara E，Lahad A，Kaufman B，et al. Population-based screening for breast and ovarian cancer risk due to BRCA1 and BRCA2.Proc Natl Acad，2014，111（39）：14205–14210.

［21］American Cancer Society.Special Section：Multiple Primary Cancers. Cancer Facts and Figures 2009. Atlanta，GA：American Cancer Society，2009.

［22］Santen RJ.Benign Breast Disease in Women//De Groot LJ，Beck-Peccoz P，Chrousos G，et al，editors. Endnotext. South Dartmouth，MA：MDText.com，Inc，2014.

［23］Bertrand KA，Scott CG，Tamimi RM，et al. Dense and nondense mammographic area and risk of breast cancer by age and tumor characteristics.Cancer Epidemiol Biomarkers Prev，2015，24（5）：798–809.

［24］Key T，Appleby P，Barnes I，et al. Endogenous sex hormones and breast cancer in postmenopausal women：reanalysis of nine prospective studies. J Natl Cancer Inst，2002，94（8）：606–616.

［25］陶苹，胡耀月黄源，等 . 亚裔女性乳腺癌危险因素的 Meta 分析 . 中华流行病学杂志，2011，32（2）：164–169.

［26］Collaborative Group on Hormonal Factors in Breast Cancer. Menarche，menopause，and breast cancer risk：individual participant meta-analysis，including 118 964 women with breast cancer from 117 epidemiological studies.Lancet Oncol，2012，13（11）：1141–1151.

［27］Ritte R，Tikk K，Lukanova A，et al. Reproductive factors and risk of hormone receptor positive and negative breast cancer: a cohort study.BMC Cancer, 2013, 13: 584-592.

[28] Phipps AI, Malone KE, Porter PL, et al. Reproductive and hormonal risk factors for postmenopausal luminal, HER2-overexpressing, and triple-negative breast cancer. Cancer, 2008, 113 (7): 1521-1526.

[29] Albrektsen G, Heuch I, Hansen S, et al. Breast cancer risk by age at birth, time since birth and time intervals between births: exploring interaction effects. British J Cancer, 2005, 92: 167-175.

[30] Collaborative Group on Hormonal Factors in Breast Cancer. Breast cancer and breastfeeding: collaborative reanalysis of individual data from 47 epidemiological studies in 30 countries, including 50 302 women with breast cancer and 96 973 women without the disease.Lancet, 2002, 360 (9328): 187-195.

[31] Anderson KN, Schwab RB, Martinez ME. Reproductive risk factors and breast cancer subtypes: a review of the literature. Breast Cancer Res Treat, 2014, 144 (1): 1-10.

[32] Islami F, Liu Y, Jemal A, et al. Breastfeeding and breast cancer risk by receptor status—a systematic review and meta-analysis.Ann Oncol, 2015, 26 (12): 2398-2407.

[33] Chlebowski RT, Manson JE, Anderson GL, et al. Estrogen plus progestin and breast cancer incidence and mortality in the Women's Health Initiative Observational Study. J Natl Cancer Inst, 2013, 105: 526-535.

[34] Manson JE, Chlebowski RT, Stefanick ML, et al. Menopausal hormone therapy and health outcomes during the intervention and extended poststopping phases of the Women's Health Initiative randomized trials. JAMA, 2013, 310 (13): 1353-1368.

[35] Collaborative Group on Hormonal Factors in Breast Cancer. Breast cancer and hormonal contraceptives: collaborative reanalysis of individual data on 53 297 women with breast cancer and 100 239 women without breast cancer from 54 epidemiological studies. Lancet, 1996, 347 (9017): 1713-1727.

[36] Dolle JM, Daling JR, White E, et al. Risk Factors for Triple-negative Breast Cancer in Women Under the Age of 45 Years.Cancer Epidemiol Biomarkers Prev, 2009, 18 (4): 1157-1166.

[37] Bjerkaas E, Parajuli R, Weiderpass E, et al. Smoking duration before first childbirth: an emerging risk factor for breast cancer? Results from 302, 865 Norwegian women. Cancer Causes Control, 2013, 24 (7): 1347-1356.

[38] Catsburg C, Miller AB, Rohan TE.Active cigarette smoking and risk of breast cancer. Int J Cancer, 2015, 136 (9): 2204-2209.

[39] Gaudet MM, Gapstur SM, Sun J, et al. Active smoking and breast cancer risk: original cohort data and meta analysis. J Natl Cancer Inst, 2013, 105 (8): 515-525.

[40] Yang Y, Zhang F, Skrip L, et al. Lack of an association between passive smoking and incidence of female breast cancer in nonsmokers: evidence from 10 prospective cohort studies. PLoS One, 2013, 8 (10): e77029.

[41] Pirie K, Beral V, Peto R, et al.Passive smoking and breast cancer in never smokers: prospective study and meta analysis. Int J Epidemiol, 2008, 37 (5): 1069-1079.

[42] Luo J, Margolis KL, Wactawski-Wende J, et al. Association of active and passive smoking with risk of breast cancer among postmenopausal women: a prospective cohort study. BMJ, 2011, 342: d1016.

[43] Hamajima N, Hirose K, et al. Alcohol, tobacco and breast cancer--collaborative reanalysis of individual

data from 53 epidemiological studies，including 58，515 women with breast cancer and 95，067 women without the disease.Br J Cancer，2002，87（11）：1234-1245.

［44］Chen WY，Rosner B，Hankinson SE，et al. Moderate alcohol consumption during adult life，drinking patterns，and breast cancer risk. JAMA，2011，306（17）：1884-1890.

［45］Liu Y，Nguyen N，Colditz GA. Links between alcohol consumption and breast cancer：a look at the evidence.Women's Health（London，England），2015，11（1）：65-77.

［46］Suzuki R，Orsini N，Mignone L，et al. Alcohol intake and risk of breast cancer defined by estrogen and progesterone receptor status——a meta-analysis of epidemiological studies. Int J Cancer，2008，122（8）：1832-1841.

［47］Li CI，Chlebowski RT，Freiberg M，et al. Alcohol consumption and risk of postmenopausal breast cancer by subtype：the women's health initiative observational study. J Natl Cancer Inst，2010，102（18）：422-1431.

［48］Alexander DD，Morimoto LM，Mink PJ，et al. Summary and meta-analysis of prospective studies of animal fat intake and breast cancer.Nutr Res Rev，2010，23（1）：169-179.

［49］Linos E，Willett WC，Cho E，et al. Adolescent diet in relation to breast cancer risk among premenopausal women. Cancer Epidemiol Biomarkers Prev，2010，19（3）：689-696.

［50］Fritz H，Seely D，Flower G，et al. Soy，red clover，and isoflavones and breast cancer：a systematic review.PLoS One，2013，8（11）：e81968.

［51］Jung S，Spiegelman D，Baglietto L，et al. Fruit and vegetable intake and risk of breast cancer by hormone receptor status. J Natl Cancer Inst，2013，105（3）：219-236.

［52］La Vecchia C，Giordano SH，Hortobagyi GN，et al. Overweight，obesity，diabetes，and risk of breast cancer：interlocking pieces of the puzzle. Oncologist，2011，16（6）：726-729.

［53］Nelson HD，Zakher B，Cantor A，et al. Risk factors for breast cancer for women aged 40 to 49 years：a systematic review and meta-analysis. Ann Intern Med，2012，156（9）：635-648.

［54］Ritte R，Lukanova A，Berrino F，et al. Adiposity，hormone replacement therapy use and breast cancer risk by age and hormone receptor status：a large prospective cohort study. Breast Cancer Res，2012，14（3）：R76.

［55］Huang WY，Newman B，Millikan RC，et al. Hormone-related factors and risk of breast cancer in relation to estrogen receptor and progesterone receptor status.Am J Epidemiol，2000，151（7）：703-714.

［56］Yang XR，Chang-Claude J，Goode EL，et al. Associations of breast cancer risk factors with tumor subtypes：a pooled analysis from the Breast Cancer Association Consortium studies.J Natl Cancer Inst，2011，103（3）：250-263.

［57］Millikan RC，Newman B，Tse CK，et al. Epidemiology of basal-like breast cancer. Breast Cancer Res Treat，2008，109（1）：123-139.

［58］Hildebrand JS，Gapstur SM，Campbell PT，et al. Recreational physical activity and leisure time sitting in relation to postmenopausal breast cancer risk. Cancer Epidemiol Biomarkers Prev，2013，22（10）：1906-1912.

［59］Wu Y，Zhang D，Kang S. Physical activity and risk of breast cancer：a meta-analysis of prospective studies. Breast Cancer Res Treat，2013，137（3）：869-882.

1

［60］Preston DL，Mattsson A，Holmberg E，et al. Radiation effects on breast cancer risk：a pooled analysis of eight cohorts. Radiat Res，2002，158（2）：220–235.

［61］Travis LB，Hill DA，Dores GM，et al. Breast cancer following radiotherapy and chemotherapy among young women with Hodgkin disease. JAMA，2003，290（4）：465–475.

［62］Clapp RW，Jacobs MM，Loechler EL. Environmental and occupational causes of cancer：new evidence 2005–2007. Rev Environ Health，2008，23（1）：1–37.

［63］Bonner MR，Han D，Nie J，et al. Breast cancer risk and exposure in early life to polycyclic aromatic hydrocarbons using total suspended particulates as a proxy measure. Cancer Epidemiol Biomarkers Prev，2005，14（1）：53–60.

［64］孔维佳，蒋建东. 以 EGFR 家族受体酪氨酸激酶为靶点的抗肿瘤治疗研究进展. 中国药理学通报，2003，19（8）：847–851.

［65］吴健虹，谢秋玲，陈小佳，等. 表皮生长因子受体 EGFR 及其信号转导. 生命科学，2006，18（2）：116–122.

［66］蒙燕，陈樟树. 人表皮生长因子受体家族及其抑制剂在临床肿瘤治疗中的应用. 福建医药杂志，2015，37（1）：119–121.

［67］代梅，郭建辉. 靶向 EGFR 家族的抗肿瘤药物研究进展. 生命科学，2009，21（3）：412–417.

［68］徐兵河. 乳腺癌靶向治疗原则和实践. 北京：人民卫生出版社，2015.

［69］Hynes NE，Lane HA.ERBB receptors and cancer：the complexity of targeted inhibitors.Nat Rev Cancer，2005，5（5）：341–354.

［70］Dawson JP，Berger MB，Lin CC，et al.Epidermal growth factor receptor dimerization and activation require ligand–induced conformational changes in the dimer interface.Mol Cell Biol，2005，25（17）：7734–7742.

［71］Naidu R，Yadav M，Nair S，et al.Expression of c–erbB3 protein in primary breast carcinomas. Br J Cancer，1998，78（10）：1385–1390.

［72］Osaki A，Toi M，Yamada H，et al. Prognostic significance of co–expression of c–erbB–2 oncoprotein and epidermal growth factor receptor in breast cancer patients. Am J Surg，1992，164（4）：323–326.

［73］Linderholm B，Andersson J，Lindh B，et al. Overexpression of c–erbB–2 is related to a higher expression of vascular endothelial growth factor（VEGF）and constitutes an independent prognostic factor in primary node–positive breast cancer after adjuvant systemic treatment. Eur J Cancer，2004，40（1）：33–42.

［74］Konecny GE，Meng YG，Untch M，et al. Association between HER2/neu and vascular endothelial growth factor expression predicts clinical outcome in primary breast cancer patients. Clin Cancer Res，2004，10（5）：1706–1716.

［75］Carey LA，Rugo HS，Marcom PK，et al. TBCRC 001：randomized phase II study of cetuximab in combination with carboplatin in stage IV triple–negative breast cancer. J Clin Oncol，2012，30（21）：2615–2623.

［76］Baselga J，Gómez P，Greil R，et al. Randomized phase II study of the anti–epidermal growth factor receptor monoclonal antibody cetuximab with cisplatin versus cisplatin alone in patients with metastatic triple–negative breast cancer.J Clin Oncol，2013，31（20）：2586–2592.

［77］Di Leo A，Gomez HL，Aziz Z，et al. Phase III，double–blind，randomized study comparing lapatinib plus paclitaxel with placebo plus paclitaxel as first-line treatment for metastatic breast cancer.J Clin Oncol，2008，26（34）：5544-5552.

［78］Johnston S，Pippen J Jr，Pivot X，et al. Lapatinib combined with letrozole versus letrozole and placebo as first-line therapy for postmenopausal hormone receptor-positive metastatic breast cancer. J Clin Oncol，2009，27：5538-5546.

［79］Lee Y，Cho S，Seo JH，et al. Correlated expression of erbB-3 with hormone receptor expression and favorable clinical outcome in invasive ductal carcinomas of the breast. Am J Clin Pathol，2007，128（6）：1041-1049.

［80］Chuu CP，Chen RY，Barkinge JL，et al. Systems-level analysis of ErbB4 signaling in breast cancer：a laboratory to clinical perspective. Mol Cancer Res，2008，6（6）：885-891.

［81］Martin M，Bonneterre J，Geyer CE，et al. A phase two randomised trial of neratinib monotherapy versus lapatinib plus capecitabine combination therapy in patients with HER2+ advanced breast cancer. Eur J Cancer，2013，49（18）：3763-3772.

［82］魏兵，步宏.HER2 与乳腺癌：生物学特点、临床意义及检测.华西医学，2004，19（2）：319-320.

［83］孙红，王浩.HER2 与乳腺癌研究进展.现代肿瘤医学，2006，14（3）：365-367.

［84］张建会.HER2 与乳腺癌关系的研究.中国医学检验杂志，2009，10：379-382.

［85］姜扩，王立锋，裴秀春.HER2 与乳腺癌靶向治疗的研究进展.实用癌症杂志，2010，25（4）：425-432.

［86］Ullrich A，Coussens L，Hayflick JS，et al.Human epidermal growth factor receptor cDNA sequence and aberrant expression of the amplified gene in A431 epidermoid carcinoma cells. Nature，1984，309（5967）：418-425.

［87］Schecher AL，Stern DF，Vaidyanathan L，et al.The neu oncogene：An erb-B-related gene encoding a 185000-M，tumour antigen. Nature，1984，312（5994）：513-516.

［88］Slamon DJ，Clark GM，Wong SG，et al. Human breast cancer，correlation of relapse and with amplification of the HER2/neu oncogene. Science，1987，235（4785）：177-181.

［89］Brennan PJ，Kaumagai T，Berezov A，et al.HER2/neu mechanisms of dimerization/ Ligomerization. Oncogene，2000，19（53）：6093-6101.

［90］Ross JS，Fletcher JA.The HER2/neu Oncogene in Breast Cancer：Prognostic Factor，Predictive Factor，and Target for Therapy. Oncologist，1998，3（4）：237-252.

［91］Ross JS，Fletcher JA. The HER2/neu oncogene in breast cancer：prognostic factor，predictive factor and target for therapy. Stem Cells，1998，16（6）：413-428.

［92］Allred DC，Clark GM，Molina R，et al.Over expression of HER2/neu and its relationship with other prognostic factors change during the progression of in situ to invasive breast cancer. Hum Pathol，1992，23（9）：974-979.

［93］Gonzalez-Angulo AM，Litton JK，Broglio KR，et al. High risk of recurrence for patients with breast cancer who have human epidermal growth factor receptor 2-positive，node-negative tumors 1 cm or smaller. J Clin Oncol，2009，27（34）：5700-5706.

［94］Marty M，Cognetti F，Maraninchi D，et al. Randomized phase II trial of the efficacy and safety of trastuzumab combined with docetaxel in patients with human epidermal growth factor receptor 2-positive metastatic breast cancer administered as first-line treatment: the M77001 study group.J Clin Oncol, 2005, 23 (19): 4265-4274.

[95] Shou J, Massarweh S, Osborne CK, et al.Mechanisms of tamoxifen resistance: increased estrogen receptor-HER2/neu cross-talk in ER/HER2-positive breast cancer.J Natl Cancer Inst, 2004, 96 (12): 926-935.

[96] Cho HS, Mason K, Ramyar KX, et al.Structure of the extracellular region of HER2 alone and in complex with the Herceptin Fab.Nature, 2003, 421 (6924): 756-760.

[97] Agus DB, Akita RW, Fox WD, et al. Targeting ligand-activated ErbB2 signaling inhibits breast and prostate tumor growth. Cancer Cell, 2002, 2 (2): 127-137.

[98] Diermeier S, Horvath G, Knuechel-Clarke R, et al. Epidermal growth factor receptor coexpression modulates susceptibility to Herceptin in HER2/neu overexpressing breast cancer cells via specific erbB-receptor interaction and activation. Exp CellRes, 2005, 304 (2): 604-619.

[99] Egeblad M, Mortensen OH, Jaattela M.Truncated ErbB2 receptor enhances ErbB1 signaling andinduces reversible, ERK-independent loss of epithelial morphology.Int J Cancer, 2001, 94 (2): 185-191.

[100] Liu PC, Liu X, Li Y, et al.Identification of ADAM10 as a major source of HER2 ectodomain sheddase activity in HER2 overexpressing breast cancer cells.Cancer.Biol Ther, 2006, 5 (6): 657-664.

[101] Molina MA, Codony-Servat J, Albanell J, et al. Trastuzumab (herceptin), a humanized anti-Her2 receptor monoclonal antibody, inhibits basal and activated Her2 ectodomain cleavage in breast cancer cells.Cancer Res, 2001, 61 (12): 4744-4749.

[102] Yakes FM, Chinratanalab W, Ritter CA, et al. Herceptin-induced inhibition of phosphatidylinositol-3 kinase and Akt Is required for antibody-mediated effects on p27, cyclin D1, and antitumor action.Cancer Res, 2002, 62 (14): 4132-4141.

[103] Ram TG, Schelling ME, Hosick HL, et al. Blocking HER2/HER-3 function with a dominant negative form of HER-3 in cells stimulated by heregulin and in breast cancer cells with HER2 gene amplification. Cell Growth Differ, 2000, 11 (3): 173-183.

[104] Lee-Hoeflich ST, Crocker L, Yao E, et al. A central role for HER3 in HER2-amplified breast cancer: implications for targeted therapy. Cancer Res, 2008, 68 (14): 5878-5887.

[105] Junttila TT, Akita RW, Parsons K, et al. Ligand-independent HER2/HER3/PI3K complex is disrupted by trastuzumab and is effectively inhibited by the PI3K inhibitor GDC-0941. Cancer Cell, 2009, 15 (5): 429-440.

[106] Nagata Y, Lan KH, Zhou X, et al.PTEN activation contributes to tumor inhibition by trastuzumab, and loss of PTEN predicts trastuzumab resistance in patients. Cancer Cell, 2004, 6 (2): 117-127.

[107] Fujita T, Doihara H, Kawasaki K, et al. PTEN activity could be a predictive marker of trastuzumab efficacy in the treatment of ErbB2-overexpressing breast cancer.Br J Cancer, 2006, 94 (2): 247-252.

[108] Yang W, Klos K, Yang Y, et al. ErbB2 overexpression correlates with increased expression of vascular endothelial growth factors A, C, and D in human breast carcinoma.Cancer, 2002, 94 (11): 2855-2861.

［109］Izumi Y，Xu L，di TE，et al.Tumour biology：herceptin acts as an anti-angiogenic cocktail. Nature，2002，416（6878）：279-280.

［110］Clynes RA，Towers TL，Presta LG，et al. Inhibitory Fc receptors modulate in vivo cytoxicity against tumor targets.Nature Medicine，2000，6（4）：443-446.

［111］Arnould L，Gelly M，Penault-Llorca F，et al. Trastuzumab-based treatment of HER2-positive breast cancer：an antibody-dependent cellular cytotoxicity mechanism? Br J Cancer，2006，94（2）：259-267.

［112］Gennari R，Menard S，Fagnoni F，et al. Pilot study of the mechanism of action of preoperative trastuzumab in patients with primary operable breast tumors overexpressing HER2. Clin Cancer Res，2004，10（17）：5650-5655.

［113］Franklin MC，Carey KD，Vajdos FF，et al. Insights into ErbB signaling. Cancer Cell，2004，5（4）：317-328.

［114］Agus DB，Akita RW，Fox WD，et al. Targeting ligand-activated ErbB2 signaling inhibits breast and tumor growth. Cancer Cell，2002，（2）：127-137.

［115］Brockhoff G，Heckel B，Schmidt-Bruecken E，et al.Differential impact of Cetuximab，Pertuzumab and Trastuzumab on BT474 and SK-BR-3 breast cancer cell proliferation.Cell Prolif，2007，40（4）：488-507.

［116］Lewis Phillips GD，Li G，Dugger DL，et al.Targeting HER2-positive breast cancer with trastuzumab-DM1，an antibody cytotoxic drug conjugate. Cancer Res，2008，68（22）：9280-9290.

［117］Junttila TT，Li G，Parsons K，et al.Trastuzumab-DM1（T-DM1）retains all the mechanisms of action of trastuzumab and efficiently inhibits growth of lapatinib insensitive breast cancer. Breast Cancer Res Treat，2011，128（2）：347-356.

［118］Moasser MM，Basso A，Averbuch SD，et al.The tyrosine kinase inhibitor ZD1839（"Iressa"）inhibits HER2-driven signaling and suppresses the growth of HER2-overexpressing tumor cells.Cancer Research，2001，61（19）：184-7188.

［119］Wood ER，Truesdale AT，McDonald OB，et al. A unique structure for epidermal growth factor receptor bound to GW572016（Lapatinib）：relationships among protein conformation，inhibitor off-rate，and receptor activity intumor cells. Cancer Res，2004，64（18）：6652-6659.

［120］Xia W，Mullin RJ，Keith BR，et al.Anti-tumor activity of GW572016：a dual tyrosine kinase inhibitor blocks EGF activation of EGFR/erbB2 and downstream Erk1/2 and AKT pathways. Oncogene，2002，21（41）：6255-6263.

［121］O'Brien NA，Browne BC，Chow L，et al.Activated phosphoinositide 3-kinase/AKT signaling confers resistance to trastuzumab butnot lapatinib. Mol Cancer Ther，2010，9（6）：1489-1502.

［122］Xia W，Liu LH，Ho P，et al.Truncated ErbB2 receptor（p95ErbB2）is regulated by heregulin through heterodimer formation with ErbB3 yet remains sensitive to the dual EGFR/ErbB2kinase inhibitor GW572016. Oncogene，2004，23（3）：646-653.

第二章 *Chapter 2*

HER2 的检测

第一节 HER2 检测的意义

HER2 基因定位于染色体 17q12，编码人表皮生长因子受体 2，是一种跨膜酪氨酸激酶受体。*HER2* 是与乳腺癌的发生、发展密切相关的癌基因之一。HER2 蛋白（C-erbB-2）是存在于细胞膜上的 185kD 蛋白，免疫组织化学染色定位于细胞膜上。*HER2* 基因扩增或其蛋白过表达是乳腺癌重要的预后及治疗指标，其在浸润性乳腺癌肿瘤细胞的过表达或基因扩增约占 15%~25%。

1987 年，Slamon 在一项对 189 名乳腺癌的研究中，首次报告了原癌基因 *HER2* 的扩增，并指出该基因的扩增（约占 30%）与乳腺癌患者无瘤生存期和总体生存期显著缩短相关。除此以外，大量临床研究亦发现 *HER2* 基因扩增或过表达的乳腺癌倾向于早期复发且患者生存期缩短，且化疗及他莫昔芬内分泌治疗效果不佳。进一步研究证明，HER2 异常与不良预后密切相关，其阳性可导致对他莫昔芬内分泌治疗耐药，对蒽环类及紫杉类化疗药物敏感。更重要的是，HER2 阳性状态是抗 HER2 靶向治疗药物赫塞汀（曲妥珠单抗）使用的必备条件，近来也被用来判断患者能否进行拉帕替尼（一种小分子双重 HER1/HER2 酪氨酸激酶抑制剂）治疗的重要指标。这一治疗价格昂贵，并且可导致 4% 的患者获得严重的心脏毒性改变。因而，准确的筛选能够从治疗中获益的 *HER2* 基因扩增或蛋白过表达患者至关重要。

第二节 HER2 的检测方法

自 2000 年以来，国内的一些医院已经把 HER2 检测作为新发乳腺癌的常规诊断项目。原位杂交（in-situ hybridization，ISH）被认为是判断 HER2 状态的最佳检测方法，但免疫组化（immunohistochemistry，IHC）技术因其操作简单、价格低廉，被大多数国内病理机构作为 HER2 检测的首选方法。

一、免疫组织化学检测方法

免疫组化法操作简便，费用低廉，对材料要求不高，耗时相对短，因此是临床首选的检测方法。但是该方法也存在一定的局限性，例如在标本制备过程中的不当处理会破坏组织的抗原性导致难以恢复原始的表达状态，此外免疫组化结果判断主观性较强。当 IHC 判读为 2+ 时，必须进行 ISH 检测以明确 HER2 状态。

仅介绍采用 S-P 法检测 HER2 蛋白的表达。用已知阳性片作为阳性外对照，以 PBS 缓冲液代替一抗作为阴性外对照，被检查肿瘤组织切片内的正常乳腺组织作为阴性内对照

（尽量选取带有正常乳腺组织的肿瘤蜡块切片进行检测），染色结果用 DAB 显色。实验步骤如下：

1. 载玻片处理　载玻片用肥皂水浸泡过夜，流水冲洗干净，再用 95% 酒精浸泡过夜，捞出后擦干。然后将洗干净的玻片放入新配制的 APES 丙酮工作液（1∶50）中停留 20~30 秒钟，取出稍停片刻，再入纯丙酮溶液或蒸馏水中涮去未结合的 APES，置通风橱中晾干，备用。

2. 石蜡包埋的组织块切片，切片厚度为 4μm。置于 37℃ 恒温箱过夜，以减少脱片（载玻片提前用多聚赖氨酸浸泡）。

3. 石蜡切片常规脱蜡水化。

4. 蒸馏水冲洗，PBS 浸泡 5 分钟。

5. 将切片放入盛有适量枸橼酸抗原修复液的高压锅中，加热至沸腾，喷气 2 分钟，切片冷却至室温以修复抗原。

6. 蒸馏水冲洗，PBS 洗 2 分钟 ×3 次。

7. 3% H_2O_2 室温孵育 5~10 分钟，以消除内源性过氧化物酶的活性，PBS 冲洗，2 分钟 ×3 次。

8. 5%~10% 正常山羊血清封闭，室温孵育 10 分钟，倾去血清，勿洗。

9. 根据说明书滴加单克隆抗体孵育。

10. PBS 冲洗，2 分钟 ×3 次。

11. 滴加生物素标记二抗工作液，37℃ 湿盒内孵育 20 分钟。

12. PBS 冲洗，2 分钟 ×3 次。

13. 滴加辣根酶标记链霉卵白素工作液，37℃ 湿盒内孵育 20 分钟。

14. PBS 冲洗，2 分钟 ×3 次。

15. 以新鲜配制的 0.05% DAB–0.01% H_2O_2（0.05Mol/L，pH 7.6）显色，室温 1~10 分钟，镜下观察，满意后以蒸馏水充分冲洗终止反应。

16. 苏木素复染，脱水透明，中性树胶封片保存，显微镜下观察。

二、原位杂交检测方法

原位杂交是一种分子细胞遗传学技术，通过荧光或其他染料标记的探针与细胞核内的靶序列杂交。在显微镜下观察细胞核内靶序列的多种彩色探针信号，获得细胞内多条染色体或染色体片段或多种基因状态的信息。荧光原位杂交（fluorescent in situ hybridization，FISH）和显色原位杂交（chromogenic in situ hybridization，CISH）是当前已获 FDA 批准的用于检测 HER2 状态的方法。

（一）荧光原位杂交

FISH 技术是采用荧光探针检测系统，通过同时检测 *HER2* 基因与 17 号染色体着丝粒（chromosome 17 centromere，CEP17）拷贝数的情况，评价 *HER2* 基因的状况，由于有 CEP17 信号作为对照，其结果具有比 IHC 更稳定、重复性高的特点。SFDA 批准的 Pathvysis 探针，是含有 *HER2* 基因（标记为橘红色荧光）和该基因所在的 17 号染色体着丝粒（标记为绿色荧光）序列的混合探针。但其检测结果必须通过荧光显微镜在暗视野下进行观察。

（二）显色原位杂交

CISH 是一种亮视野原位杂交检测 *HER2* 基因扩增水平的新方法，其通过肿瘤细胞 *HER2* 基因的拷贝数量评估 *HER2* 基因状况。CISH 使用地高辛标记的探针，其通过鼠抗地高辛 – 抗体和辣根过氧化物酶 – 抗鼠抗体进行免疫结合，经 DAB 显色后，用普通显微镜亮视野观察 *HER2* 基因信号。CISH 检测可以同时显示基因异常与组织形态学，且检测切片可长期保存。

（三）银增强原位杂交

银增强原位杂交（silver-enhanced in situ hybridization，SISH）与 CISH 检测相近，其通过二硝基苯（dinitrophenol，DNP）标记的探针检测 HER2 序列，并利用银染 ISH DNP 染色液进行显色。用地高辛标记探针检测 CEP17，采用地高辛红染显色液进行显色。在光镜下观察结果，其中 HER2 在肿瘤细胞的细胞核中表现为黑色信号，CEP17 为红色信号。

第三节 HER2 规范化检测

为了提高 HER2 检测准确性，2007 年美国临床肿瘤学协会（American Society of Clinical Oncology，ASCO）及美国病理医师学院（College of American Pathologists，CAP）联合发布了 HER2 实验室检测指南（2007 年版）；指南对 HER2 检测提供了指导，但也有一些尚待解决的问题，例如对临界值病例是否治疗、17 号染色体非整倍体对结果的影响等。基于以上，2013 年 ASCO/CAP 联合发布了 HER2 实验室检测新指南（2013 年版），新版指南系统性地回顾了 HER2 检测的相关文献，提出了优化的 HER2 检测指南，具体解读如下。

一、结 果 判 定

（一）免疫组化检测

免疫组化方法是乳腺癌患者检测表达初筛最常使用的方法。该方法根据 HER2 蛋白表达的强度进行评分（共计 4 个等级：0、1+、2+、3+），其中 3+ 判读为 HER2 阳性，2+ 需要行 ISH 进一步明确结果。

结果判断应注意以下几点：①先低倍镜下观察着色范围，再通过高倍（×10 以上）物镜下判读着色程度；②注意细胞膜完全着色的癌细胞比例及着色强度进行判读；③胞质着色忽略不计；④导管内癌（DCIS）的着色应忽略不计，只评定浸润性癌的着色情况；⑤正常乳腺上皮不应着色，当正常上皮着色时应注意假阳性的结果；⑥HER2 评分系统如下：

0：无染色或 ≤ 10％的浸润癌细胞呈现不完整的、微弱的细胞膜染色；1+：>10％的浸润癌细胞呈现不完整的、微弱的细胞膜染色；2+：有两种情况，第一种为 >10％的浸润癌细胞呈现不完整和（或）弱 ~ 中等强度的细胞膜染色，第二种为 ≤ 10％的浸润癌细胞呈现强而完整的细胞膜染色；3+：>10％的浸润癌细胞呈现强而完整的细胞膜染色。

IHC 检测指南的变化：

HER2 指南编写组建议对所有浸润性乳腺癌进行 HER2 状态的检测，提倡将原有的检测结果（阴性、临界值和阳性）简化为两种（阴性及阳性）。我们认为这主要是由于目前尚缺少对临界值病例的处理规范，临床对于该类病例的治疗存在较大的不一致性，因此编写组剔除了临界值，将结果简化为阴性与阳性。对于处在临界值的病例，指南推荐重新检测或者更换蜡块，直至得到明确的结果。

新版指南将 HER2 阳性的诊断标准修订如下：IHC 阳性的标准是 >10％的浸润性癌细胞呈现强的而完整的细胞膜棕褐着色（图 2-3-1）。对于 2 + 的病例，应该用 FISH 或重复 IHC 做进一步检测，也可以选取不同的组织块重新检测或送中央实验室进行检测。如仍不能确定，则需要进行一定的临床病理沟通以有利于治疗方案的确定。

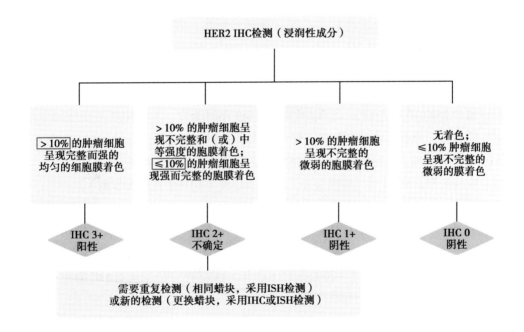

图 2-3-1 IHC 判读流程

（二）ISH 检测

ISH 技术是在 DNA 水平检测 *HER2* 基因，与 IHC 检测蛋白相比，DNA 要更加稳定，其中 FISH 不仅可以提供 *HER2* 基因的扩增状态，还可以检测 17 号染色体的情况，尤其对于 17 号染色体多体的检出有重要意义，其对实验结果的判读是基于定性和定量相结合，且结果判断客观。

2

二、规范化检测的要求

（一）实验室要求

HER2 蛋白和基因扩增的检测需结合本实验室的条件且依照规范化的程序操作，以保证结果可靠。实验室内、外部质控和 SOP 的具体要求如下：①准备开展乳腺癌 HER2 检测的实验室最好选择 1~2 家已较好开展乳腺癌 HER2 检测的实验室进行 25~100 例标本的对比验证，也可通过进行外部质控活动。外部质控的阳性和阴性结果的一致性应达到 95% 以上。这类活动每年应进行 1~2 次。②内部质控工作应包括同一组织不同批次的染色结果的重复性分析，每次染色阳性、阴性对照的设置，如有可能还应设置包括低表达 / 低扩增对照。检测相关的仪器和设备需定期维护、校验。③应建立完善的标准化操作程序，并做好每次检测情况的记录和存档工作。④任何操作程序和试剂的变化均应重新进行严格的验证。⑤从事乳腺癌 HER2 检测的实验技术人员和病理医师应进行必要的培训和资格考核。

（二）标本的处理和固定

标本的类型：①新鲜 / 冷冻标本；②针吸活检标本；③粗针穿刺标本；④手术切除标本。

标本的固定：尽量缩短取材到固定的时间，乳腺癌组织切除后应在 1 小时内进行良好固定（应将标本每隔 5~10mm 切开，并可在组织间嵌入纱布或滤纸等物，固定液的量应达到待固定组织量的 10 倍左右）。固定时间以 6~48 小时为宜。不宜用微波快速固定组织。目前，乳腺癌粗针穿刺活检病例较多，穿刺组织小有利于快速且良好的固定，但对小组织进行 IHC 检测时应注意边缘效应和组织挤压的影响所产生假阳性判断。

固定液的类型：4% 中性（磷酸缓冲）甲醛固定液（10% 中性缓冲甲醛）。

组织切片：①未染色的切片置于室温不宜超过 6 周，以防抗原丢失。②用于 IHC 染色者以 3~5μm 为宜，FISH 和 CISH 法以 4~5μm 为宜；空气中略微干燥后应立即烤片（IHC：70℃，45~70 分钟；FISH：63℃过夜）。③完成检测的切片，IHC 和 CISH 可按常规长期保存，FISH 结果应立即照像存档并于 −20℃保存 1~2 年。④三种方法均应有 HE 染色切片作为对照。

（三）检测中的影响因素

任何操作程序的变更（比如更换检测试剂、抗原修复程序、染色程序或设备）均要求重新验证，达到要求才可使用。采用自动染色程序和设备，并定期仪器维修、校正和保养，有关记录要及时更新和存档。对于 IHC 检测过程中的抗原修复步骤：要注意到不同热修复方式和不同缓冲液的采用可能产生的染色差异，跟换修复方式是必须经过对比实验，以保证检测结果的可重复性。

另一个重要的因素是抗体选择：不同商业化抗体与抗原亲和力不同，我们建议应结合本实验室的情况，使用已获认证的抗体并严格遵循推荐的实验指导规程进行，包括抗体稀释浓度、抗原修复方式等。每轮测试均使用标准的对照标本，应包括阳性、阴性对照；如果可能，应包括低扩增/低蛋白表达对照。目前在欧美等国已经建立经过标准化且商业化的高质量阳性细胞系作为对照，而在标准化的中心实验室、每张 HER2 检测切片均添加阳性对照。应用这些对照材料将非常有利于 HER2 检测准确率的改善。经过多年来 HER2 标准化、规范化培训，我国大型实验室内部也建立了阳性对照病例体系，并每次使用，减少差异。

（四）结果分析中的影响因素

不予 IHC 检测和判读的标准：组织固定于未经过事先验证的非甲醛固定液；固定时间不符合 ASCO/CAP 标准且未经事先验证的（即粗针活检标本在甲醛中固定不足 1 小时，切除活检标本在甲醛中固定不足 6 小时或超过 48 小时）；粗针活检标本有边缘染色效应或人为造成的组织皱缩或挤压；正常导管或小叶细胞呈强的胞膜染色；对照未出现预期结果；避免分析导管内癌，仅计数浸润导管癌成分。建立质量控制体系：每一批次检测均应设置内、外对照。

1. 内对照　免疫组化检测中，癌旁正常乳腺上皮细胞是很好的阴性内对照；ISH 检测中，可以使用乳腺组织中的正常细胞（如成纤维细胞、血管内皮细胞、淋巴细胞、正常乳腺上皮细胞）的 HER2 信号作为内对照。出现下列情况时应视为检测失败，包括：①对照未出现预期结果；②难以观察到至少两个浸润癌区域并计数；③缺乏细胞核内的棕色信号；④严重消化过度或细胞核中空泡干扰计数；⑤非特异性背景染色强，干扰计数。

2. 外对照　建议在每次染色过程中都加入阳性和阴性对照（可采用厂家提供的质控对照片），以用于确认试剂质量及检测程序的可靠性。报告中也应体现相应批次实验内、外对照的结果。

（撰写　杨壹羚　钱晓龙　付丽　审稿　付丽）

参考文献

[1] Revillion F, Bonneterre J, Peyrat JP. ERBB2 oncogene in human breast cancer and its clinical significance. Eur J Cancer, 1998, 34（6）：791-808.

[2] van de Vijver MJ, Mooi WJ, Peterse JL, et al. Amplification and over-expression of the neu oncogene in human breast carcinomas. Eur J Surg Oncol, 1988, 14（2）：111-114.

[3] Slamon DJ, Clark GM, Wong SG, et al. Human breast cancer：correlation of relapse and survival with amplification of the HER2/neu oncogene. Science, 1987, 235（4785）：177-182.

[4] Press MF, Bernstein L, Thomas PA, et al. HER2/neu gene amplification characterized by fluorescence in situ hybridization：poor prognosis in node-negative breast carcinomas. J Clin Oncol, 1997, 15（8）：2894-2904.

[5] Konecny G, Pauletti G, Pegram M, et al. Quantitative association between HER2/neu and steroid hormone receptors in hormone receptor-positive primary breast cancer. J Natl Cancer Inst, 2003, 95（2）：142-153.

［6］Ellis MJ，Coop A，Singh B，et al. Letrozole is more effective neoadjuvant endocrine therapy than tamoxifen for ErbB-1- and/or ErbB-2-positive，estrogen receptor-positive primary breast cancer：evidence from a phase III randomized trial. J Clin Oncol，2001，19（18）：3808-3816.

［7］Menard S，Valagussa P，Pilotti S，et al. Response to cyclophosphamide，methotrexate，and fluorouracil in lymph node-positive breast cancer according to HER2 overexpression and other tumor biologic variables. J Clin Oncol，2001，19（2）：329-335.

［8］Piccart-Gebhart MJ，Procter M，Leyland-Jones B，et al. Trastuzumab after adjuvant chemotherapy in HER2-positive breast cancer. N Engl J Med，2005，353（16）：1659-1672.

［9］Smith I，Procter M，Gelber RD，et al. 2-year follow-up of trastuzumab after adjuvant chemotherapy in HER2-positive breast cancer：a randomised controlled trial.Lancet，2007，369（9555）：29-36.

［10］Chang HR.Trastuzumab-based neoadjuvant therapy in patients with HER2-positive breast cancer. Cancer，2010，116（12）：2856-2867.

［11］Nielsen DL，Andersson M，Kamby C. HER2-targeted therapy in breast cancer. Monoclonal antibodies and tyrosine kinase inhibitors. Cancer Treat Rev，2009，35（2）：121-136.

［12］Hayes DF，Picard MH. Heart of darkness：the downside of trastuzumab. J Clin Oncol，2006，24（25）：4056-4058.

［13］Perez EA，Rodeheffer R. Clinical cardiac tolerability of trastuzumab. J Clin Oncol，2004，22（2）：322-329.

［14］Wolff AC，Hammond ME，Schwartz JN，et al. American Society of Clinical Oncology/College of American Pathologists guideline recommendations for human epidermal growth factor receptor 2 testing in breast cancer. J Clin Oncol，2007，25（1）：118-145.

［15］Shah SS，Ketterling RP，Goetz MP，et al. Impact of American Society of Clinical Oncology/ College of American Pathologists guideline recommendations on HER2 interpretation in breast cancer. Hum Pathol，2010，41（1）：103-106.

［16］Wolff AC，Hammond ME，Hicks DG，et al. Recommendations for Human Epidermal Growth Factor Receptor 2 Testing in Breast Cancer：American Society of Clinical Oncology/College of American Pathologists Clinical Practice Guideline Update.J Clin Oncol，2013，31（31）：3997-4013.

［17］付丽.乳腺疾病病理彩色图谱.北京：人民卫生出版社，2013.

［18］杨壹羚，付丽，校审.FISH 在肿瘤临床诊断中应用研究的进展.中国实验诊断学，2010，14（3）：469-472.

［19］杨壹羚，范宇，郎荣刚，等.乳腺癌 HER2 检测：单色与双色 FISH 评价系统的比较研究.中国实验诊断学，2010，14（10）：1615-1619.

［20］中华人民共和国卫生部医政司制定.乳腺癌诊疗规范（2011 年版）.

HER2 阳性早期乳腺癌辅助治疗

第一节 乳腺癌的分子分型与治疗

乳腺癌是女性最常见的恶性肿瘤，位居女性癌症死亡原因的第一位，严重威胁女性生命与健康。乳腺癌是一种具有高度异质性的疾病，需要进行个体化的规范治疗。自从以乳腺癌基因表达特征为基础的分子分型的概念提出后，相关研究表明，不同亚型的乳腺癌在流行病学、治疗疗效及预后方面都存在明显差异，从而为以分子分型为基础的个体化治疗提供了理论依据。

一、乳腺癌分子分型的提出与发展

2000 年，Perou 等人采用 DNA 芯片对来自 42 个个体的 65 份乳腺癌标本进行基因检测，发现肿瘤之间在基因表达方面存在巨大的差异，但是某一特定的基因序列与某一类型的肿瘤间却存在着密切的关系，据此提出了乳腺癌的分子分型，即：luminal 型（ER+/luminal-like）、基底细胞样型（basal-like）、Erb-B$_2$ enriched 型（Erb-B$_{2+}$）和正常乳腺样型（normal breast），后续研究显示正常乳腺样型可能是试验中的标本污染。随后，Sørlie 等人的研究将 luminal 型进一步细分为 A 型、B 型和 C 型，并认为 luminal A 型高表达 ERα 基因、GATA 结合蛋白 3、X 盒结合蛋白 1、三叶草因子 3、肝细胞核因子 3α 和雌激素相关锌转运蛋白编码基因 1。而 luminal B 及 luminal C 型均低～中度表达包括 ER 集群在内的 luminal 特异基因。luminal C 型与 A 和 B 亚型的区别在于一组特定基因的高表达，其功能尚不明确。

2008 年，Liu 等人运用组织芯片方法，根据 HER2 及基底细胞标志物的表达情况，如细胞角蛋白 5/6（CK5/6）、细胞角蛋白 14（CK14）、人表皮生长因子受体（EGFR）等，将 713 例激素受体阴性的浸润性乳腺癌患者分为 3 个亚型，分别为：HER2 型（HER2+），basal-like 型（HER2-，CK5/6/CK14/EGFR+），和 null 型（HER2-，K5/6/CK14/EGFR-）。将 HER2 型又进一步分为 pure-HER2 型（HER2+，all basal markers-）和 basal-HER2 型（HER2+，any basal marker+）两种亚型。

Luminal A 和 luminal B 型乳腺癌均表达腔上皮细胞基因和管腔细胞角蛋白。Zubor 等人对 luminal 型乳腺癌组织和其周围的正常组织的基因表达情况进行分析，两者的差异主要在于：*BAG1*、*C3*、*CCNA2*、*CD44*、*FGF1*、*FOSL1*、*ID2*、*IL6R*、*NGFB*、*NGFR*、*PAPPA*、*PLAU*、*SERPINB5*、*THBS1* 和 *TP53* 基因（$P<0.05$），*BCL2L2*、*CTSB*、*TGB4*、*JUN*、*KIT*、*KLF5*、*SCGB1D2*、*SCGB2A1*、*SERPINE1*（$P<0.01$），*EGFR*、*GABRP*、*GSN*、*MAP2K7* 和 *THBS2*（$P<0.001$），*GSN*、*KLK5*（$P<0.0001$）。Badve 等人对 404 例乳腺癌患者进行组织芯片研究的结果表明，*FOXA1* 基因的表达与 luminal A 型乳腺癌密切相关，是 ER 阳性乳腺癌患者的癌症特异性生存的重要预测指标。在这些低风险的乳腺癌中，FOXA1 对于预后的预测能力在临床治疗决策制定上可能具有重要作用。

HER2 阳性型乳腺癌以 HER2 阳性表达为主要特征，同时伴有 17 号染色体上与

ERBB2 基因扩增相关基因如 *GRB7*、*TRAP100* 等表达上调。CK5/6 和 EGFR 在 HER2 阳性型乳腺癌中的表达提示预后不良。

基底样型乳腺癌 HER2 表达阴性，并且可表达包括 CK5/6、CK14、EGFR 等基底细胞标志物，同时高表达 P53 及波形蛋白 4（Vimentin 4）。同时，P- 钙黏附素、层粘连蛋白、P63、c-kit 等在基底样型乳腺癌中表达亦较高。

有关乳腺癌固有分子分型的相关研究最初均建立在基因检测的基础上，但是在实际操作中，基因检测不仅步骤繁琐，而且价格高昂，对组织样本的要求高，均不利于其在临床上的广泛应用。目前更多地采用免疫组化替代的分子分型方法，包括 ER、PR、HER2 以及 Ki67，关于其阳性界定标准如下：

2010 年美国临床肿瘤学会（ASCO）和美国病理医师学院（CAP）发布的指南，将免疫组化分析（immunological histological chemistry，IHC）作为检测激素受体状态的最佳方法，并规定将 ≥ 1% 的细胞核染色阳性作为 ER/PR 阳性的判断标准。2013 年 St. Gallen 国际乳腺癌会议上，有部分专家提出以 20% 作为 PR 表达高低的判定界值。Ki67 是一种增殖细胞相关的核抗原，表达于除 G_0 以外的细胞周期，Ki67 高表达与高复发率及预后不良有关。2011 年第 12 届 St. Gallen 国际乳腺癌会议提出了 Ki67 作为分子分型的重要标准，并将其作为分型的指标之一，以 14% 为节点，分为 luminal A 型、luminal B 型、HER2 阳性型、基底样型（三阴性型）及其他特殊类型乳腺癌。在 2013 年 St. Gallen 国际乳腺癌会议上，大多数专家投票认为应当以 ≥ 20% 作为 Ki67 高表达的临界值，但是考虑到不同实验室间检测结果的差异可能导致部分可从化疗中获益的患者不能得到充分的治疗，仍然有一部分专家认为应当降低 Ki67 高表达的界定标准，或者必要时应用多基因检测为治疗提供进一步依据。目前，2015 版中国抗癌协会乳腺癌诊治指南与规范中仍然统一采用 14% 作为判断 Ki67 高低的界值。2009 年 NCCN 乳腺癌指南提出用免疫组化法或荧光免疫杂交法（fluorescence in situ hybridization，FISH）进行 HER2 检测，如果免疫组化法检测显示 HER2+++，则提示 HER2 阳性，若免疫组化法提示 HER2+/-，则为 HER2 阴性。若免疫组化法检测结果为 HER2++，则需进一步行 FISH 检测以明确。

因此，将乳腺癌的免疫组化替代的分子分型进行了重新定义如下（表 3-1-1）：

表 3-1-1　免疫组化替代的分子分型（St. Gallen）

分型		临床病理特征
luminal A 型		ER 和（或）PR+、HER2-、Ki67<14%
luminal B 型	HER2 阴性型	ER+ 和（或）PR<20%、HER2-、Ki67 ≥ 14%
	HER2 阳性型	ER+ 和（或）PR+、HER2 过表达
HER2 阳性型		HER2+、ER- 和 PR-
三阴性型 / 基底样型		HER2-、ER- 和 PR-
其他特殊类型乳腺癌		/

目前，基于免疫组化的分子分型已渐渐取代了传统基因检测，相比于基因芯片分析，免疫组化技术具有灵敏度高、特异性好、成本较低等优势，临床使用更为实际和便捷。

二、不同分子亚型的流行病学及临床特征

不同年龄、种族、地域的人群，各个乳腺癌分子亚型的分布比例也不尽相同，不同亚型的乳腺癌之间，其生存、淋巴结状况、远处转移等情况也存在差异。总体来说，乳腺癌各分子亚型所占比例约为：luminal A 40%，luminal B 20%，基底样型 / 三阴性型 15%~20%，HER2 阳性型 10%~15%。

（一）luminal A 型

luminal A 型乳腺癌是临床上最常见的乳腺癌亚型，多见于老年患者，组织学分级多为Ⅰ或Ⅱ级，大多数 luminal A 型为浸润性导管癌，对内分泌治疗敏感，对化疗不敏感。

S Dawood 等研究了 1945 例未发生远处转移的浸润性乳腺癌患者，其中约 65.8% 为 luminal A 型乳腺癌，研究结果显示，luminal A 型乳腺癌与其他类型相比，具有更高的总生存（overall survival，OS）、无复发生存期（relapse free survival，RFS）及 5 年生存率。Hennigs 等人对 4102 例乳腺癌患者进行了前瞻性临床研究，其中大多数患者为 luminal A 型乳腺癌，约占总体的 44.7%，结果表明，luminal A 型乳腺癌的总生存明显优于其他乳腺癌亚型，而 HER2 阳性型及三阴性乳腺癌则预后较差。相关研究显示，保乳手术或乳房切除术后的 luminal A 型乳腺癌，10 年局部复发率可低至 8%，术前的内分泌治疗可使局部复发率进一步降低。

总体来说，luminal A 型是预后最好的乳腺癌类型，淋巴结阳性率低，较少发生局部及远处复发，远处转移以骨最为多见。

（二）luminal B 型

luminal B 型乳腺癌以浸润性导管癌最为多见，按照 TNM 分期标准，临床上以Ⅱ期为主，组织学分级多为Ⅰ~Ⅱ级。对内分泌治疗及抗 HER2 抗体曲妥珠单抗治疗均敏感，化疗反应较 luminal A 型效果好。

Fernández 等人研究发现，与 luminal A 型乳腺癌相比，不管是局部、远处复发率，淋巴结转移情况还是总生存期，luminal B 型乳腺癌均预后较差，但是优于 HER2 阳性型及三阴性乳腺癌。luminal B 型及 HER2 阳性型在 DFS 方面没有明显的统计学差异，但是明显优于三阴性乳腺癌。根据 HER2 基因是否表达，luminal B 型乳腺癌可进一步分为 HER2 阴性型及 HER2 阳性型，但是这两种类型在 5 年或者 10 年的总死亡率或乳腺癌特异性死亡方面并无明显差异。luminal B 型乳腺癌 5 年内的复发率较高，并随时间推移逐步下降，发生远处转移的时间与基底样型及 HER2 阳性型相类似，转移部位以骨最为多见，其次是肺部。

（三）HER2 阳性型

C-erbB-2 原癌基因（HER2/neu）位于染色体 17q21，该基因过表达同时 ER 及 PR 均

为阴性，即为 HER2 阳性型乳腺癌。

该型多见于绝经前患者，恶性程度高，预后较差，较早出现腋窝淋巴结转移，组织学分级多为Ⅱ级~Ⅲ级，按照 TNM 分期标准，肿瘤多为 T4，且分期较晚。有研究显示，在亚洲女性乳腺癌患者中，HER2 阳性型的比例高于西方的白人女性患者。HER2 阳性型乳腺癌对化疗反应性较好，但单用化疗容易出现耐药，目前治疗上主要为化疗联合靶向治疗。

（四）三阴性 / 基底样型

基底样型乳腺癌是指不同程度的表达基底细胞角蛋白和肌上皮标志物的乳腺癌。三阴性乳腺癌（triple negative breast cancer，TNBC）是指免疫组化染色中 ER-、PR-、HER2-的一种乳腺癌，基底样型乳腺癌约占三阴性乳腺癌的 56%~85%。

三阴性乳腺癌的组织学分级较差，多为低分化的浸润性导管癌，病理学分级Ⅲ级，与其他类型乳腺癌相比，其生物学行为呈高度侵袭性，更易发生淋巴结转移，肿瘤细胞有明显的核多形性，有丝分裂率高。三阴性乳腺癌复发迅速，1~3 年是复发高峰，容易发生远处转移，发生远处转移的部位以中枢神经系统多见，发生远处转移后的中位生存期较短，约为 13.3 个月，发生中枢神经系统转移后的中位生存时间约为 4.9 个月。一般认为，三阴性乳腺癌是预后差的独立危险因素。该型乳腺癌还具有明显的种族差异，以非裔美国人最为多见，尤其是年轻和绝经前的女性患者。

三阴性乳腺癌多伴有 p53 突变，p53 基因是位于 17 号染色体的抑癌基因，可分为野生型及突变型，突变型能促进细胞向恶性转化，同时激活其他癌基因，目前免疫组化检测的为突变型 P53 蛋白。P53 蛋白高表达与乳腺癌的病理分级、淋巴结转移、细胞分化和增殖程度等显著相关，提示该型乳腺癌具有较强的侵袭力和转移力，预后不良。

三阴性乳腺癌与 BRCA1 基因突变关系密切，BRCA1 是一种家族性乳腺癌的遗传易感基因，伴有 BRCA1 基因突变的乳腺癌患者中，有 90% 为三阴性乳腺癌。

治疗上，内分泌治疗对三阴性乳腺癌无效，并且缺乏相应的靶向治疗药物，但是此型对化疗有较高敏感性，新辅助化疗可获得比较高的病理完全缓解（pathological complete response，pCR）率。

三、各临床亚型的治疗

（一）luminal A 型

luminal A 型属于对内分泌治疗敏感的乳腺癌亚型，对化疗并不敏感。内分泌治疗对于 luminal A 型的乳腺癌患者尤为重要。

2015 年 St. Gallen 共识提出对于 luminal A 型乳腺癌患者并不优先推荐进行辅助化疗，只有在高危患者中（淋巴结转移≥4 个，T3 或多基因检测提示高危复发者）可以考虑应用细胞毒性药物，如果只有 1~3 个淋巴结累及且没有其他的高危因素，可不考虑进行辅助化疗。由于 luminal A 型对化疗并不敏感，一般认为通过新辅助化疗较少使 luminal A 型乳腺癌达到 pCR。

2017 年 St. Gallen 共识投票提出，对于年龄 <35 岁的绝经期前的女性乳腺癌患者在接受新辅助化疗或术后化疗后，血清雌激素水平仍保持在绝经期前的状态，可以考虑进行卵巢功能抑制（ovarian function suppression，OFS）。另外，当淋巴结转移 ≥ 4 个时，也应当在内分泌治疗的同时给予 OFS。大多数的专家支持芳香化酶抑制剂（aromatase inhibitors，AI）联合 OFS。

对于绝经后的患者，芳香化酶抑制剂是首选的内分泌治疗方案，但是对于淋巴结阳性、组织学分级 3 级或 Ki67 高表达的患者，更倾向于起始使用 AI。约有 78.5% 的专家还认为，对于小叶癌应当使用来曲唑或其他 AIs。若患者在 5 年内分泌治疗期间，内分泌药物由他莫昔芬改为 AI，可继续服用 AI 满 5 年，而对于有高复发风险的绝经后乳腺癌患者在完成 5 年的 AI 治疗后，应当进一步根据患者的耐受情况和绝对风险进行 3~5 年的 AI 治疗。

对于激素受体阳性，HER2 阴性、淋巴结阴性的早期乳腺癌患者，在 2017 年 St. Gallen 共识中大多数专家建议用多基因检测对预后进行预测，如 *RS*、70 基因、*PAM-50* 等。

21 基因包括 16 个肿瘤相关基因和 5 个参考基因，NSABP（美国国家乳腺与肠外科辅助治疗研究计划）B–14 试验中对接受他莫昔芬治疗的激素受体阳性，腋窝淋巴结阴性的乳腺癌患者进行 21 基因的 RNA 表达水平检测，计算出复发风险评分（recurrence score，RS），能够对治疗效果以及 10 年复发风险进行预测。RS<18 时为低度复发风险，无需辅助化疗；18 ≤ RS<31 时为中度复发风险，是否辅助化疗尚未定论，当 RS ≥ 31 时，为高度复发风险，可由化疗获益。NSABPB–20 试验将淋巴结阴性、ER 阳性的乳腺癌患者随机分为他莫昔芬和他莫昔芬联合化疗两组，复发风险评分（RS）高（≥ 31）的患者从化疗中能显著获益，远处转移率下降了约 27.6%，并进一步证实 RS 低评分的患者并不能从化疗中获益。在 TALORx 研究 [i] 中，共纳入了 10 253 名乳腺癌患者，使用 21 基因检测（Oncotype DX）对复发风险进行评分，并将低危组定义为 RS 0~10 分，对于低危的乳腺癌患者在进行 5 年的单纯内分泌治疗后显示，其无侵袭生存率为 93.8%，无远处转移率为 99.3%，5 年无复发率为 98.7%，总生存率为 98.0%，进一步表明应用 21 基因检测可以对激素受体阳性、HER2 阴性的乳腺癌的预后情况进行预测。目前，21 基因复发风险评分仅针对激素受体阳性、HER2 阴性、腋窝淋巴结阴性的乳腺癌患者，对于腋窝淋巴结阳性的患者暂无足够证据进行预测。SWOG8814 回顾性分析了 367 位淋巴结阳性、ER 阳性的绝经后乳腺癌患者，结果显示 RS 能够对接受他莫昔芬治疗的患者预后情况进行预测，其中 RS 高危组患者能够从 CAF 化疗方案中获益，但是低危组并未显示明显化疗获益。为进一步证实 SWOG8814 研究结果及验证 RS 对于淋巴结阳性、ER 阳性、HER2 阴性并接受内分泌治疗的乳腺癌患者是否联合化疗的指导意义，一项前瞻性 RxPONDER 研究正在进行，研究结果值得期待。

2002 年，荷兰研究人员对 98 例年龄 <55 岁，淋巴结阴性的乳腺癌患者运用 cDNA 基因芯片技术，通过比较 5 年内发生远处转移与未发生远处转移的患者基因表达的差异，筛

选出 70 个与患者预后相关的基因，并运用算法将患者分为预后良好及预后不良组。2007 年，FDA 批准 70 基因检测（Mamma Print）用于预测淋巴结阴性乳腺癌患者 5~10 年内的复发风险和远处转移风险。但是，目前 70 基因检测对于化疗的指导作用尚缺乏有力的证据。2016 年，MINDACT 研究对 6693 例早期乳腺癌女性患者分别进行 70 基因检测风险评估以及临床复发风险的评估，结果表明，有 1550 例患者为临床高复发风险，但 70 基因检测提示低危，其中根据 70 基因检测结果没有接受化疗的患者，5 年生存率只比接受化疗者低 1.5%。基于这项结果，如果依据 70 基因检测结果指导治疗，将有 46% 临床提示高复发风险的乳腺癌患者免除化疗。但是目前为止，NCCN 及 ASCO 等指南均不建议以 70 基因检测指导化疗，21 基因检测仍然优先推荐用于判断乳腺癌患者的预后及指导化疗决策。

　　AJCC 分期第 8 版中认为，对于激素受体阳性、腋窝淋巴结阴性的患者，若 21 基因 RS<11，无论原发肿瘤大小，预后分期均为 I 期。2017 年 NCCN 指南指出，对于激素受体阳性、HER2 阴性的乳腺癌患者，伴有腋窝淋巴结转移者，需行化疗和内分泌治疗；无腋窝淋巴结转移、肿瘤直径 ≤ 0.5cm 者只需行内分泌治疗，但是微小浸润癌需行内分泌治疗或化疗联合内分泌治疗。对肿瘤直径 >0.5cm 者推荐行 21 基因检测进行复发风险评分。RS<18 分者为低复发风险，只需行内分泌治疗；RS 18~30 分者为中度复发风险，行内分泌治疗和（或）化疗；风险评分 ≥ 31 分者为高度复发风险，需行化疗和内分泌治疗。未行 21 基因检测者可行内分泌治疗或化疗联合内分泌治疗。

　　（二）luminal B 型

　　内分泌治疗对于 luminal B 型乳腺癌来说，同样是重要的治疗手段，但是由于 HER2 表达阳性的 luminal B 型，其对于他莫昔芬的敏感性要低于 luminal A 型乳腺癌。2017 年 St. Gallen 共识投票中对于高危的患者，推荐使用蒽环类药物及紫杉醇联合化疗的方案，而对于多基因检测（RS，Mamma Print）提示低危的患者，不需要进行辅助化疗。

　　Ellis 等进行了一项 III 期临床实验结果显示，对于 HER2 阳性，ER 阳性原发乳腺癌的术前内分泌治疗中，来曲唑的有效率为 60%，而他莫昔芬只有 41%，因此对于 ER+、PR+、HER2 阳性乳腺癌患者，新辅助内分泌治疗可选择芳香化酶抑制剂。一般来说，对绝经后激素受体阳性、HER2 阳性的乳腺癌患者推荐予以芳香化酶抑制剂治疗，绝经前患者应加用促性腺激素释放激素类似物，同时联合抗 HER2 靶向治疗。

　　luminal B 型乳腺癌可进一步分为 HER2 阴性型和 HER2 阳性型。ER 与 HER2 通路之间存在交互作用（cross-talk），可能引起 HER2 阳性的 luminal B 型乳腺癌对内分泌治疗相对耐药。对于 HER2 阳性的 luminal B 型乳腺癌，在内分泌治疗基础上加用抗 HER2 靶向治疗，或可改善内分泌耐药性，2017 年 NCCN 指南也建议对于激素受体阳性、HER2 阳性的乳腺癌进行靶向治疗。

　　总之，对 HER2 阴性 luminal B 型乳腺癌建议化疗后序贯内分泌治疗；而对 HER2 阳性 luminal B 型乳腺癌建议化疗联合抗 HER2 治疗，并序贯内分泌治疗。

　　（三）HER2 阳性型

　　HER2 阳性型乳腺癌激素受体表达阴性，不推荐内分泌治疗，应予以化疗联合抗

HER2 靶向治疗。

2017 年 St. Gallen 共识提出，对于 HER2 阳性型乳腺癌患者推荐含有蒽环类或紫杉类的辅助化疗方案，并且大多数专家认为抗 HER2 的靶向治疗需要与紫杉类化疗药同时进行。CALGB9344 研究表明，在淋巴结阴性的 HER2 阳性型乳腺癌中，使用包含紫杉类的辅助化疗方案，能够在 PFS 和 OS 上获益。

根据 NCCN 指南，对于淋巴结阳性或肿瘤大于 1cm 的 HER2 阳性型乳腺癌患者，需要进行抗 HER2 治疗，即使对于 T_{1a} 的肿瘤也考虑予以靶向治疗。2017 年 NCCN 指南注释指出对于淋巴结阴性、T_{1a}，包括微浸润的 HER2 阳性型乳腺癌患者，尤其是对于 ER 阴性、肿瘤大小接近 T_{1b} 的乳腺癌，应当在辅助化疗的基础上，联合抗 HER2 的靶向治疗。尽管在 2017 年 St. Gallen 专家共识投票中，大多数专家不推荐在淋巴结阴性、T_{1a} 的 HER2 阳性型乳腺癌患者中应用靶向治疗，但已较前有所增加。

原癌基因 HER2 编码一种酪氨酸激酶受体，由胞外结构域（extracellular ligand-binding domain，ECD）、跨膜结构域和胞内结构域（intracellular domain，ICD）组成。目前针对 HER2 的靶向治疗药物有曲妥珠单抗、帕妥珠单抗、拉帕替尼、T-DM1 等。

曲妥珠单抗能够与 HER2 的胞外结构域结合，阻断相关信号通路，从而阻止细胞内酪氨酸激酶的活化，抑制肿瘤细胞的增殖。曲妥珠单抗是目前应用最广泛的靶向药物。HERA 研究结果提示对于 HER2 阳性早期乳腺癌，曲妥珠单抗辅助治疗 1 年能够显著提高 DFS 和总生存，2 年的治疗周期并不能显著获益。NSABP B-31、NCCTG N9831 和 BCRG006 研究发现曲妥珠单抗可显著改善 HER2 阳性乳腺癌患者的生存，并进一步表明多柔比星、环磷酰胺序贯紫杉醇联合曲妥珠单抗对于 HER2 阳性乳腺癌可提高生存并显著降低复发。

帕妥珠单抗能够与 HER2 胞外结构域相结合，并且与曲妥珠单抗作用在不同的结合位点，阻止 HER2-HER3 二聚体化，从而阻断下游信号通路转导。NeoSphere 是一项新辅助临床研究，结果显示在曲妥珠单抗 + 多西他赛的基础上联合帕妥珠单抗有效延长了患者的 5 年无进展生存及无病生存期，并获得了更高的 pCR 率，但是对于 HER2 阳性型乳腺癌患者是否进行双靶向治疗目前仍存在争议。目前正在进行的 APHINITY 研究是一项 Ⅲ 期随机临床试验，旨在评估帕妥珠单抗联合曲妥珠单抗及化疗作为辅助治疗早期 HER2 阳性乳腺癌的安全性和有效性，该试验结果或可证明帕妥珠单抗、曲妥珠单抗联合化疗的辅助治疗可显著提高 HER2 阳性早期乳腺癌患者的生存获益，其结果值得期待。2017 年 NCCN 指南指出含有帕妥珠单抗的治疗方案可用于 T_2 或 N_1 分期以上，淋巴结阳性的早期乳腺癌。

拉帕替尼是一种小分子酪氨酸激酶抑制剂，可与 HER2 胞内结构域可逆性结合，阻断下游信号通路，从而产生抗肿瘤作用。随机临床 Ⅲ 期 NeoALLTO 试验是一项针对 HER2 阳性型乳腺癌患者的新辅助治疗试验，结果表明，对于 HER2 阳性型乳腺癌患者，拉帕替尼联合曲妥珠单抗双重抗 HER2 治疗优于拉帕替尼或曲妥珠单抗单药治疗，能获得更高的 pCR 率。ALLTO 试验是针对 HER2 阳性型乳腺癌患者辅助治疗的随机临床 Ⅲ 期试验，结果却表明，与曲妥珠单抗单药治疗相比，拉帕替尼序贯或联合曲妥珠单抗治疗 HER2 阳性早期乳腺癌不能有效延长生存期，并且增加了药物的毒性作用。

（四）三阴性乳腺癌

尽管三阴性乳腺癌的生物学行为呈高度侵袭性，但是在手术方式以及放疗的选择方面，与其他类型乳腺癌并无明显差异。Abdulkarim BS 等人报道，三阴性型的女性乳腺癌患者多伴有 *BRCA1* 基因突变，从而在 DNA 双链的断裂修复方面存在缺陷，提示基底样型乳腺癌对放射治疗具有潜在的高度敏感性，在保乳手术前进行放射治疗，有可能使病灶及周围乳腺组织发生 *BRCA1* 基因突变，从而降低局部复发率。

由于三阴性乳腺癌的激素受体及 HER2 均为阴性表达，所以内分泌治疗及靶向治疗均疗效不佳，治疗上以化疗为主。2017 年 St. Gallen 共识投票提出，对于三阴性乳腺癌推荐含有蒽环类或紫杉类辅助化疗方案，但是不建议对三阴性乳腺癌进行剂量密集性的方案。由于 *BRCA1* 基因突变与 DNA 双链的断裂修复缺陷相关，而铂类药物可导致 DNA 双链断裂，最终导致细胞死亡，所以，对于伴有 *BRCA1* 基因突变的乳腺癌患者可选择含有铂类药物的化疗方案。但是约有 86.3% 的专家并不推荐在对三阴性乳腺癌的辅助化疗中使用铂类药物。

三阴性乳腺癌对术前新辅助化疗敏感，pCR 率高。Liedtke C 等人对 1118 例接受新辅助化疗的临床 Ⅰ 期~Ⅲ 期的乳腺癌患者进行研究后发现，三阴性乳腺癌患者与非三阴性的乳腺癌患者相比，具有更高的病理缓解率，结果具有统计学意义（22% vs.11%；P =0.034），而达到 pCR 的三阴性乳腺癌患者能获得与非三阴性乳腺癌患者相似的远期生存。

Lehmann 等人对三阴性乳腺癌的基因表达谱进行分析，进一步将三阴性乳腺癌分为7 个亚型：基底细胞样 1（basal-like 1，BL1）、基底细胞样 2（basal-like 2，BL2）、免疫调节（immunomodulatory，IM）、间充质样细胞（mesenchymal，M）、间充质样干细胞（mesenchymal stem-like，MSL）、管样雄激素受体（luminal androgen receptor，LAR）和不稳定型（unstable，UNS）。相关研究结果表明 BL1 亚型可获得最高的病理缓解率，但是 BL2 和管样雄激素受体亚型病理缓解率最低，该结果可能为三阴性乳腺癌的新辅助治疗提供研究方向。

目前，有关三阴性乳腺癌的靶向治疗药物也是研究的热点。聚腺苷二磷酸核糖聚合酶［Poly（ADP-ribose）polymerase，PARP］在对 DNA 损伤的应答机制中起着关键作用，尤其是 DNA 单链的损伤。在 *BRCA1* 基因突变的细胞中，PARP 抑制剂可以阻止 DNA 修复或者进行错误的修复。目前，对于 PARP 抑制剂的相关研究仍处于临床试验阶段，期待实验结果能给三阴性乳腺癌的靶向治疗提供更多指引。

表皮生长因子受体（epidermal growth factor receptor，EGFR）是一种跨膜酪氨酸激酶，与 HER2 同属一个基因家族，对于 EGFR 过度表达者，可考虑使用西妥昔单抗。

Trop-2 表达于大多数三阴性乳腺癌，相关研究发现萨希珠单抗 - 戈维替康是一种抗体与化疗共轭物，可以靶向作用于 Trop-2，通过选择性递送伊立替康的活性代谢物 SN-38发挥作用，临床获益率为 46%。其他靶向治疗药物还有抗血管生成剂等。

总之，相比其他类型乳腺癌，三阴性乳腺癌具有较好的化疗敏感性，可获得最高的 pCR 率，相关靶向治疗药物仍处于研究阶段。

四、结　语

综上所述，乳腺癌是一类高度异质性的恶性肿瘤，各分子分型间的流行病学、临床特征、预后以及治疗等方面均存在不同程度的差异。乳腺癌分子分型的提出为个体化治疗提供了依据，未来更为细致优化的亚型分类以及更为精准的治疗，是今后研究及努力发展的方向。

（撰写　**黄佳雯　宋传贵**　审稿　**邵志敏**）

第二节 HER2 阳性乳腺癌治疗概述

HER2 蛋白的过表达或基因扩增是乳腺癌重要的预后指标，也是抗 HER2 药物治疗的主要预测指标。作为第一个抗 HER2 的人源化单克隆抗体，曲妥珠单抗的问世显著改善了 HER2 阳性乳腺癌患者的预后，彻底改变了 HER2 阳性乳腺癌的诊疗策略。从 HER2 阳性复发转移性乳腺癌的解救治疗到可手术乳腺癌的辅助治疗，再到术前的新辅助治疗，曲妥珠单抗均显示了极佳的疗效和安全性，成为各个阶段 HER2 阳性乳腺癌治疗的"金标准"，是乳腺癌药物治疗的重要突破。近年来，随着乳腺癌分子生物学研究的不断深入，涌现出越来越多的抗 HER2 治疗药物，进一步提高了 HER2 阳性乳腺癌患者的预后。目前有 4 种靶向药物通过了美国食品与药物管理局（FDA）的审批，用于 HER2 阳性复发转移性乳腺癌的治疗，分别是曲妥珠单抗、拉帕替尼、帕妥珠单抗和 T-DM1。如果合理应用，可以延长患者的带瘤生存期。乳腺癌根据目前循证医学的证据，一线应首选含曲妥珠单抗 ± 帕妥珠单抗为基础的标准治疗，并使用至疾病进展。后续治疗可选用 T-DM1 及其余靶向药物的联合治疗。4 种药物中，只有曲妥珠单抗批准可用于辅助治疗，曲妥珠单抗和帕妥珠单抗批准用于新辅助治疗。

一、HER2 检测

HER2 是明确的乳腺癌的预后因子和预测因子，正确检测和评定乳腺癌的 HER2 蛋白表达和基因扩增状态对乳腺癌的临床治疗和预后判断至关重要，HER2 检测结果不仅涉及患者是否适合针对 HER2 的靶向治疗，并且对内分泌治疗、化疗方案的选择及预后评估起指导作用。HER2 的检测推荐采用免疫组化（IHC）法检测 HER2 蛋白的表达水平，原位杂交（in situ hybridization，ISH）法检测 *HER2* 基因的扩增水平。HER2 阳性的定义包括

IHC（+++）或 ISH 阳性；IHC（++），应进一步通过 ISH 方法进行 *HER2* 基因扩增检测，双探针 ISH 的判读标准，目前调整为 HER2/CEP17 比值 ≥ 2.0，或 <2.0 但平均 HER2 拷贝数 / 细胞 ≥ 6.0。如 HER2 检测结果为不确定，则应使用另一种检测方法进行检测，或对该患者的其他样本进行检测。HER2 状态未明确，应慎重决定是否使用抗 HER2 治疗。

目前越来越多的证据显示乳腺癌复发转移后，原发灶与复发转移灶之间的多种生物学标志物表达存在不一致，其中文献报道 HER2 表达不一致率从 6% 到 34% 不等。尽管缺少前瞻性研究证据，但 Fabi 等的回顾性研究显示原发灶阴性、转移灶阳性患者可以从靶向治疗中获益；Lower 等的回顾性研究结果显示原发灶、转移灶任一处阳性的患者即可从曲妥珠单抗治疗中获益。复发转移灶 HER2 检测可以使医师更全面了解 HER2 状态，或更及时地了解患者 HER2 状态的变化，从而更准确地判断预后，及时采用合适的治疗方案。对于初诊Ⅳ期转移性乳腺癌患者，国内外指南都明确指出应该建议患者进行转移灶活检以便明确诊断和检测 HER2 状态。因此，对于复发转移性乳腺癌患者，只要有可能获取肿瘤组织，建议对复发灶或转移灶均进行 HER2 检测。特别是患者病情发展不符合 HER2 状态特点，更应重新检测 HER2，以确定合适的治疗策略。

二、HER2 阳性复发转移性乳腺癌的靶向治疗

两项关键研究奠定了曲妥珠单抗在 HER2 阳性复发转移性乳腺癌中的治疗地位，其中以 2001 年 Slamon 等发表在《新英格兰医学杂志》上的Ⅲ期临床试验（H0648g）最为关键，该研究甚至改写了美国 FDA 在新药审批中对新药的期望。在 H0648g 研究中，化疗同时加用曲妥珠单抗能改善客观缓解率（ORR）和至疾病进展时间（TTP），中位总生存期（OS）从 20 个月增至 29 个月。该试验第一次证实化疗加曲妥珠单抗能够提高疗效。以前单纯化疗的临床试验可以提高有效率，也可以延长 PFS，但是 OS 没有延长，而化疗加靶向药物治疗以后，总生存也获得了延长。最关键的是，在这项试验中对照组有 2/3 的患者后续治疗使用了含曲妥珠单抗的方案，但是治疗组依然达到了 9 个月的总生存优势。现在，新的乳腺癌治疗方案如果不能延长总生存，就很难获得美国 FDA 的批准。另一项 M77001 的关键研究进一步奠定了紫杉类药物联合曲妥珠单抗在 HER2 阳性复发转移性乳腺癌中的治疗地位，尽管对照组有 57% 的患者后续交叉接受了曲妥珠单抗的治疗，在多西他赛的基础上联合曲妥珠单抗总生存期从 22.7 个月提高到 31.2 个月，亚组分析显示对照组未接受曲妥珠单抗的患者中位总生存只有 16.6 个月，客观缓解率和至疾病进展时间均提高了约一倍。两项关键研究均显示在化疗的基础上加用曲妥珠单抗安全性良好，约 15% 的患者出现无症状的 LVEF 下降，重度 CHF 和心源性死亡的发生率均很低。此后多项研究证实曲妥珠单抗也可与多种化疗药物联合，紫杉类药物联合曲妥珠单抗可以作为首选的一线治疗方案，紫杉类药物治疗失败的 HER2 阳性乳腺癌，曲妥珠单抗也可以联合长春瑞滨、卡培他滨、吉西他滨、铂类等其他化疗药物。

随后的临床研究进一步评价了在紫杉类药物联合曲妥珠单抗的基础上增加铂类或卡培

他滨是否进一步增加疗效，BCIRG 007 研究显示在多西他赛联合曲妥珠单抗的基础上加用卡铂未能进一步增加疗效，无论是至疾病进展时间和总生存期均没有明显提高。2006 年，Robert 等报告了卡铂和紫杉醇联合曲妥珠单抗对比紫杉醇联合曲妥珠单抗一线治疗 HER2 阳性晚期乳腺癌的Ⅲ期随机对照研究，结果显示三药 TPC 组较 TP 组进一步提高 ORR，PFS 延长 3 个月，TPC 组Ⅳ度粒细胞减少更多见。另一项随机Ⅱ期研究（CHAT 研究）评价了多西他赛联合曲妥珠单抗的基础上加用卡培他滨的疗效，结果发现 PFS 由 12.8 个月延长至 17.9 个月，$P=0.045$，有统计学差异，Ⅲ~Ⅳ度手足综合征及腹泻在 HXT 组更多见。两项研究均没有证实总生存期有统计学差异。因此，TPC 方案和 HXT 方案可以作为一线治疗的选择，特别对肿瘤负荷较大、进展快、需要迅速控制病情者。

　　CLEOPATRA 研究共纳入 808 名 HER2 阳性转移性乳腺癌的一线治疗，随机分为两组：帕妥珠单抗 + 曲妥珠单抗 + 多西他赛组（n=402）和安慰剂 + 曲妥珠单抗 + 多西紫杉醇组（n=406）。研究结果显示，帕妥珠单抗组和安慰剂组中位总生存期分别为 56.5 个月和 40.8 个月（HR=0.68，95%CI 0.56~0.84，$P<0.001$），中位生存期显著延长了 15.7 个月。无进展生存期延长了 6.3 个月（HR=0.68，95%CI 0.58~0.80）。两组中绝大多数不良事件发生在加入多西他赛治疗后。NCCN 指南已推荐帕妥珠单抗加曲妥珠单抗联合紫杉类药物是一线首选方案。不过，帕妥珠单抗在中国并没有上市。MA.31 研究共纳入 652 名 HER2 阳性转移性乳腺癌的一线治疗，随机分为两组：拉帕替尼 + 紫杉类药物组（n=326）和曲妥珠单抗 + 紫杉类药物组（n=326）。研究结果显示，中位随访时间为 21.5 个月，拉帕替尼组较曲妥珠单抗组疗效差，PFS 分别为 9.0 个月和 13.6 个月（HR=1.37，95%CI 1.13~1.65，$P=0.001$），且拉帕替尼组观察到更多Ⅲ~Ⅳ度腹泻和皮疹，一线曲妥珠单抗联合化疗疗效和安全性均优于拉帕替尼联合化疗。国内目前 HER2 阳性转移性乳腺癌一线首选仍是曲妥珠单抗联合化疗。

　　对于 HER2 阳性患者，无论激素受体（HR）状态如何，都能从曲妥珠单抗联合化疗中获益。对于 HR 阳性患者，内分泌治疗是非常重要的治疗手段。

　　大约 1/2 的 HER2 阳性晚期乳腺癌患者激素受体阳性，这类患者从内分泌治疗中的获益有限，但 HER2+/HR+ 患者的临床特点及预后与单纯 HER2 阳性和 HR 阳性乳腺癌均不同，可能与 ER 和 HER2 介导的信号转导通路在多个环节相互交叉（crosstalk），彼此影响有关，HER2 的过表达会导致雌激素受体下调并抑制转录。抑制 HER2 的活性可能会增加内分泌治疗的疗效。TAnDEM 研究是一项Ⅲ期随机对照研究，HER2 阳性、HR 阳性的绝经后晚期乳腺癌患者随机分为曲妥珠单抗联合阿那曲唑组（n=103）和阿那曲唑单药组（n=104），结果显示在阿那曲唑的基础上联合曲妥珠单抗显著提高 PFS，分别为 4.8 个月和 2.4 个月（HR=0.63，95%CI 0.47~0.84；$P=0.0016$）。总生存期两组没有显著的统计学差异，但是，阿那曲唑单药组 70% 的患者进展后交叉接受了曲妥珠单抗治疗。Johnston 研究来曲唑的基础上联合拉帕替尼治疗 HER2 阳性、HR 阳性的绝经后晚期乳腺癌患者，得到了相似的结果，PFS 从 3 个月提高至 8.2 个月，OS 同样未显示显著的统计学差异。

　　对于 HER2 阳性 HR 阳性晚期乳腺癌，抗 HER2 治疗联合化疗还是联合内分泌治疗作为最佳一线治疗尚存在争议。目前并无研究直接对比曲妥珠单抗联合化疗与联合内分泌治疗 HER2 阳性晚期乳腺癌的证据，但曲妥珠单抗联合化疗在 PFS 和 OS 上普遍较联合内分泌治疗长。HER2 靶向治疗联合芳香化酶抑制剂，相对于单纯芳香化酶抑制剂治疗显著延长 PFS，但 OS 均未显示显著的统计学差异。因此，对于 HER2 阳性 HR 阳性患者，应优先考虑曲妥珠单抗联合化疗，对于部分不适合化疗或进展缓慢的患者，HER2 靶向治疗作为基础的前提下，可联合芳香化酶抑制剂。对于 HER2 靶向治疗联合化疗达到疾病稳定的患者，化疗停止后，可考虑使用 HER2 靶向治疗联合芳香化酶抑制剂维持治疗。

对于化疗的持续时间，应遵循临床研究的通常做法和患者对化疗的耐受性，一般应持续至少 6~8 周期。目前并没有研究证实晚期抗 HER2 治疗的最佳疗程。NCCN 指南及 ABC 共识指出晚期乳腺癌抗 HER2 治疗的最佳疗程目前未知。《ASCO HER2 阳性晚期乳腺癌指南（2014）》推荐正在接受 HER2 靶向与化疗联合治疗的患者，当化疗停止后，临床医师应继续抗 HER2 靶向治疗；在没有出现疾病进展和毒性不可耐受之前，没有改变治疗方案的必要性。2015 年在葡萄牙举办的 ABC3 会议上专家组指出：以往强调持续抗 HER2 治疗，但这可能增加患者经济负担；因此会议提议，如治疗后肿瘤完全缓解较长时间可考虑停止治疗，待复发后再考虑抗 HER2 治疗，以减轻患者经济负担。

对于晚期抗 HER2 治疗以后进展的患者，多项研究支持在晚期乳腺癌中继续抗 HER2 治疗能够为患者带来进一步获益。国内外指南对于曲妥珠单抗治疗后进展的 HER2 阳性晚期乳腺癌二线治疗方案的选择基本一致，曲妥珠单抗一线治疗疾病进展后，应继续阻滞 HER2 通路。EMILIA 研究证实 T-DM1 单药治疗曲妥珠单抗治疗失败的 HER2 阳性转移性乳腺癌，疗效优于拉帕替尼联合卡培他滨，PFS 时间从 6.4 个月延长至 9.6 个月，OS 分别为 30.9 个月和 25.1 个月，均有显著的统计学差异，T-DM1 单药的安全性优于拉帕替尼联合卡培他滨，主要的 Ⅲ~Ⅳ度不良反应为血小板缺乏、肝酶指标升高。目前国际上推荐首选方案为 T-DM1，如患者有条件获得 T-DM1 治疗，医师可向患者推荐并阐明可能的生存获益。国内患者主要可采取以下策略：①继续曲妥珠单抗换用其他化疗药物。如果使用细胞毒药物治疗，出现疾病进展则需要更换治疗方案，但是由于曲妥珠单抗有着不同的作用机制，不仅直接抗肿瘤，还通过抗体依赖性细胞介导的细胞毒性作用（antibody-dependent cell-mediated cytotoxicity，ADCC）杀伤肿瘤细胞，后者不易产生耐药，治疗有效后出现进展并不一定需要停药。临床前研究显示，持续应用曲妥珠单抗有助于抑制乳腺癌细胞生长，而停止曲妥珠单抗治疗，肿瘤生长加快。Hermine 研究显示，使用曲妥珠单抗一线治疗后出现疾病进展，继续使用曲妥珠单抗较停止使用曲妥珠单抗总生存期显著获益。曲妥珠单抗用于既往治疗失败的 HER2 阳性转移性乳腺癌的 GBG26 研究随机临床研究，将患者随机分为卡培他滨单药组和卡培他滨联合曲妥珠单抗治疗组，结果显示疾病进展后继续使用曲妥珠单抗 PFS 显著延长，分别为 5.6 个月和 8.2 个月（HR=0.69，P=0.0338），中位总生存期分别为 20.4 个月和 25.5 个月，未显示显著的统计学差异。可能与该研究由于入组缓慢而提前终止，导致最终样本量不够有关。LUX-breast 1 研究对比阿法替尼联合长春瑞滨对照继续使用曲妥珠单抗联合长春瑞滨，两组 PFS 没有显著差异，出人意料的是继续使用曲妥珠单抗联合长春瑞滨相比阿法替尼联合长春瑞滨 OS 显著延长达 9 个月。可见，曲妥珠单抗治疗后疾病进展的 HER2 阳性转移性乳腺癌患者，继续使用曲妥珠单抗，更换不同的化疗药物可继续给患者带来生存获益。②拉帕替尼联合卡培他滨的研究证明，与单用卡培他滨相比，拉帕替尼联合卡培他滨能使曲妥珠单抗治疗失败的乳腺癌患者无进展生存期延长，但总生存期没有差异。因此，拉帕替尼联合卡培他滨也是可选的方案之一。③也可以考虑拉帕替尼联合曲妥珠单抗双靶向的方案。目前尚无头对头的临床研究证实曲妥珠单抗治疗发生进展的患者中，使用拉帕替尼或其他 TKI 药物与继续曲妥珠单抗治疗方案孰优孰劣。

HER2 阳性晚期乳腺癌患者以脑转移为进展事件的发生率显著高于 HER2 阴性乳腺癌患者。目前，手术切除、全脑放射治疗和立体定向放射治疗等局部疗法仍是乳腺癌脑转移的一线治疗方案。尽管目前没有针对乳腺癌脑转移的治疗药物，既往针对 HER2 阳性乳腺癌的临床研究也很少纳入活动性脑转移的患者，但一些小样本的研究发现，无论抗 HER2 大分子单抗或小分子 TKI，都对脑转移患者有一定疗效。有研究表明在发生脑转移后患者仍能从持续的曲妥珠单抗治疗中获得生存获益。拉帕替尼和卡培他滨联合的临床 Ⅱ 期研究显示，在没有接受过放疗的 HER2 阳性脑转移患者中，联合治疗使转移灶体积退缩明显，ORR 为 65.9%，均为部分缓解，中位无进展时间 5.5 个月，但是该研究未和曲妥珠单抗联合卡培他滨或全脑放射治疗（WBRT）作比较。CEREBEL 研究未证实拉帕替尼治疗脑转移优于曲妥珠单抗。2013 年发表了 EMILIA 研究关于脑转移的数据，在回顾性探索分析中，脑转移亚组 T-DM1 对比拉帕替尼联合卡培他滨显著延长生存结局。另外，如果颅外病灶未进展，经有效的局部治疗后，可考虑继续使用原靶向治疗方案。

三、辅 助 治 疗

HER2 的过表达既是恶性程度高、预后差的标志，也是重要的预测指标，HER2 阳性提示对 CMF 方案和他莫昔芬耐药，而含蒽环类药物的方案能使 HER2 阳性患者获益。最重要的是 HER2 是明确的曲妥珠单抗治疗有效的标志。已有四项大型的曲妥珠单抗作为辅助治疗的随机试验结果公布，分别是 NSABP B-31 研究、NCCTG N9831 研究、BCIRG 006 研究和 HERA 研究，总计入组超过 13 000 例 HER2 阳性早期乳腺癌患者。2005 年后这几项研究结果相继公布，证实了曲妥珠单抗在 HER2 阳性早期乳腺癌辅助中的地位，一年曲妥珠单抗辅助治疗组的无病生存率和总生存率显著优于对照组，复发转移风险降低 39%~52%，成为乳腺癌综合治疗里程碑式的进展。

NSABP B-31 和 NCCTG N9831 研究具有相似的设计，NSABP B-31/NCCTG N983 联合分析将对照组和曲妥珠单抗联合紫杉醇治疗组合并在一起进行分析，共纳入 4045 例患者，中位随访 8.4 年，AC-TH 组复发风险降低 40%（HR=0.60，95%CI 0.53~0.73，$P<0.0001$），死亡风险下降 37%（HR=0.63，95%CI 0.54~0.73，$P<0.0001$）。对两项研究独立进行分析，观察到对 DFS 相似的显著影响。亚组分析显示曲妥珠单抗无论在哪个年龄组别、激

素受体状况如何、淋巴结转移状况、肿瘤大小和组织学分级如何皆获益一致。HERA 研究入组 HER2 阳性、淋巴结阳性或淋巴结阴性者肿瘤超过 1cm 的早期乳腺癌患者，比较标准化疗结束后使用曲妥珠单抗 1 年或 2 年对比不适用曲妥珠单抗的差异。中位随访 1 年，曲妥珠单抗治疗 1 年与对照组相比，复发风险下降超过 46%（HR=0.54，95%CI 0.43~0.67，P<0.0001），随访 2 年的数据显示，与观察组相比，1 年的曲妥珠单抗可带来 OS 获益。尽管接受单纯化疗的患者随后被允许交叉至曲妥珠单抗组，在 4 年中位随访主要疗效终点 DFS 仍然是曲妥珠单抗治疗组（78.6%）显著高于观察组（72.2%；HR=0.76，95%CI 0.66~0.87，P<0.0001）。中位随访 8 年，曲妥珠单抗治疗 2 年与 1 年相比，疗效无显著差异。中位随访 11 年，曲妥珠单抗治疗 1 年或 2 年组 10 年 DFS 率接近 70%，10 年 OS 率约 80%。BCIRG 006 主要研究终点无病生存率的结果显示，中位随访 10.3 年，AC → TH 组与 AC → T 组相比，无病生存率高 6.7%（74.6% 对比 67.9%），而 TCH 组则比 AC → T 组高 5.1%（73.0% 对比 67.9%）。曲妥珠单抗和蒽环类药物联合的方案（AC → TH）与曲妥珠单抗与多西他赛和卡铂联合（TCH）的方案相比，无病生存率和总生存率更优，但是没有统计学差异。基于上述研究结果，推荐 AC 序贯紫杉醇 + 曲妥珠单抗治疗 1 年（与首剂紫杉醇一起开始应用）方案作为 HER2 靶向辅助治疗方案的首选。鉴于 BCIRG 006 研究显示 TCH 或 AC 序贯多西他赛联合曲妥珠单抗方案的 DFS 优于 AC 序贯多西他赛，该研究 10 年随访结果显示 TCH 与 AC-TH 方案有相似的远期疗效，TCH 方案的心功能不全发生率较低，TCH 方案也是一种首选方案，特别对于有心脏毒性风险因素的患者。

HERA 研究证实 2 年的曲妥珠单抗治疗不优于 1 年，PHARE 研究未能证明 6 个月的曲妥珠单抗非劣于 1 年，曲妥珠单抗辅助治疗的标准疗程依然是 1 年。

NCCTG N9831 研究显示 AC-TH 与 AC-T-H 相比，5 年 DFS 显著提高（80.1% vs 71.9%，HR=0.68，P=0.0005），因此，对于 HER2 阳性乳腺癌的辅助治疗，应尽早在辅助化疗中联合使用曲妥珠单抗，以最大限度地提高辅助治疗效果。HERA 研究 4 年随访结果显示，对于术后初始未接受曲妥珠单抗治疗的 HER2 阳性乳腺癌，延迟使用曲妥珠单抗辅助治疗仍有获益。因此，尽早使用曲妥珠单抗治疗获益较大，对于辅助化疗已经结束但尚未出现复发转移的患者，仍然可以使用 1 年曲妥珠单抗辅助治疗。

HER2 阳性、淋巴结阴性小肿块乳腺癌也具有较高的复发风险，HER2 阳性 $T_{1ab}N_0M_0$ 患者 5 年复发转移风险是 HER2 阴性患者的 5 倍以上，HER2 阳性是 $T_{1ab}N_0M_0$ 患者预后不佳的主要危险因素。曲妥珠单抗辅助治疗的几项大型临床试验亚组分析及荟萃分析显示，小肿瘤患者获益与总体人群一致。前瞻性和回顾性研究结果证实曲妥珠单抗治疗 HER2 阳性小肿瘤患者同样带来获益。原发灶 0.6~1cm 的 HER2 阳性乳腺癌小肿瘤患者应推荐曲妥珠单抗辅助治疗，原发灶不超过 0.5cm 但伴高危因素者，如激素受体阴性、分级差、Ki-67 高等可考虑曲妥珠单抗辅助治疗。Jones 等进行了一项 Ⅱ 期研究，该研究对低危患者使用 4 个周期的 TC 方案联合曲妥珠单抗辅助治疗，3 年 DFS 和 OS 分别达到 96.9% 和 98.7%。相对于其他辅助化疗方案，不仅避免了蒽环类药物的心脏毒性，同时减少了化疗周期数，耐受性更好。APT 研究以曲妥珠单抗为基础的化疗方案在 HER2 阳性、淋巴结阴性、肿瘤大小 ≤ 3cm 的患者中的益处。所有患者接受曲妥珠单抗和共 12 周的每周紫杉醇，接下来完成一年的曲妥珠单抗单药治疗。50% 的入组患者肿瘤 ≤ 1.0cm，9% 的患者肿瘤在 2~3cm 之间。这项研究的终点是 DFS。在 2013 年圣安东尼奥年度乳腺癌研讨会上发表的结果显示，3 年 DFS 率在总人群中为 98.7%（95%CI 97.6~99.8，P<0.0001）。单周紫杉醇联合曲妥珠单抗方案毒性低，是 HER2 阳性小肿瘤优选的方案。

有少部分不能耐受化疗，或激素受体阳性的老年 HER2 阳性乳腺癌，可考虑采用不含化疗的曲妥珠单抗联合内分泌治疗方案。

ALTTO 试验的结果未证明使用双重抗 HER2 治疗与单独曲妥珠单抗相比在无病生存率方面的显著改善。中位随访 4.5 年时，接受单纯曲妥珠单抗治疗的患者 DFS 率为 86%；接受曲妥珠单抗和拉帕替尼同步治疗的患者 DFS 率为 88%，接受曲妥珠单抗序贯拉帕替尼的患者 DFS 率为 87%，双靶向组不良反应更高。因此，不推荐拉帕替尼用于辅助治疗。

四、新辅助治疗

HER2 阳性乳腺癌患者的新辅助治疗联合曲妥珠单抗与单用化疗相比，能显著提高 pCR 率，同时提高远期疗效。Buzdar 等的新辅助治疗试验中，曲妥珠单抗联合紫杉醇序贯 CEF 化疗的 pCR 率高达 65.2%，显著高于单纯化疗组的 26.3%（P=0.016），中位随访 36 个月，新辅助化疗组 3 年 DFS 为 85.3%，曲妥珠单抗新辅助化疗组无患者发生复发及转移。大型 III 期 NOAH 研究结果进一步证实了曲妥珠单抗新辅助治疗的获益。HER2 阳性局部晚期乳腺癌，曲妥珠单抗联合 AT/T/CMF 方案能显著提高 pCR 率（38% vs 19%），5 年无事件生存率和总生存率均显著提高。因此，术前新辅助治疗应考虑含曲妥珠单抗的方案，术后应继续使用曲妥珠单抗，治疗总疗程 1 年。HER2 阳性乳腺癌新辅助研究众多，但与辅助治疗不同的是，新辅助治疗没有明确的标准方案。目前在临床上可选择蒽环和紫杉类序贯联合，在紫杉类用药期间联合曲妥珠单抗治疗。

双靶向 HER2 联合新辅助治疗也是可选的治疗策略。Neosphere 研究证实了曲妥珠单抗和帕妥珠单抗与多西他赛联合进一步提高了 pCR 率，PFS 率和 DFS 率在数值上提高，且未增加心脏不良事件发生率。NEOALTTO 研究显示，拉帕替尼联合曲妥珠单抗与紫杉醇也提高了 pCR 率，但未转化为无事件生存和总生存的获益。新辅助治疗仍有待突破，应鼓励研究者涉及符合科学性和伦理学要求的临床研究，以提高患者获益。

五、长期使用的心脏安全性问题

心脏毒性是曲妥珠单抗的主要不良反应，但只要临床医师在临床实践中保持谨慎并注意观测，总体安全性良好。多项研究长期随访结果显示在辅助治疗中使用曲妥珠单抗后心脏事件的累积发生率较低，治疗阶段会出现 LVEF 下降，治疗结束后多逐步恢复或接近基线水平。曲妥珠单抗联合化疗药物尤其是蒽环类化疗药物会增加心肌损害，严重者会发生心力衰竭。复发转移乳腺癌患者不推荐曲妥珠单抗联合蒽环类化疗，辅助治疗曲妥珠单抗要在蒽环类化疗后使用，新辅助治疗可以在严密观察下，曲妥珠单抗同步联合 4 周期内短程蒽环类化疗。《中国抗癌协会乳腺癌诊治指南与规范》已经很明确地规定，在使用曲妥珠单抗之前，常规要进行心电图、超声心动图 LVEF 基线评估后再开始应用曲妥珠单抗，使用期间应该每 3 个月监测心功能。当出现 LVEF 较治疗前绝对数值下降 ≥ 16%，或 LVEF 低于该检测中心正常范围并且 LVEF 较治疗前绝对数值下降 ≥ 10% 时，应暂停曲妥珠单抗治疗至少 4 周，并每 4 周检测 1 次 LVEF，4~8 周内 LVEF 回升至正常范围，或 LVEF 较治疗前绝对数值下降 ≤ 15%，可恢复使用曲妥珠单抗。但 LVEF 持续下降超过 8 周，或者 3 次以上因心脏问题而中断曲妥珠单抗治疗，应永久停止使用曲妥珠单抗。

（撰写　**胡夕春**　审稿　**邵志敏**）

第三节　HER2 阳性乳腺癌辅助治疗

一、HER2 阳性乳腺癌辅助治疗概述

随着人们对乳腺癌的深入了解，近年来乳腺癌的治疗有了许多里程碑式的进展，尤其是明确了 HER2 过表达对于乳腺癌生物学行为的影响。HER2 是与乳腺癌的预后有密切关系的癌基因，在 20%~30% 的乳腺癌中可以检测到该基因的扩增和过表达。抗 HER2 靶向药物的运用明显改善了 HER2 阳性乳腺癌患者的生存预后。

目前已有曲妥珠单抗（trastuzumab）、帕妥珠单抗（pertuzumab）、T-DM1（kadcyla）及拉帕替尼（lapatinib）4 种抗 HER2 靶向药物被批准用于 HER2 阳性乳腺癌的治疗。在这 4 种药物中，目前只有曲妥珠单抗具有辅助治疗的适应证，拉帕替尼单药或拉帕替尼联合曲妥珠单抗在辅助阶段的研究为阴性结果。帕妥珠单抗和 T-DM1 在 HER2 阳性早期乳腺癌辅助治疗运用的临床研究正在进行。另外，目前还有多个抗 HER2 靶向的药物处于临床研究阶段，如来那替尼（neratinib）等。因此，HER2 阳性乳腺癌辅助治疗的基本原则为：曲妥珠单抗用于 HER2 阳性早期乳腺癌术后辅助治疗，明显提高 HER2 阳性早期乳腺癌治愈机会，显著降低复发和死亡风险。国际、国内乳腺癌治疗指南均推荐曲妥珠单抗作为 HER2 阳性早期乳腺癌辅助的标准治疗。拉帕替尼辅助治疗临床研究均未取得阳性结果，不推荐拉帕替尼用于辅助治疗。

曲妥珠单抗是一种重组的人源化抗 HER2 单克隆抗体，它可与 HER2 受体细胞外段区域 4 区结合，具有高度亲和力和特异性，能阻断 HER2 受体向下的信号传递而产生抗肿瘤作用；又能与人体免疫细胞作用，产生抗体依赖细胞介导细胞毒效应（ADCC）。现已经阐明的曲妥珠单抗的活性机制包括：特异结合于 HER2 受体胞外段从而阻断 HER2 同源二

聚体的组成性激活并干扰 HER2 与其他 ErbB 家族成员形成异源二聚体。介导 HER2 受体的内吞和在溶酶体中的降解；活化 PTEN 阻断 PI3K 信号通路；上调并活化 $p27^{kip1}$ 从而诱导 G_1 期停滞，抑制肿瘤细胞增殖；促进肿瘤细胞凋亡；抗肿瘤血管生成；ADCC 作用；抑制全长 HER2 受体胞外段的裂解和裂解产物 p95 的活化；抑制 DNA 修复；增加化疗药物的细胞毒性；逆转肿瘤细胞对宿主细胞因子杀伤作用的抵抗等。目前，化疗基础上加用曲妥珠单抗一年是 HER2 阳性早期乳腺癌辅助治疗标准。

二、HER2 阳性乳腺癌辅助治疗策略

（一）HER2 阳性乳腺癌辅助治疗方案

曲妥珠单抗最初被批准用于 HER2 阳性晚期乳腺癌的治疗，后来被批准用于 HER2 阳性早期乳腺癌的辅助治疗。在几项大型的曲妥珠单抗的关键性临床研究中，HERA 研究证明了化疗后加曲妥珠单抗显著改善预后。NCCTG N9831/NSABP B-31 比较联合、序贯及不联合曲妥珠单抗之间的差异，确立了 AC-TH（蒽环联合环磷酰胺序贯紫杉醇联合曲妥珠单抗）优于常规的 AC-T 化疗。BCIRG006 证实了蒽环联合环磷酰胺序贯多西他赛联合曲妥珠单抗以及不含蒽环类药物的 TCH 方案（多西他赛、卡铂联合曲妥珠单抗）也优于 AC-T 方案，TCH 和 AC-TH 两种方案的远期疗效相似，但 TCH 方案心功能不全发生率较低，对于心脏安全性要求较高或年龄偏大的患者可以选择 TCH 方案。

HERA 研究于 2001 年 12 月启动，是一项国际开放性的 III 期随机对照试验。入选患者为完成局部治疗（伴或不伴放疗的手术治疗）和至少 4 个疗程化疗的 HER2 阳性早期浸润性乳腺癌患者，其中 89% 完成术后辅助化疗，5% 完成术前新辅助化疗，6% 完成新辅助化疗和辅助化疗患者随机分配至 3 个组：观察组、曲妥珠单抗辅助治疗 1 年组、曲妥珠单抗辅助治疗 2 年组。所用剂量为初始剂量 8mg/kg，维持剂量 6mg/kg，每三周为 1 疗程。研究的主要研究终点为 DFS，次要研究终点包括心脏安全性、OS、首次无病生存事件发生部位、远处转移时间等。患者的入组标准：①必须经病理学检测确定为 HER2 过度表达或扩增；②淋巴结阳性，或淋巴结阴性但肿瘤大小 >1cm；③患者在基线水平肝、肾、骨髓功能良好；④在完成所有的化疗和放疗后，患者 LVEF 正常（≥ 55%）。既往有充血性心力衰竭、伴 Q 波异常的心肌梗死性冠状动脉病变、不能很好控制的高血压、心律不齐，有临床症状的瓣膜异常患者不能入选。当出现 3 度、4 度非血液不良反应时，暂停给药直至恢复到 2 度或更低。中断治疗的标准为：①超过 5 周不良反应仍不能降至 2 度或以下；②出现症状性充血性心力衰竭；③ LVEF<45% 或 LVEF<50% 但较基线时下降 >10%。HERA 研究于 2005 年在新英格兰医学杂志上发表了中位随访 1 年的结果，从 2001 年 12 月开始入组至 2005 年 3 月，共有 5081 例信息可分析患者参加了 HERA 研究。在这次的报道中，仅比较了曲妥珠单抗 1 年治疗组与观察组的分析结果。曲妥珠单抗 1 年治疗组 1694 例，观察组 1693 组。有 67% 的经中心实验室确认 HER2 IHC3+ 患者（未进行 FISH 检测）。中位年龄为 49 岁，有 1/3 的患者淋巴结阴性，48% 的患者激素受体阴性。94% 的患者接受了

以蒽环为基础的化疗，26% 的患者接受了紫杉类药物的治疗，76% 的患者接受了放疗，内分泌治疗的主要药物为他莫昔芬。从确诊乳腺癌至开始使用曲妥珠单抗治疗的中位时间为 8.4 个月（7.1~9.6 个月）。该报道结果显示，曲妥珠单抗 1 年治疗组的无病生存事件总数为 127 例（7.5%），观察组的无病生存事件总数为 220 例（13.0%），两者的 HR=0.54，95%CI（0.43~0.67），P<0.0001。近 2/3 的首次无病生存事件为远处转移，曲妥珠单抗 1 年治疗组的远处转移为 85 例（5.0%），观察组的远处转移为 154 例（9.1%），两者的 HR=0.49，95%CI（0.38~0.63），P<0.0001。曲妥珠单抗 1 年治疗组的死亡数为 29 例（1.7%），观察组的死亡数为 37 例（2.2%），两者的 HR 无显著性差异。HERA 研究中位随访 1 年的结果显示：在完成初始治疗（包括手术、放疗和新辅助化疗或辅助化疗）后给予曲妥珠单抗辅助治疗能给 HER2 阳性早期浸润性乳腺癌患者带来显著的临床获益，能减少 46% 的复发风险，特别是能减少 51% 的远处转移风险。基于 HERA 研究 1 年结果，FDA 于 2008 年 1 月批准曲妥珠单抗单药用于接受了手术、含蒽环类辅助化疗和放疗（如果适用）后的 HER2 阳性早期乳腺癌的辅助治疗。同时，由于该研究中同样有中国的患者参与，CFDA 也于 2008 年批准曲妥珠单抗在中国上市。其后，HERA 研究还分别公布了中位随访 2 年、4 年、8 年以及 10 年的结果。中位随访 2 年时，曲妥珠单抗 1 年治疗组的无病生存事件是 218 例，观察组的无病生存事件数是 321 例，HR=0.64，P<0.0001；中位随访 4 年时，曲妥珠单抗 1 年治疗组的无病生存事件数是 369 例，观察组的无病生存事件数是 458 例，HR=0.76，P<0.0001；中位随访 8 年时，曲妥珠单抗 1 年治疗组的无病生存事件数是 471 例，观察组的无病生存事件数是 570 例，HR=0.76，P<0.0001。中位随访 2 年时，曲妥珠单抗 1 年治疗组的总生存事件数是 59 例，观察组的总生存事件数是 90 例，HR=0.66，P<0.0115；中位随访 4 年时，曲妥珠单抗 1 年治疗组的总生存事件数是 182 例，观察组的总生存事件数是 213 例，HR=0.85，P<0.1087，因随着曲妥珠单抗的获批，此时约 30% 的观察组患者已交叉至曲妥珠单抗 1 年治疗组，所以在统计学上造成一定偏移；中位随访 8 年时，曲妥珠单抗 1 年治疗组的总生存事件数是 278 例，观察组的总生存事件数是 350 例，HR=0.76，P<0.0005。综合 HERA 研究的随访结果，曲妥珠单抗 1 年组与观察组的 DFS 获益的 HR 在中位随访 1、2、4、8 年分别是 0.54、0.64、0.76、0.76，P 值皆小于 0.0001；曲妥珠单抗 1 年治疗组与观察组的 OS 获益的 HR 在中位随访 1、2、4、8 年分别是 0.76、0.66、0.85、0.76；尽管因观察组交叉使用曲妥珠单抗，但在中位随访 8 年时，ITT 人群中 1 年曲妥珠单抗治疗组比观察组仍体现出显著的 DFS 及 OS 获益。2012 年 HERA 研究公布了曲妥珠单抗 1 年组与 2 年组的比较情况，结果显示化疗序贯 2 年的曲妥珠单抗治疗与 1 年的曲妥珠单抗治疗疗效相当，但 2 年曲妥珠单抗治疗组的继发心脏事件和其他不良事件有所增加。在 2015 年 SABCS 会议上，HERA 研究公布了中位随访 11 年的数据，1 年曲妥珠单抗治疗组的 DFS 为 69.3%，2 年曲妥珠单抗治疗组的 DFS 为 68.5%，观察组的 DFS 为 62.5%；1 年曲妥珠单抗治疗组的 HR=0.76，95%CI：0.68~0.86，P<0.0001；2 年曲妥珠单抗治疗组的 HR=0.77，95%CI：0.69~0.87，P<0.0001；1 年曲妥珠单抗治疗组的 OS 为 79.4%，2 年曲妥珠单抗治疗组的 OS 为 79.5%，观察组的 OS 为 72.9%；1 年曲妥珠单

抗治疗组的 HR=0.74，95%CI：0.64~0.86，P<0.0001；2 年曲妥珠单抗治疗组的 HR=0.72，95%CI：0.62~0.83，P<0.0001。2015 年 SABCS 上公布了中位随访 10 年的数据，尽管在第一次中期分析数据公布后有 885 例观察组患者交叉使用曲妥珠单抗，长期 DFS、OS 数据仍具有统计学差异，提示曲妥珠单抗辅助治疗获益稳定持续，并且 HR+/HR− 亚组中均观察到曲妥珠单抗的临床获益，为辅助 1 年的曲妥珠单抗治疗作为 HER2 阳性早期乳腺癌标准治疗提供了强有力的证据支持。

NSABP B−31 研究的启动时间是 2000 年 2 月，是第一个启动的曲妥珠单抗辅助治疗的研究。NCCTG N9831 研究的启动时间 2000 年 5 月，基本与 NSABP B−31 临床试验相同，不同的是紫杉醇不是每 3 周给药，而是每周给药。在 NSABP B−31 试验中，患者随机分成两组，观察组：行 AC（多柔比星 60mg/m² + 环磷酰胺 600mg/m²）化疗，每 21 天为 1 个疗程，共 4 个疗程；随后行紫杉醇化疗，剂量为 175mg/m²，每 3 周 1 次，共 4 个疗程。治疗组：化疗方案与观察组相同，只是在首次紫杉醇化疗的同时给予负荷剂量的（4mg/kg），随后每周 2mg/kg，维持治疗 51 周。在 NCCTG N9831 试验中，患者随机分成 3 组，观察组先行 4 疗程的 AC 后再行 12 周紫杉醇化疗，剂量为 80mg/m²；序贯组化疗方案与观察组相同，化疗完成后用 52 周的曲妥珠单抗治疗；联合组化疗方案也与观察组相同，但在紫杉醇化疗的同时联合曲妥珠单抗治疗 52 周。NCCTG N9831/NSABP B−31 的入组标准为：①经病理学检测确定为 HER2 过度表达（IHC3+）或 HER2 基因扩增（FISH 阳性）的乳腺癌患者。②在试验开始阶段，两项研究均要求组织学检测证实淋巴结阳性。2003 年 3 月 2 日以后，N9831 试验允许淋巴结阴性的高危患者入组（单个肿瘤直径 >2cm，ER 或 PR 阳性；单个肿瘤直径 >1cm，ER 和 PR 阴性）。③患者的肝、肾、骨髓功能及左心射血分数良好。④有下列心血管疾病者排除：需要药物治疗的心绞痛、心律不齐患者，严重传导异常，有临床症状的严重心瓣膜病，胸片示心脏肥大，心脏超声示左心室肥厚，难以控制的高血压，严重的心包积液，有心肌梗死、充血性心力衰竭或心肌病病史的患者。由于 NCCTG N9831 和 NSABP B−31 均为比较术后化疗联合曲妥珠单抗治疗与术后单纯化疗的疗效，且两个实验设计类似，所以首次在新英格兰医学杂志发表的是这两项研究的联合分析结果，以评价曲妥珠单抗联合化疗辅助治疗在早期 HER2 阳性乳腺癌患者中的疗效及安全性。2005 年发表的中期分析显示，至 2005 年 2 月 15 日，共有 2043 例患者入组 B−31 试验，其中 1736 例患者至少 1 次随访评价。至 2004 年 11 月 1 日，有 1636 例患者入选 N9831 试验的观察组与联合组，截至 2005 年 3 月 15 日，共提交了 1615 例患者的随访资料。各组患者的基线特征均相似。第一次中期分析比较了观察组与联合治疗组的情况，而将 N9831 试验中序贯组排除。截至 2005 年 3 月 15 日，曲妥珠单抗联合治疗组发生了 133 个 DFS 事件，观察组发生率 261 个 DFS 事件，事件包括局部复发、远处转移、第二原发肿瘤或复发前死亡，HR=0.48，95%CI：0.39~0.59，P<0.00001。曲妥珠单抗治疗组对比观察组，3 年 DFS 为 87.1% vs 75.4%；4 年 DFS 为 85.3% vs 67.1%。曲妥珠单抗治疗组死亡 62 例，对照组死亡 92 例，HR=0.67，95% CI：0.48~0.93，P = 0.015。曲妥珠单抗治疗组有 96 例远处转移，而观察组有 193 例发生远处转移。曲妥珠单抗治疗组的 3 年无远处转移率为

90.4%，而观察组为 81.4%；曲妥珠单抗治疗组的 4 年无远处转移率为 89.7%，而观察组为 73.7%。该中期联合分析显示，在 AC 化疗后加入曲妥珠单抗较单用紫杉醇的复发率降低一般，3 年远处转移风险降低 8.8%，4 年远处复发率降低 15.9%，并且降低死亡风险 39%。曲妥珠单抗的使用使非乳腺第二原发肿瘤的发生率明显下降，但在肿瘤的部位及类型上无显著差异。在使用或同时使用蒽环类药物时可使曲妥珠单抗增加心功能障碍的风险。加入曲妥珠单抗使充血性心力衰竭的发生率增加了 3%，但与化疗相比，曲妥珠单抗并未使总的不良事件发生率和严重的非心脏不良事件发生率增加。依据联合分析第一次中期分析的结果，2006 年 11 月 FDA 批准 AC 序贯紫杉醇联合曲妥珠单抗用于 HER2 阳性早期乳腺癌辅助化疗。2012 年 12 月 7 日在 SABCS 会议上报道了 NCCTG N9831/NSABP B-31 试验联合分析的最终结果。数据截至 2012 年 9 月，中位随访时间为 8.4 年，入组患者 4045 例。其中 412 例（20.4%）被分配到观察组的患者由于 2005 年的中期分析结果显示了曲妥珠单抗辅助治疗良好的疗效而接受了曲妥珠单抗治疗。中位随访 8.4 年后主要研究终点 DFS 的 HR=0.60，95%CI：0.53~0.68，$P<0.0001$；10 年的 DFS 绝对差值达到 11.5%。关于首次无病生存事件，在曲妥珠单抗治疗组中，有 227 例（11.2%）的患者出现了远处转移，84 例（4.1%）出现了局部或区域复发，46 例（2.3%）发生了对侧乳腺癌，67 例（3.3%）发生了第二原发肿瘤，38 例（1.9%）出现了非乳腺癌复发的死亡；而在观察组中，有 391 例（19.4%）患者出现了远处转移，124 例（6.1%）出现了局部或区域复发，40 例（2.0%）发生了对侧乳腺癌，74 例（3.7%）发生了第二原发肿瘤，31 例（1.5%）出现了非乳腺癌复发的死亡。OS 的 HR=0.63，95%CI：0.54~0.73，$P<0.0001$，10 年的 OS 绝对值达到 8.8%。进一步的亚组分析显示，曲妥珠单抗治疗无论在哪个年龄组别，激素受体状态如何，淋巴结转移状况，肿瘤大小或组织学分级如何皆获益。因此，在 AC 方案后使用曲妥珠单抗治疗 HER2 阳性早期乳腺癌显著降低患者的复发风险和死亡风险，可以降低 40% 的复发风险及 37% 的死亡风险，对于 HER2 阳性的早期乳腺癌使用曲妥珠单抗治疗能明确提高患者的生存。2009 年 SABCS 会议上报道了 N9831 试验中序贯和联合两种曲妥珠单抗治疗方案的中位随访 5 年的数据，结果显示与对照组相比，序贯使用曲妥珠单抗可延长乳腺癌患者的 DFS（80.1% vs 71.9%，HR=0.68，$P=0.0005$）。同时，与序贯组相比，尽管 P 值没有达到预设显著水平（$P=0.00116$），联合组的 DFS 也有所提高（84.2% vs 80.1%，HR=0.75，$P=0.019$）。因此，对于 HER2 阳性的乳腺癌患者，应尽早地在辅助化疗中联合使用曲妥珠单抗，AC-TH 较 AC-T-H 是优选方案。

辅助治疗中另一重要研究是 BCIRG006 研究，这一研究不同于之前的 HERA、NSABP B-31 及 NCCTG N9831 的地方是其中有一组的化疗方案不含有蒽环类药物。鉴于临床前研究显示曲妥珠单抗与铂类以及多西他赛有协同作用，加之有研究显示对 HER2 阳性的转移性乳腺癌在紫杉醇联用曲妥珠单抗的基础上加用卡铂能进一步提高无进展生存，所以在 BCIRG006 研究中，治疗研究组之一采用的是 TCH（多西他赛 + 卡铂 + 曲妥珠单抗）方案。从 2001 年 4 月至 2004 年 3 月，共入组 3222 例患者。入组标准为：①经病理学检测确定为 HER2 过度表达（IHC3+）或 *HER2* 基因扩增（FISH 阳性）的乳腺癌患者；②淋巴结阳性或淋巴结阴性具有高危因素；③患者的肝、肾、骨髓功能及左心射血分数良好；④有下列心血管疾病者排除：需要药物治疗的心绞痛、心律不齐患者，严重传导异常，有临床症状的严重心瓣膜病，胸片示心脏肥大，心脏超声示左心室肥厚，难以控制的高血压，严重的心包积液，有心肌梗死、充血性心力衰竭或心肌病病史的患者。此项研究分为 3 组进行：AC-T 组，AC 后（多柔比星 60mg/m² + 环磷酰胺 600mg/m²，每 21 天为 1 个疗程，共 4 个疗程）序贯多西他赛（多西他赛 100mg/m²，每 3 周为 1 个疗程，共 4 个疗程）；AC-TH 组，化疗药物的剂量及给药方式同 AC-T 组，曲妥珠单抗首剂自多西他赛首剂开始时同时使用；TCH 组，即为多西他赛和卡铂（多西他赛 75mg/m²，卡铂 $AUC=6$，每 3 周为 1 个疗程，共 6 个疗程），同时联用曲妥珠单抗。在后两个治疗组中，初始曲妥珠单抗与化疗同期使用时，曲妥珠单抗负荷剂量为 4mg/kg，其后为 2mg/kg，每周维持治疗；化疗结束后曲妥珠单抗改为 6mg/kg，每 3 周维持治疗，共 1 年。主要研究终点为 DFS，次要研究终点包括 OS、安全性等。2005 年 9 月公布了 BCIRG006 的首次中期分析结果。AC-TH 组、TCH 组的 DFS 皆明显优于观察组 AC-T 组，AC-TH 组与 TCH 组的 DFS 无显著性差异。2011 年 10 月公布了 BCIRG0-06 的第 3 次分析结果，中位随访时间为 65 个月，AC-T 组出现了 257 例无病生存事件，AC-TH 组出现了 185 例，而 TCH 组出现 214 例。无论是 DFS 还是 OS，还有曲妥珠单抗的治疗组均显著优于观察组。AC-T 组 5 年 DFS 为 75%，AC-TH 组 5 年 DFS 为 84%（HR=0.64，$P<0.001$），TCH 组 5 年 DFS 为 81%（HR=0.74，$P=0.04$）。此时，共有 348 例患者死亡，AC-T 组 5 年 OS 为 87%，AC-TH 组 5 年 OS 为 92%（HR=0.63，$P<0.001$），TCH 组 5 年 OS 为 91%（HR=0.77，$P=0.04$），AC-TH 组与 TCH 组间 DFS 与 OS 均无显著性差异。进一步亚组分析，淋巴结阴性的患者，AC-T 组 5 年 DFS 为 85%，AC-TH 组 5 年 DFS 为 93%（HR=0.47，$P=0.003$），TCH 组 5 年 DFS 为 90%（HR=0.64，$P=0.06$）；而淋巴结阳性的患者，AC-T 组 5 年 DFS 为 71%，AC-TH 组 5 年 DFS 为 80%（HR=0.68，$P<0.001$），TCH 组 5 年 DFS 为 78%（HR=0.78，$P=0.01$）；4 个 以 上 淋巴结阳性的患者中，AC-T 组 5 年 DFS 为 61%，AC-TH 组 5 年 DFS 为 73%（HR=0.66，$P=0.002$），TCH 组 5 年 DFS 为 72%（HR=0.66，$P=0.002$）；肿瘤 ≤ 1cm 的患者中，AC-T 组 5 年 DFS 为 72%，AC-TH 组 5 年 DFS 为 86%（HR=0.36，$P=0.03$），TCH 组 5 年 DFS 为 86%（HR=0.45，$P=0.09$）；肿瘤 >1cm 但不超过 2cm 的患者中，AC-T 组 5 年 DFS 为 86%，AC-TH 组 5 年 DFS 为 87%（HR=0.88，$P=0.59$），TCH 组 5 年 DFS 为 86%（HR=1.11，$P=0.64$）；肿瘤 >2cm 的患者中，AC-T 组 5 年 DFS 为 71%，AC-TH 组 5 年 DFS 为 82%（HR=0.62，$P<0.001$），TCH 组 5 年 DFS 为 79%（HR=0.70，$P<0.001$）。此外，转化性研究中，对 TOP-2A 与 HER2 共扩增的情况进行了分析，对于 HER2 阳性但无 TOP-2A 共扩增的患者，使用曲妥珠单抗的获益程度超过整体人群；对于 HER2 阳性同时存在 TOP-2A 共扩增的患者，加上曲妥珠单抗并无显著获益。在不良反应方面，关节痛、肌肉痛、手足综合征、黏膜炎、呕吐、神经毒性、指甲变化、白细胞下降、中性粒细胞减少等，AC-TH 组比 TCH 组严重；TCH 组比 AC-TH 组有更多的贫血和血小板下降；AC-TH 组有 7 例患者发生白血病，TCH 组有 1 例患者发生白血病。在我们更关心的心脏

毒性方面，AC-T 组充血性心力衰竭的发生率为 0.7%，AC-TH 组充血性心力衰竭的发生率为 2.0%，TCH 组充血性心力衰竭的发生率为 0.4%；LVEF 下降 >10% 的比例，AC-T 组 11.2%，AC-TH 组 18.6%，TCH 9.4%。在 2015 年 SABCS 会议上报道了 BCIRG006 研究中位随访 10.3 年的结果。整个研究共发生了 876 例 DFS 事件，比 5 年中期分析时多 33%；511 例死亡事件，比 5 年中期分析时多 46%。中位随访 10.3 年的 DFS：AC-T 组为 67.9%，AC-TH 组为 74.6%，TCH 组为 73%；对比 AC-T 的对照组，AC-TH 组的 HR=0.70，95%CI：0.60~0.83，P<0.001；TCH 组的 HR=0.76，95%CI：0.65~0.90，P<0.001。中位随访 10.3 年的 OS：AC-T 组为 78.7%，AC-TH 组为 85.9%，TCH 组为 83.3%；对比 AC-T 的对照组，AC-TH 组的 HR=0.64，95%CI：0.52~0.79，P<0.001；TCH 组的 HR=0.76，95%CI：0.62，0.93，P=0.0081。进一步对亚组进行分析，淋巴结阳性的患者中，中位随访 10.3 年的 DFS：AC-T 组为 62.2%，AC-TH 组为 69.6%，TCH 组 68.4%；对比 AC-T 的对照组，AC-TH 组的 HR=0.72，95%CI：0.61~0.87，P<0.001；TCH 组的 HR=0.75，95%CI：0.63~0.90，P=0.0018；在累及淋巴结 ≥ 4 个的患者中，中位随访 10.3 年的 DFS：AC-T 组为 53.6%，AC-TH 组为 62.8%，TCH 组为 62.9%；对比 AC-T 的对照组，AC-TH 组的 HR=0.71，95%CI：0.56~0.89，P=0.0039；TCH 组的 HR=0.69，95%CI：0.54~0.87，P=0.0018。在安全性方面：CHF 事件，TCH 组 0.4% 对比 AC-TH 组 2.0%，P=0.0005；甚至低于对照组 AC-T 的 CHF 发生率 0.8%。而关于左心室射血分数（LVEF）降低 ≥ 10% 这一无症状心脏不良事件，TCH 组的事件数是 AC-TH 组的不到 1/2（97 vs 206；P<0.0001）。10 年随访结果显示 AC-TH 和 TCH 组维持了相对于 AC-T 的长期显著性获益。然而 AC-TH 组的 CHF 事件数约为 TCH 组的 5 倍（21 例对 4 例），并且 AC-TH 组的白血病事件和持续性 LVEF 下降 >10% 事件更多。同时我们也看到 TCH 组相对于 AC-TH 组 DFS 事件数仅多 10 例，AC-TH 组没有比 TCH 组更好的趋势，甚至在高危人群，如淋巴结阳性，累及淋巴结大于 4 个的患者中获益是几乎一致的。因此 TCH 同样是优选方案，尤其是有蒽环类心脏毒性隐患的患者。TCH 方案给 HER2 阳性早期乳腺癌的辅助治疗多了一种选择。

对复发风险相对低的患者（如肿瘤 ≤ 2cm、淋巴结阴性），也可考虑采用 TC4H 方案。2013 年 Lancet Oncology 发表了一项开放标签、单臂的 Ⅱ 期研究，入组患者为淋巴结阳性或阴性，对于淋巴结阴性患者肿瘤直径的下限无要求，排除 Ⅲ A、Ⅲ B 期、局部晚期或Ⅳ期。使用非蒽环类化疗方案 TC4H（4 周期多西他赛 + 环磷酰胺，联合曲妥珠单抗）治疗 HER2 阳性早期乳腺癌。中位随访 36.1 个月，对于入组的所有患者，2 年 DFS 和 2 年 OS 率高达 97.8% 和 99.5%，3 年 DFS 和 3 年 OS 率分别为 96.9% 和 98.7%。该研究并未对肿瘤大小设置限制，其中 95 例患者肿瘤 ≤ 1cm 且腋窝淋巴结阴性，2 年、3 年 DFS 和 OS 均为 100%。研究结果说明短期化疗 +1 年曲妥珠的 TC4H 方案可成为乳腺癌复发风险较低患者的一种选择。

现在在中国上市的还有另一抗 HER2 靶向药物，拉帕替尼（lapatinib），它是一种可逆的小分子酪氨酸激酶抑制剂，能有效抑制人类表皮生长因子受体 -1（HER1）和人类表皮生长因子受体 -2（HER2）酪氨酸激酶活性。作用机制为抑制细胞内的 EGFR 和 HER2

的 ATP 位点阻止肿瘤细胞磷酸化和激活，通过 EGFR 和 HER2 的同质和异质二聚体阻断下调信号，从而抑制肿瘤的生长。2007 年美国 FDA 已批准拉帕替尼用于接受过曲妥珠单抗治疗的 HER2 阳性晚期乳腺癌并取得了较好的疗效，其主要不良反应为腹泻、皮疹等。因此也对早期乳腺癌的辅助治疗进行了相应的探索。2007 年 ALTTO 试验启动，这个临床研究最开始是分成 4 组，第 1 组是单用曲妥珠单抗，第 2 组是单用拉帕替尼，第 3 组是联合使用曲妥珠单抗和拉帕替尼，第 4 组是在进行与化疗疗程相同事件的曲妥珠单抗治疗后洗脱 6 周再序贯给予拉帕替尼治疗 34 周，预计入组 8000 例患者。2009 年 3 月，因为Desgin1 和 2 入组人数不平衡，Desgin1 停止入组。2009 年 11 月，增加 Desgin2B（包含多西他赛和卡铂的方案），预计入组 400 例。总入组人数调整到 8400 例。2010 年 3 月 31 日，Desgin2 停止入组，Desgin2B 在美国和加拿大的中心继续入组。在化疗方案中，如用周疗紫杉醇，剂量为 80mg/m^2；如用 3 周疗多西他赛，剂量为 75~100mg/m^2；如用到卡铂，剂量为 $AUC=6$，每 3 周为 1 个疗程，共 6 个疗程。四组抗 HER2 治疗用药剂量分别为：曲妥珠单抗单药组，与化疗联用时首次负荷剂量为 4mg/kg，后以每周 2mg/kg 维持，化疗结束后以 6mg/kg 维持，每 3 周为一疗程，直至满 1 年；拉帕替尼单药组，与化疗联用时每天口服 750mg，化疗结束后以 1500mg 维持，直至满 1 年；曲妥珠单抗序贯拉帕替尼组，曲妥珠单抗与化疗联用时首次负荷剂量为 4mg/kg，后以每周 2mg/kg 维持，化疗结束后经过 6 周的洗脱，然后每天口服拉帕替尼 1500mg 维持，直至满 1 年；曲妥珠单抗联合拉帕替尼组，曲妥珠单抗与化疗联用时首次负荷剂量为 4mg/kg，后以每周 2mg/kg 维持，化疗结束后以 6mg/kg 维持，每 3 周为一疗程，直至满 1 年，拉帕替尼与化疗联用时每天口服 750mg，化疗结束后以 1500mg 维持，直至满 1 年。研究的主要研究终点为 DFS，DFS 事件包括任何部位的浸润性乳腺癌复发、第二原发肿瘤（浸润性对侧乳腺癌或非乳腺恶性疾病）、全因死亡为第一事件。次要研究终点包括 OS、TTR、TTDR、脑转移的累及发生率及安全性等。试验设计时试验主要分析时间点有两个：①出现 850 例 DFS 事件后进行拉帕替尼联合曲妥珠单抗与曲妥珠单抗单药的比较（使用双侧 α 误差 =0.0167 进行 80% 效能检验）；②中位随访时间达到 4.5 年，两个条件满足一条即可。2011 年 7 月，入组完成，共入组 8381 例。2011 年 8 月，由于初次分析的结果提示拉帕替尼单药对比曲妥珠单抗 DFS HR 为 1.52（95% CI：1.23~1.88），几乎不可能达到非劣效终点，IDMC 停止拉帕替尼单药组，正在服用拉帕替尼的患者转向服用曲妥珠单抗。2014 年，ASCO 会议上，ALTTO 研究中位随访 4.5 年主要分析结果公布。整个研究到 2014 年 DFS 事件发生率低于预期，分析是基于中位随访时间 4.49 年（1 天 ~6.40 年）的 555 例 DFS 事件。在中位随访4.5 年时，ITT 人群曲妥珠单抗单药治疗组 4 年 DFS 为 86%，曲妥珠单抗联合拉帕替尼治疗组 4 年 DFS 为 88%，相较曲妥珠单抗单药组 HR=0.84, 97.5%CI: 0.70~1.02, P=0.048（预设 $P \leq 0.025$ 时具有统计学意义）；曲妥珠单抗序贯拉帕替尼治疗组 4 年 DFS 为 87%，相较曲妥珠单抗单药组 HR=0.96, 97.5%CI: 0.80~1.15, P=0.610。曲妥珠单抗单药治疗组4 年 OS 为 94%，曲妥珠单抗联合拉帕替尼治疗组 4 年 OS 为 95%，相较曲妥珠单抗单药组 HR=0.80, 95%CI: 0.62~1.03, P=0.078；曲妥珠单抗序贯拉帕替尼治疗组 4 年 OS 为

95%，相较曲妥珠单抗单药组 HR=0.91，95%*CI*（0.71~1.16），*P*=0.433。在曲妥珠单抗序贯拉帕替尼治疗组与曲妥珠单抗治疗组在 PP 人群的 DFS 非劣效性比较中，HR=0.93，97.5%*CI*：0.76~1.13，*P*=0.044，HR 上限跨过界值 1.11，未达到非劣效假设。拉帕替尼单药组患者交叉接受曲妥珠单抗治疗降低 DFS 事件风险 HR=0.67，95% *CI*：0.49~0.91。拉帕替尼没有降低首个转移部位为 CNS 的发生率（所有治疗组均为 2%）；与曲妥珠单抗单药相比，拉帕替尼显著增加了一部分不良反应：腹泻、肝毒性、皮疹或红斑。拉帕替尼组中，仅 60%~78% 患者完成了 ≥ 85% 的试验设定的剂量，所有治疗组的心脏毒性均较低。因此，拉帕替尼单药或序贯或联合曲妥珠单抗未被批准用于 HER2 阳性早期乳腺癌辅助治疗。

除了已在中国国内上市的曲妥珠单抗和拉帕替尼外，另两个已在欧美获批用于 HER2 阳性晚期乳腺癌的帕妥珠单抗（pertuzumab）和 T-DM1 虽还未获得辅助治疗的适应证，但相关的辅助治疗研究也在进行中。

帕妥珠单抗（pertuzumab）是基于人免疫球蛋白 G1（IgG1）框架序列的人源化单克隆抗体，由两个重链和两个轻链组成。与曲妥珠单抗一样，帕妥珠单抗也是在中国仓鼠卵巢（CHO）细胞中产生的，直接靶向 HER2 胞外区的 2 区，该位点是 HER2 受体二聚化的结合位点，帕妥珠单抗与之结合可抑制 HER2 与 HER2 之间以及与其他 HER 家族受体之间的二聚化作用，与曲妥珠单抗的作用方式产生互补。除了阻断信号转导，帕妥珠单抗和曲妥珠单抗均能诱导抗体依赖性细胞介导的细胞毒作用（ADCC）。基于帕妥珠单抗在 HER2 阳性晚期乳腺癌 CLEOPATRA 试验中所取得的卓越疗效，在 HER2 阳性早期乳腺癌辅助治疗中也开展了 APHINITY 试验，APHINITY 研究启动于 2011 年 5 月 20 日，目的是比较随机接受化疗加 1 年曲妥珠单抗加安慰剂与化疗加 1 年曲妥珠单抗加帕妥珠单抗的 HER2 阳性乳腺癌患者的无侵袭性疾病生存率（IDFS），次要研究终点包括 DFS、OS、无复发间隔事件（RFI）、远端无复发间隔时间（DFRI）、心脏安全性等。患者入组标准包括：①经病理学检测确定为 HER2 过度表达（IHC3+）或 *HER2* 基因扩增（FISH 阳性）的乳腺癌患者。②淋巴结阳性，T_0 除外。③ LVEF ≥ 55%。入组患者在术后 8 周内完成随机并开始治疗，医师可选择 4 个周期的 FEC/FAC 序贯 4 个周期 TH 或 4 个周期的 AC/EC 序贯 4 个周期的 TH 或 6 个周期的 TCH 方案。帕妥珠单抗的剂量为首剂负荷剂量为 840mg，后以 420mg 维持，3 周为一疗程，直至用满 1 年；曲妥珠单抗的剂量为首剂负荷剂量为 8mg/kg，后以 6mg/kg 维持，3 周为一疗程，直至用满 1 年。目前这一针对 HER2 阳性早期乳腺癌高危人群的研究已完成入组，将于近期进行第一次中期分析。

另一在晚期 HER2 阳性乳腺癌二线治疗中取得显著疗效的抗 HER2 药物 T-DM1 在早期乳腺癌辅助治疗中也在开展针对性的临床试验研究。Trastuzumab emtansine（T-DM1）是将曲妥珠单抗和化疗药物美坦新（maytansine）派生物经过特殊的偶联技术开发的全新靶向化疗药物，该药由曲妥珠单抗、SMMC 连接［N-succinimidyl 4-（N-maleimido-methyl）cyclohexane-1-carboxylate，4-（N- 马来酰亚胺基甲基），环己烷 -1-羧酸琥珀酰亚胺酯］连接以及美坦新派生物 maytansinoid（DM1）组成。美坦新是源于植物的一种细胞毒药物，有很强的抑制细胞分裂的作用。体外实验表明，美坦新可与微管蛋白结合，抑制微管蛋白的聚合同时促进其解聚，进而抑制微管的形成。DM1 由美坦新硫醇化形成，其细胞毒性是美坦新的 3~10 倍。作用机制为 T-DM1 与肿瘤细胞表面的 HER2 受体结合后，通过内吞作用进入肿瘤细胞内，在溶酶体内被蛋白酶降解，在肿瘤细胞内释放细胞毒药物 DM1 从而引发肿瘤细胞死亡。T-DM1 的独特之处在于其稳定性强的 SMMC 连接部分，保证 T-DM1 在被 HER2 过表达的肿瘤细胞内化后再释放细胞毒性药物，因而最小化 DM1 的全身性暴露。T-DM1 具有曲妥珠单抗的活性，可以与 HER2 的细胞外区域结合，通过阻断 HER2 的活化，产生抑制肿瘤增殖的作用。

由于 EMILIA 研究中显示，在 HER2 阳性晚期乳腺癌中 T-DM1 对于经曲妥珠单抗治疗后进展的患者仍有良好的疗效，MARIANNE 试验的亚组分析显示对于既往辅助 / 新辅助治疗接受过抗 HER2 治疗的患者 T-DM1 有疗效优于曲妥珠单抗联合紫杉类的趋势，所以 T-DM1 较其他抗 HER2 药物在早期乳腺癌辅助治疗临床试验研究更有针对性。KATHERINE 研究启动于 2013 年 1 月，针对 cT_{1-4}、cN_{0-3}、M_0、HER2 阳性的乳腺癌患者（术前行抗 HER2 治疗联合化疗的新辅助治疗但在术后仍有残余浸润性肿瘤），随机分为两组，一组继续使用曲妥珠单抗辅助治疗至一年，另一组换用 T-DM1 辅助治疗至一年。曲妥珠单抗以 6mg/kg 维持，3 周为 1 疗程；T-DM1 以 3.6mg/kg 维持，3 周为 1 疗程。如 ER 或 PR 阳性则使用内分泌治疗。主要研究终点是无侵袭性疾病生存率（IDFS），次要研究终点包括 DFS、OS、DRFI 和安全性。以期对于新辅助使用曲妥珠单抗但未达到 pCR 的患者，辅助治疗进一步优化。另一项 II 期临床试验研究 ATEMPT 启动于 2013 年 4 月，该研究针对 T_1 期 HER2 阳性早期乳腺癌患者，随机分为两组，对比 T-DM1 与曲妥珠单抗联合紫杉醇之间的疗效及安全性，以探寻对于小肿瘤低危的患者是否可以进一步降低毒性、提高疗效。

因此，曲妥珠单抗用于 HER2 阳性早期乳腺癌术后辅助治疗，明显提高 HER2 阳性早期乳腺癌治愈机会，显著降低复发和死亡风险。国际、国内乳腺癌指南均推荐曲妥珠单抗作为 HER2 阳性早期乳腺癌辅助治疗的标准治疗方案，而拉帕替尼辅助治疗临床研究未取得阳性结果，不推荐拉帕替尼用于辅助治疗，由于临床试验研究仍在进行中，尚无结果公布，所以帕妥珠单抗和 T-DM1 暂无证据支持用于早期 HER2 阳性乳腺癌辅助治疗。

（二）HER2 阳性乳腺癌辅助治疗时长

由于 HERA、NSABP B-31、NCCTG N9831、BCIRG006 临床研究均证实了曲妥珠单抗辅助治疗 1 年比观察组明显提高 DFS 及 OS，所以目前在多种指南及专家共识中皆推荐曲妥珠单抗使用 1 年用于 HER2 阳性早期乳腺癌辅助治疗。但对于 1 年的时间是否是曲妥珠单抗辅助治疗的最佳时间，或者 1 年的辅助治疗时间是否合适与所有人群，人们一直在进行相关的探索。对曲妥珠单抗最佳使用时限的探索主要集中在 9 周、6 个月、1 年和 2 年。

在 HER2 阳性早期乳腺癌辅助治疗短期疗程的探索最早要追溯到 2000 年，芬兰进行了一项前瞻性、多中心、III 期随机对照研究，FinHER 研究中曲妥珠单抗治疗时限为 9 周，该研究共入组了 1010 例女性患者，按照 HER2 状态随机分层后随机分组，接受 3 个周期多西他赛或 3 个周期长春瑞滨后，都接受 3 个周期的 FEC 方案化疗。HER2 阳性患者随机分组给予或不给予曲妥珠单抗治疗。在多西他赛或长春瑞滨第一周期的第一天开始用药，首剂负荷剂量为 4mg/kg，之后 2mg/kg 维持，每周一次，共 9 次。2006 年 FinHER 研究报道了其中期分析结果，多西他赛组中位随访时间 36 个月、长春瑞滨组 35 个月、曲妥珠单抗组 37 个月、非曲妥珠单抗组 35 个月。疗效分析显示，多西他赛组 DFS 优于长春瑞滨组，HR=0.58，95%CI：0.40~0.85，P=0.005。而曲妥珠单抗治疗组的 DDFS 为 90.4%，非曲妥珠单抗治疗组的 DDFS 为 77.6%，相差近 13%。说明 9 周曲妥珠单抗的疗程能有效治疗 HER2 阳性乳腺癌患者，加之与 1 年或 2 年的长疗程相比，9 周曲妥珠单抗治疗的疗程能减少患者治疗费用，减少相关毒性，提高患者依从性。所以当时多个专家共识及 NCCN 指南均推荐短期 9 周曲妥珠单抗治疗方案用于术后辅助治疗。但考虑到 FinHER 研究样本量较小，1010 例患者中 HER2 阳性的比例只有 23%，且中期分析时中位随访时间为 3 年，并没有替代 1 年的治疗方案。后来随着更长时间的随访，在中位随访 5 年的时候，发现两组的 OS 分别为 83.3% 和 73%，HR=0.55，P=0.094；DDFS 分别为 83.3% 和 73.0%，HR=0.65，P=0.12，均无统计学差异，因此尚不推荐 9 周曲妥珠单抗的治疗方案。关于曲妥珠单抗 9 周方案的其他研究还在继续，例如 2007 年开始意大利的 Short-HER 研究，2008 年开始芬兰的 SOLD 研究，均是比较 9 周与 1 年标准曲妥珠单抗治疗时长疗效，但结果均还未报道。

　　在 2012 年的 ESMO 会议上报道了另一项关于曲妥珠单抗辅助治疗时间的研究，这就是法国的 PHARE 研究。自 2005 年以来，曲妥珠单抗治疗 1 年对 HER2 阳性早期乳腺癌患者已经显示出生存获益。然而，基于对曲妥珠单抗的心脏毒性的关注，以及 FinHER 研究早期随访结果显示应用曲妥珠单抗 9 周与 1 年的治疗疗效相似，对曲妥珠单抗最适宜的使用时长一直存在争议。为此 PHARE 这一随机非劣效关注 6 个月曲妥珠单抗治疗与标准 12 个月的治疗进行比较。患者接受 6 个月曲妥珠单抗辅助治疗后随机分为观察组和继续曲妥珠单抗治疗 6 个月共计 1 年，并基于曲妥珠单抗与化疗同时或序贯、ER 状态和所在医学中心分层。主要研究终点是 DFS，次要研究终点包括 OS 和心脏毒性，试验组中 DFS 绝对丢失 2% 被定义为非劣效界值（相对而言为 1.15），样本量 3400 例患者，同时 α=0.05 和统计效能 80%。2010 年 7 月，因为 FinHer 研究更长时间随访结果的公布，PHARE 研究的 IDMC 建议停止进一步入组新的患者，从 2006 年 5 月至 2010 年 7 月，已有 3382 例患者随机分为 6 个月或 12 个月曲妥珠单抗组，两组的疾病及治疗特征有着很好的平衡。2012 年 ESMO 会议上报道的结果显示，中位随访 42.5 个月，6 个月对比 12 个月曲妥珠单抗治疗 DFS（HR=1.28，95%CI：1.05~1.56）和 OS（HR=1.46，95%CI：1.06~2.01），均无显著差异。虽然 6 个月的曲妥珠单抗治疗组的心脏毒性显著低于 12 个月的标准治疗组（1.9% vs 5.7%，P<0.0001），由于 HR 的 95%CI 上界与预先设定的 1.15 的非劣效界值相交叉，故未证明 6 个月的曲妥珠单抗治疗时长非劣于 12 个月。另一项比较曲妥珠单抗辅助治疗 6 个月时长对比 1 年时长的 Hellenic 研究也于 2015 年发表了结果，该项希腊的多

中心、Ⅲ期非劣效随机对照研究共入组了 489 例 HER2 阳性、淋巴结阳性的早期乳腺癌患者，随机分为两组，化疗方案为 FEC 序贯多西他赛，曲妥珠单抗与多西他赛同时使用分别 12 个月和 6 个月，主要研究终点为 3 年 DFS，次要研究终点包括 OS、安全性及生活质量（QoL）。12 个月治疗组和 6 个月治疗组中位随访时间分别是 47 个月和 51 个月，17 例（7.1%）和 28 例（11.7%）发生了复发，$P=0.08$；15 例和 21 例发生了远处转移；10 例（4.1%）和 8（3.3%）发生了死亡，$P=0.6$，其中各有 1 例死于乳腺癌。12 个月治疗组 3 年 DFS 为 95.7%，6 个月治疗组 3 年 DFS 为 93.3%，HR=1.57，95%CI：0.86~2.10，$P=0.137$，在 OS 的结果上，HR=1.45，95%CI：0.57~3.67，$P=0.438$，两者均未达到非劣效终点。所以不能得出曲妥珠单抗 6 个月非劣于 1 年的结论，短疗程曲妥珠单抗治疗仍需探索。

相较于 9 周和 6 个月的短疗程曲妥珠单抗治疗，在探究比 1 年更长事件的曲妥珠单抗应用能否进一步提高疗效的研究最重要的即为 HERA 研究。在中位随访 8 年的时候，更新了曲妥珠单抗治疗组与观察组疗效对比的结果同时，也报道了曲妥珠单抗治疗 2 年与 1 年组的比较结果。2012 年 4 月 12 日，HERA 研究达到了为比较曲妥珠单抗 2 年治疗组与 1 年组而设定的 725 例无病生存事件数。2 年组与 1 年组 DFS 事件发生率均为 23.6%，8 年 DFS 分别为 75.8% 和 76%，HR=0.99，95%CI：0.85~1.14，$P=0.86$；两组的 OS 相似，HR=1.05，95%CI：0.86~1.28，$P=0.6333$。主要心脏终点 2 年组为 0.96%，1 年组为 0.83%，两者相似，但在次要心脏终点上，2 年组为 7.2%，明显高于 1 年组（4.1%）。中位随访 8 年的研究结果显示化疗序贯 2 年的曲妥珠单抗与 1 年曲妥珠单抗治疗的疗效相当，但 2 年曲妥珠单抗治疗组的心脏不良事件的累积发生率较高，考虑生存获益及耐受性，并不推荐 2 年曲妥珠单抗的治疗方案。然而对抗 HER2 治疗长疗程的探索并未结束，另一个 TKI 类药物——来那替尼以新的形式对长疗程进行了探索。2009 年 7 月开始的 ExteNET 研究入组了 2840 例既往辅助使用曲妥珠单抗 1 年的 HER2 阳性早期乳腺癌患者，随机分为两组，一组使用安慰剂 1 年，另一组继续使用来那替尼 1 年，剂量 240mg/d。主要研究终点为无浸润性疾病生存率（iDFS），次要研究终点包括 DFS-DCIS、远期复发时间、远期 DFS、OS 及安全性等。在 2015 年 ASCO 会议上报道了中位随访 2 年的数据结果，来那替尼治疗组 2 年 iDFS 为 93.9%，观察组 2 年 iDFS 为 91.6%，HR=0.67，95%CI：0.50~0.91，$P=0.009$；在 HR 阳性亚组中，来那替尼治疗组 2 年 iDFS 为 95.4%，观察组 2 年 iDFS 为 91.2%，HR=0.51，95%CI：0.33~0.77，$P=0.001$；在 HR 阴性亚组中，来那替尼治疗组 2 年 iDFS 为 92.0%，观察组 2 年 iDFS 为 92.2%，HR=0.93，95%CI：0.60~1.43，$P=0.735$。初步分析证实在辅助曲妥珠单抗治疗未进展患者继续使用来那替尼 12 个月，iDFS 生存获益显著，2 年绝对差异为 2.3%，亚组分析表明 HR 阳性患者可能获益更大，腹泻是最常见的不良事件。而在 2015 年底的 SABCS 会议上继续报道了 3 年 iDFS 的探索性分析，得到了相同的结果。然而 2 年的中位随访时间还太短，需要更长时间的观察来验证辅助曲妥珠单抗后继续来那替尼 12 个月治疗所带来的长期生存获益及优势人群，同时平衡经济与副作用等因素。

关于化疗后延迟使用曲妥珠单抗（临床补救性应用曲妥珠单抗），HERA 研究除了证明化疗后加用曲妥珠单抗可以改善预后以外，还显示对于术后初始未接受曲妥珠单抗治疗的患者，2 年内开始使用曲妥珠单抗治疗 1 年的患者复发风险显著下降，5 年内开始使用曲妥珠单抗辅助治疗 1 年仍可获益。研究者将观察组中无事件（LVEF ≥ 55%）患者 885 例交叉分配接受曲妥珠单抗治疗，交叉入组患者开始曲妥珠单抗治疗的中位时间为 22.8 个月。2011 年，*Lancet Oncology* 发表了 HERA 进一步研究结果，对于曲妥珠单抗 1 年治疗组，中位随访时间 48.4 个月后依然表现出持续的临床获益，与观察组比较 DFS 分别为 78.6% vs 72.2%，选择交叉治疗组与无交叉治疗组 HR=0.68（*P*=0.0077）。对于交叉接受曲妥珠治疗的原观察组患者，虽然存在延迟使用，但依然可以显著降低复发风险。因此，建议辅助化疗时没有联合曲妥珠单抗治疗的患者，化疗后应尽早开始使用曲妥珠单抗，对于辅助化疗已经结束但尚未出现复发转移的患者仍可以考虑使用曲妥珠单抗。

综上所述，NSABP B-31、NCCTG N9831、HERA、BCIRG006 这 4 大临床研究均证实了曲妥珠单抗辅助治疗 1 年比观察组明显提高 DFS 和 OS；而 9 周、6 个月及 2 年的治疗时长并未得到足够的循证医学证据支持。由此可见，目前 1 年曲妥珠单抗的辅助治疗方案仍是 HER2 阳性早期乳腺癌辅助治疗的标准方案。

（三）HER2 阳性小肿瘤辅助治疗策略

曲妥珠单抗辅助治疗的 4 大临床试验研究确立了曲妥珠单抗在 HER2 阳性、肿瘤大小 ≥ 1cm、淋巴结阳性的早期乳腺癌患者中的辅助治疗地位。但是否应该对肿瘤大小 <1cm 且淋巴结阴性的乳腺癌进行曲妥珠单抗的辅助治疗，目前还没有足够的循证医学证据。随着乳腺癌筛查项目的展开，越来越多的淋巴结阴性、HER2 阳性的小肿瘤获得诊断，所以对这类小肿瘤的辅助治疗策略是值得探讨的。

首先从既往的研究中，淋巴结阴性的小肿瘤预后是较好的，但 HER2 阳性的小肿瘤是否也是如此呢？2009 年 MD Anderson 癌症中心收集其乳腺癌管理系统数据库中 1990~2002 年 5 月间新诊断的淋巴结阴性、肿瘤大小 ≤ 1cm 的浸润性乳腺癌患者 965 名，其中 HER2 阳性的占 10%。相较于 HER2 阴性的患者，HER2 阳性的患者更年轻，导管癌更多见，激素受体阴性以及核分级更高。HER2 阴性乳腺癌患者 5 年无复发生存率为 93.7%，HER2 阳性患者 5 年无复发生存率为 77.1%，*P*<0.0001；HER2 阴性乳腺癌患者 5 年无远处复发生存率为 97.2%，HER2 阳性患者 5 年无远处复发生存率为 86.4%，*P*<0.0001。HER2 阳性比 HER2 阴性小肿瘤患者的 5 年复发风险高 16.6%，HER2 阳性比 HER2 阴性小肿瘤患者的 5 年远处复发风险高 10.8%。在 2015 年 ASCO 会议中，一项意大利多中心癌症登记研究报道了 HER2 过表达 / 扩增对 $pT_{1ab}N_0M_0$ 乳腺癌女性预后的影响。该研究在 2003~2009 年间纳入 50~69 岁诊断为 $pT_{1ab}N_0M_0$ 乳腺癌的患者 874 名。研究发现 pT_{1ab} 肿瘤中 HER2 阳性与侵袭性增加相关。HER2 阳性 pT_{1ab} 患者 5 年无疾病生存率为 89%，相较于 HER2 阴性的 95% 的 5 年无病生存率来说更低（*P*=0.025），HER2 阳性 $T_{1ab}N_0M_0$ 患者 5 年复发转移风险是 HER2 阴性患者的 5 倍以上，HER2 阳性是 $T_{1ab}N_0M_0$ 患者预后不佳的主要危险因素。对于 HER2 阳性小肿瘤曲妥珠单抗辅助治疗能否获益人们也进行了进一步的

探讨。

2015 年 JCO 发表了一篇 meta 分析，系统评价了小肿瘤（≤ 2cm）HER2 阳性乳腺癌患者接受曲妥珠单抗治疗的 DFS 和 OS。一共纳入 5 篇研究，中位随访时间 8 年，含曲妥珠和不含曲妥珠治疗的 8 年累积 DFS 事件（不同研究有不同定义）发生率分别为 17.3% vs 24.3%，OS 事件发生率分别为 7.8% vs 11.6%。该研究分析说明小肿瘤患者辅助应用曲妥珠单抗能够显著改善 DFS 和 OS，临床获益与总体人群一致。

2011 年美国斯隆 – 凯特琳纪念癌症中心发表了该中心的一项针对 HER2 阳性、淋巴结阴性，肿瘤大小 ≤ 2cm 的回顾性研究，其中无曲妥珠单抗治疗且肿瘤大小 ≤ 1cm 的患者 45 例，接受曲妥珠单抗治疗且肿瘤大小 ≤ 1cm 的患者 54 例。在生存结果上，无曲妥珠单抗治疗组 3 年无局部复发生存率为 92%，曲妥珠单抗治疗组 3 年无局部复发生存率为 96%，P=0.303；无曲妥珠单抗治疗组 3 年无浸润性疾病生存率为 78%，曲妥珠单抗治疗组 3 年无浸润性疾病生存率为 95%，P=0.0198；无曲妥珠单抗治疗组 3 年无远处转移生存率为 97%，曲妥珠单抗治疗组 3 年无远处转移疾病生存率为 100%，P=0.2985；无曲妥珠单抗治疗组 3 年总生存率为 98%，曲妥珠单抗治疗组 3 年总生存率为 98%，P=0.7516。另一项法国 UNICANCER/AERIO 8 个癌症中心数据的回顾性分析显示对于 $pT_{1ab}N_0$ 期 HER2 阳性的小肿瘤 276 名患者，含曲妥珠单抗的辅助治疗组的 40 个月 DFS 为 99%，无曲妥珠单抗和化疗组 40 个月 DFS 为 93%，P=0.018。进一步分层分析，在 HR 阴性和脉管浸润阳性人群中获益更为明显。2015 年 SABCS 会议上也报道了荷兰的一项登记研究，纳入 3512 名 T_1 期的 HER2 阳性乳腺癌患者，按是否接受曲妥珠单抗和化疗分为治疗组和观察组，结果显示：对于 T_{1a} 的 HER2 阳性乳腺癌患者，治疗组和观察组 8 年乳腺癌相关生存率为 100% vs 95%，HR=0.05，P=0.62；8 年总生存率为 100% vs 85%，HR=0.05，P=0.47。T_{1b} 的 HER2 阳性乳腺癌患者，治疗组和观察组 8 年乳腺癌相关生存率为 95% vs 94%，HR=0.25，P=0.18；8 年总生存率为 99% vs 89%，HR=0.14，P=0.05。而 T_{1c} 的 HER2 阳性乳腺癌患者，治疗组和观察组 8 年乳腺癌相关生存率为 96% vs 90%，HR=0.34，P<0.001；8 年总生存率为 94% vs 80%，HR=0.23，P<0.001。该结果也与 NCCN 指南所推荐相吻合。

同时人们也在对 HER2 阳性小肿瘤的治疗方案进行着探索，虽然 I 期 HER2 阳性乳腺癌患者使用化疗或抗 HER2 治疗的绝对获益可能小于肿瘤较大、有淋巴结转移的患者，但目前对这部分患者的治疗尚未使其复发风险降到最低，对于 I 期 HER2 阳性乳腺癌患者的治疗方案，除考虑疗效外，还需考虑毒性，以避免过度治疗。而目前并无指南推荐的标准治疗方案。为此美国开展了这一由研究者发起的单臂、多中心、前瞻性的 APT 研究，入组患者为肿瘤小于 3cm（下限无要求），淋巴结阴性，排除局部晚期及晚期患者，以检验单周紫杉醇联合曲妥珠单抗（wPH）这一相对低毒性的方案在 I 期 HER2 阳性乳腺癌患者中的疗效。APT 研究纳入了 HER2 阳性、淋巴结阴性、肿瘤直径小于 3cm 的 406 例乳腺癌患者，给予紫杉醇 80mg/m²，曲妥珠单抗 2mg/kg，每周为 1 个周期，12 个周期后以曲妥珠单抗 6mg/kg，3 周为 1 周期，直至 1 年或继续曲妥珠单抗 2mg/kg，每周为 1 个周期，直至

1 年。其中小于 1cm 的患者有 201 例，大于 1cm、小于 3cm 的患者有 205 例。中位随访 4 年内，发生任何复发或死亡 12 例（3%），3 年 DFS 为 98.7%（95%CI：97.6%~99.8%），$P<0.0001$；3 年无复发间隔为 99.2%（95%CI：98.3%~100%）；在不同的肿瘤大小分层中，肿瘤大于 1cm 组，3 年 DFS 为 98%（95%CI：96.0%~99.9%），肿瘤小于 1cm 组，3 年 DFS 为 99.5%（95%CI：98.4%~99.9%）；不同激素受体状态分层中，HR 阳性组 3 年 DFS 为 98.5%（95%CI：97.0%~99.9%）；HR 阴性组 3 年 DFS 为 99.2%（95%CI：97.7%~99.9%）。整个研究中仅 6% 的入组患者因不良反应中止治疗，0.5% 的患者因心脏事件终止抗 HER2 治疗。本试验的主要终点 3 年 DFS 达到 98.7%，高于预期的 95%，提示 wPH 方案用于 I 期 HER2 阳性乳腺癌患者的有效性，APT 研究证实了 wPH 这一低毒性方案在 I 期无淋巴结累及的 HER2 阳性患者的有效性，为临床医师和患者提供了更多治疗选择。另一项由 Dana Farber 癌症研究中心发起的 II 期临床试验研究 ATEMPT 启动于 2013 年 4 月 24 日，该研究针对 T_1 期 HER2 阳性早期乳腺癌患者，随机分为两组，对比 T-DM1 与曲妥珠单抗联合紫杉醇之间的疗效及安全性，以探寻对于小肿瘤低危的患者是否可以进一步降低毒性、提高疗效。

综上所述，目前 NCCN 指南已经在小于 1cm 的 HER2 阳性、淋巴结阴性的乳腺癌肿瘤中将曲妥珠单抗纳入到辅助治疗的考虑范围内，原发灶 0.6~1cm 的 HER2 阳性乳腺癌小肿瘤患者可考虑曲妥珠单抗辅助治疗，原发灶 ≤ 0.5cm 但伴高危因素（如激素受体阴性、分级差、Ki-67 高等）也可以考虑曲妥珠单抗治疗。wPH 方案为可选方案之一，但需要充分权衡利弊后方可使用。

（四）HER2 阳性乳腺癌辅助曲妥珠单抗心脏不良反应

心脏毒性是曲妥珠单抗在使用过程中最主要的毒副作用，但它与蒽环类药物心脏毒性的机制不尽相同。蒽环类药物导致心脏毒性与产生的自由基直接相关，其具有亲心肌特性，更易在心肌细胞停留，触发铁介导的活性氧簇（ROS）的产生及心肌的氧化应激，而心脏组织缺少过氧化氢酶抗氧化活性较弱，同时蒽环类药物螯合铁离子后触发氧自由基，导致心肌细胞膜脂质过氧化和心肌线粒体 DNA 的损伤。这种损伤及其导致的心脏损伤是不可逆的，因此蒽环类药物具有累积剂量上限。而曲妥珠单抗的心脏毒性的机制尚不清楚，有众多假说，但均与心肌细胞表面 HER2 受体的表达可能有密切关系。HER2 蛋白主要位于心肌横小管上，HER2 及其下游信号通路与心脏功能有着密切的关系，在严重心脏功能衰竭患者的心肌细胞上 HER2 表达受到抑制。有研究认为，HER2 蛋白的抑制一方面导致肌原纤维损伤，从而抑制兴奋 - 收缩偶联，另一方面抑制 HER2 蛋白将影响 Erk1/2 磷酸化过程，而 APK/Erk1/2 信号通路与心肌纤维细胞稳定性有关。HER2 信号转导直接参与了细胞的增殖和分化，心肌细胞上也存在 HER2 蛋白，其 HER2 信号转导的激活能保护心肌功能；反之，转导通路被抑制则诱导心肌细胞凋亡。然而曲妥珠单抗的心脏毒性呈可逆性，一项回顾性调查观察了 38 例有蒽环类治疗史的接受曲妥珠单抗治疗患者，评估患者 LVEF 的变化。在停用曲妥珠单抗治疗后约 1.5 个月，所有患者 LVEF 恢复至基线水平。

在曲妥珠单抗辅助治疗的四大研究中也对曲妥珠单抗的心脏不良事件进行了详细的记录与报告。在 HERA 临床试验中只有 3.4% 的患者因为心脏毒性而停止治疗，比北美试验中观察的发生率还要低。其主要原因可能是多数患者没有接受紫杉醇的治疗。在北美试验中，与单纯化疗相比，联合用药组患者出现症状性和非症状性心力衰竭，或 12 个月以上的心脏毒性发生率没有增加。该试验中心脏功能异常在多数患者中是可逆的，与心脏毒性相关的因素包括高剂量的蒽环类药物、其他化疗药物、基线 LVEF 水平低以及体表指数较高（>25%）。HERA 研究中同样入组了 176 例患者，其中 122 例纳入了全球的疗效与安全性分析，曲妥珠单抗 1 年治疗组 68 例，观察组 54 例。无论是在曲妥珠单抗治疗组还是观察组中均无主要或次要心脏终点事件发生；12.8% 的观察组和 22.4% 的曲妥珠单抗治疗组患者出现 LVEF 较基线下降 ≥ 10%，1 例曲妥珠单抗治疗组患者出现 LVEF 下降 ≥ 10% 且 LVEF 值 <50%，但随后的复查结果显示 LVEF 较基线下降不足 10%。NSABP B-31 和 NCCTG N9831 试验描述了在辅助治疗阶段曲妥珠单抗引起心脏毒性的范围和自然病程。两项试验的有效性和毒性最初的报道来自于一个将不包含曲妥珠单抗的对照组和两个曲妥珠单抗并同期接受紫杉醇的治疗组合并以后的联合分析。在最初的报道中，3 年累积纽约心脏协会 3~4 级心力衰竭发生率在 B-31 试验中的曲妥珠单抗治疗组中明显高于观察组，分别为 4.1% 和 0.8%。在 N9831 试验中，患者死亡或 3~4 级心力衰竭的发生率在曲妥珠单抗治疗组明显高于观察组，分别为 2.9% 和 0。对于全部患者，有 19% 因心脏原因停止曲妥珠单抗治疗，14.2% 因非症状性 LVEF 降低停止治疗，4.7% 的患者因症状性心脏毒性停止治疗。在 B-31 的后期分析中，心脏毒性在结束 AC 方案后的心功能处于边界状态的患者显著升高；那些在 AC 方案治疗完成之后 LVEF 稍高于正常值低限的患者发生心力衰竭的几率高于 LVEF 值 >65% 的患者。两项试验中患者的心脏事件并没有随着随访的延长而增加。在 B-31 研究中，5 年来导致死亡的累积心脏毒性事件或 3~4 级心力衰竭的发生率在曲妥珠单抗治疗组和非曲妥珠单抗治疗组分别为 3.8% 和 0.9%。AC 化疗之后序贯紫杉醇加曲妥珠单抗在 6 个月与 9 个月之后导致 LVEF 降低更多，但是在 18 个月时降至最低。除了 AC 化疗之后 LVEF<54% 外，其他不良因素包括年龄 >50 岁、接受过蒽环类药物治疗以及基线 LVEF 水平在 50%~54%，但是不包括左侧胸部肿瘤或放疗病史。在 N9831 研究的单独分析中，没有证据证明一开始同时使用曲妥珠单抗和紫杉醇会显著增加严重不良事件的发生率。3 年心脏累积事件的发生率在同时治疗组仅比序贯治疗组稍高。增加同时用药组心脏毒性风险的各种因素包括高龄、使用过蒽环类药物以及基线 LVEF 水平低。在 BCIRG006 试验中，有一组患者接受了不包括蒽环类药物辅助化疗的方案，结果显示多西他赛联合卡铂和曲妥珠单抗比曲妥珠单抗和蒽环类的方案以及 AC 序贯多西他赛有较低的严重心脏毒性事件发生率。在 2015 年 SABCS 会议上报道的 BCIRG006 中位随访 10.3 年的结果中，各组均未出现心脏相关的死亡事件，而充血性心力衰竭在 AC 序贯 T 组中出现 8 例，在 AC 序贯 TH 组中出现 21 例，而在 TCH 组中仅出现 4 例，其与 AC 序贯 TH 组相比较，$P=0.0005$；另在左心室射血分数（LVEF）下降 ≥ 10% 的患者例数中，AC 序贯 T 组占到 120 例，AC 序贯 TH 组中占有 200 例，而 TCH 组中仅有 97 例，与 AC 序贯 TH 组相比较，

P<0.0001。在对所有已发表的辅助化疗临床试验中的心脏毒性的 meta 分析中，有 10 955 例患者纳入其中，接受 1 年曲妥珠单抗或者单纯化疗后出现临床 3~4 级症状性心力衰竭的分别为 1.9% 和 0.3%，而非症状性 LVEF 降低的分别为 13.3% 和 6.1%。从目前多项临床试验的长期随访结果来看，在辅助治疗中使用曲妥珠单抗后心脏事件的累积发生率较低，均不超过 5%；多在第 1 年即曲妥珠单抗治疗期间其累积发生率有一明显的上升，而当治疗结束后其累积发生率则基本维持在相对稳定的水平，未呈现出增长的趋势。虽然在曲妥珠单抗辅助治疗阶段 LVEF 会较基线水平有所下降，但当治疗结束后多能逐步恢复或接近基线水平。

鉴于曲妥珠单抗与化疗药物，尤其是蒽环类化疗药物会增加心肌损害，严重者会发生心力衰竭。所以辅助治疗曲妥珠单抗应避免与蒽环类化疗药物同时使用。值得注意的是，虽然在新辅助的相关研究中有蒽环与曲妥珠单抗联合短期使用的方案，但在目前已有的辅助治疗临床试验中并无任何相关方案资料，因此在临床中并不推荐蒽环类药物与曲妥珠单抗联合运用于辅助治疗。

尽管临床研究观察心脏毒性事件发生率不高且多数可以恢复，但应该注意临床研究入选的患者是化疗后经过心脏功能筛选过的。所以，临床上使用曲妥珠单抗之前要对既往病史、体格检查、心电图、心脏彩超检查左室射血分数基线评估后再开始使用。在治疗前后及治疗过程中都应监控患者的心脏功能（3 个月一次），并且对有心脏疾病基础或老年人应尤为重视，若患者有无症状心功能不全，则监测频率应该更高（6~8 周一次）。对于已出现心脏毒性的患者，应积极抗心衰治疗，并根据规范决定是否继续治疗。当 LVEF 较治疗前绝对数值下降 ≥ 16%，或 LVEF 低于该检测中心正常范围且 LVEF 较治疗前绝对数值下降 ≥ 10% 时，应暂停曲妥珠单抗至少 4 周，并每 4 周检测 1 次 LVEF，4~8 周内 LVEF 回升至正常范围，或 LVEF 较治疗前绝对数值下降 ≤ 15%，才考虑恢复使用曲妥珠单抗。当 LVEF 持续下降超过 8 周或 3 次以上因心脏问题而中断曲妥珠单抗治疗，则应永久停止使用曲妥珠单抗。

综上，建议 HER2 阳性乳腺癌患者术后早期使用曲妥珠单抗，不建议与蒽环类化疗药同时使用（心脏毒性），但可与紫杉类化疗合用：AC–TH、TCH、TC4H 和 wPH 等。曲妥珠单抗可以与辅助放疗、辅助内分泌治疗同时使用。无蒽环紫杉化疗禁忌的患者，推荐优选蒽环序贯紫杉类药物联合曲妥珠单抗方案（T_1 以上、N_1 以上、激素受体阴性、相对年轻 <50 岁）。TCH 同样是优选方案：尤其是有蒽环类心脏毒性隐患的患者。对复发风险相对低的患者（如肿瘤 ≤ 2cm、淋巴结阴性），也可考虑采用 TC4H 方案。对于原发灶 ≤ 1cm、淋巴结阴性的患者，可考虑选择毒性更低的 wPH 方案。对于少部分不能耐受化疗，激素受体阳性的老年 HER2 阳性乳腺癌患者，曲妥珠单抗联合内分泌治疗也是可选方案。辅助化疗时没有联合曲妥珠单抗的患者，化疗后应尽早开始使用曲妥珠单抗治疗；对于辅助化疗已经结束，但尚未出现复发转移的患者，仍可以考虑使用曲妥珠单抗。

（撰写　刘　健　审稿　邵志敏）

第四节 HER2 阳性乳腺癌新辅助治疗

一、乳腺癌新辅助治疗概述

近年来，随着乳腺癌新辅助化疗适应证由临床分期转向分子分型联合临床分期、病理完全缓解（pathological complete remission，pCR）标准的确定及其作为远期生存的替代指标、美国 FDA 认可通过新辅助化疗平台快速审批新药、新辅助化疗后降期保乳手术的成功、降期保腋窝及放疗临床试验的开展，乳腺癌新辅助化疗、新辅助靶向治疗及新辅助内分泌治疗受到越来越多的关注，基因时代乳腺癌新辅助治疗临床试验的设计也在更高层面受到更多挑战，但其小（样本量）、快（终点替代指标）、准（针对具体亚型）、灵（转化研究）等特点使其前景更值得期待，新辅助治疗转化研究应纳入到新辅助治疗临床试验中。以新辅助化疗为代表的新辅助治疗已经并将继续显著影响乳腺癌的临床实践，新的标准不断出现，而我们当前面临的挑战亦将成为今后研究的热点。

（一）新辅助化疗的目的和意义

新辅助化疗是指在手术或手术加放疗的局部区域治疗前，以全身化疗为乳腺癌的第一步治疗，后再行局部区域治疗。尽管新辅助化疗并未达到抑制手术后残留病灶快速增长、改善患者生存的最初设想（同一化疗方案新辅助与辅助化疗疗效相同），但与不能观测疗效、相对"盲目"的辅助化疗相比，新辅助化疗的主要目的和意义在于：①乳腺原发肿瘤降期：使不可手术者转变为可手术、需要接受乳房切除者获得保乳手术机会、适合保乳手术者获得更好的美容效果。②腋窝淋巴结降期：是需要接受腋淋巴结清扫术（axillary lymph node dissection，ALND）者可能避免 ALND 及其并发症。③个体化辅助放疗：联合肿瘤负荷（新辅助化疗前、后）及新辅助化疗疗效个体化确定辅助放疗人群及靶区。④评估预后：通过新辅助化疗疗效相关指标，如病理完全缓解（pathological complete remission，pCR）、残留肿瘤体积及生物学预测模型等，评估预后及指导后续全身治疗。⑤体内药敏试验：可以通过乳腺原发肿瘤和（或）转移淋巴结评估疗效，用于新药或新的化疗方案研发、生物标志物预测疗效的转化研究，具有小、快、准、灵等优势；对新辅助化疗无效患者及时更换非交叉耐药方案，有可能提高 pCR 比率、改善预后。

新辅助化疗亦可能存在以下不足：①初始诊断依据空芯针活检、不能反映肿瘤异质性；②腋窝分期不准确；③新辅助化疗可导致多灶性肿瘤残留、增加降期保乳手术同侧乳房复发风险。部分患者（<5%）在新辅助化疗的过程中可能出现疾病进展甚至丧失手术的机会；这不应认为是新辅助化疗的不足之处，而是新辅助化疗的优势：及时发现无效方案、及早选择非交叉耐药方案。

（二）新辅助化疗的适应证

早期新辅助化疗的适宜人群一般选择临床 Ⅱ、Ⅲ 期的乳腺癌患者：临床分期为 Ⅲ A（不

含 $T_3N_1M_0$)、ⅢB、ⅢC 期，临床分期为ⅡA、ⅡB、ⅢA（仅 $T_3N_1M_0$）期希望缩小肿块、降期保乳的患者。

随着对乳腺癌研究和认识的不断深入，分子分型时代肿瘤负荷（包括乳腺原发肿瘤大小和腋窝分期）对全身辅助治疗及其方案的重要性在不断降低。引领早期乳腺癌辅助治疗理念转变的 St. Gallen 专家共识会议于 2011 年首次提出临床早期乳腺癌全身辅助治疗首先考虑肿瘤对治疗的反应性，兼顾复发风险（肿瘤负荷）与患者意愿；该理念在随后的 2013 年和 2015 年 St. Gallen 专家共识不断得到强化。

该治疗理念对乳腺癌新辅助化疗适应证的选择同样产生了重要影响，乳腺癌新辅助化疗的适应证不再仅仅依据临床分期，而应结合肿瘤分子分型、临床分期及患者意愿个体化确定：新辅助化疗是所有需要辅助化疗患者的优选选择，术前不能确定是否需要辅助化疗的患者应首选手术。2015 年 St. Gallen 共识专家不同意对 Luminal A 型 Luminal B 型（HER2 阴性）肿瘤患者常规进行新辅助化疗，仅在乳腺原发肿瘤较大、需要降期保乳的情况下同意进行新辅助化疗。2017 年 St. Gallen 共识专家推荐初始适合保乳手术的临床Ⅱ、Ⅲ期 HER2 阳性及三阴性乳腺癌应优选新辅助化疗 ± 靶向治疗。

临床实践中，相对于辅助化疗，新辅助化疗已成为局部晚期乳腺癌及炎性乳腺癌的最佳治疗，大多数 T_2、T_3 乳腺癌患者的优选治疗。不适合新辅助化疗的人群包括：不需要辅助化疗、乳腺原发肿瘤和（或）转移淋巴结不能测量及检测、患者依从性差、不具备多学科协作团队。

（三）新辅助化疗前诊断和定位及临床疗效评估

新辅助化疗需要整合一支强大的多学科治疗团队，包括肿瘤内科医师、乳腺外科医师、放疗科医师、病理科医师及放射科医师，该团队能够对患者的方案制订、疗效评价及不同治疗方式进行整合和协调，只有在经验丰富的多科团队基础上方可考虑新辅助化疗。

新辅助化疗前诊断和定位包括：①病灶基线体检：精确测量乳腺原发灶和腋窝淋巴结的最长径（多个肿块时分别记录）。②基线影像学评估：乳房超声、X 线摄片及 MRI 下肿瘤的最长径。③治疗前必须对乳腺原发灶行空芯针活检，诊断为浸润性癌或原位癌（可能存在组织学低估），明确组织学诊断及免疫组化检查（隐匿性乳腺癌除外）。④需要在原发灶内放置标记夹，或对肿瘤表面皮肤进行标记，为化疗后续手术范围及病理评估提供原发灶依据。⑤临床体检或影像学发现的可疑区域淋巴结是否为乳腺癌转移，必须穿刺得到病理或细胞学证实；经证实为转移的腋窝淋巴结应放置标记夹，为随后评估疗效及前哨淋巴结活检提供帮助。

新辅助化疗临床疗效评估包括：①在第 2 个周期化疗之前，进行细致的体检，初步了解化疗的治疗反应，如果明确肿瘤增大，要考虑早期进展的可能。②在化疗第 2 个周期末，即计划第 3 个周期之前全面评估疗效；新辅助化疗前、后的检查手段应该一致，评价结果按照 RECTST 标准或 WHO 标准分为 CR、PR、SD 和 PD。③无效患者建议更改化疗方案重新进入评价程序，或改变总体治疗计划，改用手术、放疗或者其他全身治疗措施。④对 CR 或 PR 的患者，目前推荐完成既定的新辅助化疗疗程，即便肿瘤退缩明显，也应完成原计划疗程（除非不能耐受），避免因化疗有效而临时中断新辅助治疗、立即手术的情况；推荐对新辅助化疗患者在术前即完成辅助化疗的总疗程数（如 6 或 8 个周期），术后可不再化疗。

（四）新辅助化疗病理缓解评估及终点替代指标

前瞻性新辅助临床研究可在治疗前、中、后期分别对患者进行组织标本采集，有助于对药物的疗效进行更全面的研究。目前已非常明确的是，可以通过新辅助治疗客观评估新药疗效，并且更准确地预测哪些患者能够从治疗中获益。

尽管新辅助化疗后病理 pCR 的患者将得到生存获益，但对于 pCR 的定义目前仍有争议。譬如，病灶内有导管原位癌（DCIS）成分残留或腋窝淋巴结内存在微小转移灶，是否应该作为 pCR 的排除标准。尽管"大部分"pCR 是令患者和医师鼓舞的，但仍需要有效的病理评价体系来评估术前治疗的反应程度与预后价值。

为此，CTNeoBC 汇集分析纳入 12 个新辅助化疗临床试验共 11 955 名乳腺癌患者，要求每项试验接受的患者至少 200 例，pCR、无病生存率（EFS）、总生存率（OS）数据可获得，随访至少 3 年。分析目的有四点，分别是明确 EFS、OS 与 pCR 之间的关系，明确与长期预后联系最密切的的 pCR 定义，确定 pCR 与长期预后联系最紧密的乳腺癌亚型以及评估不同治疗组提高 pCR 率是否预示可以提高 EFS 和 OS。CTNeoBC 汇集分析证实：pCR 可以预测远期生存（EFS 及 OS）；$ypT_0/is\ ypN_0$ 定义的 pCR 与远期生存最佳关联、最为合理；pCR 预测激素受体阳性乳腺癌 EFS 的关联性依赖于组织学分级，组织学 III 级优于组织学 I 级和 II 级，pCR 预测高侵袭性乳腺癌（HER2 阳性及三阴性）EFS 获益效应明确且显著；不同治疗组间能够带来生存改善的 pCR 提高比率尚不确定，但可能需要 20% 左右。

现有证据显示诱导 pCR 的能力可以作为长期 EFS 和 OS 的替代指标，而且新辅助治疗可以利用较少的病例数更快地验证疗效，将大大降低新药审批过程的时间和经济成本。必须指出的是目前已报道的随机新辅助研究中，pCR 率的改善不能一致地转换为无事件生存率的改善，最终仍需看到药物对于疾病有 EFS 或 OS 上的获益，才可以让药物常规性批准；未来对更多方案及药物的研究将会更好地回答这个问题。

2015 年 St. Gallen 共识专家认可 pCR 作为新辅助化疗研究的替代终点指标：pCR 是高侵袭性乳腺癌亚型的强力预后指标，该型患者新辅助化疗后未达到 pCR，应接受术后进一步的全身治疗；尽管整体上 pCR 比率提升与远期生存的相关性差强人意，但对于三阴性乳腺癌患者、接受抗 HER2 靶向治疗及剂量密集化疗患者，pCR 仍可能是可靠的替代指标；新药研发中，需要 pCR 的大幅提升以提示其可能的生存获益。

上述 pCR 汇集分析是群体分析新辅助化疗后达到与未达到 pCR 的预后差异，单纯依赖 pCR 显然不足以个体化评估乳腺癌患者的预后，pCR 是评估个体乳腺癌患者预后的重要指标，但不会是唯一指标。未达到 pCR 患者的预后在不同分子分型患者中明显不同，Lumina l 型患者的总体预后可能更多获益于术后的辅助内分泌治疗。乳腺癌患者新辅助化疗后残留肿瘤负荷与预后亦呈现一定的相关性，接近 pCR 患者的预后与达到 pCR 患者相近，显著优于残留更大肿瘤负荷的患者。因此，综合乳腺癌患者的初始分期、新辅助化疗后残留肿瘤负荷、肿瘤的分子分型可能更有助评估个体患者新辅助化疗后的预后和后续辅助治疗。

MD Anderson Cancer Center 的研究者研发的临床 – 病理分期系统联合激素受体 ER、分级 G（CPS+EG）包括新辅助化疗前的初始临床分期（clinical stage）、新辅助化疗后的病理分期（pathological stage）、ER 和分级状况，对接受新辅助化疗患者的预后评估显著优于单纯依赖 pCR。CPS+EG 产生于曲妥珠单抗（新）辅助治疗之前，未考虑到其对 HER2 阳性乳腺癌患者的良好疗效和预后改善，难以满足目前分子分型指导的靶向治疗时代的临床实践。通过 2377 例接受新辅助化疗的患者队列，该研究团队建立的新辅助 – 生物分期系统（Neo-Bioscore）在 CPS+EG 的基础上纳入 HER2 状况，进一步优化了接受新辅助化疗患者的分期和预后评估，有助于医患之间对预后及后续辅助治疗选择的交流（表 3-4-1~3-4-3）。比如，同样达到 pCR 的患者，因其初始临床分期、分化程度、分子分型不同，其预后存在显著差异。Neo-Bioscore 纳入的指标临床容易获得，计算简单明了，易于临床推广应用，相信将会对利用新辅助治疗平台推进乳腺癌个体化治疗发挥积极的推动作用。

表 3-4-1　CPS+EG 与 Neo-Bioscore 分期系统评分设置

肿瘤分期	CPS+EG 计分	Neo-Bioscore 计分
临床分期		
I	0	0
II A	0	0
II B	1	1
III A	1	1
III B	2	2
III C	2	2
病理分期		
0	0	0
I	0	0
II A	1	1
II B	1	1
III A	1	1
III B	1	1
III C	2	2
肿瘤标志物		
ER 阴性	1	1
3 级	1	1
HER2 阴性		1

表 3-4-2 临床分期、病理分期、CPS+EG 与 Neo-Bioscore 分期系统 5 年 DSS 结果

临床分期	DSS (95% CI)	病理分期	DSS (95% CI)	CPS+EG 评分	DSS (95% CI)	Neo-Bioscore	DSS (95% CI)
0		0 (n=619)	97 (95~98)	0 (n=102)	98 (92~100)	0 (n=32)	97 (78~100)
Ⅰ A (n=52)	96 (75~99)	Ⅰ A (n=376)	95 (92~97)	1 (n=445)	98 (96~99)	1 (n=187)	99 (95~100)
Ⅰ B (NA)	NA	Ⅰ B (n=60)	90 (76~98)	2 (n=808)	94 (91~95)	2 (n=520)	97 (95~98)
Ⅱ A (n=732)	96 (94~97)	Ⅱ A (n=458)	91 (87~94)	3 (n=603)	87 (84~90)	3 (n=776)	93 (90~95)
Ⅱ B (n=784)	90 (87~92)	Ⅱ B (n=302)	86 (81~90)	4 (n=325)	75 (69~80)	4 (n=517)	86 (82~89)
Ⅲ A (n=349)	85 (80~89)	Ⅲ A (n=372)	80 (75~84)	5 (n=83)	52 (40~63)	5 (n=265)	71 (64~77)
Ⅲ B (n=157)	78 (70~85)	Ⅲ B (n=27)	64 (42~80)	6 (n=11)	0	6 (n=71)	48 (35~60)
Ⅲ C (n=303)	76 (70~81)	Ⅲ C (n=163)	64 (55~72)			7 (n=9)	0

注：DSS 疾病相关生存率（disease-specific survival）

表 3-4-3 不同 pCR 患者的预后评估

初始临床分期	组织学分级	分子分型	病理分期	5 年预期 DSS	
				CPS+EG	Neo-Bioscore
Ⅱ A	2 级	三阴性	pCR	score=1，98%	score=2，97%
Ⅲ C	2 级	三阴性	pCR	score=3，87%	score=4，86%
Ⅲ C	2 级	HER2+，ER+	pCR	score=3，87%	score=3，93%

（五）新辅助化疗研究设计及临床实践

过去四十年间，乳腺癌新辅助化疗研究设计经历了四个阶段：局部晚期乳腺癌术前化疗联合放疗、比较术前治疗与辅助治疗、改进治疗方案及联合靶向治疗的研究、评估新型药物。基因时代乳腺癌新辅助治疗临床试验的设计也在更高层面受到更多挑战，但其小（样本量）、快（终点替代指标）、准（针对具体亚型）、灵（转化研究）等特点，美国

FDA 认可通过新辅助化疗平台快速审批新药等，使其替代传统辅助治疗临床试验前景更值得期待、新辅助治疗转化研究应纳入到新辅助治疗临床试验中。

不同分子亚型乳腺癌新辅助化疗后获得 pCR 比率存在明显差异，相比于 Luminal A 型乳腺癌，三阴性和 HER2 阳性患者的 pCR 率大幅提高。目前普遍观点认为标准的新辅助化疗方案最好包括蒽环类和紫杉类药物，不推荐超过标准的疗程数给药，长期应用同一种方案治疗应序贯具有交叉抗性的药物，强烈建议在 HER2 阳性乳腺癌患者的方案中包含抗 HER2 靶向治疗。很少有研究显示辅助化疗方案被应用于新辅助化疗，其疗效会出现显著差异，因此所有经过充分验证的辅助治疗方案均适用于新辅助化疗。

由于铂类药物及白蛋白紫杉醇的加入，三阴性乳腺癌新辅助化疗后的 pCR 比率可达到 55%，可否两者联合进一步提高 pCR 比率值得期待。HER2 阳性乳腺癌新辅助化疗联合双靶向抗 HER2 治疗后 pCR 比率可高达 75%；对于具有 PIK3CA 突变的 HER2 阳性 /HR+ 乳腺癌亚型患者，不含化疗药物的双靶向新辅助治疗也获得了较高的 pCR 比率。三阴性及 HER2 阳性乳腺癌肿瘤浸润淋巴细胞（TILs）有助于选择高 pCR 比率的患者，但其具体临床应用尚需进一步的研究。

2015 年 St. Gallen 共识专家推荐：Luminal A 及 Luminal B 亚型乳腺癌患者通常不建议进行新辅助化疗，除非为达到降期保乳目的；HER2 阳性乳腺癌患者首选蒽环类序贯紫杉类 + 抗 HER2（单靶向或双靶向），紫杉类联合双靶向的曲妥珠单抗和帕妥珠单抗方案也获得了大多数共识专家的支持；三阴性乳腺癌患者新辅助化疗的优选方案仍为蒽环类序贯紫杉类。

今后，术前靶向治疗的研究有望改变局限性乳腺癌的治疗。一系列的新辅助临床试验正在对新型药物展开研究，包括：PI3K 抑制剂（NeoPHOEBE/NCT01816594），PARP 抑制剂（NeoPARP/NCT01204125），多靶点酪氨酸激酶抑制剂如舒尼替尼和帕唑帕尼（NCT00849472，NCT00887575），和 IAP 对抗剂（凋亡蛋白抑制剂）如 LCL161（NCT01617668）。这些研究的结果将有助于确立靶向治疗联合低剂量化疗或单纯靶向治疗的地位，有望使乳腺癌治疗模式发生转变。

（六）新辅助化疗后乳腺原发肿瘤处理

由于新辅助化疗后可能存在微小残留灶，因此即使是临床完全缓解患者，也建议在化疗后接受手术。随着新辅助治疗逐渐普遍地运用，一系列关于局部区域优化治疗的问题便开始出现。比如，首当其冲的便是——如果全身治疗先于手术，是否有更大比例的患者能安全地接受保乳手术。一些以此为主题的随机化Ⅲ期临床研究结果都一致表明，新辅助化疗的应用可以提高保乳率。基于这些临床研究，新辅助化疗目前成为具有保乳意愿，但初诊时肿块过大或肿瘤乳房相对比例不适合保乳的患者的合理标准治疗方案。

新辅助化疗的主要临床目的即为降期保乳，可以增加保乳手术比率、改善保乳美容效果。与初始即适合接受保乳手术者相比，新辅助化疗降期后保乳患者具有较高（但临床可接受）的同侧乳房复发率；但综合分析显示新辅助化疗降期保乳治疗后同侧乳房复发的主要相关因素为接受新辅助化疗降期患者的初始原发肿瘤较大，而非辅助化疗后降期保乳手术本身。据此，2015 年、2017 年 St. Gallen 共识专家均认为 NAC 后保乳手术范围应依据降期后肿瘤范围而非初始肿瘤大小，保乳手术亦不需要更大的阴性切缘距离。

即使新方案和新型靶向药物的出现使 pCR 率不断提高，但仍然缺乏可靠的方法来评估化疗残留病灶范围，这一点阻碍了新辅助化疗后保乳手术比率的进一步提高。可手术乳腺癌患者新辅助化疗对乳腺外科和放射治疗科医师带来新的挑战，至今只有较少的随机临床试验验证局部治疗效果。新辅助化疗后保乳手术应关注和做好三个节点的评估：新辅助化疗前肿瘤范围、新辅助化疗疗效（残留肿瘤范围及肿瘤退缩模式）和术中切缘评价。新辅助化疗前后原发灶临床和影像学的评估至关重要，体格检查、钼靶、和超声是标准的检查手段，但其特点决定在其评价 pCR 方面并非最优。MRI 可能会提供更好评价缓解的方法，目前的研究正入手验证其预测残留肿瘤范围及肿瘤退缩模式的效果。其他更新的影像学手段也正在研究当中。保乳手术必须保证切缘阴性；即使在达到 pCR 保乳患者中，也必须进行全乳放疗。

（七）新辅助化疗后区域淋巴结处理

临床腋淋巴结阴性乳腺癌患者 SLNB 替代 ALND 已获得循证医学证据的支持和相关指南共识的推荐，前哨淋巴结（SLN）阴性乃至适合条件的 SLN 1~2 个阳性患者均可安全地避免 ALND 及其相关并发症，显著改善了患者的生活质量。乳腺癌新辅助化疗可使 1/3 的患者由腋淋巴结阳性降期为腋淋巴结阴性，如何将 SLNB 的临床获益外推至这部分腋窝降期患者，是个体化和精准化治疗在乳腺癌腋窝处理的进一步探索。

2015 年 St. Gallen 乳腺癌会议对乳腺癌新辅助治疗降期后的乳腺局部（保乳手术）和区域处理（SLNB 及放疗）给予了充分关注。欧洲肿瘤所的 Galimberti 教授对新辅助治疗后 SLNB 的可行性进行了大会报告，包括新辅助治疗后 SLNB 的回顾性和前瞻性随机研究结果，并首次报告了欧洲肿瘤所新辅助治疗后 SLN 阴性患者避免 ALND 的单中心单臂研究的可喜结果。

总体来看，对于临床腋淋巴结阴性患者，新辅助治疗前后进行 SLNB 都是可行的，具有相似的成功率和准确性。新辅助治疗后进行 SLNB 更受推崇，特别是对于 HER2 阳性及三阴性乳腺癌，患者可以更多地接受新辅助治疗的腋窝降期获益，避免 ALND 及其并发症。

对于临床腋淋巴结阳性患者，新辅助治疗临床腋窝降期后 SLNB 的总体假阴性率仍难以满足临床要求，尽管采用双示踪剂、检出 3 个及以上 SLN、新辅助治疗前腋窝阳性淋巴结标记并检出、术前腋窝超声评估等技术的联合使用可以有效降低假阴性率至 10% 以下。此外，新辅助治疗后残留的阳性淋巴结的生物学特性与未接受新辅助治疗患者不同，其对化疗耐受、对放疗耐受的可能性也较大，可能具有更高的复发风险。更为重要的是，目前尚缺乏新辅助治疗后 SLN 阴性患者 SLNB 替代 ALND 的随机试验结果。因此，对该部分患者 SLNB 的临床研究应该鼓励和支持，但其替代 ALND 的临床实践应该慎重。

作为个体化和精准化治疗的进一步探索，新辅助治疗后 SLNB 充分利用了全身治疗对乳腺癌局部区域控制的获益，新辅助治疗后腋窝降期患者 SLNB 替代 ALND 应具有光明的前景。中国学者在该领域已有单中心的可喜研究结果，期待中国该领域的前瞻性、多中心、随机研究结果。

（八）新辅助化疗术后放疗

新辅助化疗的普及也带来了放射肿瘤学领域的新挑战。传统上放疗适应证和靶区设计基于肿瘤的病理。例如，区域淋巴结照射的决策以及乳房切除术后放疗（postmastectomy radiation，PMRT）的适应证传统上都是根据淋巴结转移的数量，而淋巴结转移的数量仅凭临床分期是无法准确评估的。ASCO 和 ASTRO 关于 PMRT 的共识中，推荐放疗运用在腋窝阳性淋巴结数量为 4 个或以上的患者，但这些都是基于首选手术患者的数据。新辅助全身治疗可以改变几乎所有患者的原发灶和区域淋巴结的病理范围，这些改变对放疗决策的影响尚不明确。因此，无论 ASCO 还是 ASTRO 共识中都没有明确提出 PMRT 在接受了新辅助化疗患者中的适应证，这也是未来研究的热点。特别是经过新辅助化疗后，腋窝阳性淋巴结转阴的患者，术后最佳的放疗模式尚不明确。通常普遍认为，所有通过新辅助化疗降期后能够手术的患者基本上都需要接受放疗；但对之前的淋巴结受累区域如何照射仍没有共识。采用新辅助化疗的一个主要好处是可以根据化疗反应调整局部治疗的方案。因此，根据现有研究证据就存在这样一个问题：如果患者新辅助化疗的疗效非常好，是否可以避免创伤较大的局部区域治疗？刚刚启动的两项Ⅲ期临床研究对此进行了探讨：一项是关于新辅助化疗后腋窝淋巴结的处理，另一项是关于新辅助化疗后能否避免乳房切除或区域淋巴结放疗。

关于新辅助化疗后如何进行腋窝处理的临床试验正在 Alliance Group 进行（A11202 试验）。该试验的研究人群是新辅助化疗前淋巴结阳性，经过化疗或联合靶向治疗后临床上淋巴结阴性，但病理 SLN 阳性的患者。患者随机接受标准的 ALND、联合乳房/胸壁和淋巴结放疗或者避免 ALND、仅采用乳房/胸壁和区域淋巴结放疗来根除潜在的微小残留病灶。如果该试验两组能够得到相似的结果，则可以避免 ALND 带来的并发症，降低治疗成本。

NRG 9353 试验是 NSABP 和 RTOG 发起的关于新辅助化疗后放疗的临床研究，主要研究人群是接受新辅助化疗或联合靶向治疗的淋巴结阳性患者。研究将入组通过新辅助化疗淋巴结由阳性转为阴性的患者（化疗后淋巴结状态由 SLNB 或 ALND 确定）。研究入组条件包括临床 $T_{1-3}N_1$ 肿瘤，接受新辅助化疗后，病理确认淋巴结没有肿瘤残留。接受保乳手术的患者必须进行全乳房放疗，并随机分配至两组，分别接受区域淋巴结放疗或不放疗。接受乳房切除术的患者，也随机分为两组，分别接受全胸壁加区域淋巴结放疗或不放疗。

在等待新的临床试验结果和指南共识的过程中，目前较为接受的新辅助化疗术后放疗的一致性意见包括：在全乳切除术的患者中，初诊时临床Ⅲ期或者新辅助化疗后腋窝病理证实有阳性淋巴结的患者必须考虑胸壁和区域淋巴结照射；在一些可能避免放疗的人群中，如初诊时临床Ⅰ或Ⅱ期，并且新辅助化疗后达到 pCR 不需要放疗；PMRT 在初诊临床Ⅰ期或Ⅱ期且新辅助化疗后原发灶尚有残余但腋窝为阴性的患者中的运用尚没有定论。

乳腺癌的个体化治疗之路起于保乳手术，兴于分类全身治疗和腋窝前哨淋巴结活检术（SLNB），基于全身治疗对局部区域控制的疗效和肿瘤负荷（初始及降期后）的新辅助治疗后降期保乳、保腋窝治疗乃至乳腺/胸壁及区域淋巴结放疗的适应证及靶区规划，将进一步推动乳腺癌的个体化、精准化治疗。

二、HER2 阳性乳腺癌新辅助治疗策略

15%~20% 的临床早期乳腺癌 HER2 扩增或过表达、复发转移风险增高。辅助化疗联合抗 HER2 靶向治疗可以显著提高 HER2 阳性乳腺癌患者的 OS（HR 0.66）和 DFS（HR 0.6），在新辅助治疗中也得到证实。乳腺癌新辅助治疗的适应证不再仅仅依据临床分期，而应结合肿瘤分子分型、临床分期及患者意愿个体化确定：新辅助化疗是所有需要辅助化疗患者的优先选择，2017 年 St. Gallen 共识专家推荐初始适合保乳手术的临床Ⅱ、Ⅲ期 HER2 阳性及三阴性乳腺癌应优选新辅助化疗 ± 靶向治疗。HER2 阳性乳腺癌新辅助治疗（化疗联合抗 HER2 靶向治疗）的 pCR 比率已达到和超过 60%，基于紫杉类的化疗联合曲妥珠单抗和帕妥珠单抗的双靶向治疗已成为当前标准的新辅助治疗方案。

（一）HER2 阳性乳腺癌新辅助治疗试验

多项临床试验研究证明，HER2 阳性患者新辅助治疗获得 pCR 患者的 DFS 和 OS 均优于同样治疗未达到 pCR 的患者。曲妥珠单抗联合化疗与单用化疗相比能够显著提高 pCR 率。

MDACC 试验是曲妥珠单抗最早用于新辅助治疗的随机临床试验，2005 年 JCO 公布了第一阶段结果，研究原计划招募 164 例患者，当 34 例患者完成治疗后比较发现，曲妥珠单抗联合化疗组已经显示出了优越性，因此负责该临床试验的资料评估委员会（DMC）决定改变试验设计。为完成起初的研究，第二阶段修改了研究设计，中断单独化疗组，补充招募曲妥珠单抗联合化疗组患者。2007 年和 2009 年对研究入组患者的安全性和有效性数据结果进行了更新。该研究的研究目的旨在了解曲妥珠单抗联合化疗用于 HER2 阳性乳腺癌新辅助治疗的疗效和安全性。第一阶段时，最初 42 例患者随机分组到紫杉醇（4 周期）→ FEC（4 周期）或相同化疗方案 + 曲妥珠单抗（每周）共 24 周治疗。第二阶段另外招募 22 例患者接受化疗同步曲妥珠单抗治疗，患者特征与初始患者相似。曲妥珠单抗联合紫杉醇序贯 FEC 化疗的 pCR 率高达 65.2%，显著高于单纯化疗组的 26%（P=0.016），中位随访 3 年，曲妥珠单抗联合化疗组患者的 DFS 为 100%，显著优于单纯化疗组的 85.3%（P=0.041）。因此，HER2 阳性乳腺癌的新辅助化疗应考虑曲妥珠单抗联合化疗。

曲妥珠单抗新辅助 / 辅助治疗 HER2 阳性局部进展或炎性乳腺癌的国际、开放性Ⅲ期 NOAH 试验，主要终点为 EFS，次要终点为 pCR、OS、RFS、安全性与耐受性。118 例患者入组 AT-T-CMF 化疗组，117 例患者入组上述化疗同时联合曲妥珠单抗治疗组并完成辅助曲妥珠单抗治疗至 1 年。化疗联合曲妥珠单抗治疗组的乳腺及总体（乳腺 + 腋淋巴结）pCR 比率均显著高于单纯化疗组（分别 43% vs.22%，P=0.0007；38% vs.19%，P=0.001）。中位随访 5 年，主要研究终点 EFS 在化疗联合曲妥珠单抗治疗组的显著优于单纯化疗组（58% vs.43%，HR 0.64，P=0.016）；尽管样本量的设计不足以 OS 的统计学效力，但 OS 仍显示出显著改善的趋势（74% vs.63%，HR 0.66，P=0.055）。NOAH 研究奠定了曲妥珠单抗在 HER2 阳性乳腺癌新辅助治疗中的标准地位，HER2 阳性乳腺癌新辅助治疗应该含

有曲妥珠单抗的方案。

TECHNO 试验中 EC 序贯紫杉醇 + 曲妥珠单抗的 pCR 比率也达到 39%，该研究第一次证实抗 HER2 靶向治疗的 pCR 与 DFS 和 OS 显著相关。

2011 年，纳入 5 项研究的荟萃分析显示，HER2 阳性乳腺癌曲妥珠单抗联合化疗较单纯化疗组可以显著提升 pCR 比率（$P<0.001$；RR 1.85，$95\%CI$：1.39~2.46），长期随访显著改善患者的生存（DFS、EFS、OS），但并不增加中性粒细胞减少、粒缺性发热或心脏不良事件。

（二）HER2 阳性乳腺癌新辅助治相关问题

1. pCR 作为 HER2 阳性乳腺癌的预后及预测指标　2012 年，von Minckwitz G 等的汇集分析（pooled analysis）证实了 pCR 对 HER2 阳性乳腺癌、特别是 HER2 阳性 HR– 乳腺癌长期生存的影响。

2014 年 CTNeoBC 汇集分析，HER2 阳性乳腺癌的新辅助治疗纳入 NOAH、TECHNO 及 GeparQuattro 三项研究，HER2 阳性 HR+ 患者接受和未接受新辅助曲妥珠单抗治疗的 pCR 比率分别为 30.9% 和 18.3%，而 HER2 阳性 HR– 患者接受和未接受新辅助曲妥珠单抗治疗的 pCR 比率分别为 50.3% 和 30.2%；达到 pCR 的患者获得更长的 EFS（HR 0.39，$95\%CI$：0.31~0.50）和 OS，但 pCR 对 HER2 阳性 HR+ 与 HER2 阳性 HR– 患者 EFS 的影响具有较大差异（分别 HR 0.58，$95\%CI$：0.42~0.829；和 HR 0.25，$95\%CI$：0.18~0.34）。

2016 年 Broglio KR 等最新发表的荟萃分析纳入 36 项研究的 5768 例 HER2 阳性乳腺癌患者，pCR 较未达到 pCR 可显著改善患者的 EFS（HR 0.37，$95\%CI$：0.32~0.43），HER2 阳性 HR– 患者较 HER2 阳性 HR+ 的相关性更大（分别 HR 0.29，$95\%CI$：0.24~0.36；和 HR 0.52，$95\%\ CI$：0.40~0.66）；随机临床试验中，pCR 与生存获益也具有显著的相关性（EFS：HR 0.63；OS：HR 0.29）。

NeoSphere 新辅助曲妥珠单抗 + 帕妥珠单抗双靶向临床试验的 5 年随访结果再次证实 pCR 与长期生存的相关性，pCR 较非 pCR 患者获得更高的 PFS（HR 0.54，$95\%CI$：0.29~1.00）。NeoALLTO 新辅助曲妥珠单抗 + 拉帕替尼双靶向临床试验也获得了相似的结果，尽管其 3 年 EFS 和 OS 的 HR 在 HER2+HR– 具有显著性差异，分别为 0.38（$95\%CI$：0.22~0.63，$P=0.0003$）和 0.35（$95\%CI$：0.15~0.70，$P=0.005$）。

为使 HER2 阳性乳腺癌患者新辅助治疗 pCR 比率转化为生存获益，需要外科、影像科及病理科医师的密切协作、更高的患者依从性、pCR 的准确定义、非异质性肿瘤、足够的统计学效力、没有或者是可校正的辅助治疗影响（如 HR+ 患者的内分泌治疗）。新辅助治疗及外科手术后 pCR 的预后价值对辅助治疗选择和调整发挥着重要作用，包括 pCR 患者的降阶梯治疗和非 pCR 患者的升阶梯治疗。目前，临床试验层面不同治疗组间能够带来生存改善的 pCR 提高比率尚未确定；因此，新辅助治疗的试验结果仍需要辅助治疗试验的验证。2017 年 ASCO 会议将要报告的 APHINITY 辅助双靶向治疗对 NeoSphere 新辅助双靶向治疗验证的阳性结果，有助于确认新辅助靶向治疗 pCR 是 HER2 阳性乳腺癌长期生存的可靠指标。

2. 新辅助双靶向治疗　曲妥珠单抗联合拉帕替尼或帕妥珠单抗的新辅助双靶向抗 HER2 治疗显著提升了 pCR 比率，并部分改变了目前的治疗标准。

（1）联合拉帕替尼：在转移性乳腺癌的Ⅲ期临床试验获得成功后，GeparQuinto、Neo ALTTO 及 CHER-Lob 试验首先进行了拉帕替尼加入化疗联合曲妥珠单抗的新辅助双靶向治疗试验研究。

GeparQuinto 的Ⅲ期试验纳入 620 例 HER2 阳性新辅助治疗的患者，患者接受 4 周期的 EC 序贯多西他赛联合曲妥珠单抗或拉帕替尼。主要研究终点 tpCR 率在联合曲妥珠单抗组为 30.3%，显著高于联合拉帕替尼组的 22.7%（$P=0.04$）。拉帕替尼组患者 1/3 需要药物减量。

CHER-LOB 的Ⅱ期试验采用紫杉醇序贯 FEC 化疗方案全程联合抗 HER2 靶向治疗，121 例 HER2 阳性乳腺癌患者随机进入曲妥珠单抗组、拉帕替尼组及两者联合的双靶向治疗组。双靶向治疗组的 tpCR 比率高于曲妥珠单抗组和拉帕替尼组（分别 46%、25% 和 26.3%），但胃肠道毒性显著增加。

NeoALLTO 试验入组 455 例 HER2 阳性的乳腺癌，接受紫杉醇周疗联合拉帕替尼、曲妥珠单抗两者单药或双靶向联合治疗。双靶向联合化疗的 tpCR 比率高达 51.3%，显著高于单靶向联合化疗组的 24.7% 和 29.5%（$P=0.0001$）。随访 3.8 年，达到 pCR 的患者较未达 pCR 者预后显著提高，但双靶向新辅助治疗组与曲妥珠单抗新辅助治疗组间的 EFS（HR 0.78，95% CI：0.47~1.28，$P=0.33$）和 OS 均无显著性差异，可能是由于事件数太少导致统计学效力不足以及各治疗组间 HR 阳性的异质性差异；但与大样本的 ALLTO 辅助治疗研究结果一致。

一项纳入六项随机临床试验、1155 例患者的荟萃分析对比新辅助化疗联合拉帕替尼 + 曲妥珠单抗与曲妥珠单抗单药：新辅助化疗联合双靶向治疗 pCR 绝对比率显著性地提升 13%，pCR 比率在 HR 阴性患者及联合紫杉类化疗时提升更高。Bria E 等的研究也显示，无论联合的化疗方案如何，新辅助双靶向抗 HER2 治疗可以提高 16%~19% 的 pCR 比率；加用蒽环类药物可以进一步提高 pCR 和保乳手术比率。

上述所有试验的干扰因素包括新辅助治疗的周期数、蒽环 - 紫杉类药物是否使用及其顺序、样本量大小、不良反应谱和剂量降低或延迟，部分试验中设置了无化疗的单纯抗 HER2 靶向治疗窗口以及不同试验人群的差异。由于药物毒性和辅助治疗未显示获益，拉帕替尼未能成为标准的新辅助治疗。

（2）联合帕妥珠单抗：帕妥珠单抗是作用机制不同与曲妥珠单抗的人源化重组的单克隆抗体，阻断 HER2 与其他 HER- 受体（HER1-4）的二聚化。目前帕妥珠联合曲妥珠联合多西他赛已被 FDA 批准用于肿瘤直径 ≥ 2cm（≥ T_2），或淋巴结阳性（≥ N_1）HER2 阳性的早期乳腺癌的新辅助治疗。快速批准其适应证是基于两项Ⅱ期研究结果：NeoSphere 和 TRYPHAENA 研究，均证明了三药联合显著提高了 pCR 比率。

NeoSphere 试验患者随机分为四组：A 组 4 周期多西他赛联合曲妥珠单抗、B 组 4 周期多西他赛联合曲妥珠单抗 + 帕妥珠单抗、C 组曲妥珠单抗 + 帕妥珠单抗无化疗、D 组 4 周期多西他赛联合帕妥珠单抗；所有四组患者术后均接受 3 周期的 FEC 辅助化疗。新辅助化疗联合双靶向抗 HER2 治疗的乳腺 pCR 比率为 45.8%，显著高于 A、C、D 组的 29%、16.8% 和 24%（P=0.0141）；中位随访 5 年，相应各组 DFS 分别为 84%、81%、80% 和 75%；总和各组患者，tpCR 患者的 PFS 优于非 tpCR 患者（85% vs. 76%，HR 0.54，95%CI：0.29~1.00）。未发现新的或远期安全性隐患，各组患者的耐受性相似。

TRYPHAENA 试验将心脏安全性作为主要研究终点，患者随机接受 FEC 序贯多西他赛化疗全程帕妥珠单抗 + 曲妥珠单抗、FEC 序贯多西他赛联合帕妥珠单抗 + 曲妥珠单抗及多西他赛卡铂联合帕妥珠单抗 + 曲妥珠单抗。三组患者的乳腺 pCR 比率分别为 61.6%、57.3% 和 66.2%，腹泻是最常见的不良反应，有症状的左室收缩功能不全的发生率很低。

综上所述，NeoSphere、TRYPHAENA、KRISTINE 及 I-SPY2 试验支持帕妥珠单抗联合紫杉类 + 曲妥珠单抗应用于 HER2 阳性乳腺癌的新辅助治疗。相信 2017 年 ASCO 会议公布的 APHINITY 试验双靶向辅助治疗的阳性结果将促进其更为广泛的应用。

（3）联合其他靶向治疗：小分子 TKI（tyrosine-kinase inhibitor）如拉帕替尼至今未显示出超越目前的曲妥珠单抗标准治疗的疗效，而且需要克服相关的不良反应。阿法替尼与来那替尼也进入了 I-SPY2 新辅助治疗及新辅助后辅助治疗试验，两者在新辅助治疗中的应用前景仍需要进一步的试验证实。

阿法替尼可逆性抑制 ErbB 家族 HER1、2、4。DAFNE 试验中阿法替尼加入紫杉醇联合曲妥珠单抗序贯 EC，获得 49.2% 的 pCR 比率；不良反应包括较低比例的腹泻、肌酐升高和感染。

来那替尼也是作用于 HER1、2、4 的可逆性 TKI，在 I-SPY2 试验的新辅助治疗研究中，联合来那替尼与否的 pCR 比率分别为 56% 和 33%，预测Ⅲ期临床试验成功的几率为 79%。NSABP FB-7 试验中，新辅助来那替尼、曲妥珠单抗及两者联合的 pCR 比率分别为 33%、38% 和 50%。

由于其在复发转移乳腺癌解救治疗的获益，T-DM1 也进入 HER2 阳性乳腺癌的新辅助治疗研究中。TDM1 是曲妥珠单抗通过稳定的硫醚连接体与强效化疗药物美登素结合，靶向作用于 HER2 阳性乳腺癌细胞，安全性更好。ADAPT HER2+/HR+、I-SPY2 及 KRISTINE 试验报告了 TDM1 在临床早期乳腺癌新辅助治疗中的结果。

KRISTINE Ⅲ期新辅助临床试验对比多西他赛 + 卡铂 + 曲妥珠单抗 + 帕妥珠单抗与 T-DM1+ 帕妥珠单抗，联合化疗组患者的 pCR 比率更高（55.7% vs. 44.4%，P=0.0155），并在所有亚组人群中得到体现（HER2+HR- 亚组的 pCR 比率最高可达 73%）；但 T-DM1 组患者的Ⅲ/Ⅳ级不良反应发生率更低、生活质量更高。

T-DM1 在临床早期乳腺癌辅助治疗中价值的多项Ⅲ期试验正在进行中。KATHERINE 试验对比新辅助治疗未达到 pCR 患者来那替尼与曲妥珠单抗作为辅助治疗的疗效，KAITLIN 试验对比 T-DM1+ 帕妥珠单抗与紫杉类联合曲妥珠单抗 + 帕妥珠单抗作为辅助治疗的价值。

作为个体化新辅助靶向治疗探索雨伞方案（umbrella protocol）的一部分，I-SPY 亚组中 T-DM1+ 帕妥珠单抗新辅助治疗序贯 AC 的 pCR 比率为 52%，高于多西他赛联合曲妥珠单抗的 22%。

3. HER2 阳性乳腺癌新辅助治疗中化疗方案的选择　近年来设计的 HER2 阳性乳腺癌新辅助治疗试验方案中，蒽环 – 紫杉类化疗药物的顺序、包括曲妥珠单抗在新辅助治疗中使用的时机也受到关注。

ACOSOG Z1041 试验对比了蒽环序贯紫杉与紫杉序贯蒽环：FEC75 序贯紫杉醇 + 曲妥珠单抗与紫杉醇 + 曲妥珠单抗序贯 FEC75+ 曲妥珠单抗两组间的 pCR 比率无显著性差异（54.2% vs. 56.5%），近期的心脏毒性尚可接受，但远期的心脏毒性需要进一步的观察。由于蒽环联合曲妥珠单抗同时使用并未增加 pCR 比率，作者不建议其临床应用。

通过对新辅助临床试验的分析，Bria E 等指出新辅助双靶向 HER2 抑制显著提高了 pCR 比率，蒽环 – 紫杉类化疗联合抗 HER2 靶向治疗应作为标准治疗。

TRYPHAENA 试验是唯一一个设置不含有蒽环类药物（卡铂）作为新辅助治疗方案的试验研究。患者随机接受 FEC 序贯多西他赛化疗全程帕妥珠单抗 + 曲妥珠单抗、FEC 序贯多西他赛联合帕妥珠单抗 + 曲妥珠单抗及多西他赛卡铂联合帕妥珠单抗 + 曲妥珠单抗，卡铂治疗组获得了最高的乳腺 pCR 比率（分别为 61.6%、57.3% 和 66.2%）；这也为 BCIRG 006 辅助治疗试验 10 年随访结果所证实：TCH、AC-TH 与 AC-T 组患者的 DFS 分别为 73%、0%、74.6% 和 67.9%，OS 分别为 83.3%、85.9% 和 78.7%，含蒽环类方案具有更高的毒性发生率：充血性心衰的发生率增加 5 倍以及更多的白血病发生率。

NeoALTTO 和 ADAPT 试验在新辅助治疗阶段只选择紫杉类单药联合抗 HER2 治疗，也获得很高的 pCR 比率。由于含紫杉类化疗方案联合曲妥珠单抗和帕妥珠单抗双靶向新辅助治疗 12~18 周极高的 pCR 比率和良好的安全性，基于抗 HER2 靶向治疗的新辅助治疗方案已成为当前的标准治疗。

4. 生物标志物　新辅助治疗最重要的转化研究是自乳腺原发肿瘤穿刺活检标本或者液体活检中获取 HER2 状况之外的其他预测指标。pCR 及其他短期终点指标，包括原发肿瘤的分子改变和微环境的影响，对部分亚型的 HER2 阳性乳腺癌可能非常重要。在新辅助治疗开始前、进行中或者完成后，我们可以取出肿瘤的标本组织或者进行体液的活检，来观察新辅助治疗初期病灶的分子分型能否预测最终获得的 pCR 率。对于未达到 pCR 的患者，在新辅助治疗期间分子分型或者是内在的亚克隆是否发生了变化，借此可以很快地判断药物是否有效，通过新辅助治疗的研究平台可以更好地将精准医学的概念应用到临床。

2016 年圣安东尼奥乳腺癌会议集中报道了肿瘤浸润淋巴细胞 TILs、循环肿瘤细胞 CTC 和 DNA 的修复缺陷生物标志物 Mammprint 可以作为高危乳腺癌新辅助治疗疗效评估的指标。此外，还可以采用血浆 microRNA 水平来预测 Neo-ALTTO 研究当中 HER2 阳性新辅助治疗的疗效，PAM50 内在的亚型作为预测无化疗双靶向新辅助治疗疗效的预测因子。每周紫杉醇加曲妥珠单抗联合或不联合拉帕替尼用于 HER2 阳性乳腺癌新辅助的 Ⅲ 期研究（CALGB 40601），就是多维基因组学数据的一个综合评析结果的发布。新辅助多西他赛 + 卡铂 + 曲妥珠单抗 + 帕妥珠单抗，然后加减雌激素剥夺的用于 HER2 及激素受体均阳性患者评估 PCR 的这样一个 Ⅲ 期的试验，是一个新的机制研究。

PAMELA 临床试验在这次的研究报告中，研究了 PAM50 检测的分子分型来预测新辅助化疗的疗效。如何筛选 HER2 阳性乳腺癌中靶向治疗获益的最佳适用人群一直是我们面临的最大挑战，而该试验给我们带来了进一步的认识。试验结果发现以 PAM50 对 HER2 阳性进一步分型中，HER2-E 亚型的患者在经过双靶向 18 周的治疗后更能从抗 HER2 治疗中得到获益。PAMELA 临床试验的结果的报道，让我们在 HER2 阳性的患者中筛选靶向治疗敏感性患者，从而更精准地确定患者的治疗方案，更早地预测患者的疗效。

近年来，越来越多的研究发现肿瘤浸润淋巴细胞（tumor infiltrating lymphocytes，TILs）水平与新辅助治疗后的 pCR 率相关，大量临床试验证实常见病理亚型中 TILs 水平与临床预后相关联。通过回顾分析 3771 例新辅助治疗患者评估 TILs 水平对 pCR 率及预后的预测作用。结果显示 TILs 水平对所有乳腺癌的亚型包括 HER2 阳性、三阴性乳腺癌及 luminal 型的 pCR 率都有预测作用。同时研究者发现在 HER2 阳性、三阴性乳腺癌中，高水平的 TILs 与 DFS（ HR=0.94，P=0.041 ）和 OS 的获益有着高度的一致性，而在 luminal 型乳腺癌中，低水平的 TILs 与 DFS 和 OS（HR=1.11，P=0.014 ）的获益相关。随着对 TILs 认识的不断深入，相信这个指标将更好地应用到临床实践当中，同时也将把乳腺癌的免疫治疗带入一个新的时代。

5. HR 状况对 HER2 阳性乳腺癌新辅助治疗疗效的影响 HER2 阳性乳腺癌中约 50% 的患者 HR 和 HER2 均阳性。HER2 阳性 HR+ 和 HER2 阳性 HR- 患者具有不同的预后和自然病程：复发部位不同、HER2 阳性 HR- 早期复发风险较高而 HER2+ HR+ 的复发风险持续存在。临床前资料提示 PI3K /Akt/mTOR 与 p42/44 MAPK 旁路、PAX2 因子细胞膜 ER、HER2 旁路与 HER2 阳性 HR+ 的内分泌治疗和抗 HER2 治疗耐药相关。辅助临床试验的结果显示 HR 状况在复发风险中发挥重要作用，HR 阳性乳腺癌的复发风险持续、稳定存在，而 HR 阴性乳腺癌术后 5 年复发风险很低。这种差异的重要性在新近完成的新辅助临床试验中也得到认证，pCR 比率提升转化为生存获益主要体现在 HR 阴性亚组。大量的临床前和不断呈现的临床资料提示内分泌与 HER2 旁路存在交通，导致对另一旁路靶向治疗的耐药，应该对这两个旁路采用同时或联合靶向治疗。

NeoSphere 试验中，HER2 阳性 HR- 和 HER2 阳性 HR+ 亚组总体 pCR 的比率分别为 63.2% 和 26.0%，仅接受新辅助曲妥珠单抗 + 帕妥珠单抗双靶向治疗的 pCR 比率分别为 27.3% 和 5.9%。NeoALTTO 试验中，曲妥珠单抗治疗组 HER2 阳性 HR- 和 HER2 阳性 HR+ 的 pCR 比率分别为 36.5% 和 22.7%，曲妥珠单抗 + 拉帕替尼治疗组的 pCR 比率分别为 61.3% 和 41.6%。CALBG 40601 试验总体 pCR 的比率为 46.0%，而 HER2 阳性 HR- 亚组 pCR 的比率高达 69.0%。

T-DM1 新辅助治疗也显示出相似的结果，I-SPY 试验中 HER2 阳性 HR- 和 HER2 阳性 HR+ 的 pCR 比率在接受 T-DM1+ 帕妥珠单抗新辅助治疗组分别为 64% 和 46%、对照组中分别为 33% 和 17%。

TRYPHAENA 试验观察到新辅助靶向治疗 HER2 阳性 HR- 和 HER2 阳性 HR+ 乳腺原发肿瘤 pCR 比率的最大差异：接受 6 周期 TCHP 新辅助治疗的 pCR 比率分别为 84% 和

50%、接受 FECHP 序贯 THP 新辅助治疗的 pCR 比率分别为 79% 和 46%、接受 FEC 序贯 THP 新辅助治疗的 pCR 比率分别为 79% 和 49%。HERA 试验的回顾性亚组分析显示，辅助曲妥珠单抗靶向治疗的 3 年 DFS 绝对获益在 HER2 阳性 HR–（76.4% vs. 70.3%）和 HER2 阳性 HR+（84.6% vs. 78.0%）两组间相似，但 HER 阳性 HR– 患者的相对获益更高。Vici P 等对"三阳性"乳腺癌的多中心、回顾性研究显示，当 ER、PR 阳性比率超过 30% 时，曲妥珠单抗对乳腺癌相关生存率的影响降到最低、差异失去统计学意义（P=0.26）。

联合抗 HER2 和 HR 靶向治疗在部分亚型的复发转移乳腺癌患者减少了传统化疗的使用及毒性。虽然有证据提示 HER2 阳性乳腺癌可以依据治疗方式和预后细分为 HER2 阳性 HR– 和 HER2 阳性 HR+ 亚型，目前只有三项小样本的前瞻性 II 期试验依据为免除化疗的联合 HER2 和 HR 通路阻断提供证据。新辅助拉帕替尼 + 曲妥珠单抗联合内分泌治疗的 pCR 比率不足 30%；来曲唑联合拉帕替尼新辅助治疗在样本量很小的 Neo-ALL-IN 试验中未观察到 pCR 病例；TBCRC 006 试验入组局部晚期 HER2 阳性乳腺癌接受曲妥珠单抗 + 拉帕替尼联合来曲唑新辅助治疗，HER2 阳性 HR– 亚组的 pCR 比率为 36%，HER2 阳性 HR+ 亚组的 pCR 比率为 21%，但低残留肿瘤负荷的比率较高。因此，免除化疗的激素受体和 HER2 通路双重阻断在新辅助治疗的价值尚不明确。

ADAPT 试验 HER2 阳性 HR+ 亚组研究中，患者随机接受 T-DM1 联合内分泌治疗（绝经前他莫昔芬、绝经后第三代芳香化酶抑制剂）、T-DM1 单药及曲妥珠单抗联合内分泌治疗。T-DM1 单药组与 T-DM1 联合内分泌治疗组的 pCR 比率无差异（41% vs. 41.5%），而曲妥珠单抗联合内分泌治疗组的 pCR 比率只有 15.1%，pCR 比率的差异与月经状况无关。基于 15.1% 的低 pCR 比率和其他有前景的免除化疗治疗手段，曲妥珠单抗联合内分泌治疗不适合进一步的大样本临床试验；其他的新辅助临床试验如 PER-ELISA（曲妥珠单抗 + 帕妥珠单抗联合来曲唑）将为免除化疗的 HER2+HR+ 新辅助治疗提供更多的资料。

ADAPT 试验 HER2+/HR– 亚组研究中，仅仅 12 周的紫杉醇联合曲妥珠单抗 + 帕妥珠单抗双靶向新辅助治疗的 pCR 比率可以高达 90.5%。

无论手术时的 pCR 比率如何，5~10 年之久的辅助内分泌治疗对 HER2 阳性 HR+ 乳腺癌的复发风险发挥着重要作用，辅助内分泌治疗的顺应性仍然是评价 HER2 阳性 HR+ 亚组及总体人群新辅助治疗方案远期疗效的干扰因素。

6. 新辅助 pCR 与非 pCR 患者的辅助治疗　HER2 阳性乳腺癌辅助治疗试验显示，1 年的曲妥珠单抗治疗是最佳的治疗时间；新辅助治疗阶段应用曲妥珠单抗，术后仍应继续曲妥珠单抗治疗满 1 年。HER2 阳性 HR+ 患者应该进行辅助的内分泌治疗。

新辅助治疗后是否达到 pCR 可以为个体化的辅助治疗选择（升阶梯、降阶梯及替代治疗）提供重要的信息。新辅助治疗达到 pCR 的患者，短时间的抗 HER2 靶向治疗可能足矣；而未达到 pCR 的患者，加用或者选择不同作用机制的辅助治疗可能改善生存。KATHERINE III 期临床试验将未达到 pCR 的患者随机接受 T-DM1 或者继续曲妥珠单抗辅助治疗，主要研究终点为 EFS。

尽管 HERA 试验证实 2 年的曲妥珠单抗辅助治疗并未提供进一步的治疗获益，

EXTENET 试验辅助曲妥珠单抗 1 年序贯来那替尼 1 年显著改善了 HER2 阳性乳腺癌患者的 EFS（HR 0.67，95% *CI*：0.50~0.91；*P*=0.009），2 年 iDFS（invasive disease-free survival）在来那替尼治疗组和安慰剂组分别为 93.9% 和 91.6%。

新辅助治疗后未达到 pCR 疗效患者的辅助治疗选择，将成为 HER2 阳性乳腺癌新的研究热点。与此同时，HER2 阳性乳腺癌的局部区域治疗（手术、放疗）也需要依据新辅助治疗是否达到 pCR 进行调整，有效的（新）辅助全身治疗是局部区域治疗降阶梯的强力保障。

新辅助治疗后未达到 pCR 患者 HER2 状况的改变是转化研究的另一热点。ASCO CAP 指南强调初始诊断空芯针活检 HER 状况对新辅助和辅助治疗方案制订的重要性。HER2 和激素受体状况的改变在辅助治疗选择、肿瘤异质性、预后可能发挥重要作用。

（三）HER2 阳性乳腺癌新辅助治疗指南与共识

临床 II、III 期 HER2 阳性应该接受新辅助化疗联合抗 HER2 治疗，部分患者的 pCR 比率可以高达 90%；更为重要的是，HER2 阳性临床早期乳腺癌患者的 pCR 与预后具有显著的相关性。

基于在新辅助双靶向治疗的可喜数据和转移患者令人信服的结果，2013 年和 2014 年美国和欧洲快速批准化疗联合曲妥珠单抗和帕妥珠单抗用于所有高危乳腺癌患者的新辅助治疗。目前，NCCN 指南 2017 版和 2017 年 St. Gallen 专家共识均认可紫杉类为基础的化疗联合双靶向为 HER2 阳性乳腺癌患者的标准新辅助治疗方案，相信 2017 年 ASCO 会议公布的 APHINITY 双靶向辅助试验的阳性结果将促进其更为广泛的应用。

通过新辅助治疗的疗效评估，如 pCR、特别是 Neo-Bioscore 评分，可以促进临床早期 HER2 阳性乳腺癌的个体化治疗。

（撰写 **王永胜** 审稿 **邵志敏**）

参考文献

[1] Fitzmaurice C，Dicker D，Pain A，et al. The Global Burden of Cancer 2013. Jama Oncology，2015，1（4）：505.

[2] Perou CM，Sorlie T，Eisen MB，et al. Molecular portraits of human breast tumours.Nature，2000，406（6797）：747-752.

[3] Sørlie T，Perou CM，Tibshirani R，et al. Gene expression patterns of breast carcinomas distinguish tumor subclasses with clinical implications. Proceedings of the National Academy of Sciences of the United States of America，2001，98（19）：10869-10874.

[4] Liu H，Fan Q，Zhang Z，et al. Basal-HER2 phenotype shows poorer survival than basal-like phenotype in hormone receptor-negative invasive breast cancers. Human Pathlogy，2008，39（2）：167.

[5] Zubor P，Hatok J，Moricova P，et al. Gene expression abnormalities in histologically normal breast epithelium from patients with luminal type of breast cancer. Molecular Biology Reports，2015，42（5）：

977–988.

［6］Badve S，Turbin D，Thorat MA，et al. FOXA1 expression in breast cancer--correlation with luminal subtype A and survival. Clinical Cancer Research，2007，13（1）：4415–4421.

［7］赵晶，付丽. 乳腺癌的分子分型. 中华乳腺病杂志电子版，2009，3（2）：35–40.

［8］Alice C，Michael C，Bing-Chen H，et al. Basal Protein Expression Is Associated With Worse Outcome and Trastuzamab Resistance in HER2（+）Invasive Breast Cancer. Clinical Breast Cancer，2015，15（6）：448.

［9］Goldhirsch A，Winer EP，Coates AS，et al. Personalizing the treatment of women with early breast cancer：highlights of the St Gallen International Expert Consensus on the Primary Therapy of Early Breast Cancer 2013. Annals of Oncology，2013，24（9）：2206–2223.

［10］Gerdes J，Lemke H，Baisch H，et al. Cell cycle analysis of a cell proliferation-associated human nuclear antigen defined by the monoclonal antibody Ki-67. Journal of immunology（Baltimore，Md.：1950），1984，133（4）：1710–1715.

［11］Goldhirsch A，Wood WC，Coates AS，et al. Strategies for subtypes—dealing with the diversity of breast cancer：highlights of the St Gallen International Expert Consensus on the Primary Therapy of Early Breast Cancer 2011. Annals of Oncology，2011，22（8）：1736–1747.

［12］Salim DK，Mutlu H，Eryilmaz MK，et al. Molecular Types and Neoadjuvant Chemotherapy in Patients with Breast Cancer- While Molecular Shifting is More Common in Luminal a Tumors，The Pathologic Complete Response is Most Frequently Observed in HER2 Like Tumors. APJCP，2014，15（21）：9379–9383.

［13］Dawood S，Hu R，Homes MD，et al. Defining breast cancer prognosis based on molecular phenotypes：results from a large cohort study. Breast Cancer Research and Treatment，2011，126（1）：185.

［14］Hennigs A，Riedel F，Gondos A，et al. Prognosis of breast cancer molecular subtypes in routine clinical care：A large prospective cohort study. Bmc Cancer，2016，16（1）：734.

［15］Voduc KD，Cheang MC，Tyldesley S，et al. Breast cancer subtypes and the risk of local and regional relapse. Breast Diseases A Year Book Quarterly，2010，28（10）：1684–1691.

［16］Smid M，Wang Y，Zhang Y，et al. Subtypes of breast cancer show preferential site of relapse.Cancer Research，2008，68（9）：3108–3114.

［17］Fernández AG. Differential patterns of recurrence and specific survival between luminal A and luminal B breast cancer according to recent changes in the 2013 St Gallen immunohistochemical classification. Clinical and Translational Oncology，2015，17（3）：238–246.

［18］Ades F，Zardavas D，Bozovic-Spasojevic I，et al. Luminal B breast cancer：molecular characterization，clinical management，and future perspectives. Journal of Clinical Oncology，2014，32（25）：2794–2803.

［19］Telli ML，Chang ET，Kurian AW，et al. Asian ethnicity and breast cancer subtypes：a study from the California Cancer Registry. Breast Cancer Research and Treatment，2011，127（2）：471–478.

［20］Li Z，Min R，Tian J，et al. The Differences in Ultrasound and Clinicopathological Features between Basal-Like and Normal-Like Subtypes of Triple Negative Breast Cancer. Plos One，2015，10（3）：e0114820.

［21］Reddy GM，Suresh PK，Pai RR. Clinicopathological Features of Triple Negative Breast Carcinoma. Clin

Diagn Res，2017，11（1）：EC05-EC08.

[22] Lin NU，Claus E，Sohl J，et al. Sites of distant recurrence and clinical outcomes in patients with metastatic triple-negative breast cancer: high incidence of central nervous system metastases. Cancer, 2011, 113(10): 2638-2645.

[23] Luck AA，Evans AJ，Green AR，et al. The influence of basal phenotype on the metastatic pattern of breast cancer. Clinical Oncology，2008，20（1）：40-45.

[24] Prat A，Parker JS，Karginova O，et al. Phenotypic and molecular characterization of the claudin-low intrinsic subtype of breast cancer. Breast Cancer Research，2010，12（5）：R68.

[25] 刘薇，李江涛. 乳腺癌癌基因及抑癌基因的研究新进展. 医药论坛杂志，2012，33（1）：125-127.

[26] Joosse SA，Brandwijk KI，Mulder L，et al. Genomic signature of BRCA1 deficiency in sporadic basal-like breast tumors. Genes Chromosomes & Cancer，2011，50（2）：71.

[27] Sparano JA，Paik S. Development of the 21-Gene Assay and Its Application in Clinical Practice and Clinical Trials. Journal of Clinical Oncology，2008，26（5）：721.

[28] Paik S，Tang G，Shak S，et al. Gene expression and benefit of chemotherapy in women with node-negative，estrogen receptor-positive breast cancer. Journal of Clinical Oncology，2006，24（23）：3726-3734.

[29] Sparano JA，Gray RJ，Makower DF，et al. Prospective Validation of a 21-Gene Expression Assay in Breast Cancer. New England Journal of Medicine，2015，373（21）：150927220039001.

[30] Albain KS，Barlow WE，Shak S，et al. Prognostic and predictive value of the 21-gene recurrence score assay in postmenopausal women with node-positive，oestrogen-receptor-positive breast cancer on chemotherapy：a retrospective analysis of a randomised trial. Lancet Oncol，2010，11（1）：55-65.

[31] Lj VV，Dai H，Mj VDV，et al. Gene expression profiling predicts clinical outcome of breast cancer. Nature，2002，415（6871）：530.

[32] Cardoso F，van't Veer LJ，Bogaerts J，et al. 70-Gene Signature as an Aid to Treatment Decisions in Early-Stage Breast Cancer. New England Journal of Medicine，2016，375（8）：717.

[33] Ellis MJ，Coop A，Singh B，et al. Letrozole Is More Effective Neoadjuvant Endocrine Therapy Than Tamoxifen for ErbB-1- and/or ErbB-2-Positive，Estrogen Receptor-Positive Primary Breast Cancer：Evidence From a Phase III Randomized Trial. Journal of Clinical Oncology，2001，19（18）：3808.

[34] Massarweh S，Schiff R. Resistance to endocrine therapy in breast cancer: exploiting estrogen receptor/growth factor signaling crosstalk. Endocrine-related cancer，2006，13（Suppl 1）：S15.

[35] Dressler LG. HER2 and Response to Paclitaxel in Node-Positive Breast Cancer. N Engl J Med，2008，358（2）：e39096.

[36] Lohrisch C. An overview of HER2. Seminars in Oncology，2001，28（28）：3-11.

[37] Karamouzis MV，Konstantinopoulos PA，Papavassiliou AG. Trastuzumab——mechanism of action and use. New England Journal of Medicine，2007，357（16）：1665-1666.

[38] Goldhirsch A，Gelber RD，Piccart-Gebhart MJ，et al. 2 years versus 1 year of adjuvant trastuzumab for HER2-positive breast cancer（HERA）：an open-label，randomised controlled trial. Lancet，2013，382（9897）：1021-1028.

[39] Perez EA，Romond EH，Suman VJ，et al.Trastuzumab plus adjuvant chemotherapy for human epidermal

growth factor receptor 2–positive breast cancer: planned joint analysis of overall survival from NSABP B–31 and NCCTG N9831.J Clin Oncol，2014，32（33）：3744–3752.

［40］Nahta R，Hung MC，Esteva FJ. The HER2–targeting antibodies trastuzumab and pertuzumab synergistically inhibit the survival of breast cancer cells. Cancer Research，2004，64（7）：2343.

［41］Gianni L，Pienkowski T，Im YH，et al. 5–year analysis of neoadjuvant pertuzumab and trastuzumab in patients with locally advanced，inflammatory，or early–stage HER2–positive breast cancer（NeoSphere）：a multicentre，open–label，phase 2 randomised trial .Lancet Oncol，2016，17（6）：791–800.

［42］Tevaarwerk AJ，Kolesar JM. Lapatinib: a small–molecule inhibitor of epidermal growth factor receptor and human epidermal growth factor receptor–2 tyrosine kinases used in the　treatment of breast cancer. Clinical Therapeutics，2009，31：2332–2348.

［43］Baselga J，Bradbury I，Eidtmann H，et al. Lapatinib with trastuzumab for HER2–positive early breast cancer（NeoALTTO）：a randomised，open–label，multicentre，phase 3 trial. Lancet，2012，379（9816）：633–640.

［44］Bartsch R，Bergen E. ASCO 2014: highlights in breast cancer. memo–Magazine of European Medical Oncology，2014，7（4）：242–245.

［45］Abdulkarim BS，Cuartero J，Hanson J，et al. Increased risk of locoregional recurrence for women with T1–2N0 triple–negative breast cancer treated with modified radical mastectomy without adjuvant radiation therapy compared with breast–conserving therapy.Journal of Clinical Oncology，2011，23（1）：97–98.

［46］Wahba HA，El–Hadaad HA. Current approaches in treatment of triple–negative breast cancer. Cancer Biology and Medicine，2015，12（2）：106–116.

［47］Vollebergh MA，Lips EH，Nederlof PM，et al. An aCGH classifier derived from BRCA1–mutated breast cancer and benefit of high–dose platinum–based chemotherapy in HER2–negative breast cancer patients. Annals of Oncology，2011，22（7）：1561–1570.

［48］Liedtke C，Mazouni C，Hess KR，et al. Response to Neoadjuvant Therapy and Long–Term Survival in Patients With Triple–Negative Breast Cancer. Journal of Clinical Oncology，2008，26（8）：1275–1281.

［49］Masuda H，Baggerly KA，Wang Y，et al. Differential Response to Neoadjuvant Chemotherapy Among 7 Triple–Negative Breast Cancer Molecular Subtypes. Clinical Cancer Research An Official Journal of the American Association for Cancer Research，2013，19（19）：5533–5540.

［50］Schmadeka R，Harmon BE，Singh M. Triple–negative breast carcinoma: current and emerging concepts. American Journal of Clinical Pathology，2014，141（4）：462–477.

［51］Baselga J，Gómez P，Greil R，et al. Randomized Phase II Study of the Anti–Epidermal Growth Factor Receptor Monoclonal Antibody Cetuximab With Cisplatin Versus Cisplatin Alone in Patients With Metastatic Triple–Negative Breast Cancer. Journal of Clinical Oncology，2013，31（20）：2586–2592.

［52］Bardia A，Mayer IA，Diamond JR，et al. Efficacy and Safety of Anti–Trop–2 Antibody Drug Conjugate Sacituzumab Govitecan（IMMU–132）in Heavily Pretreated Patients With Metastatic Triple–Negative Breast Cancer.J Clin Oncol，2017 Mar 14: JCO2016708297.

［53］Slamon DJ，Clark GM，Wong SG，et al. Human breast cancer: correlation of relapse and survival with amplification of the HER2/neu oncogene. Science，1987，235：177–182.

［54］Dawood S，Broglio K，Buzdar A U，et al. Prognosis of women with metastatic breast cancer by HER2

status and trastuzumab treatment：an institutional-based review. Journal of Clinical Oncology，2010，28
（1）：92-98.

[55] Wolff AC，Hammond MEH，Hicks DG，et al.Recommendations for human epidermal growth factor
receptor 2 testing in breast cancer：American Society of Clinical Oncology/College of American Pathologists
clinical practice guideline update. Archives of Pathology and Laboratory Medicine，2013，138（2）：
241-256.

[56] 乳腺癌 HER2 检测指南（2014 版）编写组 . 乳腺癌 HER2 检测指南（2014 版）. 中华病理学杂志，
2014，43（4）：262-267.

[57] Fabi A，Di Benedetto A，Metro G，et al.HER2 protein and gene variation between primary and
metastaticbreast cancer：significance and impact on patient care.Clin Cancer Res，2011，17（7）：
2055-2064.

[58] Slamon DJ，Leyland-Jones B，Shak S，et al.Use of chemotherapy plus a monoclonal antibody against
HER2 for metastatic breast cancer that overexpresses HER2. New England Journal of Medicine，2001，
344（11）：783-792.

[59] Marty M，Cognetti F，Maraninchi D，et al. Randomized phase II trial of the efficacy and safety of
trastuzumab combined with docetaxel in patients with human epidermal growth factor receptor 2-positive
metastatic breast cancer administered as first-line treatment：the M77001 study group. Journal of clinical
oncology，2005，23（19）：4265-4274.

[60] Andersson M，Lidbrink E，Bjerre K，et al. Phase III randomized study comparing docetaxel plus
trastuzumab with vinorelbine plus trastuzumab as first-line therapy of metastatic or locally advanced human
epidermal growth factor receptor 2-positive breast cancer：The HERNATA study. Journal of Clinical
Oncology，2011，29（3）：264-271.

[61] Schaller G，Fuchs I，Gonsch T，et al. Phase II Study of Capecitabine Plus Trastuzumab in Human
Epidermal Growth Factor Receptor 2-Overexpressing Metastatic Breast Cancer Pretreated With
Anthracyclines or Taxanes. Journal of clinical oncology，2007，25（22）：3246-3250.

[62] Yardley DA，Burris HA，Hanson S，et al. Weekly gemcitabine and trastuzumab in the treatment of
patients with HER2-overexpressing metastatic breast cancer. Clinical breast cancer，2009，9（3）：
178-183.

[63] Valero V，Forbes J，Pegram MD，et al. Multicenter phase III randomized trial comparing docetaxel and
trastuzumab with docetaxel，carboplatin，and trastuzumab as first-line chemotherapy for patients with
HER2-gene-amplified metastatic breast cancer （BCIRG 007 study）：two highly active therapeutic
regimens. Journal of Clinical Oncology，2011，29（2）：149-156.

[64] Robert N，Leyland-Jones B，Asmar L，et al. Randomized phase III study of trastuzumab，paclitaxel，
and carboplatin compared with trastuzumab and paclitaxel in women with HER2-overexpressing metastatic
breast cancer. Journal of Clinical Oncology，2006，24（18）：2786-2792.

[65] Wardley AM，Pivot X，Morales-Vasquez F，et al. Randomized phase II trial of first-line trastuzumab plus
docetaxel and capecitabine compared with trastuzumab plus docetaxel in HER2-positive metastatic breast
cancer. Journal of Clinical Oncology，2010，28（6）：976-983.

[66] Swain SM，Baselga J，Kim SB，et al. Pertuzumab，trastuzumab，and docetaxel in HER2-positive

metastatic breast cancer. New England Journal of Medicine, 2015, 372（8）：724-734.

[67] Gelmon KA, FM Boyle, B Kaufman, et al. Lapatinib or Trastuzumab Plus Taxane Therapy for Human Epidermal Growth Factor Receptor 2-Positive Advanced Breast Cancer: Final Results of NCIC CTG MA.31. J Clin Oncol, 2015, 33（14）：1574-1583.

[68] Kaufman B, Mackey JR, Clemens MR, et al. Trastuzumab plus anastrozole versus anastrozole alone for the treatment of postmenopausal women with human epidermal growth factor receptor 2-positive, hormone receptor-positive metastatic breast cancer: Results from the randomized phase III TAnDEM study. Journal of Clinical Oncology, 2009, 27（33）：5529-5537.

[69] Johnston S, Pippen J, Pivot X, et al. Lapatinib combined with letrozole versus letrozole and placebo as first-line therapy for postmenopausal hormone receptor-positive metastatic breast cancer. Journal of Clinical Oncology, 2009, 27（33）：5538-5546.

[70] Advanced Breast Cancer Third International Consensus Conference（ABC3）, 05 - 07 November 2015 / Portugal, Lisbon.

[71] Verma S, Miles D, Gianni L, et al. Trastuzumabemtansine for HER2-positive advanced breast cancer. New England Journal of Medicine, 2012, 367（19）：1783-1791.

[72] Extra JM, Antoine EC, Vincent-Salomon A, et al. Efficacy of trastuzumab in routine clinical practice and after progression for metastatic breast cancer patients: the observational Hermine study. The oncologist, 2010, 15（8）：799-809.

[73] von Minckwitz G, Du Bois A, SchmidtM, et al. Trastuzumab beyond progression in human epidermal growth factor receptor 2-positive advanced breast cancer: A German Breast Group 26/Breast International Group 03-05 study. Journal of Clinical Oncology, 2009, 27（12）：1999-2006.

[74] Harbeck N, Huang CS, Hurvitz S, et al. Afatinib plus vinorelbine versus trastuzumab plus vinorelbine in patients with HER2-overexpressing metastatic breast cancer who had progressed on one previous trastuzumab treatment（LUX-Breast 1）：an open-label, randomised, phase 3 trial. The Lancet Oncology, 2016, 17（3）：357-366.

[75] Cameron D, Casey M, Press M, et al. A phase III randomized comparison of lapatinib plus capecitabine versus capecitabine alone in women with advanced breast cancer that has progressed on trastuzumab: updated efficacy and biomarker analyses. Breast cancer research and treatment, 2008, 112（3）：533-543.

[76] Blackwell KL, Burstein HJ, Storniolo AM, et al. Randomized study of Lapatinib alone or in combination with trastuzumab in women with ErbB2-positive, trastuzumab-refractory metastatic breast cancer. Journal of Clinical Oncology, 2010, 28（7）：1124-1130.

[77] Pivot X, Manikhas A, Żurawski B, et al. CEREBEL（EGF111438）：A phase III, randomized, open-label study of lapatinib plus capecitabine versus trastuzumab plus capecitabine in patients with human epidermal growth factor receptor 2-positive metastatic breast cancer. Journal of Clinical Oncology, 2015, 33（14）：1564-1573.

[78] Baselga J, Verma S, Ro J, et al. Abstract LB-63: Relationship between tumor biomarkers（BM）and efficacy in EMILIA, a phase III study of trastuzumabemtansine（T-DM1）in HER2-positive metastatic breast cancer（MBC）. Cancer Research, 2013, 73（8 Supplement）：LB-63.

［79］Perez EA，Romond EH，Suman VJ，et al. Four-year follow-up of trastuzumab plus adjuvant chemotherapy for operable human epidermal growth factor receptor 2-positive breast cancer：Joint analysis of data from NCCTG N9831 and NSABP B-31. Journal of Clinical Oncology，2011，29（25）：3366-3373.

［80］Gianni L，Dafni U，Gelber RD，et al. Treatment with trastuzumab for 1 year after adjuvant chemotherapy in patients with HER2-positive early breast cancer：a 4-year follow-up of a randomised controlled trial. The lancet oncology，2011，12（3）：236-244.

［81］Goldhirsch A，Gelber RD，Piccart-Gebhart MJ，et al. 2 years versus 1 year of adjuvant trastuzumab for HER2-positive breast cancer（HERA）：an open-label，randomised controlled trial. The Lancet，2013，382（9897）：1021-1028.

［82］Slamon D，Eiermann W，Robert N，et al. Adjuvant trastuzumab in HER2-positive breast cancer. New England Journal of Medicine，2011，365（14）：1273-1283.

［83］Pivot X，Romieu G，Debled M，et al. 6 months versus 12 months of adjuvant trastuzumab for patients with HER2-positive early breast cancer（PHARE）：a randomised phase 3 trial. The lancet oncology，2013，14（8）：741-748.

［84］Perez EA，Suman VJ，Davidson NE，et al. Sequential versus concurrent trastuzumab in adjuvant chemotherapy for breast cancer. Journal of Clinical Oncology，2011：JCO. 2011.36. 7045.

［85］Gonzalez-Angulo AM，Litton JK，Broglio KR，et al. High risk of recurrence for patients with breast cancer who have human epidermal growth factor receptor 2-positive，node-negative tumors 1 cm or smaller. Journal of Clinical Oncology，2009，27（34）：5700-5706.

［86］O'Sullivan CC，Bradbury I，Campbell C，et al. Efficacy of Adjuvant Trastuzumab for Patients With Human Epidermal Growth Factor Receptor 2-Positive Early Breast Cancer and Tumors ≤ 2 cm：A Meta-Analysis of the Randomized Trastuzumab Trials. Journal of Clinical Oncology，2015，33（24）：2600-2608.

［87］Jones SE，Collea R，Paul D et al. Adjuvant docetaxel and cyclophosphamide plus trastuzumab in patients with HER2-amplified early stage breast cancer：a single-group，open-label，phase 2 study. The Lancet Oncology，2013，14（11）：1121-1128.

［88］Tolaney SM，Barry WT，Dang CT，et al. Adjuvant paclitaxel and trastuzumab for node-negative，HER2-positive breast cancer. New England Journal of Medicine，2015，372（2）：134-141.

［89］Piccart-Gebhart M，Holmes E，Baselga J，et al. Adjuvant Lapatinib and Trastuzumab for Early Human Epidermal Growth Factor Receptor 2-Positive Breast Cancer：Results From the Randomized Phase Ⅲ Adjuvant Lapatinib and/or Trastuzumab Treatment Optimization Trial. Journal of Clinical Oncology，2015：JCO621797.

［90］Buzdar AU，Ibrahim NK，Francis D，et al. Significantly higher pathologic complete remission rate after neoadjuvant therapy with trastuzumab，paclitaxel，and epirubicin chemotherapy：results of a randomized trial in human epidermal growth factor receptor 2-positive operable breast cancer. Journal of clinical oncology，2005，23（16）：3676-3685.

［91］Gianni L，Eiermann W，Semiglazov V，et al. Neoadjuvant and adjuvant trastuzumab in patients with HER2-positive locally advanced breast cancer（NOAH）：follow-up of a randomised controlled superiority trial with a parallel HER2-negative cohort. The Lancet Oncology，2014，15（6）：640-647.

［92］Gianni L，Pienkowski T，Im YH，et al. 5-year analysis of neoadjuvantpertuzumab and trastuzumab in patients with locally advanced，inflammatory，or early-stage HER2-positive breast cancer（NeoSphere）：a multicentre，open-label，phase 2 randomised trial. The Lancet Oncology，2016，17（6）：791-800.

［93］Baselga J，Bradbury I，Eidtmann H，et al. Lapatinib with trastuzumab for HER2-positive early breast cancer（NeoALTTO）：a randomised，open-label，multicentre，phase 3 trial. The Lancet，2012，379（9816）：633-640.

［94］中国抗癌协会乳腺癌诊治指南与规范（2015 版）.中国癌症杂志，2015，25（9）：692-754.

［95］王永胜.乳腺癌新辅助化疗的进展与热点讨论——标准与挑战 // 吴一龙，秦叔逵，马军，主编.北京：人民卫生出版社，2015.

［96］Vici P，Pizzuti L，Sperduti I，et al. "Triple positive" early breast cancer：an observational multicenter retrospective analysis of outcome. Oncotarget，2016，7（14）：17932-17944.

［97］Goldhirsch A，Wood WC，Coates AS，et al. Strategies for subtypes- dealing with the diversity of breast cancer：highlights of the St Gallen International Expert Consensus on the Primary Therapy of Early Breast Cancer 2011. Ann Oncol2011；doi：10.1093/annonc/mdr304.

［98］Coates AS，Winer EP，Goldhirsch A，et al. Tailoring therapies – improving the management of early breast cancer：St Gallen International Expert Consensus on the Primary Therapy of Early Breast Cancer 2015. Ann Oncol2015 May 4. pii：mdv221.

［99］中国抗癌协会乳腺癌诊治指南与规范（2015 版）.中国癌症杂志，2015，25（9）：692-754.

［100］Cortazar P，Zhang L，Untch M et al. Pathological complete response and long-term clinical benefit in breast cancer：the CTNeoBC pooled analysis.Lancet，2014，384（9938）：164-172.

［101］Mittendorf EA，Vila J，Tucker SL，et al. The Neo-Bioscore Update for Staging Breast Cancer Treated With Neoadjuvant Chemotherapy：Incorporation of Prognostic Biologic Factors Into Staging After Treatment.JAMA Oncol，2016，2（7）：929-936. doi：10.1001/jamaoncol.2015.6478.

［102］Moja L，Tagliabue L，Balduzzi S，et al. Trastuzumab containing regimens for early breast cancer. Cochrane Database Syst Rev，2012，（4）：CD006243.

［103］National Comprehensive Cancer Network. Breast cancer. V2.2017. Available at：http：//www.nccn.org/professionals/physician_gls/PDF/breast.pdf.

［104］Buzdar AU，Ibrahim NK，Francis D，et al. Significantly higher pathologic complete remission rate after neoadjuvant therapy with trastuzumab，paclitaxel，and epirubicin chemotherapy：results of a randomized trial in human epidermal growth factor receptor 2positive operable breast cancer. J Clin Oncol，2005，23（16）：3676-3685.

［105］Gianni L，Eiermann W，Semiglazov V，et al. Neoadjuvant chemotherapy with trastuzumab followed by adjuvant trastuzumab versus neoadjuvant chemotherapy alone，in patients with HER2positive locally advanced breast cancer（the NOAH trial）：a randomised controlled superiority trial with a parallel HER2-negative cohort. Lancet，2010，375：377-384.

［106］Untch M，Fasching PA，Konecny GE，et al. Pathologic complete response after neoadjuvant chemotherapy plus trastuzumab predicts favorable survival in human epidermal growth factor receptor 2overexpressing breast cancer：results from the TECHNO trial of the AGO and GBG study groups. J Clin Oncol，2011，29（25）：3351-3357.

3

[107] Valachis A, Mauri D, Polyzos NP, et al. Trastuzumab combined to neoadjuvant chemotherapy in patients with HER2-positive breast cancer: a systematic review and meta-analysis. Breast, 2011, 20 (6): 485-490.

[108] von Minckwitz G, Untch M, Blohmer JU, et al. Definition and impact of pathologic complete response on prognosis after neoadjuvant chemotherapy in various intrinsic breast cancer subtypes. J Clin Oncol, 2012, 30 (15): 1796-1804.

[109] Broglio KR, Quintana M, Foster M, et al. Association of pathologic complete response to neoadjuvant therapy in HER2positive breast cancer with long-term outcomes: A meta-analysis. JAMA Oncol, 2016, 2 (6): 751-760.

[110] Gianni L, Pienkowski T, Im YH, et al. Efficacy and safety of neoadjuvant pertuzumab and trastuzumab in women with locally advanced, inflammatory, or early HER2-positive breast cancer (NeoSphere): a randomized multicentre, open-label, phase 2 trial. Lancet Oncol, 2012, 13: 25-32.

[111] de Azambuja E, Holmes AP, Piccart-Gebhart M, et al. Lapatinib with trastuzumab for HER2 positive early breast cancer (NeoALTTO): survival outcomes of a randomised, open label, multicentre phase 3 trial and their association with pathological complete response. Lancet Oncol, 2014, 15: 1137-1146.

[112] Untch M, Loibl S, Bischoff J, et al. Lapatinib versus trastuzumab in combination with neoadjuvant anthracycline-taxane-based chemotherapy (GeparQuinto, GBG44): a randomised phase 3 trial. Lancet Oncol, 2012, 13: 135-144.

[113] Guarneri V, Frassoldati A, Bottini A, et al. Preoperative chemotherapy plus trastuzumab, lapatinib, or both in human epidermal growth factor receptor 2-positive operable breast cancer: results of the randomized phase II CHER-LOB study. J Clin Oncol, 2012, 30: 1989-1995.

[114] Baselga J, Bradbury I, Eidtmann H, et al. Lapatinib with trastuzumab for HER2-positive early breast cancer (NeoALTTO): a randomised, open-label, multicentre, phase 3 trial. Lancet, 2012, 379(9816): 633-640.

[115] Clavarezza M, Puntoni M, Gennari A, et al. Dual Block with Lapatinib and Trastuzumab Versus Single-Agent Trastuzumab Combined with Chemotherapy as Neoadjuvant Treatment of HER2Positive Breast Cancer: A Meta-analysis of Randomized Trials. Clin Cancer Res, 2016 May 2.

[116] Bria E, Carbognin L, Furlanetto J, et al. Impact of neoadjuvant single or dual HER2 inhibition and chemotherapy backbone upon pathological complete response in operable and locally advanced breast cancer: Sensitivity analysis of randomized trials. Cancer Treat Rev, 2014, 40 (7): 847-856.

[117] Gianni L, Pienkowski T, Im YH, et al. 5-year analysis of neoadjuvant pertuzumab and trastuzumab in patients with locally advanced, inflammatory, or early-stage HER2-positive breast cancer (NeoSphere): a multicentre, open-label, phase 2 randomised trial. Lancet Oncol, 2016, 17 (6): 791-800.

[118] Schneeweiss A, Chia S, Hickish T, et al. Pertuzumab plus trastuzumab in combination with standard neoadjuvant anthracyclinecontaining and anthracycline-free chemotherapy regimens in patients with HER2- positive early breast cancer: a randomized phase II cardiac safety study (TRYPHAENA). Ann Oncol, 2013, 24: 2278-2284.

[119] Hanusch C, Schneeweiss A, Loibl S, et al. Dual blockade with afatinib and trastuzumab as neoadjuvant treatment for patients with locally advanced or operable breast cancer receiving taxane-anthracycline

containing chemotherapy-DAFNE（GBG-70）. Clin Cancer Res，2015，21（13）：2924-2931.

［120］Park JW，Liu MC，Yee D，et al. Adaptive randomization of neratinib in early breast cancer. New Engl J Med，2016，375（1）：11-22.

［121］Jacobs SA，Robidoux A，Garcia JMP，et al. NSABP FB-7：A phase II randomized trial evaluating neoadjuvant therapy with weekly paclitaxel 8P）plus neratinib（N）or trastuzumab（T）or neratinib and trastuzumab（NT）followed by doxorubicin and cyclophosphamide（AC）with postoperative T in women with locally advanced HER2 positive breast cancer. 38th Annual San Antonio Breast Cancer Symposium，2015，abstract PD5-04.

［122］Hurvitz SA，Martin M，Symmans WF，et al. Pathologic complete response rates after neoadjuvant trastuzumab emtansine + pertuzumab vs docetaxel + carboplatin + trastuzumab + pertuzumab treatment in patients with HER2-positive early breast cancer（KRISTINE）2016 ASCO Annual Meeting，Abstract 500.

［123］DeMichele AM，Moulder S，Buxton M，et al. Efficacy of T-DM1 + pertuzumab over standard therapy for HER2+ breast cancer：Results from the neoadjuvant I-SPY2 trial. 2016 AACR Annual meeting，Abstract CT042.

［124］Buzdar AU，Suman VJ，Meric-Bernstam F，et al. Fluorouracil，epirubicin，and cyclophosphamide （FEC-75）followed by paclitaxel plus trastuzumab versus paclitaxel plus trastuzumab followed by FEC-75 plus trastuzumab as neoadjuvant treatment for patients with HER2-positive breast cancer（Z1041）：a randomised，controlled，phase 3 trial. Lancet Oncol，2013，14（13）：1317-1325.

［125］Slamon DJ，Eiermann W，Robert NJ，et al. Ten year follow-up of the BCIRG-006 trial comparing doxorubicin plus cyclophosphamide followed by docetaxel（AC-T）with doxorubicin plus cyclophosphamide followed by docetaxel and trastuzumab（AC-TH）with docetaxel，carboplatin and trastuzumab（TCH）in HER2+ early breast cancer patients. SABCS 2015，Abstract S5-04.

［126］Schettini F，Buono G，Cardalesi C，et al. Hormone Receptor/Human Epidermal Growth Factor Receptor 2-positive breast cancer：Where we are now and where we are going. Cancer Treat Rev，2016，46：20-26.

［127］Perez EA，Romond EH，Suman VJ，et al. Trastuzumab plus adjuvant chemotherapy for human epidermal growth factor receptor 2 positive breast cancer：planned joint analysis of overall survival from NSABP B-31 and NCCTG N9831. J Clin Oncol，2014，32：3744-3752.

［128］Harbeck N. Insights into biology of luminal HER2 vs. enriched HER2 subtypes：Therapeutic implications，2015，24（Suppl 2）：S44-48.

［129］Carey LA，Berry DA，Cirrincione CT，et al. Molecular heterogeneity and response to neoadjuvant human epidermal growth factor receptor 2 targeting in CALGB 40601，a randomized phase III trial of paclitaxel plus trastuzumab with or without lapatinib. J Clin Oncol，2016，34（6）：542-549.

［130］Untch M，Gelber RD，Jackisch C，et al. Estimating the magnitude of trastuzumab effects within patient subgroups in the HERA trial. Ann Oncol，2008，19：1090-1096.

［131］Sikov WM Dual HER2 -targeting without chemotherapy and estrogen deprivation in the neoadjuvant setting Gland Surg，2014，3（1）：81-84.

［132］Park JH，Kang MJ，Ahn JH，et al. Phase II trial of neoadjuvant letrozole and lapatinib in Asian postmenopausal women with estrogen receptor （ER）and human epidermal growth factor receptor 2 （HER2）–positive breast cancer ［Neo–ALL–IN］：Highlighting the TILs，ER expressional change after neoadjuvant treatment，and FES–PET as potential significant biomarkers. Cancer Chemother Pharmacol，2016，78（4）：685–695.

［133］Rimawi MF，Mayer IA，Forero A，et al. Multicenter phase II study of neoadjuvant lapatinib and trastuzumab with hormonal therapy and without chemotherapy in patients with human epidermal growth factor receptor 2–overexpressing breast cancer：TBCRC 006. J Clin Oncol，2013，31（14）：1726–1731.

［134］Harbeck N，Gluz O，Christgen M，et al.. Final analysis of WSGADAPT HER2+/HR+ phase II trial：Efficacy. 2015 San Antonio Breast Cancer Symposium. Abstract S5–03.

［135］Nitz U，Gluz O，Christgen M，et al. Final analysis of WSG–ADAPT HER2+/HR– trial：Efficacy，safety，and predictive markers for 12weeks of neoadjuvant dual blockade with trastuzumab+pertuzumab ± weekly paclitaxel in HER2+/HR– early breast cancer （EBC）. 2016 ASCO Annual Meeting. Abstract 518.

［136］Chan A，Delaloge S，Holmes FA et al. Neratinib after trastuzumabbased adjuvant therapy in patients with HER2–positive breast cancer （ExteNET）：a multicentre，randomised，double–blind，placebo controlled，phase 3 trial. Lancet Oncol，2016，17（3）：367–377.

［137］Wolff AC，Hammond ME，Hicks DG，et al. Recommendations for human epidermal growth factor receptor 2 testing in breast cancer：American Society of Clinical Oncology/College of American Pathologists clinical practice guideline update.J Clin Oncol，2013，31（31）：3997–4013.

［138］Kurozumi S，Padilla M，Kurosumi M，et al. HER2 intratumoral heterogeneity analyses by concurrent HER2 gene and protein assessment for the prognosis of HER2 negative invasive breast cancer patients. Breast Cancer Res Treat，2016，158（1）：99–111.

3

HER2 阳性晚期乳腺癌的治疗

HER2 阳性晚期乳腺癌规范化治疗概述

抗 HER2 靶向治疗已经成为 HER2 阳性晚期乳腺癌（MBC）的基本治疗，国内外重要的指南及共识中均指明 HER2 阳性晚期乳腺癌患者应及时接受抗 HER2 靶向治疗，但临床中依然存在一些如 HER 阳性的判定、抗 HER2 靶向的最佳治疗方法、合理维持时间、治疗后进展的处理及监测等困惑，产生这些困惑的原因可能来自于对指南、共识的不同理解以及临床问题的复杂性。为此，我们就相关问题结合循证医学证据及临床经验进行讨论。

一、复发转移性乳腺癌 HER2 状态再检测的重要性及必要性

ASCO/CAP 联合发布的 HER2 检测指南及中国抗癌协会乳腺癌专业委员会发布的"人表皮生长因子 2 阳性乳腺癌临床诊疗专家共识 2016"中均明确指出：所有新诊断的乳腺癌患者均应通过一次或多次 HER2 检测以明确 HER2 状态。

复发转移患者复发或转移灶与原发灶存在一定的不一致性。2011 年的一项 Meta 分析纳入了 26 个研究中 2520 例乳腺癌的原发灶及转移灶，结果显示 HER2 不一致率达 5.5%（3.6%~8.5%），提示在疾病发展过程中 HER2 状态可能发生变化。对于这种变化的具体原因目前暂无定论，现有的研究提示可能和肿瘤自身的异质性、HER2 检测技术的差异及肿瘤生物学特征的改变等有关。目前，组织学 HER2 的检测广泛应用于临床，但同时也存在一些缺点，如标本需进行良好的处理、保存，对于转移灶需要进行有创穿刺，不适合动态检测，有些病灶还会由于解剖位置的限制（如脑转移等）穿刺困难。此外，穿刺的结果仅代表穿刺点局部的信息，不能反映整个转移灶所携带的所有信息。因此迫切需要特异、准确、无创、重复性好的 HER2 检测方法。在此需求下，进行外周血液循环肿瘤细胞（CTC）对 HER2 状态进行检测显示优势，但目前还没有建立起一个被广泛认可的 CTC-HER2 阳性的定义值。我中心曾对此进行过探索，研究结果提示 >30% 的 CTC-HER2 过表达可以作为 CTC HER2 阳性的界定标准，但还需要更多的研究证实。另外 CTC 检测 HER2 也有一定的局限性，如临床中组织检测 HER2 阴性的患者，但 CTC-HER2 检测阳性的患者，仍然无法仅凭 CTC-HER2 检测来确定 HER2 状态，所以鉴于目前 CTC-HER2 尚无统一的检测方法及权威的标准，我们鼓励继续临床研究，但不推荐目前做为临床的常规检测手段。

我们建议，对于复发转移患者，只要有可能获取肿瘤组织，应对复发灶或转移灶进行粗针穿刺乃至开放活检，经有资质认可的病理实验室进行 HER2 检测，以明确 HER2 蛋白表达或基因扩增状态。另外，任何部位、任何阶段，只要有一次检测为 HER2 蛋白过表达或基因扩增，便可认定为 HER2 阳性。

二、HER2 阳性复发转移性乳腺癌抗 HER2 靶向治疗的必要性及有效性

在靶向药物诞生之前，HER2 阳性晚期乳腺癌患者临床预后差，死亡及复发风险均较 HER2 阴性乳腺癌患者更高。Dawood 等回顾了迄今为止最大的一项关于不同 HER2 状态的 IV 期乳腺癌患者预后的单中心研究，研究中纳入 1991~2007 年间的 2091 位复发转移乳腺癌患者，其中 HER2 阳性未应用曲妥珠单抗 118 人（5.6%）、HER2 阳性一线应用曲妥珠单抗 191 人（9.1%）及 HER2 阴性 1782 人（85.3%），5 年生存率分别为 13.2%、23.4% 及 24.5%，即较 HER2 阴性相比，HER2 阳性未加用曲妥珠单抗的晚期乳腺癌患者 5 年生存率减少 46.1%。而曲妥珠单抗的诞生，极大改善患者预后，使 HER2 阳性 MBC 生存期不断延长，其在临床应用中的关键性研究如图 4-1-1。

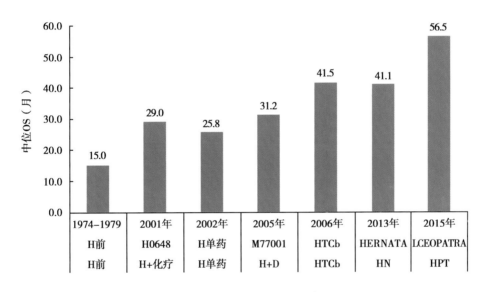

图 4-1-1　曲妥珠单抗使 HER2 阳性 MBC 生存期不断延长

（一）曲妥珠单抗单药治疗的获益

曲妥珠单抗单药治疗 HER2 阳性复发转移乳腺癌有一定疗效。最早的 II 期临床试验来自于 Baselga 等的研究，共纳入 46 例经多线治疗的晚期乳腺癌患者，总有效率约 11%。在随后的多中心扩大样本量的临床试验中，曲妥珠单抗单药的应用也显示了类似疗效。我中心的临床研究也显示单药治疗 HER2 阳性晚期乳腺癌有效率为 20% 左右。Vogel 等针对曲妥珠单抗的一线研究显示了更好的疗效，该研究中纳入 114 例晚期乳腺癌患者，有效率达 26%（表 4-1-1）。总之，曲妥珠单抗的诞生影响了临床思维、改变了传统临床治疗的行为，其在临床中的应用改善了 HER2 阳性晚期乳腺癌患者的生存。

表 4-1-1　曲妥珠单药治疗晚期乳腺癌临床研究

研究名称	例数	治疗线数	总有效率（ORR）	中位 TTP（周）
Baselga et al	46	≥1 线	11%	20（4~240）
Cobleigh et al	222	2~3 线	15%	12（0~118）
王涛等	20	≥1 线	22.7%	6（3~32）
Vogel et al	114	1 线	26%	15（13~21）

注：TTP：至肿瘤进展时间

（二）曲妥珠单抗与多种化疗药物的协同作用

尽管曲妥珠单药治疗 HER2 阳性晚期乳腺癌有一定疗效，但众多临床研究显示，曲妥珠与多种化疗药物具有协同作用，联合治疗效果更好。关键的 H0648g 研究为随机对比一线应用曲妥珠联合化疗及单纯化疗的Ⅲ期临床试验，共入组 469 例 HER2 阳性晚期乳腺癌患者，其中在辅助治疗中未应用蒽环类化疗的给予蒽环类（阿霉素或表柔比星）联合环磷酰胺化疗（AC），而辅助治疗中曾应用蒽环类药物的给予紫杉醇化疗（T），但至疾病进展时所有单纯化疗组均交叉至曲妥珠单抗组，这保证了所有入组患者均有应用曲妥珠单抗的机会。曲妥珠联合化疗组的 TTP 由单纯化疗组的 4.6 个月提高至 7.4 个月（$P<0.001$），而其中 T 和 TH 组 TTP 分别为 2.7 个月及 6.9 个月，此外曲妥珠单抗组在客观缓解有效率（50% vs 32%，$P<0.001$）及 OS（25.1 个月 vs.20.3 个月，$P=0.046$）方面也有明显优势。本试验中曲妥珠联合化疗疗效明显，但需注意的是 ACH 组心脏毒性明显，临床中不推荐应用于晚期乳腺癌。这一结果提示联合治疗与单药化疗相比，有效率明显提高，更为重要的是患者的总生存期得以延长。之后随着其他化疗药物的加入及联合治疗方案的优化，以曲妥珠单抗为基础的联合化疗方案进一步提高了 HER2 阳性 MBC 患者的临床获益。曲妥珠单抗联合化疗的关键临床研究总结见表 4-1-2。随着其他的抗 HER2 靶向药物的问世，如拉帕替尼、帕妥珠单抗、Trastuzumabemtansine（T-DM1）联合化疗与单纯化疗相比，也显示了抗 HER2 靶向治疗联合化疗能提高无进展生存（PFS）、TTP、OS 及有效率。

表 4-1-2　曲妥珠单抗联合化疗的关键临床研究

方案	研究名称	入组时间	例数	分组	疗效
H+ 化疗	H0648g	1995.06~1997.03	469	H+ 化疗 / 化疗	CBR：50%/32%；TTP：7.4/4.6 个月；OS：25.1/20.3 个月
DH	M77001	2000.04~2002.12	185	DH/H	ORR：61/34%；TTP：11.7/6.1 个月；OS：31.2/22.7 个月

续表

方案	研究名称	入组时间	例数	分组	疗效
PHT	CLEOPATRA	2008.02~ 2010.07	808	PHT/HT	PFS：18.5/12.4 个月 OS：56.5/40.8 个月
TwH	Gasparini et al	2000.12~ 2004.9	124	TwH/Tw	ORR：75%/56% OS：12.3/9.1 个月
TCbH	Robert N et al.	1998.11~ 2002.05	196	HCbT/HT	ORR：52：%/36%； OS：35.7 个月 /32.2 个月 * HCbT 组 4 级中性粒细胞减少发生率显著增加
NH	HERNATA	2004.05~ 2008.8	284	HN/HD	TTP：15.3 个月 /12.4 个月 * OS：38.8 个月 /35.7 个月 * 两组疗效相当，但 HN 组耐受性更好

注：H：曲妥珠单抗；DH：多西他赛 + 曲妥珠单抗；PHT：帕妥珠单抗 + 曲妥珠单抗 + 多西他赛；TwH：紫杉醇周疗 + 曲妥珠单抗；TCbH：紫杉醇 + 卡铂 + 曲妥珠单抗；NH：长春瑞滨 + 曲妥珠单抗；CBR：客观缓解率；ORR：总有效率；PFS：无进展生存；TTP：至肿瘤进展时间；OS：总生存时间；*：$P > 0.05$。

（三）抗 HER2 靶向药物联合内分泌治疗的获益

同样，抗 HER2 靶向治疗联合内分泌治疗较单纯内分泌治疗相比也有一定优势。来曲唑联合拉帕替尼的Ⅲ期临床试验提示较单纯来曲唑相比，PFS 及 TTP 获益，但 OS 无获益。阿那曲唑联合曲妥珠单抗的Ⅲ期临床试验也显示了类似的结果。

三、HER2 阳性晚期乳腺癌最佳一线联合方案

（一）蒽环类治疗失败的 HER2 阳性晚期乳腺癌患者一线方案

蒽环类治疗失败的 HER2 阳性晚期乳腺癌，首选曲妥珠单抗联合紫杉类方案作为一线方案。最早的临床数据来自于上文提到的曲妥珠单克隆抗体联合紫杉醇（TH）的Ⅲ期临床研究，曲妥珠单抗联合紫杉醇组与单纯紫杉醇组相比能获得更长的疾病控制及更久的生存时间（TTP：6.9 个月 vs 3.0 个月；OS：22.1 个月 vs 18.4 个月）。随后的曲妥珠单抗联合多西他赛（DH）的随机Ⅲ期临床研究也显示了类似的疗效，曲妥珠单抗联合多西他赛比单药多西他赛的 ORR、中位 PFS 及中位 OS 方面有显著获益。基于这两项研究结果，奠定了曲妥珠单克隆抗体联合紫杉类在蒽环类治疗失败的 HER2 阳性晚期乳腺癌患者的一线治疗地位。接下来有大量的以曲妥珠单抗联合紫杉类为基础的研究投入临床，值得提出的是 Robert 等的曲妥珠联合紫杉醇加卡铂的Ⅲ期临床试验，入组的 196 位 HER2 阳性晚期乳腺癌均为一线治疗，曲妥珠联合紫杉醇加卡铂组（HTCb）及曲妥珠联合紫杉醇组（HT）

4

均 98 人，两组 ORR（52%：36%，P=0.04）及 PFS（10.7 个月：7.1 个月，P=0.03）均有明显提高，副作用均可耐受，但 OS 无显著获益（35.7 个月：32.2 个月，P=0.76），另外，值得注意的是 HTCb 组显著增加 4 级中性粒细胞减少症的发生（36%：12%，P=0.0001），提示虽然曲妥珠单抗联合紫杉醇加卡铂较曲妥珠单抗联合紫杉醇疗效更好，但 HTCb 方案的血液学毒性不容忽视，所以本方案应用于 HER2 阳性晚期乳腺癌患者应慎重。另外 CHAT 试验探讨了曲妥珠单抗联合多西他赛加卡培他滨的疗效，共入组 222 例 HER2 阳性晚期乳腺癌，曲妥珠单抗联合多西他赛加卡培他滨组（HTX）112 例，曲妥珠单抗联合多西他赛（HT）110 例，HTX 组的中位 TTP（18.6 个月：13.6 个月）及中位 PFS（17.9 个月：12.8 个月）均有显著提高，两组的 1 年生存率分别为 91% 及 85%，2 年生存率分别为 75% 及 66%。这一结果向我们展示：曲妥珠单抗联合多西他赛加卡培他滨较曲妥珠单抗联合多西他赛疗效更好。

上述研究证明，曲妥珠单抗联合紫杉类方案是蒽环类治疗失败患者的首选一线方案，但也有一些研究试图进行挑战。NCIC CTG MA.31 是对比拉帕替尼或曲妥珠单抗联合紫杉类治疗疗效的一项大型临床研究，共入组 652 人，1：1 随机进入曲妥珠单抗联合紫杉类为基础化疗或拉帕替尼联合紫杉类为基础化疗，每组联合治疗 24 周后继续曲妥珠单抗或拉帕替尼维持至疾病进展，2015 年发表的研究结果显示曲妥珠单抗组较拉帕替尼组的中位 PFS 显著提高（11.3 个月 vs 9.0 个月，P=0.001），两组 ORR 分别为 55%、54%，拉帕替尼组出现更多的腹泻和皮疹（P<0.001）。即该研究提示 HER2 阳性 MBC 一线曲妥珠单抗联合紫杉类较拉帕替尼有更好的 PFS，并且有更小的毒性。所以该研究也支持蒽环类治疗失败患者的首选一线方案为曲妥珠单抗联合紫杉类。

（二）紫杉类化疗失败的 HER2 阳性晚期乳腺癌患者一线方案

需要注意的是以上临床试验中入组的均为蒽环类治疗失败的患者，而随着紫杉类药物越来越多的在早期阶段的应用，临床中遇到的紫杉类化疗失败的 HER2 阳性乳腺癌患者也日趋增多，目前已发表的临床研究给了我们一些解决方案。2011 年发表的 HERNATA 为 Ⅲ 期临床试验，研究中对比了一线应用曲妥珠单抗联合长春瑞滨（NH）及曲妥珠单抗联合多西他赛（DH）的疗效，结果提示两组在 TTP 及 OS 方面疗效相当，但 NH 组的耐受性更好。另外，曲妥珠单抗联合卡培他滨和曲妥珠单抗联合吉西他滨的一线治疗方案，也延长了疾病控制时间及总生存时间，而因卡培他滨为口服制剂，在患者的耐受性及用药期间的生活质量方面有着更大的优势。所以，对于紫杉类化疗失败的 HER2 阳性乳腺癌患者的一线治疗方案，我们推荐曲妥珠单抗与长春瑞滨、卡培他滨、吉西他滨等化疗药物的联合治疗。

（三）抗 HER2 双靶向药物联合应用于一线治疗的临床优势及局限性

美国国立综合癌症网络（NCCN）指南推荐帕妥珠单抗加曲妥珠单抗联合紫杉类药物是一线首选方案，这一推荐是基于 CLEOPATRA 的 Ⅲ 期临床研究，该研究入组 2008 年 02 月 ~2010 年 07 月共纳入 808 例 HER2 阳性晚期乳腺癌患者，帕妥珠单抗加曲妥珠单抗联合多西他赛 402 例、安慰剂加曲妥珠单抗联合多西他赛 406 例，随访至 2014 年 02 月 11

日，联合使用帕妥珠单抗组 OS 较不加帕妥珠单抗组提高了 15.7 个月（56.5 个月：48.3 个月），联合使用帕妥珠单抗组具有显著 OS 获益（风险比：0.68，$P<0.001$），另外联合帕妥珠单抗组的 PFS 也提高了 6.3 个月（18.7 个月 vs 12.4 个月），显著获益（风险比：0.68，$P<0.001$），并且加入帕妥珠单抗并未增加心功能不全的风险。虽然本研究中所有患者均接受的为多西他赛，但 NCCN 专家组经充分讨论后认为帕妥珠单抗联合曲妥珠单抗及紫杉醇的方案也是合理的。

双靶向联合的治疗方案，让我们看到了令人振奋的临床预后，但鉴于目前帕妥珠单抗在我国未上市且昂贵的经济负担，所以就我国目前现状来说，帕妥珠单抗联合曲妥珠单抗及紫杉类药物（PHT）方案很难实行。为此目前我国 HER2 阳性晚期乳腺癌患者的一线治疗方案仍首选 HT 为基础的联合方案，而此基础上加用 X 即 HTX 方案，取得的一年、二年生存率及 TTP 等方面与 PHT 方案几乎相当。所以，在我国目前的现状下，HTX 方案在可及性、药效经济性价比、后续的维持治疗等方面较 PHT 方案显示了明显的优势，所以我们推荐 HTX 方案的应用。PHT 方案与 HTX 方案比较见表 4-1-3。

（四）曲妥珠联合内分泌治疗是可供选择的一线方案

回顾上文提到的众多临床研究，曲妥珠联合化疗对于 HER2 阳性、激素受体阳性的晚期乳腺癌患者有着明显的优势，对于 HER2 阳性、激素受体［雌激素和（或）孕激素］阳性的晚期乳腺癌患者，同样应优先考虑曲妥珠联合化疗。但对于一些不适合化疗或进展缓慢的患者，可考虑曲妥珠单抗或拉帕替尼的基础上联合芳香化酶抑制剂治疗。TAnDEM 为对比曲妥珠联合阿那曲唑与阿那曲唑单药的Ⅲ期随机临床研究，共 207 例 HER2 阳性、ER 阳性和（或）PR 阳性绝经后晚期乳腺癌患者，结果提示曲妥珠单抗联合阿那曲唑组的 PFS 及 ORR 较单药组均显著提高，但两组的 OS 未见显著改善（34.1 个月：28.6 个月，$P=0.451$）。拉帕替尼联合来曲唑对比来曲唑的Ⅲ期临床试验也显示了类似的结果，PFS 可见显著改善，但 OS 无明显提高。当然，临床治疗中除了考虑所选方案对 OS 的获益，还应充分考虑患者自身情况、病情进展等实际情况，对于部分考虑内分泌治疗的 HER2 阳性、激素受体阳性的晚期乳腺癌患者，抗 HER2 靶向治疗的基础上联合芳香化酶抑制剂的一线方案是临床治疗中的一个选择。所以，对于既往辅助化疗或内分泌治疗失败的老年患者，曲妥珠单抗联合阿那曲唑可作为优选的一线方案；而对于既往曲妥珠辅助治疗失败的患者拉帕替尼联合来曲唑便是一线首选。

综上所述，对于既往蒽环类治疗失败的 HER2 阳性晚期乳腺癌患者，一线治疗首选曲妥珠单抗联合紫杉类药物，曲妥珠联合多西他赛及卡培他滨疗效更佳；既往紫杉类治疗失败的患者，首选曲妥珠单抗联合其他化疗药物，如长春瑞滨、卡培他滨、吉西他滨等；一些不适合化疗或进展缓慢的激素受体阳性的老年患者，可考虑曲妥珠单抗或拉帕替尼联合芳香化酶抑制剂治疗。一线 HER2 靶向药物与化疗联合重要的临床试验总结见表 4-1-4 和图 4-1-2。

表 4-1-3　PHT 及 HTX 研究比较

方案	研究	入组时间	例数	入组及排除条件	疗效	优点	缺点
曲妥珠+多西他赛+卡培他滨（HTX）	CHAT（Ⅱ期随机，开放，多中心）	2002.02 ~ 2005.09	113	1.左室射血分数（LVEF）≥50；2.ECOG 评分 0~2 分；3.排除既往心脏病史包括：心绞痛、心衰、高血压、心脏瓣膜疾病、心肌梗死、心律不齐等；4.排除之前曾接受抗 HER2 靶向治疗、多西他赛、紫杉醇、卡培他滨等氟尿嘧啶类药物治疗的患者	TTP：18.6 个月；PFS：17.9 个月；1 年生存率：91%；2 年生存率：75%	均为常用、可及药物，联合治疗有效后，后续维持治疗有优势	双化疗联合、化疗药物所致的药物不良反应较常见，对方案的耐受性稍差
帕妥珠+曲妥珠+多西他赛（PHT）	CLEOPATRA（Ⅲ期随机，双盲，多中心）	2008.02 ~ 2010.07	402	1.左室射血分数（LVEF）≥50；2.ECOG 评分 0~1 分；3.既往辅助或新辅助中可应用曲妥珠，但用药结束时间距入组时间在 12 个月以上；4.排除既往应用阿霉素或同类药品的换算剂量累积 >360mg/m²；5.排除既往曲妥珠治疗期间 LVEF 曾减少至 50% 以下的患者	PFS：18.5 个月；OS：56.6 个月；1 年生存率：94.4%；2 年生存率：80.5%	OS 进一步提高，双靶向药物作用相对轻微	目前帕妥珠单抗在中国未上市、不可得，且药物价格昂贵

注：例数中为该研究中应用该方案的人数；PFS：无进展生存；TTP：至肿瘤进展时间；OS：总生存时间

表 4-1-4 一线 HER2 靶向药物联合化疗重要的临床试验

方案	研究名称	入组时间	例数	治疗	对照	疗效
H+ 化疗	H0648g	1995.06~1997.03	469	H+ 化疗	单纯化疗	TTP: 7.4 个月 vs4.6 个月；CBR: 50% vs 32%；OS: 25.1 vs 20.3
DH	M77001	2000.04~2002.12	185	DH	D	ORR: 61 %vs34%；TTP: 11.7 个月 vs 6.1 个月；OS: 31.2 vs 22.7
TCbH	Robertet al.	1998.11~2002.05	196	TCbH	HT	ORR: 52: % vs 36%；PFS: 10.7 个月 vs 7.1 个月；OS: 35.7 个月 vs 32.2 个月 *；HCbT 组 4 级中性粒细胞减少发生率显著增加
LT vsTH	NCICCTG MA.31	2008.07~2011.12	537	LT	TH	PFS: 9.0 个月 vs 11.3 个月 ORR：54% vs 55%（无 P 值）
HTX	CHAT	2002.02~2005.09	222	HTX	HT（多西）	TTP: 18.6 个月 vs 13.6 个月；PFS: 17.9 个月 vs 12.8 个月；1 年生存率：91% vs 85%；2 年生存率：75% vs 66%
PHT	CLEOPATRA	2008.02~2010.07	808	PHT	HT（多西）	PFS: 18.5 个月 vs 12.4 个月；OS: 56.6 个月 vs 48.3 个月；1 年生存率：94.4% vs 89%；2 年生存率：80.5%/69.7%

4

4

续表

方案	研究名称	入组时间	例数	治疗	对照	疗效
NH vs DH	HERNATA	2004.05~2008.8	284	NH	DH	TTP：15.3 个月 vs 12.4 个月 * OS：38.8 个月 vs 35.7 个月 * 两组疗效相当 但 HN 组耐受性更好
HX	Schaller et al.	2001.06~2004.04	27	HX	无	CBR：45%； PFS：6.7 个月； OS：28 个月
GH	Yardley et al.	2001.07~2004.11	41	GH	无	PFS：4 个月； OS：21 个月
H 联合阿那曲唑	TAnDEM	2001~2004	207	H+ 阿那曲唑	阿那曲唑	ORR：20.3% vs 6.8%； PFS：4.8 个月 vs 2.4 个月 OS：34.1 个月 vs 28.6 个月 *
L 联合来曲唑	Kaufman et al.	2003.12~2006.12	219	L+ 来曲唑	来曲唑	ORR：28% vs 15%； PFS：8.2 个月 vs 3.0 个月 OS：33.3 vs 32.3 *

注：H：曲妥珠单抗；L：拉帕替尼；DH：多西他赛 + 曲妥珠单抗；LT：拉帕替尼 + 紫杉类；TH：紫杉类 + 曲妥珠单抗；HTX：曲妥珠单抗 + 多西他赛 + 卡培他滨；PHT：帕妥珠单抗 + 曲妥珠单抗 + 多西他赛；NH：长春瑞滨 + 曲妥珠单抗；HX：曲妥珠单抗 + 卡培他滨；GH：吉西他滨 + 曲妥珠单抗；TCbH：多西他赛 + 卡铂 + 曲妥珠单抗；CBR：客观缓解率；ORR：总有效率；PFS：无进展生存时间；TTP：至肿瘤进展时间；OS：总生存时间；*：P>0.05

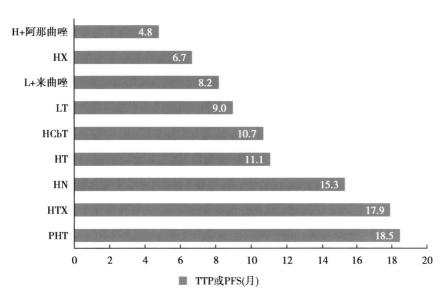

图 4-1-2　抗 HER2 靶向药物联合化疗一线解救的获益时间比较

（五）抗 HER2 靶向药物的维持治疗及停药时机

1. **抗 HER2 靶向药物的维持治疗**　"晚期乳腺癌是一种慢性病"的理念越来越多地被接受，所以在接受最佳的一线治疗后，有效的 HER2 阳性复发转移乳腺癌患者可以考虑合理的维持治疗，从而使有效药物发挥最大作用。适合化疗的患者推荐曲妥珠联合化疗一线治疗 6~8 周期，但因化疗的毒性，在接受 6~8 周期化疗后，该方案基本已达到药物所发挥的最佳疗效且毒性无法耐受时，理论上可考虑停用毒性相对大的化疗药物，单药曲妥珠靶向维持。即靶向药物有相对较小的副作用、治疗过程中相对轻松，易于维持治疗的进行，但其价格昂贵，临床中往往难以常规应用。所以，在临床中的具体情况下，一线化疗或内分泌治疗有效后，采取其中一种治疗有效的、相对温和的化疗药物或内分泌药物维持也不失为一个可行的选择。维持治疗的基础是患者的依从性，所以医师应充分告知患者治疗的必要性，另外应给予药物及时全程的毒性管理以最大限度减少药物不良反应，使得维持治疗得以长期进行。

2. **抗 HER2 靶向药物的停药时机**　抗 HER2 靶向的维持治疗是疾病本身的治疗需求，但应明确其停药时机。我们建议，做好患者随访，及时发现疾病进展，药物无效或副作用无法耐受时，及时停药，考虑换用其他药物；另外，当曲妥珠维持治疗 2~3 年或以上均获益，因药物毒性或经济原因，可暂停抗 HER2 治疗、换用其他方案维持或休息，待疾病再度进展后恢复抗 HER2 靶向治疗。

四、HER2 阳性晚期乳腺癌曲妥珠单抗治疗进展后策略

HER2 阳性晚期乳腺癌患者治疗的基石是曲妥珠单抗联合化疗，但对于曲妥珠单抗治疗后出现进展或复发，即曲妥珠单抗耐药的患者，再次靶向治疗方案的选择仍有许多可讨论的地方，下面我们就这一问题展开探讨。

（一）曲妥珠单抗耐药的定义

对于曲妥珠单抗原发与继发耐药的概念主要来自于细胞系或动物模型的研究结果，临床治疗中并无统一、明确的定义，Wong 等在 2011 年试图对曲妥珠单抗耐药进行定义：在复发转移性乳腺癌中一线曲妥珠单抗治疗 8~12 周或治疗后 3 个月内疾病进展，或者辅助曲妥珠单抗治疗过程中或治疗结束后 12 个月内，出现复发的情况称之为曲妥珠治疗耐药。我中心在总结了大量的 HER2 阳性复发转移性乳腺癌患者接受曲妥珠单抗治疗的临床数据后对曲妥珠治疗耐药定义为：原发耐药定义为患者接受曲妥珠单抗初始治疗（≤ 12 周）出现疾病进展；继发耐药定义为患者接受曲妥珠单抗初始治疗疾病得到控制（CR、PR、SD），在治疗过程中（>12 周）出现疾病进展。

（二）曲妥珠单抗治疗进展后策略

1. 换用拉帕替尼联合卡培他滨　这一推荐主要来自于 Cameron 等的研究数据，共入组既往经蒽环类、紫杉类和曲妥珠单抗治疗的 HER2 阳性晚期乳腺癌 399 例，拉帕替尼联合卡培他滨及卡培他滨单药组分别为 207、201 例，研究显示拉帕替尼联合卡培他滨较单纯卡培他滨治疗明显延长 TTP（6.2 个月：4.3 个月，$P<0.001$），但未明显改善患者的 OS（75 周：64.8 周，$P=0.21$）。鉴于这一数据，FDA 已批准拉帕替尼联合卡培他滨用于治疗经蒽环类、紫杉类和曲妥珠单抗治疗无效的 HER2 阳性乳腺癌。我中心也对这一问题进行探讨，研究中比较了拉帕替尼联合卡培他滨（LX）与曲妥珠单抗联合卡培他滨（HX）的疗效，结果提示，LX 组较 HX 组显著延长中位 PFS（6.0 个月：3.4 个月，$P=0.006$），提示对于曲妥珠耐药的晚期乳腺癌患者换药拉帕替尼联合卡培他滨有一定优势。

2. 继续使用曲妥珠单抗，更换其他化疗药物　Pietras 等的临床前研究提示持续应用曲妥珠单抗可有效抑制肿瘤增殖，停药后肿瘤会迅速生长。这一研究结果为临床中曲妥珠的再使用提供依据，而 GBG 26 研究便是这样一个国际化、随机对照的 Ⅲ 期临床试验，研究中共入组 156 例 HER2 阳性晚期乳腺癌、既往均应用曲妥珠单抗治疗且入组前曲妥珠单抗治疗结束在 6 周内的患者，随机分为曲妥珠单抗联合卡培他滨组及卡培他滨单药组，结果提示曲妥珠单抗联合组的中位 TTP 及 ORR 明显延长，其中中位 TTP 延长 2.6 个月（8.2 个月：5.6 个月，$P<0.0338$），两组 ORR 提高近 20%，分别为 48.1% 及 27.0%（$P=0.0115$），而 OS 有所延长但未见明显优势（25.5 个月：20.4 个月，$P=0.257$）。随后发表的 Hermine 研究进一步肯定了持续使用曲妥珠单抗治疗的价值和生存获益，该研究分析了曲妥珠单抗一线治疗疾病进展后，继续使用曲妥珠单抗与停止使用相比显著延长 OS。另外，不得不提的是近期发表的 LUX-Breast 1 研究，入组患者均为既往曲妥珠单抗辅助治疗在 12 个月以内或一线治疗后进展的 HER2 阳性乳腺癌患者（n=508），随机分为阿法替尼联合长春瑞滨组（n=339）、曲妥珠单抗联合长春瑞滨组（n=169），结果显示：曲妥珠单抗组与阿法替尼组相比，总生存期延长 9 个月（28.6 个月：19.6 个月），有明显的生存获益（$P=0.0048$），且对于不同类型乳腺癌患者的各亚组分析显示曲妥珠单抗组均能显著降低患者死亡风险，这一研究间接证明了曲妥珠单抗进展后继续曲妥珠单抗治疗有明确的生存获益。

基于以上研究分析，曲妥珠单抗治疗进展后的 HER2 阳性乳腺癌患者，继续使用曲妥珠单抗而更改其他化疗药物是一个可行的方案。

3. **拉帕替尼联合曲妥珠单抗** 拉帕替尼联合曲妥珠单抗与单用拉帕替尼相比，显著延长 PFS 和 OS。拉帕替尼的获批基于 EGF104900 临床试验结果，该临床试验比较了拉帕替尼与曲妥珠单抗合并用药与拉帕替尼单独用药的治疗效果，结果显示相比拉帕替尼单独治疗，合并治疗可以明显延长总生存期 8 个月。对不能耐受化疗的患者，可以考虑双靶向非细胞毒药物的方案。

虽然目前缺乏曲妥珠单抗联合拉帕替尼优于曲妥珠单抗联合化疗的证据。但该方案代表了一种无化疗的乳腺癌治疗方案，希望这种方案对此类患者的护理和生存可能产生积极的影响。

4. **T-DM1 单药治疗** T-DM1 单药治疗曲妥珠单抗治疗失败的 HER2 阳性转移性乳腺癌，疗效优于拉帕替尼联合卡培他滨方案。目前是国际上曲妥珠单抗治疗失败后的二线首选治疗方案。

EMILIA 是确立 T-DM1 二线治疗地位的重要研究，共入组 991 例 HER2 阳性晚期乳腺癌，大多数患者为既往接受过复发转移后的多线治疗，分为 T-DM1 组（n=495）及拉帕替尼联合卡培他滨组（n=496），结果显示：T-DM1 较拉帕替尼联合卡培他滨的中位 OS 和 PFS 更长，1 年和 2 年的生存率也较高；在 PFS 的亚组分析中，对于二线治疗的风险比较，支持 T-DM1 使用于曲妥珠单抗治疗失败的转移性乳腺癌的治疗。

归纳以上研究，对于曲妥珠单抗为基础的治疗方案失败后，换用拉帕替尼、继续曲妥珠单抗而换化疗药物、继续曲妥珠单抗联合拉帕替尼或换用 T-DM1 治疗均可选择。但 T-DM1 目前在国内未上市，在 T-DM1 不可获得的情况下，曲妥珠单抗的继续使用显示了一定优势，首先曲妥珠单抗的多重作用机制持续抑制肿瘤，其次副作用轻微、继续治疗患者可耐受。但应明确哪些患者可继续应用曲妥珠单抗：①对于正规的曲妥珠单抗辅助治疗 1 年，停用 1 年以上疾病进展的可再度使用；②解救治疗阶段曲妥珠联合化疗已达到最佳疗效后停用曲妥珠单抗 6 个月以上疾病进展的可再继续应用。即曲妥珠单抗在新辅助 / 辅助阶段及解救治疗中均获益的患者，完全可考虑再度使用曲妥珠单抗为基础的治疗方案，使患者最大限度从曲妥珠单抗治疗中获益。但已明确为曲妥珠单抗临床耐药的患者不主张再次应用，应早期更换拉帕替尼治疗。

5. **其他治疗策略** 针对曲妥珠单抗耐药的解决方法：对于曲妥珠单抗治疗耐药的患者除了上述提到的换用其他靶向药物的治疗方法之外，联合 mTOR 抑制剂也是一种选择，依维莫司是 mTOR 抑制剂一种。BOLERO-3 是一项国际多中心、随机、双盲、安慰剂对照的多中心 III 期临床试验，针对曲妥珠单抗治疗失败的晚期乳腺癌患者，患者均对曲妥珠单抗耐药，随机分入每周曲妥珠单抗 + 长春瑞滨联合或不联合依维莫司组。该研究于 2013 年 ASCO 会议上报告了该研究结果：依维莫司联合曲妥珠单抗 + 化疗组较不含依维莫司组降低肿瘤进展风险 22%（PFS HR 为 0.78，$P=0.0067$），OS 结果因随诊时间较短，尚未显示统计学意义，但两组 OS 曲线表现了明显的分离趋势。该研究亚组分析显示，在任何年龄组、种族、患者一般状况及受体状态的亚组，含依维莫司组的患者都是获益的。不同的是，对于没有内脏转移的患者和曾经使用过曲妥珠单抗的患者，依维莫司组患者获益更明显。这显示以 mTOR 为治疗靶点可以使曲妥珠单抗治疗获益最大化。

近年来有研究显示乳腺癌 HER2 基因突变可能是导致曲妥珠原发或继发耐药的一个原因，这提示我们针对 *HER2* 基因突变的研究或许也是破解乳腺癌靶向耐药的一个方向，需要我们进一步深入探讨。另外，针对 Her 家族其他成员的药物联合化疗或单药使用的疗效研究都在探索中，如 neratinib 是针对 HER1、HER2 和 HER4 的小分子酪氨酸激酶抑制剂，其联合化疗或单药在乳腺癌中的应用正在探索中。然而，曲妥珠耐药的发生绝非仅仅单一因素所致，所以临床治疗中亟待更加有效、持久的多靶点阻断药物出现。

6. HER2 阳性晚期乳腺癌脑转移　对于 HER2 阳性晚期乳腺癌治疗过程中出现脑转移，目前并没有强有力的证据提示有效的系统治疗药物，所以颅外病灶的控制仍然是系统治疗的主要目标，及时给予有效的脑转移病灶局部治疗后，且如果颅外病灶未进展，可考虑继续使用原靶向治疗方案。在此，我们对于临床中经常遇到的 EHR2 阳性晚期乳腺癌的病例的其中一个进行探讨。

患者 47 岁，女性，2004 年 8 月行乳腺癌改良根治术，术后病理提示：浸润性导管癌，淋巴结见癌转移（24/29），ER（－），PR（－），HER2（3+）。术后本地给予 CAF 方案化疗 6 个周期及同步放疗，术后 10 个月出现右侧中等量胸腔积液，本地医院先后给予 NPH 方案 6 周期及 TH 方案 5 周期解救治疗后，右侧胸腔积液再次增多，于 2006 年 9 月来诊。我们对该患者进行了全面评估，胸部 CT 提示右侧胸腔中等量积液，给予穿刺引流胸腔积液脱落癌细胞病理学检查复测 HER2（3+）。我们给予患者口服卡培他滨联合曲妥珠单抗（HX）联合治疗 14 周期（10 个月），右侧胸腔积液消失，但因手足综合征，改为曲妥珠单抗单药维持 8 周期（6 个月）。2007 年 12 月出现进展，给予换用拉帕替尼联合卡培他滨治疗方案（LX），并持续应用该方案 36 周期（2 年），最佳疗效评价 PR。至 2010 年 3 月达 TTP，复查提示双锁骨上区淋巴结转移、甲状腺右叶肿物（穿刺病理证实转移癌）、肺转移，此时结合患者的身体状况，再次给予曲妥珠单抗治疗联合紫杉醇（HT）方案 8 周期（6 个月），最佳疗效评价 PR。后继续曲妥珠单抗单药维持治疗 5 周期（3 个月），至 2010 年 12 月头颅 MRI 提示出现新发脑多发转移，但颅外病灶控制良好（甲状腺病灶消失、余颅外病灶稳定），因此对脑转移灶采取积极的局部处理，先后给予颅内占位切除、全脑放疗，继续曲妥珠单抗系统治疗 14 周期（12 个月）。至 2011 年 12 月疾病再次进展，给予最佳对症支持治疗，2012 年 5 月病故。

该患者入我科时即为临床晚期，后靶向治疗获益近 6 年时间，充分体现了 HER2 阳性乳腺癌患者持续抗 HER2 靶向治疗的重要性；此外，在曲妥珠单抗及拉帕替尼的多次转换使用的成功，为临床类似病例提供借鉴；再次，该患者的获益还提示了曲妥珠单抗治疗过程中出现新发脑转移，但颅外病灶控制稳定，可对脑转移灶采取积极的局部处理，继续曲妥珠单抗治疗不变。

（三）抗 HER2 靶向治疗耐药的预测

临床中及时发现乃至预测疾病的进展对于患者避免无效治疗及时调整方案有重要意

义。目前临床中对转移性乳腺癌可测量病灶的治疗评价主要依据临床影像学变化，但临床实践中有些患者仅存在非可测量病变或者传统影像学难以准确判定疗效，并且这些方法无法敏感地早期观测到治疗反应，迫切需要可以预测患者的预后及反映治疗疗效的检测方法，从而最大限度地避免无效治疗并及时调整患者治疗。而"液体肿瘤学"，如循环肿瘤细胞（CTC）、循环肿瘤 DNA（ctDNA）的检测作为目前用于预测患者预后及疗效评价的分子指标之一，其中 Cell Search CTC 检测系统已于 2004 年被美国食品药品管理局（FDA）批准用于评价转移性乳腺癌的预后，在中国 HER2 阳性晚期乳腺癌的临床预后价值同样已被证实。并且与组织学检测相比，"液体肿瘤学"具有近似无创、便于动态监测、敏感性更高等优势。但基于检测技术手段尚需进一步提高、目前并未在国内推广，所以我们建议CTC 或 ctDNA 检测可作为传统评估方法的一个有效补充、鼓励积极的临床研究，而非常规推荐。另外，近些年来发展的基因测序可及时发现或预测耐药相关的基因改变，并可部分指导临床相关治疗。

五、结　语

目前对于 HER2 阳性乳腺癌的治疗仍需进一步规范，但现有的研究特别是二线及以上的研究数据有限，而 HER2 阳性患者对 HER2 靶向治疗疗效差异及对 HER2 靶向治疗耐药的原因或机制仍有待进一步研究。总之我们希望明确 HER2 阳性晚期乳腺癌患者各阶段较优的治疗选择，以期更好地为临床医师提供规范化的治疗参考。当然，临床应用中应结合患者具体情况、疾病发展阶段、经济状况及所在地区的医疗水平等具体情况制订个体化治疗方案。最后，需强调的是，对于 HER2 阳性晚期乳腺癌患者应有全程管理的理念，在有限的药物中选择有益的药物发挥最大化效应，提高晚期患者的生活质量和争取更长的生存时间。

（撰写　**赵　玮**　**江泽飞**　审稿　**江泽飞**）

第二节　HER2 阳性复发转移性乳腺癌一线治疗

随着曲妥珠单抗在 HER2 阳性早期乳腺癌辅助治疗中的应用，HER2 阳性乳腺癌患者的预后得到明显的改善。但即使术后接受了标准的化疗和曲妥珠单抗辅助治疗的患者，最终仍有约 25%~30% 的人在 10 年内出现复发转移。目前复发转移性乳腺癌还难以治愈，治疗目的是尽可能延长生存期，控制疾病的发展，保证生活质量。

近年来，多个临床研究显示部分乳腺癌复发转移病灶的生物特征与原发病灶的表达不一致；Houssami 等对 26 个研究中 2520 例乳腺癌患者原发灶和转移灶进行了荟萃分析，将其配对检测，其中 25 项均为同时检测原发和转移灶的 HER2 状态。结果显示原发灶和转移灶 HER2 不一致率为 5.5%（3.6%~8.5%），其中淋巴结转移与原发灶的不一致率 4.1%

（2.4%~7.2%），远处转移与原发灶的不一致率 11.5%（6.9%~18.6%）；在转移灶中更多见 HER2 阴性转为阳性。主要原因为肿瘤自身性质发生改变，如肿瘤异质性和克隆选择，而非检测方法的差异。NCCN 指南及中国抗癌协会乳腺癌诊治指南与规范（2015 版）均推荐对首次复发转移的患者，尽可能对转移病灶再次活检，尤其是孤立性病灶，以明确诊断和重新评估肿瘤的 ER、PR 和 HER2 状况，根据结果及时调整治疗策略。如果患者病情发展不符合 HER2 阴性乳腺癌的特点，也应重新检测 HER2。当原发病灶和转移灶检测结果不一致时，只要有一次和（或）一个病灶 HER2 阳性，即可依据这一阳性结果选择抗 HER2 治疗。

HER2 阳性复发转移性乳腺癌的一线治疗指对初诊Ⅳ期或辅助治疗后复发转移（未使用过曲妥珠单抗，或使用过曲妥珠单抗但停药 12 个月以上）的 HER2 阳性患者的初始治疗。ASCO（2014）指南提出，如患者完成曲妥珠单抗为基础的辅助治疗 12 个月后复发，应遵循一线治疗原则。

一、已上市的抗 HER2 靶向药物及作用机制

目前已上市的抗 HER2 靶向药物主要分为两类：①针对受体细胞膜外部分的单克隆抗体：曲妥珠单抗、帕妥珠单抗、TDM1（抗体 - 药物偶联物，antibody-drug conjugate，ADC）；②针对受体细胞膜内部分酪氨酸激酶抑制剂：拉帕替尼。

（一）曲妥珠单抗

曲妥珠单抗是一种人源化抗体，主要与 HER2 受体在细胞膜外Ⅳ区结合，从而阻断肿瘤细胞信号转导，达到治疗目的。在临床前研究中，至少发现曲妥珠单抗的 5 种细胞内、外抗肿瘤机制。包括：①激活抗体依赖细胞介导的细胞毒性（ADCC），曲妥珠单抗包含 IgG1 Fc 结构，免疫效应细胞 NK 细胞、单核细胞及巨噬细胞的 FcR 受体可识别此结构，两者结合通过释放胞质颗粒杀伤抗体包被的靶细胞；②抑制 HER2 细胞外域蛋白裂解，在原发肿瘤患者循环血中 HER2 细胞外区域可能发生隐藏，在血清中可被检测和定量，只有少数肿瘤细胞表面的 HER2 受体缺乏细胞外区域，临床前研究显示曲妥珠单抗抑制 HER2 细胞外区域裂解和 p95 形成；③抑制细胞内信号通路，HER2 过表达激活 PI3K-Akt 和 MAPK 通路，调节肿瘤细胞增殖和凋亡；④减少肿瘤诱导的血管生成，通过分泌生长因子如血管内皮生长因子（vascular endothelial growth factor，VEGF）肿瘤细胞可诱导血管生成来支持肿瘤细胞生长，在乳腺癌中，肿瘤内 VEGF 表达和 HER2 过表达密切相关；⑤减少肿瘤治疗导致 DNA 损伤的修复，化疗和放疗导致 DNA 损伤，细胞凋亡，包括 HER2 信号通路在内的多条信号转导通路对诱导基因修复非常重要，抑制 HER2 信号通路可阻断修复过程。这些作用使肿瘤细胞停滞或死亡。曲妥珠单抗应用中最主要的不良反应为心脏毒性，其导致充血性心衰的发生率达 4%，这与心肌细胞正常功能需要 HER2 表达有关。但其心脏毒性无剂量累积效应，心肌损伤可逆，在治疗前和治疗中对心脏功能密切评估和监测可有效预防。

（二）帕妥珠单抗

HER 家族受体只有形成同源或异源二聚体后才能激活下游信号转导通路，引起肿瘤

细胞增殖，其中形成 HER2-HER3 异源二聚体是引起细胞增殖的主要原因。帕妥珠单抗为 HER2 二聚体化抑制剂，结合于 HER2 受体胞外 Ⅱ 区，抑制 HER2 二聚体形成，最主要是 HER2-HER3 二聚体形成，从而抑制信号转导通路，起到抗肿瘤作用。HER2 没有配体，HER3 没有酪氨酸激酶活性，HER 家族成员间可形成同源或异源二聚体，HER2-HER3 异源二聚体控制 HER2 阳性肿瘤的细胞增殖，因此最为重要。当 HER2-HER3 二聚体形成，HER2 发生转磷酸化至 HER3，导致激活至关重要的磷脂酰肌醇 3 激酶通路。因此，帕妥珠单抗可通过抑制二聚体形成起到抗肿瘤作用。类似于曲妥珠单抗，帕妥珠单抗也可引起抗体依赖的细胞调节的细胞毒性。因作用位点不同，目前认为帕妥珠单抗、曲妥珠单抗联合可以互补增强对 HER2 通路的抑制。

（三）T-DM1

抗体 - 药物偶联剂（antibody-drug conjugate，ADC）是一类新型抗肿瘤药，由细胞毒药物、单克隆抗体及两者间的连接结构组成。T-DM1（trastuzumabemtansine）是新型抗体 - 药物偶联物，由曲妥珠单抗和细胞毒性药物 DM1（derivative of maytansine）连接而成。曲妥珠单抗与 HER2 受体结合，阻断信号转导通路并介导 T-DM1 内吞入细胞。DM1 可抑制微管聚集，其细胞毒作用是紫杉醇的 25~270 倍，是多柔比星的 180~4000 倍，因其高毒性而肿瘤选择性低，可引起严重的并发症，因此临床未将它应用于全身治疗。但 T-DM1 能将细胞毒药物特定转运到 HER2 过表达的肿瘤细胞，因此可以提高治疗指数并减少正常组织暴露，同时兼具曲妥珠单抗和细胞毒药物的抗肿瘤作用。

（四）拉帕替尼

拉帕替尼是口服小分子双靶点受体酪氨酸激酶抑制剂，它作用于 HER1 和 HER2 细胞内腺苷酸三磷酸结合区，抑 HER1 和 HER2 的受体酪氨酸激酶，阻断细胞内酪氨酸磷酸化过程，抑制下游通路激活，从而发挥抗肿瘤作用。临床前和早期临床证据显示拉帕替尼的活性与某些分子，如 PI3K 融合、PTEN、IGF1R、p95HER2 等无关，但曲妥珠单抗的有效性可能与上述分子有关。拉帕替尼和曲妥珠单抗具有协同作用，可以增加 HER2 阳性乳腺癌细胞凋亡。常见不良反应包括皮疹、腹泻、肝毒性、肺间质性疾病等，在治疗中需监测。

二、一线抗 HER2 靶向治疗关键的临床研究

（一）以曲妥珠单抗为基础的一线治疗

1. **曲妥珠单抗单药治疗疗效**　曲妥珠单抗是最早研发上市的抗 HER2 药物。H0650g 研究评估了其一线单药治疗 HER2 阳性晚期乳腺癌的有效性和安全性。一项研究纳入了 IHC 检测 HER2 3+ 和 2+ 初次复发的晚期乳腺癌患者 140 例，随机入组分别接受曲妥珠单抗负荷量 4mg/kg，以后 2mg/kg，每周 1 次，或 8mg/kg 负荷量，随后每周 4mg/kg，每周 1 次治疗。结果显示，总客观缓解率（ORR）为 26%（95%CI：18.2%~34.4%），其中 7 例完全缓解，23 例部分缓解。111 例免疫组化法（IHC 法）检测 HER2 表达为 3+ 和 2+ 的可评估患者中，HER2 3+ 者有效率（ORR）为 35%（95%CI：24.4%~44.7%），而 HER2 2+ 者无效（95%CI：0%~15.5%）；临床获益率（CBR）分别为 48% 和 7%。在 108

例原位荧光杂交法（FISH 法）检测 *HER2* 基因的可评估患者中，FISH+ 者 ORR 为 34%（95%*CI*：23.9%~45.7%），FISH– 者为 7%（95%*CI*：0.8%~22.8%）。随访 12 个月，30 名客观缓解的患者中的 17 名患者（57%）和 43 名临床获益患者中的 12 名患者（51%）没有疾病进展。最常见的治疗相关不良反应为寒战（25%）、乏力（23%）、发热（22%）、疼痛（18%）和恶心（14%）。2 名患者发生心功能不全（2%），这两名患者均有心脏病史且停用曲妥珠单抗后不需要其他干预。两个剂量组在疗效及不良反应上没有明显剂量 – 反应关系。研究提示曲妥珠单抗单药一线治疗 HER2 阳性（IHC HER2 3+ 或 FISH+）晚期乳腺癌有效且耐受良好。

2. 曲妥珠单抗联合紫杉类药物疗效　临床前研究显示曲妥珠单抗与多个化疗药物联合具有协同增效作用。H0648 是首个评估化疗联合曲妥珠单抗一线治疗 HER2 阳性晚期乳腺癌疗效的 III 期临床研究。该试验纳入 469 名初次复发的 HER2 阳性晚期乳腺癌患者，随机给予化疗或化疗联合曲妥珠单抗治疗。辅助治疗未接受过蒽环类药物者随机接受 AC 方案（多柔比星 60mg/m^2+ 环磷酰胺 600mg/m^2，138 例）或 AC+ 曲妥珠单抗（143 例）；辅助治疗接受过蒽环类药物者随机接受紫杉醇 175mg/m^2（96 例）或紫杉醇联合曲妥珠单抗（92 例），化疗方案均为 21 天一周期，共 6 周期。曲妥珠单抗负荷量 4mg/kg，以后 2mg/kg，每周 1 次，直至疾病进展。结果显示，曲妥珠单抗联合化疗组对比单化疗组提高 ORR（50% vs. 32%，*P*<0.001），延长 TTP（7.4 个月 vs. 4.6 个月，*P*<0.001）并改善 OS（25.1 个月 vs. 20.3 个月，*P*=0.046）。其中曲妥珠单抗联合 AC 方案的中位 TTP 为 7.8 个月，优于 AC 方案（6.1 个月，*P*<0.001）；曲妥珠单抗联合紫杉醇的中位 TTP 也明显好于紫杉醇（分别为 6.9 个月 vs 3.0 个月，*P*<0.001）；该研究首次证实了曲妥珠单抗联合蒽环类或紫杉类药物一线治疗 HER2 阳性晚期乳腺癌能提高疗效，改善预后。值得注意的是，试验中 63 名患者出现了心功能不全，其中蒽环类联合曲妥珠单抗组发生率为 27%（39/143），紫杉醇联合曲妥珠单抗组为 13%（12/91），均明显高于单化疗组（蒽环类组 8%，紫杉醇组 1%）。其中，NYHA III ~ IV 级心功能不全比例最高的是蒽环类联合曲妥珠单抗组（16%），由于明显增加心脏毒性，因此目前不推荐蒽环类药物联合曲妥珠单抗治疗。在应用曲妥珠单抗治疗前需评估患者心功能，治疗中应定期监测，及时干预。

随后进行的 M77001 研究进一步肯定了上述研究的结果。该研究入组 186 例 HER2 阳性晚期乳腺癌患者，比较了多西他赛联合曲妥珠单抗与多西他赛单药一线治疗 HER2 阳性晚期乳腺癌的疗效。具体剂量：多西他赛 100mg/m^2，21 天 / 周期，共 6 周期，曲妥珠单抗 4mg/kg 负荷量，以后 2mg/kg，每周 1 次，直至病情进展。结果显示与多西他赛单药相比，联合组明显提高 ORR（63% vs 34%，*P*=0.0002），中位 TTP 延长 5.6 个月（11.7 个月 vs 6.1 个月，*P*=0.0001），中位 OS 延长 8.5 个月（31.2 个月 vs 22.7 个月，*P*=0.0325）。3/4 级中性粒细胞减少及粒缺性发热在联合曲妥珠单抗组中更多见，分别为：32% vs 22%；23% vs 17%。该研究进一步确定了多西他赛联合曲妥珠单抗在 HER2 阳性晚期乳腺癌一线治疗中的地位。

基于以上两项研究，NCCN 指南及中国抗癌协会推荐曲妥珠单抗联合紫杉醇或多西他赛为 HER2 阳性复发转移乳腺癌一线治疗的首选方案。

3. **曲妥珠单抗联合长春瑞滨的疗效**　长春瑞滨是治疗转移性乳腺癌常用和有效的药物。HERNATA 研究比较了曲妥珠单抗联合长春瑞滨或多西他赛一线治疗 HER2 阳性晚期乳腺癌的疗效。这项 III 期临床试验入组 284 名患者，随机接受多西他赛（多西他赛 100mg/m^2，21 天一个周期，143 例）或长春瑞滨（30~35mg/m^2，第 1、8 天，21 天一个周期，141 例），均联合曲妥珠单抗 8mg/kg 负荷剂量，此后 6mg/kg 维持，每 3 周一次。结果显示，多西他赛组和长春瑞滨组 TTP 和 OS 无明显差异，分别为 12.4 个月 vs15.3 个月（HR=0.94；95%CI：0.71~1.25；P=0.67），35.7 个月 vs 38.8 个月（HR=1.01；95%CI：0.71~1.42；P=0.98）；两组 1 年生存率均为 88%。与长春瑞滨组相比，多西他赛组治疗相关的 3~4 级中性粒细胞减少性发热（36.0% vs 10.1%）、白细胞减少（40.3% vs 21.0%）、感染（25.1% vs 13.0%）、发热（4.3% vs 0%）、神经病变（30.9% vs 3.6%）、指甲改变（7.9% vs 0.7%）、水肿（6.5% vs 0%）均相对较多，多西他赛组中更多患者因毒性停止治疗，P<0.001。以上结果说明长春瑞滨联合曲妥珠单抗与多西他赛联合曲妥珠单抗有相似的疗效，但不良反应更轻，可作为 HER2 阳性晚期乳腺癌一线治疗的选择方案。中国抗癌协会乳腺癌诊治指南推荐曲妥珠单抗联合长春瑞滨是 HER2 阳性复发转移性乳腺癌的一线治疗的可选方案。

4. **曲妥珠单抗联合双药化疗方案的疗效**　在曲妥珠单抗联合紫杉类药物基础上，增加化疗药物是否进一步提高疗效，三项研究进行了比较。Robert 等进行的多中心 III 期临床研究比较了在曲妥珠单抗联合紫杉醇基础上加卡铂一线治疗 HER2 阳性晚期乳腺癌的疗效。随机入选 196 例 HER2 过表达（定义为 IHC 2+ 或 3+）的患者，接受 6 周期的 TPC 方案（曲妥珠单抗负荷量 4mg/kg，以后 2mg/kg，每周一次；紫杉醇 175mg/m^2，卡铂 AUC6，每 3 周一周期）或 TP（曲妥珠单抗负荷量 4mg/kg，以后 2mg/kg，每周一次；紫杉醇 175mg/m^2，每 3 周一周期）方案治疗。结果表明加入卡铂的 TPC 方案对比 TP 能提高 ORR（52% vs 36%，P=0.04），延长 PFS（10.7 个月 vs 7.1 个月，P=0.03）。对 HER2 3+ 者疗效更好，ORR 分别为 57% vs 36%，P=0.03；PFS 分别为 13.8 个月 vs 7.6 个月，P=0.005。两组耐受性均较好。提示在曲妥珠单抗联合紫杉醇基础上加入卡铂可进一步提高疗效，是一种新的治疗选择。另一项类似的 III 期临床研究（BCIRG 007）则有不同的结果。它比较了在多西他赛、曲妥珠单抗基础上加入卡铂（TCH）与多西他赛联合曲妥珠单抗（TH）的疗效。随机入组 263 例初次复发 HER2 阳性转移性乳腺癌的患者接受 TH（多西他赛 100mg/m^2，每 3 周一周期 + 曲妥珠单抗）或 TCH（多西他赛 75mg/m^2，卡铂 AUC 6，每 3 周一周期 + 曲妥珠单抗），曲妥珠单抗负荷量 4mg/kg，以后 2mg/kg，每周一次直至病情进展；结果显示两组的 ORR（均为 72%）、TTP（10.4 个月 vs. 11.1 个月，P=0.57）及 OS（37.4 个月 vs. 37.1 个月，PA=0.99）均无差异。TCH 方案血小板减少，贫血及腹泻更多见。研究提示在 TH 方案中加入卡铂不能增效，但增加不良反应。

在曲妥珠单抗联合多西他赛（HT）基础上加用卡培他滨（HTX）是否增效？CHAT II 期临床研究回答了此问题。入组 222 名初次复发 HER2 阳性转移性乳腺癌的患者，并随机分成 HTX 或 HT 组。HTX 组：曲妥珠单抗负荷量 8mg/kg 之后 6mg/kg q3w；多西他赛 75mg/m^2 q3w，卡培他滨 2.0/m^2，1~14 天，每 3 周为 1 周期；HT 组：多西他赛 100mg/m^2 q3w，曲妥珠单抗剂量同上。结果显示两组 ORR 相似（70.5% vs 72.7%，P = 0.717），但 HTX 三药方案明显延长无进展生存期 5.1 个月（17.9 个月 vs 12.8 个月，P=0.045），提高 2 年生存率（75% vs 66%）。HTX 组 3 级手足综合征（17% vs. 1%）及腹泻（11% vs. 4%）更多见，而 HT 组粒细胞减少性发热（27% vs 15%）和 3~4 度中性粒细胞减少更多（77% vs 54%）。该研究提示三药 HTX 方案可进一步延长 TTP，是一线治疗的可选方案。

以上研究说明一线治疗曲妥珠单抗联合紫杉醇基础上加入卡铂或曲妥珠单抗联合多西他赛基础上加入卡培他滨可进一步延长 PFS，是一线治疗的可选方案。

（二）帕妥珠单抗联合曲妥珠单抗及化疗一线治疗临床研究

曲妥珠单抗和帕妥珠单抗从 HER2 受体不同作用位点抑制 HER2 信号通路传导，B017929 II 期临床研究发现联用曲妥珠单抗和帕妥珠单抗能增加信号阻断效应。Baselga 和 Swain 等进行的 CLEOPATRA 是一项随机双盲 III 期临床研究，对比了在曲妥珠单抗联合多西他赛标准治疗基础上加用帕妥珠单抗或安慰剂作为一线治疗 HER2 阳性转移性乳腺癌的疗效。试验在 25 个国家、204 个中心进行，808 例未接受过治疗的 HER2 阳性转移性乳腺癌患者随机分配到研究组（曲妥珠单抗负荷量 8mg/kg，以后 6mg/kg，帕妥珠单抗首次 840mg，以后 420mg，多西他赛 75mg/m^2，如不良反应耐受可增至 100mg/m^2，均每 3 周 1 次直至病情进展）或对照组（曲妥珠单抗 + 多西他赛 + 安慰剂，剂量同前）。两组 90% 的人既往未接受过曲妥珠单抗辅助治疗。结果与对照组相比，研究组 PFS 明显延长 6.3 个月（18.7 个月 vs. 12.4 个月，P<0.001），OS 延长 15.7 个月（56.5 个月 vs.40.8 个月，P=0.0002）；亚组分析表明，是否接受过辅助或新辅助化疗、激素受体状态及 HER2 过表达的检测方式均不影响生存获益。两组不良反应总体上相当。研究组恶心、皮疹、黏膜感染、中性粒细胞减少性发热、皮肤干燥较对照组多 5% 以上，3 级以上中性粒细胞减少性发热和腹泻对照组多 2% 以上。外周水肿、便秘、心脏副作用、左心功能不全发生率低于对照组。3 级以上左心功能不全研究组与对照组 1.2% vs. 2.8%，帕妥珠单抗不增加曲妥珠单抗心脏毒性。研究中发生的死亡主要与肿瘤进展相关。由于帕妥珠单抗联合曲妥珠单抗及多西他赛可进一步延长晚期 HER2 阳性乳腺癌的总生存，目前 NCCN、ASCO、ABC2 均推荐其作为 HER2 阳性晚期乳腺癌一线治疗的优选方案。

（三）内分泌治疗联合 HER2 靶向药物在一线治疗中的研究

大约 3/4 的乳腺癌患者雌激素受体（estrogen receptor，ER）和（或）孕激素受体（progesterone receptor，PgR）阳性。HER2 阳性乳腺癌患者约 50% 人激素受体（hormone receptor，HR）阳性。无论 HR 状态如何，曲妥珠单抗对 HER2 阳性乳腺癌均有效。而 HER2、HR 双阳性患者在激素内分泌治疗中的获益少于 HER2 阴性、HR 阳性的患者。临床前研究发现，ER 与 HER2 信号通路存在细胞内相互交联，HER2 高表达可导致内分泌治疗耐药。曲妥珠单抗联合他莫昔芬或氟维司群可保持肿瘤对这些内分泌药物的敏感性和抑制肿瘤生长。因此，持续抑制 HER2 和 ER 通路比单独抑制 ER 更有效。

II 期研究已经证实，曲妥珠单抗联合来曲唑在绝经后 HR、HER2 双阳性晚期乳腺癌中耐受良好，并有一定的疗效。TAnDEM III 期临床研究比较了曲妥珠单抗联合阿那曲唑与单药阿那曲唑的疗效。该试验入选 207 名 HER2/HR 双阳性未接受过治疗的绝经后晚期乳腺癌患者，随机分为阿那曲唑联合曲妥珠单抗（阿那曲唑 1mg，每天一次，曲妥珠单抗负荷量 4mg/kg，以后 2mg/kg，每周一次）或阿那曲唑单药治疗直至病情进展。结果显示，阿那曲唑联合曲妥珠单抗组提高临床获益率（42.7% vs. 27.9%，$P=0.026$），延长 PFS 1 倍（4.8 个月 vs. 2.4 个月，$P=0.0016$），延长中位 OS 4.6 个月（28.5 个月 vs. 23.9 个月，$P=0.325$），但无统计学差异。Kaplan-Meier 评估 2 年生存率联合组和单药组分别为 57% 和 50%。该研究表明曲妥珠单抗联合阿那曲唑可提高 HER2/HR 双阳性晚期乳腺癌患者的疗效。

EGF30008 研究则评价了拉帕替尼联合芳香化酶抑制治疗激素受体阳性晚期乳腺癌患者的疗效。该试验入组 1280 名绝经后未治疗的 HR 阳性晚期乳腺癌患者，其中 HER2 阳性患者 219 例。随机接受来曲唑联合拉帕替尼（来曲唑 2.5mg，拉帕替尼 1500mg qd）或来曲唑联合安慰剂治疗。结果显示，在 HER2 阳性患者中，拉帕替尼联合来曲唑较来曲唑单药提高 ORR（37.9% vs. 14.8%，$P=0.021$）和 CBR（48.7% vs. 28.7%，$P=0.003$），延长 PFS 5.2 个月（8.2 个月 vs. 3.0 个月，$P=0.019$），但两组 OS 相似（33.3 个月 vs 32.3 个月，$P=0.113$）。不良反应中，拉帕替尼联合组 3/4 级腹泻及皮疹更多见（10% vs. 1%；1% vs. 0%）。

以上两项研究均说明，HER2、HR 双通路抑制能增强内分泌药物敏感性，提高疗效，延缓疾病进展。对老年、肿瘤负荷不大、化疗耐受性差者，这种联合治疗能推迟患者进入化疗的时间，也可作为化疗后的维持治疗。

（四）拉帕尼替在一线治疗中的作用

拉帕替尼是口服小分子 HER2 和 HER1 受体酪氨酸激酶抑制剂。一项Ⅲ期临床研究首先证实了其与卡培他滨联用作为曲妥珠单抗治疗失败后的二线治疗可延长无进展时间，随后在一线治疗中对其疗效进行了探索。

1. 拉帕替尼联合紫杉醇一线治疗的疗效 Guan 等进行的Ⅲ期随机双盲研究比较了紫杉醇联合拉帕替尼对比紫杉醇加安慰剂治疗 HER2 阳性晚期乳腺癌的疗效。研究入组 444 名新诊断的 HER2 阳性晚期乳腺癌患者，随机分为两组，分别给予紫杉醇 80mg/m² 第 1、8、15、28 天为一周期，拉帕替尼 1500mg qd 或紫杉醇联合安慰剂每天一次。主要研究终点 OS。结果提示，拉帕替尼联合紫杉醇组较安慰剂组延长 OS 7.3 个月（27.8 个月 vs. 20.5 个月，HR 0.74，95%CI：0.58~0.94，$P=0.0124$。延长 PFS 3.2 个月（9.7 个月 vs. 6.5 个月），HR 0.52，95%CI：0.42~0.64，分层对数秩 $P<0.001$；明显提高 ORR（69% vs. 50%），$P<0.001$。3~4 级不良反应在拉帕替尼联合组更高，腹泻 20% vs. <1%，中性粒细胞减少 51% vs. 20%；心脏事件发生很少，多为无症状性且心功能可逆；两组中肝脏损伤相似；拉帕替尼联合组未出现致死性不良反应。该研究提示拉帕替尼联合化疗能提高 HER2 阳性晚期乳腺癌患者的疗效，改善这类患者的预后。

2. 拉帕替尼与曲妥珠单抗一线治疗疗效 比较由于在不同的临床研究中证实拉帕替尼或曲妥珠单抗联合紫杉醇均能提高 HER2 阳性晚期乳腺癌的疗效，改善预后，两药是否等效值得关注。MA.31 研究对拉帕替尼在一线治疗中与曲妥珠单抗的作用是否一致进行了比较。537 名初次复发的晚期 HER2 阳性乳腺癌患者随机入组，接受拉帕替尼（1250mg/d）或曲妥珠单抗（8mg/kg 负荷量，以后 6mg/kg，每周或 3 周方案）联合紫杉类药物。紫杉醇 80mg/m²

第 1、8、15、28 天为一周期，或多西他赛 75mg/m² q3w，共 24 周。中位随访 21.5 个月，结果显示曲妥珠单抗组 PFS 明显优于拉帕替尼组，分别为 11.3 个月 vs. 9.0 个月，P=0.01；中心确认的 HER2 阳性患者两组间 PFS 差异更为显著，分别为 13.6 个月 vs. 9.1 个月，P<0.001。拉帕替尼联合组发生 Ⅲ~Ⅳ 级腹泻、皮疹的患者更多，P<0.001。该研究表明在 HER2 阳性晚期乳腺癌一线治疗中，曲妥珠单抗联合紫杉类药物仍然是标准的、更优的治疗选择。

（五）T-DM1 在一线治疗中的临床研究

EMILIA 研究为 T-DM1 在 HER2 阳性晚期乳腺癌二线治疗中的应用奠定了基础。而 MARIANNE 主要评估 T-DM1 在 HER2 阳性晚期乳腺癌一线治疗的疗效。研究入组 1000 名局部复发或未治疗过的转移性乳腺癌（新辅助化疗或辅助化疗后至少 6 个月无治疗间期）患者，随机分为曲妥珠单抗联合紫杉类药物（组 1）、T-DM1 联合安慰剂（组 2）、T-DM1 联合帕妥珠单抗（组 3）。2015 年 ASCO 会议上发布结果显示：组 1、2、3 中位 PFS 分别为 13.7 个月、14.1 个月、15.2 个月，组 1 与组 2（HR 0.91，95%CI：0.73~1.13）、组 1 与组 3（HR 0.87，95%CI：0.69~1.08）、组 3 与组 2（HR 0.91，95%CI：0.73~1.13）间的 PFS 均无统计学差异；组 1、2、3 的 ORR 也无差异，分别为 68%、60%、64%。

该研究提示在一线治疗中 T-DM1 或 T-DM1 联合帕妥珠单抗的疗效与传统的曲妥珠单抗联合紫杉类药物疗效相当。由于 T-DM1 的耐受性较好，也可以作为一线治疗的替代选择。

（六）其他靶向药物联合曲妥珠单抗在一线治疗中的探索

1. 贝伐珠单抗联合曲妥珠单抗　HER2 过表达与上调肿瘤细胞 VEGF 有关，临床前研究显示，VEGF 表达可能受 HER2 信号通路调控。在临床中发现，乳腺癌患者 HER2 过表达与 VEGF 过表达显著相关。因此，人们推测 HER2 过表达乳腺癌的不良预后和侵袭性表型至少部分与增加血管生成有关。在 HER2 阴性转移性乳腺癌中，一线化疗联合贝伐珠单抗相比单独化疗显著提高 PFS 和客观缓解率。在体内模型中，贝伐珠单抗和曲妥珠单抗显示出协同抗肿瘤效应，在 Ⅰ 期临床试验中显示两者联用可行。基于此进行的 Ⅲ 期研究（AVEREL 试验）评估了在曲妥珠单抗、多西他赛基础上联合贝伐珠单抗一线治疗 HER2 阳性晚期乳腺癌的疗效。该试验入组 424 例初次复发的 HER2 阳性晚期乳腺癌患者，随机接受多西他赛（100mg/m²，至少应用 6 周期）、曲妥珠单抗（8mg/kg 负荷量，以后 6mg/kg）及贝伐珠单抗（15mg/kg）每 3 周一次，或标准方案多西他赛加曲妥珠单抗，每 3 周一周期，至病情进展。其中 42% 患者的无病间期 <12 个月。中位随访 26 个月的结果显示，贝伐珠单抗组与对照组的 ORR 相似，分别为 74% vs. 70%；两组的 PFS 无统计学差异（16.5 个月 vs. 13.7 个月，P=0.0775）。基线血浆 VEGF-A 浓度高者贝伐珠单抗组的获益更大。3 度粒细胞减少性发热及高血压在贝伐珠单抗组更多见。虽然 AVEREL 研究提示贝伐珠单抗不增加 HER2 阳性晚期乳腺癌一线治疗的疗效，但血浆 VEGF-A 作为潜在的预测标志物值得进一步开展前瞻性研究。

2. 依维莫司联合曲妥珠单抗　PIK/AKT/mTOR 通路激活是曲妥珠单抗耐药的原因之一。PI3K 通路激活导致 PTEN 活性降低或缺失，或导致激活 PI3K 催化区域的突变（catalytic domain of PI3K，PIK3CA）。因此，mTOR 抑制剂可逆转曲妥珠单抗耐药。依维莫司是 mTOR 受体抑制剂。在几项 Ⅰ 期、Ⅱ 期临床研究中，在曲妥珠单抗、紫杉醇基础上加用依维莫司可能使对曲妥珠单抗耐药细胞恢复敏感性。随后进行了两项 3 期研究 BOLERO-1 和 BOLERO-3，来评估在曲妥珠单抗为基础的治疗中加用依维莫司是否能改善 HER2 阳性晚期乳腺癌的预后。BOLERO-1 旨在评估依维莫司在 HER2 阳性乳腺癌一线治疗中的价值。719 名初次复发的 HER2 阳性患者在标准方案曲妥珠单抗联合紫杉醇治疗基础上，按 2∶1 随机分组接受依维莫司（10mg，每天一次，n=480）或安慰剂（n=239）治疗。曲妥珠单抗首次 4mg/kg，以后 2mg/kg 每周一次；紫杉醇 80mg/m^2 d1、8、15、28 天一周期。中位随访 41.3 个月，依维莫司组与安慰剂组的 PFS 相似（14.95 个月 vs. 14.49 个月，P=0.1166）；在 HR 阴性亚组（n=311），依维莫司组的中位 PFS 较安慰剂组明显延长，分别为 20.27 个月 vs. 13.8 个月，P=0.0049，未达预设值 0.0044。依维莫司组不良反应增加，最常见的 3~4 级不良反应为中性粒细胞减少、口腔炎、贫血、腹泻，治疗相关副作用所致死亡 7 例。BOLERO-1 研究虽然总体是阴性结果，但在 HR 阴性亚组中依维莫司组 7 个月的 PFS 获益值得进一步研究。同时依维莫司治疗中不良反应的监测和管理至关重要。

三、国内外指南一线治疗的推荐

（一）国际指南推荐

基于以上多个一线治疗的临床研究的证据，NCCN 指南（2016 年）、ASCO 指南（2014）及 ABC2 共识（2014）均推荐曲妥珠单抗、帕妥珠单抗联合紫杉类药物作为 HER2 阳性晚期乳腺癌一线治疗的优选方案。曲妥珠单抗联合不同化疗药物为备选方案。HER2、HR 双阳性绝经后晚期乳腺癌患者可采用曲妥珠单抗联合芳香化酶抑制剂治疗。ASCO 指南指出，抗 HER2 靶向治疗为基础的综合治疗应作为一线治疗，其中曲妥珠单抗、帕妥珠单抗联合紫杉醇类药物应作为首选推荐，除非患者有紫杉醇类药物使用禁忌证。对 HR 和 HER2 阳性的患者，推荐标准的一线治疗，在停止化疗或疾病进展后可以继续抗 HER2 靶向治疗加内分泌治疗；对选择性的患者，也可给予内分泌治疗联合曲妥珠单抗或拉帕替尼，或单独内分泌治疗作为一线治疗。单独内分泌治疗主要在低肿瘤负荷，无病生存期长，有 HER2 靶向治疗禁忌证时应用，如心衰。该指南对治疗适宜的时间、剂量、计划、周期进行了探讨，但目前没有明确证据能回答这一问题。

接受 HER2 靶向治疗联合化疗时，化疗时间应持续 4~6 个月或直到最大的缓解（没有病情进展时取决毒性）。HER2 靶向治疗应持续应用直至病情进展或不能耐受的毒性。

（二）国内指南推荐

中国晚期乳腺癌诊治专家共识（2015 版）推荐对 HER2 阳性的晚期乳腺癌患者应尽早开始抗 HER2 治疗。中国抗癌协会乳腺癌诊治指南与规范（2015 版）指出 HER2 阳性复发转移乳腺癌首选治疗为含曲妥珠单抗为基础的治疗，曲妥珠单抗单药治疗有一定疗效，但与化疗联合效果更好。在帕妥珠单抗不能获得的情况下，曲妥珠单抗联合紫杉醇或多西他赛可以作为首选的一线方案，也可加用卡铂进一步提高疗效；曲妥珠单抗也可联合长春瑞滨、卡培他滨等其他化疗药作为一线治疗。对 HER2 阳性同时 ER/PR 阳性晚期乳腺癌患者，在疾病发展缓慢或无内脏转移的患者中也可以采用曲妥珠单抗或拉帕替尼联合芳香化酶抑制剂治疗。

附表：HER2 阳性晚期乳腺癌一线治疗关键临床研究汇总表

HER2 阳性晚期乳腺癌患者一线治疗关键临床研究汇总

作者	治疗方案	ORR%	中位 TTP/PFS（月）	中位 OS（月）	主要不良反应
Slamon 等（III 期，n=469）	化疗（蒽环类+CTX 或紫杉醇）+H（负荷量 4mg/kg，维持量 2mg/kg qw）vs 化疗	50 vs.32（P<0.001）	7.4 vs. 4.6（P<0.001）	25.1 vs. 20.3（P=0.046）	心功能不全（n=63）：蒽环+CTX+H（27%）vs. 蒽环+CTX（8%），Tax+H（13%）vs. Tax（1%）
Marty 等（II 期，n=186）	HT（H 负荷量 4mg/kg，维持量 2mg/kg qw；T 100mg/m² q3w×6 周期）vs. T	63 vs. 34（P=0.0002）	11.7 vs. 6.1（P=0.0001）	31.2 vs. 22.7（P=0.0325）	3/4 级中性粒细胞减少：32% vs. 22%；中性粒细胞减少性发热：23% vs. 17%
Robert 等（III 期，n=196）	H+Tax+C［H 负荷量 4mg/kg，维持 2mg/kg qw；Tax 175mg/m² q3w C AUC=6mg/（ml·min）］vs. H+Tax	52 vs. 36（P=0.04）	10.7 vs. 7.1（P=0.03）	56.8 vs. 35.7（P=0.76）	两组药物耐受性均较好
Wardley 等（II 期，n=222）	HTX（X 950mg/m² bid 第 1~14 天，每 3 周 1 个周期）vs.HT	70.5 vs.72.7（P=0.717）	17.9 vs.12.8（P=0.045）	NR	中性粒细胞减少性发热：15% vs. 27%；3/4 级中性粒细胞减少：54% vs. 77%；3 级手足综合征 17% vs. 1%，3/4 级腹泻 11% vs. 4%
Baselga，Swain 等（III 期，n=808）	HTP（P 840mg 第 1 天，此后 420mg/周期）vs. HT+安慰剂	80.2 vs. 69.3（P=0.001）	18.7 vs. 12.4（P<0.001）	56.5 vs. 40.8（P=0.0002）	恶心：42.3% vs. 41.6%；皮疹：33.7% vs. 24.2%；黏膜感染：27.8% vs. 19.9%；中性粒细胞减少性发热：13.8% vs. 7.6%；左心功能不全：1.2% vs. 2.8%
Kaufman 等（III 期，n=207）	阿那曲唑 +H vs. 阿那曲唑	NR	4.8 vs. 2.4（P=0.0016）	28.5 vs. 23.9（P=0.325）	3、4 级不良反应：23% vs. 15%，5% vs. 1%

4

续表

作者	治疗方案	ORR%	中位TTP/PFS（月）	中位OS（月）	主要不良反应
Johnston 等（Ⅲ期，n=219）	来曲唑＋拉帕替尼（1500mg qd）vs. 来曲唑＋安慰剂	37.9 vs. 14.8（P=0.021）	8.2 vs. 3.0（P=0.019）	33.3 vs. 32.3（P=0.113）	3/4级腹泻：10% vs. 1%
Giami 等（Ⅲ期，n=424）	BTH（B15mg/kg；H 8mg/kg 负荷，6mg/kg；T 100mg/m²，每3周1个周期）vs. TH	74.3 vs. 69.6（P=0.3492）	16.5 vs. 13.7（P=0.0775）	（P>0.05）	BTH组3级以上中性粒细胞减少性发热：11.6% vs. 8.7%；高血压：11.6% vs. 0.5%
Guan 等（Ⅲ期，n=444）	LTax（L 1500mg qd, Tax80mg/m² 第1, 8, 15, 28天为一周期）vs. Tax+安慰剂	69 vs. 50（P<0.001）	9.7 vs. 6.5（P<0.001）	27.8 vs. 20.5（P=0.0124）	3~4级腹泻 20% vs. <1%，中性粒细胞减少 51% vs. 20%
Gelmon 等（Ⅲ期，n=537）	LTax/L（L1250mg/d, Tax 80mg/m² 第1, 8, 15, 28天1个周期或 T 75mg/m² q3w）vs. HTax/H	55 vs. 54（P>0.05）	9.0 vs. 11.3（P=0.01）	（P>0.05）	3/4级腹泻 19% vs. 1%，皮疹 8% vs. 0%
Hurvitz 等（Ⅲ期，n=719）	H+Tax+依维莫司（10mg qd）vs. H+Tax+安慰剂	69 vs. 67.1（P>0.05）	14.95 vs. 14.49（P=0.1166）	NR	3/4级中性粒细胞减少 25% vs. 15%，口腔炎 13% vs. 1%，贫血 10% vs. 3%，腹泻 9% vs. 4%

T: 多西他赛；H: 曲妥珠单抗；CTX: 环磷酰胺；C: 卡铂；L: 拉帕替尼；Tax: 紫杉醇；B: 贝伐珠单抗；P: 帕妥珠单抗；

T: Docetaxel; H: Trastuzumab (Herceptin); CTX: Cyclophosphamidum; C: Carboplain; L: Lapatinib; Tax: Taxol (or Paclitaxel); B: Bevacizumab; P: Pertuzumab; NR: 未报告

（撰写 孙婧 张频 审稿 江泽飞）

第三节 HER2 阳性乳腺癌靶向治疗进展后的治疗策略

曲妥珠单抗是第一个被批准用于 HER2 阳性乳腺癌患者的抗 HER2 靶向药物。然而，据文献报道，约 20% 的临床可手术乳腺癌患者在接受靶向治疗后出现复发或转移，在转移性乳腺癌患者中曲妥珠单抗单药有效率为 20%~34%，其原因主要是因为基因突变引发了对抗 HER2 靶向治疗的耐药。

HER2 阳性的复发转移性乳腺癌患者，抗 HER2 曲妥珠单抗治疗对大多数患者来说，其治疗有效的时间是有限的，肿瘤细胞对曲妥珠单抗产生耐药是治疗失败的主要原因。对于接受过曲妥珠单抗治疗仍出现疾病进展的 HER2 阳性晚期乳腺癌患者，临床上首先需要区分患者对曲妥珠单抗是原发耐药（primary/intrinsic resistance）还是继发耐药（acquired resistance），随后再根据耐药类型给予相应处理。对于原发或继发耐药，目前尚无统一的标准，有研究者认为所谓原发耐药，是指在曲妥珠单抗辅助治疗期间或完成 1 年标准方案治疗后 12 个月内疾病复发，或晚期乳腺癌患者使用曲妥珠单抗治疗首次病情评估时即发现疾病进展。而继发耐药则是指在完成曲妥珠单抗 1 年标准方案治疗 12 个月之后出现疾病复发或转移，或晚期乳腺癌初始使用曲妥珠单抗治疗评估有效，后来才出现疾病进展。原发耐药可能与患者病情进展呈现原发非 HER2 依赖性或出现其他代偿性通路激活有关。继发耐药则可能与持续的抗 HER2 治疗导致靶标表达下降，或靶点下游突变以及其他促进细胞增殖通路的活化有关。

对于曲妥珠单抗治疗进展后如何选择哪种治疗策略，临床实践中应根据患者的病情，既往疗效及耐受性综合考虑，目前认为可采取如下策略。

一、继续应用曲妥珠单抗

（一）曲妥珠单抗联合不同化疗药物

抗体依赖细胞介导的细胞毒（antibody-dependent cell-mediatedcytotoxicity，ADCC）效应是曲妥珠单抗发挥抗瘤活性的主要机制之一，体外试验发现，曲妥珠单抗通过 ADCC 效应，仍可杀灭对曲妥珠单抗耐药的肿瘤细胞株。曲妥珠单抗单药治疗 HER2 阳性转移性乳腺癌有一定疗效。但更多临床研究显示，曲妥珠单抗与化疗药物联合效果更好。利用对曲妥珠单抗耐药的 HER2 过表达乳腺癌移植物模型进行研究，对比曲妥珠单抗联合紫杉醇与紫杉醇单药的抗瘤作用。结果显示，尽管肿瘤细胞已对曲妥珠单抗产生耐药性，当与化疗药物联用时，该单克隆抗体仍可提高肿瘤细胞对化疗药物的敏感性，从而继续发挥其抗肿瘤的作用。这一作用机制可能与肿瘤组织基因谱发生可逆性改变以及曲妥珠单抗的 ADCC 效应相关。因而，除非存在禁忌证，在抗 HER2 治疗疾病进展时，仍需持续抑制 HER2 通路。GBG26/BIG3-05、Hermine 以及 EGF104900 等多项研究及荟萃分析结果均表明，在疾病进展后继续使用曲妥珠单抗联合其他方案治疗，患者仍有可能获益。

GBG26 Ⅲ期临床研究探索了在曲妥珠单抗治疗中病情进展者，是否还有继续用药的价

4

值。156 例 HER2 阳性曲妥珠单抗治疗中病情进展的 MBC 患者随机分成换用卡培他滨基础上继续应用与停用曲妥珠单抗 2 组。单纯换用卡培他滨治疗组与换用卡培他滨并继续应用曲妥珠单抗治疗组均为 78 例。卡培他滨 1250mg/m², 2 次 / 天，第 1~14 天，第 21 天为 1 个周期；曲妥珠单抗 6mg/kg，1 次 /3 周；两组均治疗至病情进展。中位随访 15.8 个月的结果显示，继续曲妥珠单抗加卡培他滨组的 ORR 和 TTP 均优于单药卡培他滨组，两组 ORR 分别为 48.1% 和 27%，$P=0.0115$；TTP 分别为 8.2 和 5.6 个月，$P=0.03$。OS 曲妥珠单抗加卡培他滨组较卡培他滨单药延长 5 个月，分别为 25 和 20.4 个月，$P=0.257$。研究的结论是，曲妥珠单抗治疗进展而继续应用患者仍然获益。

HERMINE 队列研究旨在评估曲妥珠单抗在晚期乳腺癌中持续治疗效果以及其心脏毒性。该研究共入组 623 例晚期乳腺癌患者，一线治疗进展后，一部分在病情进展后继续使用曲妥珠单抗 30 天以上，另一部分患者则在进展后即停止使用曲妥珠单抗治疗。大多患者在应用曲妥珠单抗的同时联合应用化疗药物。结果显示疾病进展后持续使用曲妥珠单抗患者的中位 TTP 为 10.2 个月，而中断治疗患者为 7.1 个月，$P=0.0215$。持续曲妥珠单抗治疗患者的 OS 也较中断治疗者显著延长，持续治疗组在中位随访 27.8 个月后中位 OS 未达到，中断治疗组则为 16.8 个月，$P<0.001$。该研究提示，病情进展后持续使用曲妥珠单抗治疗可作为 OS 的独立的预后因素。

（二）曲妥珠单抗联合其他靶向药物

1. 联合拉帕替尼　由于拉帕替尼与曲妥珠单抗分别作用于 HER2 受体的不同部位，两药联合有增效作用。对于既往曲妥珠单抗治疗失败的 HER2 阳性晚期乳腺癌，在曲妥珠单抗基础上加用拉帕替尼较拉帕替尼单药治疗有更长的疾病控制时间。EGFl04900 Ⅲ期临床研究入选 296 例曲妥珠单抗方案治疗进展的 HER2 阳性晚期乳腺癌患者，随机分为拉帕替尼单药和拉帕替尼 + 曲妥珠单抗组。联合组拉帕替尼 1000mg/d，口服，曲妥珠单抗首次 4mg/kg，随后 2mg/kg；单药组拉帕替尼 1500mg/d，口服；每 4 周评价 1 次疗效。结果显示，联合组的 PFS 延长了 4 周，分别为 12 周和 8.1 周，$P=0.008$；临床获益率提高 1 倍，分别为 24.7% 和 12.4%，$P=0.010$。虽然有 525 例的患者在拉帕替尼进展后交叉到联合组，但拉帕替尼 + 曲妥珠单抗组中位总生存仍延长了 4.5 个月，分别为 14 个月和 9.5 个月，$P=0.026$。联合组和单药组最常见的不良反应有腹泻和皮疹，腹泻的发生率分别为 60% 和 48%，$P=0.03$；皮疹为 22% 和 29%。联合组没有增加心脏毒性。研究结果提示，拉帕替尼 + 曲妥珠单抗双靶向药物联合应用是曲妥珠单抗治疗失败后的二线可选方案。

2. 联合帕妥珠单抗　当患者在接受以曲妥珠单抗为基础的治疗方案出现疾病进展后，帕妥珠单抗作为单一治疗药物所表现出的临床活性还较为有限。然而，Baselga 等报告的 Ⅱ 期临床研究结果表明，在患者采用帕妥珠单抗和曲妥珠单抗的联合用药方案时，却表现出了 24% 的客观反应率和 50% 的临床获益率，中位 PFS 为 5.5 个月，患者对双靶向联合耐受良好，不良反应为轻 ~ 中度。

BO17929 临床研究是对既往应用曲妥珠单抗治疗后病情进展的乳腺癌患者，观察帕妥珠单抗联合曲妥珠单抗的疗效及安全性研究。患者入组后在继续应用曲妥珠单抗的基础上，给予帕妥珠单抗首次剂量 840mg，以后 420mg，每 3 周静脉注射 1 次。结果 ORR 达 24.2%，CBR 可达 50%。其中 5 例（7.6%）患者达到 CR，11 例（16.7%）达 PR，17 例（25.8%）患者病情 SD 持续 ≥ 6 个月，中位 PFS 达 5.5 个月。患者接受双靶向治疗后出现的不良反应均为低 ~ 中度，未出现因心脏相关毒性导致出组。与帕妥珠单抗单药应用相比，在曲妥珠单抗治疗进展后联合应用帕妥珠单抗及曲妥珠单抗可发挥更强的治疗作用。

Cortes 等报道，对于一线使用含曲妥珠单抗方案进展后的转移性乳腺癌患者，二线联合使用帕妥珠单抗和曲妥珠单抗较之单用帕妥珠单抗也能增加患者的缓解率和临床获益，ORR 分别为 17.6% 和 3.4%；CBR 分别为 41.2% 和 10.3%；中位 PFS 分别为 17.4 周和 7.1 周。

3. 联合依维莫司　BOLERO-3 研究是一项 Ⅲ 期、随机、双盲、安慰剂对照的多中心临床研究，共入组 569 例曲妥珠单抗耐药的 HER2 阳性晚期乳腺癌患者，按 1：1 随机分为每周曲妥珠单抗 + 长春瑞滨联合或不联合依维莫司组。试验组患者应用依维莫司 5mg/d，连续口服，同时应用曲妥珠单抗及长春瑞滨；对照组患者应用安慰剂替代依维莫司。主要研究终点为 PFS。结果显示，曲妥珠单抗 / 长春瑞滨联合依维莫司可显著延长 PFS，研究组与对照组分别为 7.0 个月和 5.78 个月，HR=0.78，P=0.0067；无疾病进展风险降低 22%，HR=0.78，P=0.0067：不良反应与以前报道一致。中期 OS 数据未成熟，但是依维莫司组死亡事件更少，两组的 OS 曲线呈明显的分离趋势。亚组分析显示，无内脏转移及曾经使用过曲妥珠单抗的患者，联合依维莫司获益更明显。研究显示，依维莫司联合曲妥珠单抗 + 长春瑞滨方案是曲妥珠单抗耐药的晚期乳腺癌合理的治疗选择。

将来，其他抗 HER2 制剂如帕妥珠单抗或 T-DM1 等联合依维莫司能否进一步改善晚期 HER2 阳性乳腺癌患者的耐药也值得期待。更多的研究将为明确 mTOR 抑制剂在克服对曲妥珠单抗的继发耐药或在转移性乳腺癌一线治疗中能够发挥多大的作用提供依据。

二、更换靶向治疗药物

（一）拉帕替尼

曲妥珠单抗的耐药机制与一些生长因子（如 EGFR、IGF1-R）转导作用增强，以及曲妥珠单抗与 HER2 的亲和力下降。胞外域的蛋白裂解引起 p-95-HER2 的持续活化，进而引起曲妥珠单抗耐药。这一作用机制不仅发生在 HER2 上，同时在 EGFR 上也会出现。一些小分子的酪氨酸激酶抑制剂（tyrosinekinaseinhibitors，TKIs），如拉帕替尼。与 HER2 及 EGFR 的胞内域相互作用，同时也可作用于不具有胞外域的受体，理论上能够解决曲妥珠单抗的耐药问题。Geyer 等于 2006 年公布的一项 Ⅲ 期随机临床研究的结果表明，拉帕替尼联合卡培他滨较之单用卡培他滨能够显著延长经曲妥珠单抗治疗后出现进展的 HER2 阳性乳腺癌患者的 TTP 和 PFS。该研究的结果发表在了《新英格兰医学杂志》上，也正是基于此项研究的结果，FDA 于 2007 年批准拉帕替尼联合卡培他滨的方案用于治疗在曲妥珠单抗联合化疗后出现进展的 HER2 阳性的转移性乳腺癌患者。

EGF100151 研究将卡培他滨联合拉帕替尼与单药卡培他滨治疗进行对比，研究入选

324 例患者，97% 的患者均接受了蒽环类、紫杉类和曲妥珠单抗治疗。拉帕替尼 + 卡培他滨联合组 163 例，卡培他滨单药组 16l 例。联合组拉帕替尼 1250mg/d，卡培他滨 1000mg/m²，2 次 /d，第 1~14 天，第 21 天为 1 个周期；单药卡培他滨 1250mg/m²，2 次 / 天，第 1~14 天，第 21 天为 1 个周期。两组均治疗至病情进展。结果显示，联合组较卡培他滨单药组显著延长 TTP 4 个月，分别为 8.4 个月和 4.4 个月，P<0.00；延长总生存时间期，分别为 75 周和 64.7 周，P=0.210；提高了 CBR，分别为 27% 和 18%。拉帕替尼组腹泻和皮疹更多见，腹泻的发生率分别为 60% 和 39%，P<0.001；皮疹分别为 27% 和 15%，P=0.011；其他不良事件发生率相似。中期分析显示，联合组可将患者的 TTP 从 18.6 周延长至 27.1 周，P<0.001；同时降低患者的的疾病复发风险，HR=0.57；两组患者的中位 OS 分别为 75 周和 56.4 周。Cox 回归分析显示，联合治疗组可降低约 20% 的死亡率。研究结果提示，对曲妥珠单抗治疗中进展的 HER2 阳性患者，拉帕替尼 + 卡培他滨方案是二线治疗的选择之一。

（二）T-DM1

T-DM1 是曲妥珠单抗与一种细胞毒药物的耦合物，同时具备了曲妥珠单抗的抗 HER2 靶向作用及美登素的衍生物（DM1）的微管抑制作用。T-DM1 与肿瘤细胞表面的 HER2 受体结合后，通过细胞内吞作用进入肿瘤细胞内，释放细胞毒药物 DM1 从而杀伤肿瘤细胞。由于化疗药物通过曲妥珠单抗携带特异性进入 HER2 高表达细胞内释放，减少了药物在正常组织的暴露，提高了治疗指数。在 Verma 等于 2013 年报道的 EMILIA 研究中，对比了 T-DM1 与拉帕替尼联合卡培他滨在 HER2 过表达乳腺癌患者中的疗效及安全性。既往接受过蒽环、紫杉类药物及曲妥珠单抗治疗失败的 HER2 阳性转移性乳腺癌 991 例患者，随机分为 T-DM1 试验组和拉帕替尼联合卡培他滨对照组 2 组。试验组患者应用 T-DM1 3.6mg/kg，静脉注射，21 天为 1 个周期；对照组应用拉帕替尼联合卡培他滨，主要研究终点为 PFS、OS 及安全性。结果显示，治疗组与对照组的中位 PFS 分别为 9.6 个月和 6.4 个月，在 OS 方面，T-DM1 也具有显著优势，两组的中位 OS 分别为 30.9 个月和 25.1 个月，HR=0.68，95%CI：0.55~0.85，P=0.0006；客观有效率分别为 43.6% 和 30.8%。安全性方面，T-DM1 治疗组的血小板减少、转氨酶升高发生率较高，而腹泻、恶心呕吐及手足综合征发生率较低，3 度以上的不良事件率较低，仅约 41%，而对照组高达 57%。表明 T-DM1 可显著延长 PFS 和 OS。

随机多中心开放的 Th3RESA 研究是目前唯一一针对三线抗 HER2 治疗进行探讨的 III 期临床试验。研究者将既往接受过曲妥珠单抗和拉帕替尼的 602 例患者按 2∶1 的比例随机分配到 T-DM1 组和由医师选择的方案组。医师自主选择化疗方案组 83.2% 的医师选择了含抗 HER2 治疗的方案，16.8% 的医师选择了单药化疗的方案。结果表明 T-DM1 组患者的 PFS 较之医师选择的方案组，得到了明显改善，分别为 6 个月和 3.3 个月，HR=0.53；OS 也有延长的趋势。T-DM1 组中 3 度和 4 度的毒性反应较少，最常见的毒性反应是血小板减少症（4%），显示 T-DM1 具有较好的安全性。该研究的不足之处在于有 70% 的入组患者的 HER2 状态检测标本源自原发肿瘤，而 HER2 状态在原发肿瘤和转移灶之间有可能产生 10%~15% 的改变，从而导致研究结果出现些许的误差。正是基于以上两个临床研究的结果，NCCN 指南推荐 HER2 阳性

4

乳腺癌曲妥珠单抗治疗进展后优选 T-DM1 进行治疗。

三、HER2 阳性乳腺癌探索性靶向药物治疗

近年来，有针对性的抗 HER2 治疗明显改善了乳腺癌的疾病控制和乳腺癌患者的生存期。曲妥珠单抗和拉帕替尼是目前临床上，特别是国内抗 HER2 靶向治疗的主要药物。然而，并不是所有的 HER2 阳性乳腺癌患者都能从抗 HER2 治疗中获益，部分患者在治疗过程中会出现对药物的原发耐药或继发耐药，并不可避免地出现疾病复发或转移。因此，针对 HER2 靶向治疗的新型药物和制剂正在不断地探索和研发之中。

（一）多靶点酪氨酸激酶抑制剂

1. 来那替尼　来那替尼（neratinib）是一种口服的泛 HER 酪氨酸激酶抑制剂，多靶点抑制 HER1、HER2 及 HER4 酪氨酸激酶的活化，可用于治疗既往应用过曲妥珠单抗靶向治疗的 HER2 阳性转移性乳腺癌患者。早期临床试验已证明，来那替尼分别与曲妥珠单抗、紫杉醇或长春瑞滨联用，可取得从 38% 到 41% 不等的治疗反应率，腹泻是最常见的毒性。Martin 等报道的一项 II 期试验比较单药来那替尼与拉帕替尼联合卡培他滨的疗效，未能证明来那替尼的非劣效性。来那替尼联合拉帕替尼及卡培他滨没有表现出 PFS 的改善，来那替尼与拉帕替尼组 PFS 分别为 4.5 个月和 6.8 个月，HR=1.19，P=0.231；总生存期分别为 19.7 个月和 23.6 个月，P=0.231。在 2015 年 ASCO 会议上报告的 III 期临床试验 ExteNET 研究纳入了 2821 例 HER2 阳性乳腺癌患者。在标准曲妥珠单抗辅助治疗 1 年后随机分组，患者分别再接受为期 1 年的来那替尼 240mg/d 或安慰剂治疗。主要终点是无侵袭性疾病生存（invasive disease-free survival，iDFS）。到 2 年随访时，来那替尼组和安慰剂组的 iDFS 分别为 93.9% 和 91.6%，HR=0.67，P=0.009。腹泻是来那替尼组的主要不良反应，发生率为 95.4%，3~ 4 级占 40%。亚组分析显示，来那替尼的获益在 ER 阳性、HER2 扩增的乳腺癌患者中似乎更大。2 年研究结果显示，曲妥珠单抗标准治疗后使用来那替尼能进一步降低复发风险，该研究的 5 年 iDFS 和 OS 值得期待。在复发转移乳腺癌方面，一项 II 期临床研究纳入了 124 例局部进展或转移性 HER2 阳性乳腺癌患者，按既往是否接受过曲妥珠单抗治疗分为两组，均采用来那替尼治疗。结果显示，接受过曲妥珠单抗治疗组的 16 周时 PFS 率为 59%，客观反应率为 24%。而未接受过曲妥珠单抗治疗组 16 周时 PFS 率为 78%，客观反应率为 56%。在另一项纳入 77 例转移性 HER2 阳性乳腺癌患者的研究中，患者分为既往接受过曲妥珠单抗治疗组和既往接受过曲妥珠单抗及拉帕替尼治疗组。反应率在前者中为 42%，在后者中为 51%。

2. 阿法替尼　阿法替尼（afatinib，BIBW 2992）是一种针对 EGFR 和 HER2 受体的TKI。一系列 II 期和 III 期临床试验正用于评价阿法替尼联合化疗在对曲妥珠单抗或拉帕替尼耐药的乳腺癌患者的疗效。Lin 等于 2012 年报道的一项 II 期研究结果，对既往接受过标准曲妥珠单抗治疗后进展的 HER2 阳性转移性乳腺癌患者，阿法替尼还能获得 4% 的 PR 和 37% 的 SD 疗效，为患者提供 15.1 周的 PFS 和 61.0 周的总生存。Cortés 等于 2015 年报

道了 LUX-Breast 3 多中心 Ⅱ 期随机临床研究的结果，在既往接受过曲妥珠单抗和（或）拉帕替尼治疗的 HER2 阳性脑转移乳腺癌患者中，比较阿法替尼单药（单药组）、联用长春瑞滨（两药组）与研究者自选方案组的疗效。自选应用最多的方案是曲妥珠单抗 + 长春瑞滨（26%）和拉帕替尼 + 卡培他滨（19%）。研究的主要终点是 12 周时的患者获益（定义为无 CNS 或 CNS 外进展，无肿瘤相关的神经症状恶化）。结果显示单用阿法替尼或阿法替尼联合长春瑞滨较之研究者选择的治疗方案并未使患者得到更多的获益，且含阿法替尼的两组患者的耐受性较差。

徐兵河教授作为通讯作者在 2016 年 3 月最新一期的 *Lancet Oncology* 杂志上发表了一项国际多中心随机 Ⅲ 期临床研究 LUX-Breast 1 研究的结果。该研究对既往接受过曲妥珠单抗辅助治疗或转移后一线治疗后出现进展的 HER2 阳性转移性乳腺癌患者，分别采用阿法替尼联合长春瑞滨或曲妥珠单抗联合长春瑞滨的治疗。中位随访达 9.3 个月时，阿法替尼单药组的中位 PFS 时间为 5.5 个月（95% CI：5.4~5.6），而曲妥珠单抗组的中位 PFS 时间为 5.6 个月（95% CI：5.3~7.3），两组间并无明显差异（P=0.43）。并且，曲妥珠单抗组的 OS 显著高于阿法替尼组（28.6 个月 vs 20.5 个月，风险比 HR=1.48，95%CI：1.13~1.95，P=0.0048），且阿法替尼组的相关毒性更大。在数据管理委员会的建议下，该研究予以终止。对于 HER2 阳性的晚期乳腺癌患者，单纯使用现有的 TKI 目前还难以替代曲妥珠单抗。今后可重点关注新型 TKI 用于临床试验、TKI 与其他药物联用或用于特定适应证的效果。如有研究报道，有截短型（p95）HER2 突变的对曲妥珠单抗耐药的患者，仍对 TKI 如拉帕替尼治疗敏感。

（二）抗体 - 药物耦联制剂

由于具备较为精确的靶向定位能力和有效的细胞毒性，抗体 - 药物耦合制剂（ADC）在很大程度上可以改善化疗疗效，有着非常好的前景。除了 T-DM1 外，目前人们正在研究二代抗 HER2 的 ADCS，如耦合曲妥珠单抗与高细胞毒性的烷化型抗生素 duocarmycin 的 ADC--SYD985。临床前研究数据提示，对于 HER2 为（1+）、（2+）或（3+）的乳腺癌体外细胞模型，SYD985 都可表现出抗肿瘤活性，而 T-DM1 则只对 HER2 为（3+）的肿瘤细胞模型有效。另外，MM-302 也是一种抗体 - 药物耦联物，可将聚乙二醇化的多柔比星脂质体靶向导入 HER2 过表达的肿瘤细胞中发挥较为精确的抗癌作用。

（三）HER2 生物学效应相关通路抑制剂

PI3K/Akt/mTOR 通路的干预有可能为克服对现有抗 HER2 药物的耐药提供较大的帮助。除开已被批准上市的依维莫司外，其他 mTOR 和（或）PI3K 抑制剂包括 GDC-0941、NVP-BEZ235、NVP-BKM120 以及 INK-128 等，这些新型制剂在体外和体内实验模型中表现出了使受试对象恢复对 HER2 靶向治疗的敏感性的能力。

mTOR 抑制剂 Temsirolimus 和 INK-128（MLN0128）正分别在 Ⅰ/Ⅱ 期临床试验中进行测试（NCT01111825，NCT01351350），用来检验它们在抗 HER2 耐药乳腺癌中的效能。PI3K 抑制剂如 buparlisib（BKM120）、BYL719、pictilisib（GDC-0941）及 XL147；AKT 抑制剂 MK2206 等也正纷纷在 Ⅰ/Ⅱ 期临床研究中进行测试，其受试对象为在曲妥珠单抗治疗过程中或治疗后出现疾病进展的 HER2 阳性乳腺癌患者。NCT01132664 是一项口服 PI3K 抑制剂

BKM120（buparlisib）联合曲妥珠单抗的 I b 期研究，17 例受试者中 2 例获得了 PR，7 例 SD 持续 ≥ 6 周。BKM120 的最大耐受剂量（MTD）是 100mg/d，联合曲妥珠单抗治疗的常见不良反应包括皮疹（39%）、高血糖（33%）和腹泻（28%）。该研究结果表明，对于曲妥珠单抗耐药的患者，BKM120 展示出临床活性，患者也可以耐受最大限制剂量的 BKM120 与曲妥珠单抗标准剂量的联合应用。Hudis 等在 2013 年进行的一项 I 期临床试验表明，口服选择性 AKT 抑制剂 MK-2206 联合曲妥珠单抗具有较好的安全性和临床活性。NCT01245205 试验 MK-2206 与拉帕替尼联合应用的 I 期研究最近也刚完成。PI3K/Akt/mTOR 通路抑制剂联合曲妥珠单抗、拉帕替尼或 T-DM1 的多个研究也正在进行之中。

针对 IGF-1R 的抑制剂 I / II 期临床试验正在进行，NCT00788333 和 NCT00684983 试验分别观察 IGF-1R 抑制剂 BMS-754807 和西妥昔单抗在治疗抗 HER2 治疗耐药乳腺癌患者的疗效。

Cristofanilli 等进行的一项 II 期临床试验研究了拉帕替尼联合 VEGF 抑制剂帕唑帕尼应用于复发或难治性 HER2 阳性炎性乳癌患者的疗效，结果表明联合用药组的 ORR 较之拉帕替尼单药治疗组得到明显改善，分别为 58% 和 47%；但在延长 PFS 方面则无差异，均为 16.0 周。

细胞周期蛋白依赖性激酶 4/6（cyclin-dependent kinase4/6，CDK4/6）是一类丝 / 苏氨酸激酶，其与细胞周期素 D（cyclinD）结合，促进细胞由 G_1 期向 S 期的转换，使得肿瘤细胞增殖加快。最近有研究报道，正在临床研发中的 CDK4/6 抑制剂 abemaciclib 在体外环境和小鼠模型中均能够逆转由 CDK4 和 cyclinD1 介导的对抗 HER2 靶向治疗的耐药，恢复肿瘤对靶向治疗的敏感性。

（四）热休克蛋白 90

热休克蛋白 90（heat shock protein 90，HSP90）抑制剂可改善对曲妥珠单抗产生的耐药性，HER2 的蛋白酶体降解即是由 HSP90 抑制剂引起的。Modi 等进行的一项针对使用曲妥珠单抗后进展的转移性乳腺癌患者的 II 期临床研究中，HSP90 抑制剂坦螺旋霉素（17-AAG）患者获得 ORR 22% 和 CBR 59%，中位 PFS 为 6 个月，95%CI：4~9 个月，OS 为 17 个月，为曲妥珠单抗难治型的 HER2 阳性乳腺癌提供了具有前景的结果。另一项 II 期临床研究观察到了 HSP90 抑制剂 ganetespib（STA-9090）对于曲妥珠单抗难治性患者的适度疗效。目前正在开展的 I 期临床试验（NCT02060253）将 Ganetespib 与紫杉醇和曲妥珠单抗联用，旨在探讨对于曲妥珠单抗难治性的患者，HSP90 抑制剂能否起到增效作用。

（五）抗 PD-1 和抗 PD-L1 的抗体

诱导 ADCC（抗体依赖性细胞介导的细胞毒作用）据认为是曲妥珠单抗抗肿瘤的作用机制之一。已有研究表明，无论是接受辅助化疗或新辅助化疗，肿瘤组织中有着较高肿瘤浸润淋巴细胞（TILs）的患者，对曲妥珠单抗都有更好的响应。在相关性临床前研究中，程序性死亡受体 1（programmed death 1，PD-1）的高表达与更多的曲妥珠单抗获益有关。PD-1 是 T 细胞介导的免疫应答的负调节因子，所以阻断 PD-1 与其配体 PD-L1 的抗体可增强 T 细胞介导的免疫反应。曲妥珠单抗可以通过干扰 PD-1 途径来阻断肿瘤介导的免疫抑制，达到调节肿瘤微环境的目的。将曲妥珠单抗与抗 PD-1 和抗 PD-L1 的抗体联合应用，可使 HER2 阳性的乳腺癌小鼠的肿瘤病灶明显缩小。因此，理论上在 HER2 阳性转移性乳腺癌患者中联合应用曲妥珠单抗与 T 细胞负性调节因子抑制剂如抗 CTLA4 抗体、抗 PD-1 或抗 PDL-1 抗体等治疗，可能产生相应的疗效。

另外，源于 HER2 蛋白的 HER2 疫苗 nelipepimut-S 在Ⅰ/Ⅱ期临床试验中也展现出一定的应用前景，最佳剂量疫苗组和次佳剂量疫苗组的 5 年 DFS 率分别为 94.6% 和 87.1%，而对照组则为 80.2%。当然，这类疫苗能否在临床上广泛应用，哪些患者能有最大获益等诸多问题，还需要根据更多的研究证据来判断。

四、结　语

HER2 的过表达不仅与乳腺癌更具侵袭性的发生和进展相关，还是一个重要的临床治疗监测及预后指标，是乳腺癌靶向治疗药物选择的一个重要靶点。乳腺癌原发灶 HER2 阳性约占所有乳腺癌病例的 25% 左右，HER2 阳性乳腺癌在转移性乳腺癌患者中的比例略高。现阶段被 FDA 批准临床使用的抗 HER2 药物，包括与 HER2 蛋白细胞外部分相结合的单克隆抗体曲妥珠单抗和帕妥珠单抗；小分子胞内酪氨酸激酶抑制剂拉帕替尼；利用抗体对靶细胞的特异性结合能力，输送高细胞毒性化学药物的抗体 – 药物耦联物 T-DM1 等。

对于未接受靶向治疗的初治晚期和复发转移性 HER2 阳性乳腺癌，抗 HER2 的曲妥珠单抗治疗是综合治疗重要的组成部分。目前 NCCN 指南、ASCO 指南和中国抗癌协会乳腺癌诊治指南与规范等均推荐曲妥珠单抗联合化疗作为 HER2 阳性的复发或晚期转移性乳腺癌的标准一线治疗方案。然而，曲妥珠单抗的抗 HER2 治疗对大多数 HER2 阳性的 ABC 或者 MBC 患者来说，其治疗有效的时间是有限的，肿瘤细胞对曲妥珠单抗产生耐药是治疗失败的主要原因。对于曲妥珠单抗原发耐药患者，可能需要换用靶向药物，或在曲妥珠单抗基础上联合 mTOR 抑制剂依维莫司。对于曲妥珠单抗继发耐药患者，可考虑保留曲妥珠单抗，换用其他化疗药物。因为在继发耐药时往往是肿瘤细胞进化出了其他对化疗耐药的增殖通路来支持细胞生长，而曲妥珠单抗的抗 HER2 治疗仍然有效。如果在此时撤掉针对 HER2 通路的抑制，肿瘤细胞可能会通过 HER2 通路和新的生长通路来刺激细胞增殖，从而增长得更快。对于接受曲妥珠单抗治疗的转移性乳腺癌耐药后的治疗策略包括保留曲妥珠单抗、调整化疗方案；更换靶向治疗药物如拉帕替尼、T-DM1；双靶向药物联合治疗如曲妥珠单抗联合拉帕替尼、曲妥珠单抗联合帕妥珠单抗或依维莫司联合曲妥珠单抗。对于曲妥珠单抗耐药后应该选择以上哪种治疗策略更好并没有标准，由于国内暂时无法获得 TDM1 与帕妥珠单抗，临床实践中应根据患者的病情、既往疗效及耐受性进行综合考虑。

对 HER2 通路的有效抑制大大改变了 HER2 阳性乳腺癌患者的化疗疗效。在多西他赛联合曲妥珠单抗的基础上加用帕妥珠单抗有可能使患者的 OS 延续至 5 年左右。目前在研究的治疗方案，包括一线化疗使用 T-DM1+ 帕妥珠单抗，二线使用曲妥珠单抗 + 帕妥珠单抗等等，这些研究可能会带来部分值得期待的结果，但也会带来新的问题，即哪个方案才是最适宜的方案（治疗排序问题），以及抗 HER2 药物与化疗联合方案是否要优于序贯使用方案的问题。

个体化抗 HER2 治疗的最优选择仍是目前的研究热点。目前为止，除了 HER2 过表达本身外，还没有其他生物标志物可以预测抗 HER2 治疗的疗效。正如 CLEOPATRA 研究结果显示，即使是接受了抗 HER2 双靶向治疗，也有一些患者对治疗没有产生反应。最近，CLEOPATRA 研究中关于生物标志物前瞻性研究部分的分析结果已公布，尚没有发现新的预测性因素，但较低的 HER2 蛋白和信使 RNA 水平、较低的 HER3 信使 RNA 水平以及 PI3KCA 突变等均与不良预后相关。EMILIA 研究也发现，对于 PIK3CA 突变的 HER2 阳性患者，接受拉帕替尼联合卡培他滨治疗的患者的预后要比接受 T-DM1 治疗的患者要差，这表明 T-DM1 有可能改变 PI3KCA 突变带来的不良后果。在将来，能给特定亚型患者带来获益的新的生物标志物仍有待去发现。

目前，针对 HER2 阳性乳腺癌的靶向治疗正在快速进展之中。抗 HER2 的靶向治疗药物作为标准治疗方案不可缺少的一部分，给 HER2 阳性的转移性乳腺癌患者带来了疗效的改善及生存的获益。新的抗 HER2 制剂的探索和开发以及与现有靶向药物的组合使用，将为临床医师依据"精准医疗（precision medicine）"的原则选择最佳的个性化治疗方案提供有力的保障。

（撰写　欧阳取长　谢宁　审稿　江泽飞）

第四节　HER2 阳性乳腺癌脑转移治疗策略

一、概　述

乳腺癌脑转移（breast cancer brain metastasis BCBM）发生率 10%~20%，是仅次于肺癌的易发生颅内转移的肿瘤。HER2 阳性和三阴性乳腺癌是最常出现脑转移的分子亚型，其中 HER2 阳性乳腺癌患者脑转移发生风险为 HER2 阴性患者的 3.55 倍（1.45~8.72）；在疾病进程中接近 1/2 的 HER2 阳性患者会出现脑转移；在接受曲妥珠单抗治疗后的患者，其脑转移发生率仍可达到 25%~30.9%。一篇纳入了 10 项研究的 meta 分析显示 HER2 阳性乳腺癌的脑转移患病率为 24.9%，随访时间长短对脑转移发生率无显著影响（$P=0.396$）。三阴性乳腺癌脑转移多发生于病程的早期，由于缺少有效的治疗手段，预后较差。相对来说，HER2 阳性乳腺癌患者脑转移多发生较晚，大多数脑转移患者经过有效的局部治疗和抗 HER2 为基础的全身治疗，预后已经得到明显改善，可存活数年。Musolino 等对 1458 例临床 I ~ III 期浸润型乳腺癌患者进行回顾性随访分析显示：HER2 阴性、HER2 阳性未接受曲妥珠单抗辅助治疗和 HER2 阳性接受曲妥珠单抗辅助治疗患者发生脑转移事件的中位时间分别为 19.8 个月、10.3 个月和 20.3 个月，提示曲妥珠单抗辅助治疗可显著延缓脑转移的发生，该治疗组患者出现脑转移的间隔时间与 HER2 阴性患者基本相同。HER2 阳性乳腺癌发生脑转移的潜在预测因素与总体乳腺癌脑转移发生因素相似，包括年龄 <65 岁、激素受体阴性以及肿瘤负荷大。

从发生部位来看，脑转移大多发生在脑高血流灌注的区域，80% 位于大脑半球，15% 在小脑，5% 在脑干。在大脑半球中主要位于大脑皮髓质交界处，这与此处分支血管较窄有关。

BCBM 临床越来越多见，除了与诊断技术的进步有关，另一重要因素是随着抗 HER2

靶向药物的广泛应用，HER2 阳性患者的生存期得到显著延长，从而让脑转移能够检测到。鉴于 HER2 阳性乳腺癌较高的脑转移率以及脑转移治疗的复杂性，虽然目前指南并没有推荐对这种亚型的患者常规行头部 MRI 筛查，在患者出现神经系统症状时，应及时给予头部 MRI 检查，以期早诊断、早治疗。

大多数传统化疗药物以及大分子靶向药物，都不能透过血 - 脑屏障，从而使颅内成为肿瘤的"避难所"，出现颅外病变控制而颅内病变进展的情况，严重影响患者的生活质量。即使经过治疗，仍有近 1/2 的 HER2 阳性 BCBM 患者死于中枢神经系统进展。对于脑转移的初始治疗以及之后颅内进展的控制应该得到足够的重视，2014 年 ASCO 推出了 HER2 阳性乳腺癌系统治疗指南以及 HER2 阳性乳腺癌脑转移治疗指南，2015 年中国抗癌协会乳腺癌专业委员会也推出了中国晚期乳腺癌诊治专家共识，可见对该领域的重视。

二、发　生　机　制

HER2 阳性能增加乳腺癌细胞对神经组织的亲和力，其理论依据为 HER2 阳性细胞中脑实质的归巢现象。早在 120 多年前，Steven Paget 就提出了所谓的"种子和土壤"理论，即肿瘤的非随机转移依赖于转移肿瘤细胞与宿主组织和器官微环境的相互作用。即使肿瘤转移的细胞可以到达所有器官的血管，转移只在特定的器官发生。同时，尽管肺癌、乳腺癌及恶性黑色素瘤均易发生脑转移，不同原发肿瘤的脑转移特点也不尽相同，肺癌脑转移多发生在原发病诊断的 2 年内，而乳腺癌脑转移可出现在原发病诊断后的 10 年以上，并且治疗效果相对较好。

在乳腺癌脑转移相关的不同机制中，主要有两个干细胞通路（Wnt 和 Notch）和一个 EGFR 通路（ERBB），这两个通路在脑转移形成中有确切的证据。Notch 通路可被 notch1 和 jagged-2 等因素活化，同时乳腺癌脑转移细胞中高度表达白介素（IL-1β），这可激活周围的星形胶质细胞表达 jagged-1（JAG1），进一步活化 Notch 信号通路，当该通路活化时，会使脑转移增加；脑转移组织中也显示 WNT 信号通路上调；PTEN 和 EGFR 突变是肿瘤脑转移的重要驱动因素，为肿瘤细胞在脑微环境下生长和存活提供了必要的信号。

远处转移是一个多步骤的过程，被称为转移级联反应。肿瘤细胞要在大脑中生长，首先必须通过血 - 脑屏障——循环肿瘤细胞进入脑的重要屏障。血 - 脑屏障是由脑毛细血管壁、基底膜及神经胶质细胞足突形成的血浆与脑细胞之间的屏障和由脉络丛形成的血浆和脑脊液之间的屏障，血 - 脑屏障通过脑毛细血管壁的紧密连接、连接黏附分子以及星形胶质细胞足突等组成一个重要的屏障，阻碍血管中的肿瘤细胞进入中枢神经系统，同时，血 - 脑屏障的血管内皮细胞上的油磷酸糖蛋白能将肿瘤细胞泵出 CNS。体内脑转移细胞实时成像显示脑转移是一个高损耗的过程，注入肿瘤细胞的磁共振成像研究显示仅约 1.5% 的肿瘤细胞在脑中形成转移，早期外渗和与血管内皮细胞持久紧密连接是限制肿瘤细胞在转移部位的再生长的重要因素。然而，当大脑已经发生转移时，血 - 脑屏障也屏蔽了免疫细胞和化疗药物等进入，同时也能将药物泵出 CNS，从而在颅内达不到足够的治疗浓度。

肿瘤细胞在脑内生长的能力主要取决于肿瘤细胞与脑细胞的交联（串联）。动物实验表明，在通过 BBB 后，肿瘤细胞不仅需要与血管内皮细胞紧密连接，同时还要与许多不同的脑细胞密切连接。因此，除了遗传易感性外，细胞适应新的微环境的能力也能决定细胞转移能力。早期脑转移微环境检查结果显示，95% 的转移细胞是沿血管生长而不是形成孤立的转移病灶，提示血管基底膜可能是一个利于脑转移细胞生长的重要土壤，有研究结果显示人大脑血管内皮细胞能表达 COX-2，从而诱导肿瘤细胞中的基质金属蛋白酶表达而使肿瘤细胞增长。

三、治　疗

脑转移的诊断一般依据增强脑 MRI，并结合既往乳腺癌病史；如需与其他脑原发肿瘤鉴别诊断，可进行影像引导下活检或开颅活检 / 切除。脑转移诊断确立后，治疗主要分为两个方面：脑转移的局部治疗和以抗 HER2 为基础的全身治疗。需要根据患者一般情况、脑转移灶的数量和部位、颅外病灶的控制情况选择合理的局部治疗，并在此基础上根据既往抗肿瘤全身治疗情况选择合理的全身治疗。

（一）局部治疗

局部治疗包括手术、立体定向放射外科治疗（stereotactic radiosurgery，SRS）和全脑放疗（whole-brain radiotherapy，WBRT），选择取决于脑转移病灶的数量、大小、是否是弥漫性转移、患者的症状、手术可切除性、以前的治疗情况以及预后因素等。ASCO 晚期 HER2 阳性乳腺癌脑转移指南认为局部治疗是颅内病灶的标准治疗，无不良预后因素者应采用局部治疗。激素和放疗为脑转移治疗的基石，手术为有限转移的有效治疗方式。一般来说，手术和 SRS 是有限转移的优先选择，如果脑转移广泛，则选择 WBRT。

1. 手术治疗　对于单发的脑转移，患者预后良好，病灶能完整切除，不论肿瘤小于或大于 3~4cm，手术作为 1 类推荐。脑转移伴有占位效应时，手术可以迅速缓解症状，减轻颅内压；当颅内病灶需要明确诊断时，手术可以获得病理诊断，评估肿瘤的生物学特征，为后续治疗提供依据。对于 2~4 个转移病灶，患者预后良好，可以手术切除有症状的较大病灶加术后放疗，针对小病灶行 SRS。手术切除 + 放疗与单纯手术相比可以提高局部控制率，并降低 2/3 的颅内远处转移率。有研究比较了手术或 SRS ± WBRT 与 WBRT，手术或 SRS ± WBRT 组在 OS 与脑特异性 PFS 上均有优势，多因素分析提示手术能提高脑特异性 PFS。如果患者有任何病灶大于 3cm，应该考虑手术来保持好的生活质量，因为放疗包括 SRS 或 WBRT 的局部控制仍然较手术差。需要注意的是手术的生存获益只有在没有颅外转移灶或者颅外病灶得到控制的患者中才可以体现，合并未控制的其他脏器转移的患者并不适合手术。

2. 立体定向放射外科治疗（SRS）　单发脑转移，病灶小于 3~4cm 或肿瘤无法完整切除时，可选择 SRS。2~4 个脑转移病灶，总的肿瘤体积较小时，SRS 作为 1 类推荐；由于乳腺癌总体预后较好，当转移病灶 ≥ 5 个，但总体累积体积 ≤ 15ml，也可考虑

SRS。最近，有研究认为 6~10 个病灶仅接受 SRS 的生存并不差于 2~4 个转移灶者；该研究为非随机研究，且病灶体积均小于 10ml，病灶最大直径 <3cm，总共体积 ≤ 15ml，KPS 评分 ≥ 70。因此，当认真选择合适的患者时，多个转移病灶行 SRS 也是一个可行的选择。对于 WBRT 治疗后颅内再次复发者，可选择 SRS，因再次 WBRT 容易出现放射性脑坏死。SRS 剂量 15~24Gy，剂量选择主要参考照射肿瘤的体积。单纯 SRT 还是配合全脑放疗等（根据肿瘤大小，2cm 以内 24Gy，2~3cm：18Gy，3cm 以上为 15Gy），局控率达 87%~93%，中位生存期 7.6~13.5 个月。与手术比较，SRS 微创，无手术相关死亡，因此在肿瘤不能完整切除或肿瘤位于功能区时体现出优势。与 WBRT 相比，SRS 在肿瘤区域可达高剂量，而对周围组织损伤很小，可在一天内完成，避免多次照射，对神经功能的损害较轻，其水肿及放射性坏死等晚期并发症少见，SRS 以后补充全脑放疗可以显著降低颅内复发率，但是并不提高生存，且丧失了单纯 SRS 放疗对认知功能的保护，所以临床实践中应平衡长期颅内疾病控制与神经认知不良反应的风险。当脑转移数量有限时，HER2 阳性 BCBM 可能生存时间较长，长期毒性的考虑很重要，治疗时应选择毒性更小的局部治疗如立体定向放射治疗比 WBRT 更适当。

3. **全脑放疗（WBRT）**　对转移病灶 ≥ 5 个的多发脑转移、脑弥散广泛转移、有症状的脑膜转移、肿瘤位于功能区同时伴全身广泛转移以及卡氏评分（Karnofsky performance status，KPS）小于 70 的患者，首选在皮质激素和脱水等对症支持治疗基础上的全脑放疗；WBRT 也可作为复发患者的解救治疗。在既往 50 多年中，WBRT 在脑转移患者的姑息治疗中发挥了巨大的作用。早期系列研究显示，与最佳支持治疗（best supportive care，BSC）相比，WBRT 可提高生存。常用剂量为 30Gy/10f、37.5Gy/15f 以及 40Gy/20f，对于神经功能状态差者可行 20Gy/5f，症状缓解率可达 60%~90%，1 年生存率 0%~14%，剂量和（或）分割方案对局部控制率和生存率的影响没有显著的差别。原则上，一般情况差的患者更倾向于选择短疗程的治疗。在多发脑转移的前提下，应根据患者一般情况和转移灶特点决定全脑放疗后是否局部加量照射。

尽管 WBRT 在缓解脑转移症状上有效，但也可导致短期和长期的并发症。WBRT 与显著的急性疲乏有关，可持续至全脑放疗结束后 3~6 个月，考虑与脑白质脱髓鞘损伤有关。WBRT 治疗后数月至数年的晚期损伤是脑白质病变及白质损伤，从而增加脑卒中的风险，特别值得关注的是神经认知后遗症。既往研究包含其他肿瘤脑转移提示 1~3 个或 4 个脑转移患者接受手术或单纯 SRS 治疗与联合 WBRT 相比，加上 WBRT 对于总生存并无提高。一项 meta 分析对比 WBRT 和 SRS，结果显示加上 WBRT 不能提高有限转移病灶数量患者的生存期，但可提高局部控制。如果患者预后良好，且转移病灶有限，目前不推荐 SRS 后行 WBRT，因 WBRT 有增加神经认知功能下降的风险。

预计生存时间小于 3 个月患者推荐 BSC，适当患者可行 WBRT。脑转移患者单用 WBRT 生存期 4~6 个月，局部治疗和全身治疗联合，能改善生存。一研究纳入 420 例 BCBM，接受 WBRT 之后接受与不接受全身治疗的中位生存时间分别为 10 个月和 3 个月（*P*<0.0001）。提示多学科治疗方式可延长患者的生存期。

（二）全身治疗

全身治疗包括化疗和抗 HER2 靶向治疗；由于化疗药物多数不能通过血 – 脑屏障，治疗作用有限。而有些抗 HER2 靶向药物可透过血 – 脑屏障，其治疗作用受到更多关注。小分子 TKI 如拉帕替尼、来那替尼及抗 HER2 单克隆抗体曲妥珠单抗、TDM1 等都在 HER2 阳性 BCBM 中进行了相关的临床研究。

1. 抗 HER2 靶向药物在脑转移治疗中的作用

（1）拉帕替尼：是 EGFR 和 HER2 双靶点小分子酪氨酸激酶抑制剂，因其分子量低及亲脂性，能穿透血 – 脑屏障。有研究检测了脑脊液中的拉帕替尼浓度，发现其浓度并不高，提示脑脊液中的浓度不能替代脑组织中分布的情况。一项研究纳入 HER2 阳性乳腺癌，无脑转移或有脑转移且至少大于 1cm，口服 ^{11}C 标记的拉帕替尼，采用 PET 扫描了解拉帕替尼在脑内的分布情况，结果发现正常脑组织未显示放射性摄取，而有脑转移者可见放射性摄取明显增高，提示拉帕替尼可透过血 – 脑屏障到达脑转移部位。拉帕替尼在健康脑组织中分布有限，小鼠模型资料显示，脑转移中拉帕替尼浓度为颅内周围正常脑组织的7~9 倍，然而拉帕替尼平均浓度仍较低，仅为外周转移病灶的 10%~20%，只有约 17% 脑转移部位拉帕替尼浓度能达到外周病灶浓度，这说明不同脑转移部位拉帕替尼浓度有所差异，血 – 肿瘤屏障通透性不同是拉帕替尼浓度以及治疗效果的关键因素。

BCBM 经多线治疗后拉帕替尼单药仅显示较弱的疗效，中枢神经系统有效率约为2.6%~6%，但是一些患者虽然按照 RECIST 标准没有达到 PR，但受累肿瘤的体积减少，显示临床获益。一项纳入 242 例患者的研究显示，尽管采用常规评价标准时有效率较低，21% 患者达到脑转移病灶体积缩小 20% 以上（也称为体积反应率），PFS 延长。本研究后期允许患者脑转移进展后继续口服拉帕替尼及卡培他滨，其中 40% 患者达到体积缩小50% 以上。因此，希望通过 CNS 体积变化作为研究终点。当联合卡培他滨后，有效率有所增加，既往多线治疗后进展采用拉帕替尼联合卡培他滨时有效率为 21%~38%。一项 Ⅱ期研究评估了拉帕替尼联合卡培他滨治疗 HER2 阳性 BCBM，共纳入患者 21 例，16 例之前曾行 WBRT，5 例未曾治疗过；拉帕替尼 1250mg/d qd+ 卡培他滨 2000mg/m^2 d1~14 q21d。所有人均在辅助阶段或转移后使用过曲妥珠单抗，但未用过拉帕替尼或卡培他滨；研究终点为有效率、PFS、OS 以及毒性反应；结果显示总体有效率为 33.3%（7/21），均为部分缓解；既往接受过 WBRT 者为 31.2%（5/16），未曾治疗过为 40%（2/5）。中位 PFS 为5.5 个月，OS 为 11 个月，不良反应可控制，3~4 级不良反应为手足综合征（14.3%）、腹泻（14.3%）、恶心 / 呕吐（9.5%）、黏膜炎（4.8%）、皮疹（4.8%）。LEAP 研究观察了58 例 BCBM 患者使用拉帕替尼联合卡培他滨治疗，结果显示 PFS 为 18.7 周，OS 为 48.9 周，证明拉帕替尼联合卡培他滨对 HER2 阳性 BCBM 有确切疗效。LANDSCAPE 研究纳入以前未经治疗的 HER2 阳性 BCBM，患者均至少有 1 个颅内可测量病灶，MRI 显示病灶大于10mm，ECOG 0~2 分，所有患者之前均未经 WBRT、SRS、卡培他滨或拉帕替尼治疗，排除单发脑转移适合手术，既往曾行 WBRT 或 SRS 或正接受放疗或全身治疗的患者，允许给予双磷酸盐、激素、甘露醇等治疗，但激素剂量需保持稳定。给予拉帕替尼 1250mg qd，卡培他滨 2000mg/m^2 d1~14，q21d；主要研究终点为客观有效率（在不增加类固醇激素剂量的情况下，病变缩小至少 50% 的比例）。研究共入组 45 例患者，其中 44 例可评价疗效，29 例（65.9%）达到 PR，中位随访时间 21.2 个月（2.2~27.6 个月），中位治疗失败时间为 5.5 个月。主要治疗失败（78%）仍然为颅内，多数患者后续接受了放射治疗（WBRT 或 SRS）。同时，22 例（49%）出现 3~4 级治疗相关不良反应，最常见的为腹泻（20%）、手足综合征（20%），4 例因为毒副作用中断治疗，不良反应高于 WBRT 和 SRS 等治疗。研究表明，拉帕替尼联合卡培他滨治疗 HER2 阳性 BCBM 疗效肯定，推迟了接受放射治疗的时间。对于原发灶明确的无症状脑转移，全身治疗可作为替代 WBRT 的有效且安全的选择。

（2）曲妥珠单抗：多个研究证实曲妥珠单抗可显著延长 HER2 阳性乳腺癌患者的生存期，延缓疾病复发。曲妥珠单抗是一个大分子单克隆抗体，分子量 185kDa，其通过血 – 脑屏障（blood brain barrier，BBB）的能力有限，有研究提示脑脊液中曲妥珠单抗浓度与血浆中浓度比为 1：420，虽然放疗可增加曲妥珠单抗的渗透能力，使浓度比达到 1：76，脑膜转移者比例可达 1：49，但是脑脊液中浓度仍然有限。有研究显示当转移肿瘤直径大于 1~2mm 时，其血 – 脑屏障结构就已经被破坏，通透性高于正常脑组织，其次脑肿瘤部位 HER2 浓度高于正常组织，促进曲妥珠单抗靶向转运，近来的 PET 成像 89-Zr 曲妥珠单抗和 64Cu-DOTA- 曲妥珠单抗显示曲妥珠单抗在转移灶的浓度高于周围脑组织，脑肿瘤部位的曲妥珠单抗浓度可达正常脑组织的 18 倍，证实曲妥珠单抗也能通过血 – 脑屏障。

一项 WBRT 同步曲妥珠单抗治疗 HER2 阳性 BCBM 的回顾性分析，共纳入 31 例患者；WBRT 剂量 30Gy/10f，或 20Gy/5f，同步曲妥珠单抗 2mg/kg qw 或 6mg/kg q3w 直至进展（脑外）或毒性不能耐受。结果显示 ORR 达到 74.3%，提示曲妥珠单抗同步放疗能够增加脑局部控制率。最近一项回顾性研究纳入他莫昔芬耐药的 HER2 阳性 BCBM，试验组共 33 例，使用曲妥珠单抗联合全身化疗，配对对照组 35 例，仅接受全身化疗。结果显示试验组的有效率更高，且 PFS 及 OS 均优于对照组，多因素分析 HR 分别为 3.056（P<0.001）及 4.017（P<0.001）。RegistHER 研究是一项前瞻性、多中心、观察性研究，共纳入 1023 例患者。结果显示，HER2 阳性 BCBM 持续使用曲妥珠单抗能显著改善脑转移患者的生存，OS 从 3.7 个月延长至 17.5 个月，多因素分析显示曲妥珠单抗显著降低 67% 的脑转移后死亡风险。另外的研究也提示 HER2 阳性 BCBM 患者持续使用曲妥珠单抗能延长总生存，从 12 个月延长至 24.9 个月，分析提示生存期延长主要是由于曲妥珠单抗改善全身颅外疾病的控制及其持续时间。

一项回顾性研究比较了以曲妥珠单抗为基础的方案与拉帕替尼联合卡培他滨治疗 HER2 阳性 BCBM。该研究共纳入 111 例患者，所有患者之前均接受过以曲妥珠单抗为基础的治疗，诊断脑转移后，两组患者均只接受其中一种方案，排除联合或序贯这两种药物的患者。曲妥珠单抗为基础组 65 例，拉帕替尼联合卡培他滨组 46 例，结果提示拉帕替尼组中位生存期较曲妥珠单抗组延长 7.1 个月，分别为 19.1 个月 vs 12 个月，P=0.039）；中枢神经系统复发导致的死亡也低于曲妥珠单抗组（32% vs 43.4%，P=0.332）；拉帕替尼组的中位颅内进展时间为 11.9 个月（0~69 个月），该组有 38 例合并颅外病变，其中 26 例取得 PR 及 SD（68.4%），对生存的多因素分析提示拉帕替尼联合卡培他滨是一个重要的阳性预测因素（OR：0.57，*P*=0.02）。

在亚洲 BCBM 接受拉帕替尼或曲妥珠单抗的一个回顾性研究结果显示：HER2 阳性乳腺癌使用抗 HER2 治疗的比例为 63%，这些患者出现脑转移时间较未使用抗 HER2 治疗者显著延长（中位出现脑转移时间分别为 33 个月和 19 个月，*P*<0.002）；出现脑转移后，如未抗 HER2 治疗，中位生存时间为 6 个月，如患者两个抗 HER2 靶向药物均使用 OS 延长到 26 个月（HR 0.37，95%*CI*：0.19~0.72），提示 HER2 靶向药物治疗对改善生存的重要性。

（3）T-DM1：一项动物试验比较了 HER2 阳性 BCBM 裸鼠使用 T-DM1 与曲妥珠单抗的疗效。结果显示 T-DM1 延迟 HER2 阳性 BCBM 肿瘤增长，并带来生存上的优势，中位生存时间分别为 112 天与 28 天（HR=6.2，95%*CI*：6.1~85.84，*P*<0.01），药物分布及 HER2 信号方面两组无差别，T-DM1 致肿瘤细胞凋亡明显高于曲妥珠单抗组（单因素方差分析 *P*<0.001）；因此研究认为 T-DM1 可克服 HER2 驱动或 PI3K 驱动的 BCBM 对曲妥珠单抗的耐药。EMILIA 研究对 T-DM1 与拉帕替尼联合卡培他滨方案治疗无症状性脑转移患者进行了探索性、回顾性分析。结果显示 T-DM1 显著延长 OS，T-DM1 组的总生存为 26.8 个月，与无脑转移者的总生存时间相似；拉帕替尼联合卡培他滨组的总生存为 12.9 个月。这些数据表明 T-DM1 可能允许药物透过 BBB 特异性转运到 HER2 过表达的肿瘤细胞处而发挥作用。个案报道一例脑转移患者，因为无症状，且 GPA 评分较好，采用 T-DM1 治疗 8 个周期，达 PR；后续颅内进展，颅外稳定，因仍无症状且拒绝 WBRT，二线给予曲妥珠单抗、拉帕替尼及卡培他滨，再次达到 PR，已接受 11 个周期治疗，目前病情仍然稳定，WBRT 至少被推迟了 14 个月。这些数据证明了强有力的全身治疗也能控制脑转移，并提高脑转移患者的生存期。

（4）来那替尼：为 HER1、HER2 以及 HER4 的不可逆抑制剂。最近一项 Ⅱ 期研究观察了来那替尼在 HER2 阳性 BCBM 中的疗效，共纳入 40 例。结果显示，部分缓解率为 8%，中位 PFS 1.9 个月，没有达到预设的终点，目前来那替尼与化疗联合治疗 HER2 阳性 BCBM 的研究正在进行中（NCT01494662）。

（5）阿法替尼：为不可逆的 HER1 和 HER2 双靶点抑制剂。最近一项随机多中心 Ⅱ 期临床研究对曲妥珠单抗和（或）拉帕替尼治疗后进展的 HER2 阳性 BCBM 使用阿法替尼单药或联合长春瑞滨与研究者决定的方案对比，按照 1：1：1 被随机分为阿法替尼组（40mg po qd）或阿法替尼联合长春瑞滨（25mg/m² qw）或者研究者选择的方案，直至肿瘤进展、患者拒绝或出现不能耐受的毒性。结果显示：阿法替尼单药组（40 例）患者获益率为 30%，阿法替尼联合长春瑞滨组（38 例）获益率为 34.2%，研究者选择方案组（43 例）获益率为 41.9%；主要的 3~4 级不良反应为腹泻，阿法替尼单药组为 18%，阿法替尼联合长春瑞滨组为 24%，研究者选择方案组为 5%。中性粒细胞减少在三组的比例分别为 0%、38% 和 10%。研究提示含阿法替尼方案与研究者决定的方案疗效无优势，阿法替尼方案不良反应更多，耐受性较差。

2. 化疗药物透过血-脑屏障的能力与药物溶解度、血浆蛋白结合率以及分子量有关。大多数化疗药物如紫杉醇、多西他赛、多柔比星、依托泊苷、长春新碱、甲氨蝶呤以及博来霉素等在标准剂量时都不能透过血-脑屏障，而某些药物如卡培他滨、铂类、替莫唑胺、拓扑替康及苯达莫司汀等部分可透过血 – 脑屏障并在临床研究中显示了确切疗效。当手术、放疗等标准局部治疗之后再次出现进展或脑转移伴随全身疾病进展时，化疗就成为最主要的治疗方式。由于脑转移几乎被所有临床研究排除，化疗方案的研究通常包含多种实体肿瘤，因此，这些方案对脑转移的效果不明确，目前化疗方案有效率大多在 4%~38% 之间。

拓扑替康是一种半合成喜树碱衍生物，能选择性抑制拓扑异构酶 I，研究证实拓扑替康能通过血 – 脑屏障。Oberhoff 等的研究纳入了 24 例 BCBM 患者，排除既往曾放疗者，大多数患者既往曾经辅助或姑息化疗；采用拓扑替康 1.5mg/m^2 d1~5 q3w，16 例可评价疗效，PR 38%，SD 31%，中位生存期 6.3 个月。另一项研究采用拓扑替康与放疗联合治疗脑转移患者，纳入 20 例，CR+PR6 例（33%），中位生存期 5 个月，其中 6 例对治疗有反应的患者中 3 例为乳腺癌，2 例达 CR。Etirinotecan pegol（EP）是一个长效的拓扑异构酶 1 抑制剂，能维持持续的 SN38 浓度；最近一项大型的 III 期临床研究（BEACON 研究）纳入 852 例晚期乳腺癌患者，所有患者均为蒽环、紫杉以及卡培他滨治疗后进展者，随机按 1：1 将患者分为 EP 组或对照组，对照组方案由医师选择，其中艾日布林 40%，长春瑞滨 23%，吉西他滨 18%，紫杉醇 15%，伊沙匹龙 4%，主要研究终点是 OS。结果显示：EP 组中位 OS 较对照组延长了 2.1 个月（12.4 月 vs 10.3 个月），在 67 例有脑转移的亚组中，EP 组 OS 较对照组延长了一倍多（10.0 个月 vs 4.8 个月），脑转移患者 1 年生存率明显高于对照组（44.4% vs 19.4%），EP 组 ≥ 3 度不良反应较对照组轻（48% vs 63%），主要不良反应为腹泻、中性粒细胞下降、贫血和乏力。该研究提示 EP 在 BCBM 的治疗中具有一定前景。

卡培他滨及其代谢产物在动物模型中已证实能透过 BBB。曾有研究报道 7 例 BCBM 经单药卡培他滨治疗，其中 5 例均为之前治疗后进展，3 例 CR，3 例 SD，中位生存期 13 个月，中位 PFS 8 个月。另有研究报道 10 例乳腺癌脑转移经既往化疗后进展，其中 8 例合并颅外病变，6 例达 PR，3 例 SD，1 例 PD，中位缓解时间为 4 个月。卡培他滨单药在 BCBM 治疗中已被证明为有效的药物。Ekenel 观察了 7 例乳腺癌使用卡培他滨单药治疗，结果显示 3 例达到 CR，3 例长期稳定，在这个研究中，发生脑转移后的 OS 和 PFS 分别为 13 个月和 8 个月。

伊立替康联合贝伐单抗可作为脑胶质瘤的有效方案。有报道该方案在 4 例 HER2 阳性 BCBM 中也取得了较好的疗效，中位 PFS 为 8.5 个月，中位 OS 达 11 个月。

替莫唑胺能透过 BBB，在脑脊液中显示高浓度（血浆浓度的 30%），在多种肿瘤中如脑胶质瘤均有效。一项 I 期临床研究纳入了 24 例乳腺癌脑转移患者，所有患者之前均经过全身系统治疗，1/3 曾使用 WBRT；采用替莫唑胺与卡培他滨联合方案，总体有效率为 18%，1 例 CR（4.5%），3 例 PR（13.6%），11 例 SD（50%），中位局部进展时间为 12 周，治疗有效的病例均未见到神经认知功能损害，耐受性良好。另一项 II 期随机研究纳入 100 例 BCBM 患者，分为 WBRT（30Gy/10f）加或不加替莫唑胺，最后显示加入替莫唑胺组疗效并没有提高。分析可能与乳腺癌组织高表达烷化剂 6- 氧甲基鸟嘌呤 DNA 甲基化转移酶［O（6）-methyl-guanine-DNA-methyl-transferase，MGMT］，DNA 损伤修复有关；Palmieri 等最近发现替莫唑胺能抑制 MGMT 阴性的乳腺癌，但对 MGMT 表达的乳腺癌无效。

Paputilone 是一种新型埃博霉素衍生物，能透过血 – 脑屏障。最近一项研究纳入 45 例经 WBRT 后复发或进展的 BCBM 患者，10 例有脑膜或脑实质转移，采用 paputilone 10mg/m^2，输注 20 分钟，q3w；31 例可评价疗效，其中 6 例 PR，9 例 SD；3~4 级不良反应达到 25%，没有达到预设的疗效标准。

对曲妥珠单抗耐药和既往使用过紫杉类药物的 HER2 阳性 MBC 采用依维莫司联合曲妥珠单抗和长春瑞滨可延长 PFS。依维莫司已被认为对室管膜下巨细胞星形细胞瘤有效，一个评价依维莫司联合曲妥珠单抗和长春瑞滨治疗 HER2 阳性 BCBM 的临床研究正在进行中。其他新型的治疗 BCBM 药物如 TPI-287、GNR1005（紫杉类 - 肽共轭体）以及 ABT-888（PARP 抑制剂）目前正在临床研究中。

以上关于化疗的研究多数为小样本，提示部分化疗药物对于 BCBM 有一定疗效，均未针对 HER2 阳性 BCBM 进行亚组分析。因此，在 HER2 阳性 BCBM 中的疗效还期待新的数据。目前在化疗领域所做研究的包括使用一些新药，改变药物的给药剂量、给药方式以及增加血 - 脑屏障通透性等方面。

3. 内分泌治疗　因内分泌药物多数起效较慢且透过血 - 脑屏障有限，目前在 HER2 阳性 BCBM 中缺乏相关资料。

4. 对症支持治疗和临床研究　如果患者经多线治疗后进展，入组新药临床研究是合适的选择。如果患者病情进展且体力状态很差，无有效治疗选择，BSC 是首选，对于减轻患者症状等方面有一定作用。

四、治 疗 策 略

（一）脑转移为唯一的复发部位

如果患者全身疾病未进展，并且正在接受抗 HER2 为基础的治疗时出现脑转移，脑转移灶应接受手术或放疗为基础的标准治疗，全身治疗方案可以不变；如果患者在 WBRT 或 SRS 后颅内进展或患者不适合再次放疗，可考虑全身治疗作为一种替代方案，使用一些证明有中枢神经系统活性的方案，比如卡培他滨、拉帕替尼联合卡培他滨、蒽环类以及铂类等。HER2 阳性转移性乳腺癌治疗过程中发生脑转移后，患者仍能从持续的抗 HER2 治疗中获得生存获益。

（二）脑转移为全身转移的一部分

如果诊断脑转移时合并全身其他部位转移，则除了行颅内病灶局部处理外，还应给予抗 HER2 为基础的全身治疗；对小体积、无症状、未接受过放疗的脑转移患者，可以谨慎考虑将拉帕替尼和卡培他滨联合方案作为起始治疗，将放疗放在后续应用。在脑转移局部治疗以后，如果患者全身疾病进展，应该根据 HER2 阳性转移性乳腺癌治疗原则继续给予抗 HER2 靶向治疗，调整全身治疗方案。在接受过全脑放疗的患者，因为血 - 脑屏障的破坏程度更高，从全身治疗中获得的益处可能更高，在此基础上可综合考虑药物透过血 - 脑屏障的能力。在脑膜转移的患者中，药物选择需更多地考虑血 - 脑屏障通透能力。

五、预　后

脑转移较其他部位转移预后更差。HER2 阳性 BCBM 的预后与多种因素有关，PS 评分较好（≥ 70 分）、年龄≤ 60 岁、颅内疾病得到控制、颅外疾病有较好的解救治疗，提示预后较好。同时性脑转移与异时性脑转移比较，同时性脑转移生存期更长（20.3 个月 vs 9.6 个月）。日本的一项回顾性研究对 HER2 阳性 BCBM 患者预后因素进行分析，纳入 432 例患者，结果提示：脑转移发生前是否使用曲妥珠单抗与脑转移后的生存时间无关；而脑转移发生后使用曲妥珠单抗和拉帕替尼与仅使用曲妥珠单抗或仅用拉帕替尼或未使用抗 HER2 靶向治疗相比，其生存期明显延长（$P<0.001$），对于 HER2 阳性 BCBM，无论脑转移前是否使用曲妥珠单抗，脑转移发生后使用曲妥珠单抗及拉帕替尼均可提高生存。美国的一项多中心回顾性研究证实，ER 阳性，HER2 阳性乳腺癌，好的评分状态，即使有多发脑转移以及合并颅外转移，其中位生存期也可以达到 2 年，这个结果也在其他回顾性研究中得到证实。这些研究都强调了采取积极的全身治疗控制 HER2 阳性 BCBM 的必要性。

随着全身治疗对颅外病灶的控制，越来越多的 BCBM 患者生存期得以延长。BCBM 需要多学科综合治疗。North Carolina 大学创造了一个集医疗、放射肿瘤学、神经外科以及支持治疗为一体的团队，在他们中心，HER2 阳性 BCBM 从诊断至死亡的中位生存时间为 3.03 年。因此，对于 HER2 阳性 BCBM 患者，建议应常规进行多学科讨论，制订合理的综合治疗方案。

（撰写　陈萍　张频　审稿　江泽飞）

参考文献

［1］Wolff AC，et al. Recommendations for Human Epidermal Growth Factor Receptor 2 Testing in Breast Cancer：American Society of Clinical Oncology/College of American Pathologists Clinical Practice Guideline Update .Journal of Clinical Oncology，2013，31（31）：3997-4013.

［2］江泽飞，邵志敏，徐冰河 . 人表皮生长因子 2 阳性乳腺癌临床诊疗专家共识 2016. 中华医学杂志，2016，96（14）：1091-1096.

［3］Houssami N，Macaskill P，Balleine RL，et al.HER2 discordance between primary breast cancer and its paired metastasis：tumor biology or test artefact? Insights through meta-analysis. Breast Cancer Res Treat，2011，129（3）：659-674.

［4］Arslan C，Sari E，Aksoy S，et al. Variation in hormone receptor and HER2 status between primary and metastatic breast cancer：review of the literature. Expert Opin Ther Targets，2011，15（1）：21-30.

［5］Liu Y，Liu Q，Wang T，et al. Circulating tumor cells in HER2-positive metastatic breast cancer patients：a valuable prognostic and predictive biomarker. BMC Cancer，2013，13：202.

［6］Dawood S，Broglio K，Buzdar AU，et al.Prognosis of Women With Metastatic Breast Cancer by HER2 Status and Trastuzumab Treatment：An Institutional-Based Review. J Clin Oncol，2010，28（1）：92-98.

［7］Baselga J，Tripathy D，Mendelsohn J，et al. Phase II study of weekly intravenous recombinant humanized anti-p185HER2 monoclonal antibody in patients with HER2/neu-overexpressing metastatic breast cancer.J

Clin Oncol, 1996, 14（3）: 737-744.

［8］Cobleigh MA, Vogel CL, Tripathy D, et al.Multinational study of the efficacy and safety of humanized anti-HER2 monoclonal antibody in women who have HER2-overexpressing metastatic breast cancer that has progressed after chemotherapy for metastatic disease. J Clin Oncol, 1999, 17（9）: 2639-2648.

［9］王涛, 江泽飞, 宋三泰, 等 . 单药赫赛汀治疗复发转移乳腺癌 . 中华肿瘤杂志, 2004, 26（7）: 430-432.

［10］Vogel CL, Cobleigh MA, Tripathy D, et al. Efficacy and safety of trastuzumab as a single agent in first-line treatment of HER2-overexpressing metastatic breast cancer. J Clin Oncol, 2002, 20（3）: 719-726.

［11］Slamon DJ, Leyland-Jones B, Shak S, et al.Use of chemotherapy plus a monoclonal antibody against HER 2 for metastatic breast cancer that overexpresses HER2. N Engl J Med, 2001, 344（11）: 783-792.

［12］Marty M, Cognetti F, Maraninchi D, et al. Randomized phase II trial of the efficacy and safety of trastuzumab combined with docetaxel in patients with human epidermal growth factor receptor 2-positive metastatic breast cancer administered as first-line treatment: the M77001 Study Group.J Clin Oncol, 2005, 23（19）: 4265-4274.

［13］Giampietro G, Massimo G, Luigi M, et al.Randomized Phase II Trial of weekly paclitaxel alone versus trastuzumab plus weekly paclitaxel as first-line therapy of patients with HER2 positive advanced breast cancer. Breast Cancer Res Treat, 2007, 101（3）: 355-365.

［14］Robert N, Leyland-Jones B, Asmar L, et al. Randomized phase III study of trastuzumab, paclitaxel, and carboplatin compared with trastuzumab and paclitaxel in women with HER2-overexpressing metastatic breast cancer. J Clin Oncol, 2006, 24（18）: 2786-2792.

［15］Andersson M, Lidbrink E, Bjerre K, et al. Phase III randomized study comparing docetaxel plus trastuzumab with vinorelbine plus trastuzumab as first-line therapy of metastatic or locally advanced human epidermal growth factor receptor 2-positive breast cancer: The HERNATA study. J Clin Oncol, 2011, 29（3）: 264-271.

［16］Swain SM, Baselga J, Kim SB, et al.Pertuzumab, trastuzumab, and docetaxel in HER2-positive metastatic breast cancer. N Engl J Med, 2015, 372（8）: 724-734.

［17］Cameron D, Casey M, Press M, et al A phase Ⅲ randomized comparison of lapatinib plus capecitabine versus capecitabine alone in women with advanced breast cancer that has progressed on trastuzumab: updated efficacy and biomarker analyses.Breast Cancer Res Treat, 2008, 112（3）: 533-543.

［18］Verma S, Miles D, Gianni L, et al. Trastuzumabemtansine for HER2-positive advanced breast cancer. N Engl J Med, 2012, 367（19）: 1783-1791.

［19］Schwartzberg LS, Franco SX, Florance A, et al.Lapatinib plus letrozole as first-line therapy for HE R-2 + hormone receptorpositive metastatic breast cancer.Oncologist, 2010, 15（2）: 122-129.

［20］Kaufman B, Mackey JR, Clemens MR, et al.Trastuzumab plus anastrozole versus anastrozole alone for the treatment of postmenopausal women with human epidermal growth factor receptor 2-positive, hormone receptor-positive metastatic breast cancer: results from the randomized phase III TAnDEM study. J Clin Oncol, 2009, 27（33）: 5529-5537.

［21］Wardley AM, Pivot X, Morales-Vasquez F, et al.Randomized phase II trial of first-line trastuzumab plus docetaxel and capecitabine compared with trastuzumab plus docetaxel in HER2-positive metastatic breast cancer.J Clin Oncol，2010，28（6）：976-983.

［22］Karen A Gelmon，Frances M Boyle，et al.Lapatinib or Trastuzumab Plus Taxane Therapy for Human
Epidermal Growth Factor Receptor 2-Positive Advanced Breast Cancer：Final Results of NCIC CTG
MA.31.J Clin Oncol，2015，5（14）：1574-1583.

［23］Schaller G，Fuchs I，Gonsch T，et al. Phase II Study of Capecitabine Plus Trastuzumab in Human
Epidermal Growth Factor Receptor 2-Overexpressing Metastatic Breast Cancer Pretreated With
Anthracyclines or Taxanes.J Clin Oncol，2007，25（22）：3246-3250.

［24］Yardley DA，Burris HA，Hanson S，et al. Weekly gemcitabine and trastuzumab in the treatment of patients
with HER2-overexpressing metastatic breast cancer.Clin Breast Cancer，2009，9（3）：178-183.

［25］Wong H，Leung R，Kwong A，et al.Integrating molecular mechanisms and clinical evidence in the
management of trastuzumab resistant or refractory HER2 + metastatic breast cancer. Oncologist，2011，16
（11）：1535-1546.

［26］江泽飞，边莉.乳腺癌表皮生长因子受体 -2 分子靶向治疗临床应用策略.中华普外科手术学杂志
（电子版），2011，5（4）：10-14.

［27］边莉，江泽飞.曲妥珠单抗原发耐药与继发耐药的研究进展.临床肿瘤学杂志，2012，17（6）：
564-567.

［28］Cameron D，Casey M，Oliva C，et al.Lapatinib plus capecitabine in women with HER -2-positive
advanced breast cancer：final survival analysis of a phase III randomized trial. Oncologist，2010，15（9）：
924-934.

［29］Bian L，Wang T，Zhang S，et al.Trastuzumab plus capecitabinevs. lapatinib plus capecitabine in patients
with trastuzumab resistance and taxane-pretreated metastatic breast cancer. Tumor Biology，2013，34（5）：
3153-3158.

［30］Pietras RJ，Pegram MD，Finn RS，et al. Remission of human breast cancer xenografts on therapy with
humanized monoclonal antibody to HER2 receptor and DNA-reactive drugs. Oncogene，1998，10（17）：
2235-2249.

［31］Von Minckwitz G，Zielinski C，Maarteense E，et al.Capecitabine vs. capecitabine + trastuzumab in
patients with HER‐2 posi-tive metastatic breast cancer progressing during trastuzumab treatment：the TBP
phase III study（GBG 26/BIG 3-05）.J Clin Oncol，2008，26c（suppl）：1025.

［32］Extra JM，Antoine EC，Vincent-Salomon A，et al.Efficacy of trastuzumab in routine clinical practice and
after progression for metastatic breast cancer patients：the observational Hermine study. The oncologist，
2010，15（8）：799-809.

［33］Harbeck N，Huang CS，Hurvitz S，et al. Afatinib plus vinorelbine versus trastuzumab plus vinorelbine
in patients with HER2-overexpressing metastatic breast cancer who had progressed on one previous
trastuzumab treatment（LUX-Breast 1）：an open-label，randomised，phase 3 trial. Lancet Oncol.
2016，17（3）：357-366.

［34］Blackwell KL，Burstein HJ，Storniolo AM，et al. Randomized study of Lapatinib alone or in combination
with trastuzumab in women with ErbB2-positive，trastuzumab-refractory metastatic breast cancer. J Clin
Oncol，2010，28（7）：1124-1130.

［35］Blackwell KL，Burstein HJ，Storniolo AM，et al.Overall survival benefit with lapatinib in combination with trastuzumab for patients with human epidermal growth factor receptor 2-positive metastatic breast cancer: final results from the EGF104900 Study. J Clin Oncol, 2012, 30（21）: 2585-2592.

［36］André F, Regan R, Ozguroglu M, et al. Everolimus for women with trastuzumab-resistant, HER2-positive, advanced breast cancer（BOLERO-3）: a randomised, double-blind, placebo-controlled phase 3 trial. Lancet Oncol, 2014, 15（6）: 580-591.

［37］Park YH, Shin HT, Jung HH, et al.Role of HER2 mutations in refractory metastatic breast cancers: targeted sequencing results in patients with refractory breast cancer. Oncotarget, 2015, 6（31）: 32027-32038.

［38］Thongbliew P, Chalorboon W.Mutations of HER2 gene in HER2-positive metastatic breast. J Clin Oncol, 2006, 24（18）: 13118.

［39］Jiang ZF, Cristofanilli M, Shao ZM, et al.Circulating tumor cells predict progression-free and overall survival in Chinese patients with metastatic breast cancer, HER2-positive or triple-negative（CBCSG004）: a multicenter, double-blind, prospective trial. Ann Oncol, 2013, 24（11）: 2766-2772.

［40］NCCN Guidelines Version1.2016 Breast Cancer Panel Members.The NCCN breast cancer Clinical Practice Guidelines in Oncology V1, 2016.

［41］Valero V, Forbes J, Pegram MD, et al.Multicenter phase III randomized trial comparing docetaxel and trastuzumab with docetaxel, carboplatin, and trastuzumab as first-line chemotherapy for patients with HER2-gene-amplified metastatic breast cancer（BCIRG 007 study）: two highly active therapeutic regimens. J Clin Oncol, 2011, 29（2）: 149-156.

［42］Baselga J, Gelmon KA, Verma S, et al. Phase II trial of pertuzumab and trastuzumab in patients with human epidermal growth factor receptor 2-positive metastatic breast cancer that progressed during prior trastuzumab therapy. J Clin Oncol, 2010, 28（7）: 1138-1144.

［43］Baselga J, Cortés J, Kim SB, et al. Pertuzumab plus trastuzumab plus docetaxel for metastatic breast cancer. N Engl J Med, 2012, 366（2）: 109-119.

［44］Johnston S, Pippen J Jr, Pivot X, et al. Lapatinib combined with letrozole versus letrozole and placebo as first-line therapy for postmenopausal hormone receptor-positive metastatic breast cancer. J Clin Oncol, 2009, 27（33）: 5538-5546.

［45］Guan Z, Xu B, DeSilvio ML, et al.Randomized trial of lapatinib versus placebo added to paclitaxel in the treatment of human epidermal growth factor receptor 2-overexpressing metastatic breast cancer. J Clin Oncol, 2013, 31（16）: 1947-1953.

［46］Gianni L, Romieu GH, Lichinitser M, et al. AVEREL: a randomized phase III trial evaluating bevacizumab in combination with docetaxel and trastuzumab as first-line therapy for HER2- positive locally recurrent/Metastatic breast cancer. J Clin Oncol, 2013, 31（14）: 1719-1725.

［47］O'Brien NA, McDonald K, Tong L, et al. Targeting PI3K/mTOR overcomes resistance to HER2- targeted therapy independent of feedback activation of AKT. Clin Cancer Res, 2014, 20（13）: 3507-3520.

［48］Hurvitz SA, Andre F, Jiang Z, et al. Combination of everolimus with trastuzumab plus paclitaxel as first-line treatment for patients with HER2-positive advanced breast cancer（BOLERO-1）: a phase 3, randomized, double-blind, multi-centretrial. Lancet Oncol, 2015, 16（7）: 816-829.

［49］Giordano SH, Temin S, Kirshner JJ, et al. Systemic therapy for patients with advanced human epidermal growth factor receptor 2-positive breast cancer: American Society of Clinical Oncology clinical practice guideline. J Clin Oncol，2014，32（19）：2078-2099.

［50］Cardoso F，Costa A，Norton L，et al. ESO-ESMO 2nd international consensus guidelines for advanced breast cancer（ABC2）. Breast，2014，23（5）：489-502.

［51］中国抗癌协会乳腺癌专业委员会. 中国晚期乳腺癌诊治专家共识（2015 版）. 北京：人民卫生出版社，2015.

［52］Brunner-Kubath C，Shabbir W，Saferding V，et al. The PI3 kinase/mTOR blocker NVP-BEZ235 overrides resistance against irreversible ErbB inhibitors in breast cancer cells. Breast Cancer Res Treat，2011，129（2）：387-400.

［53］Stein S，DeMichele A，Domchek S.Gemcitabine and trastuzumab combinations for patients with metastatic breast cancer overexpressing HER2/neu.Clin Breast Cancer，2004，4（Suppl 3）：S117-210.

［54］Stagg J，Loi S，Divisekera U，et al.Anti-ErbB-2 mAb therapy requires type I and II interferons and synergizes with anti-PD-1 or anti-CD137 mAbtherapy.Proc Natl Acad Sci USA，2011，108（17）：7142-7147.

［55］Awada A，Dirix L，Manso Sanchez L，et al. Safety and efficacy of neratinib（HKI-272）plus vinorelbine in the treatment of patients with ErbB2-positive metastatic breast cancer pretreated with anti-HER2 therapy. Ann Oncol，2013，24（1）：109-116.

［56］Swain SM，Baselga J，Miles D，et al.Incidence of central nervous system metastases in patients with HER2-positive metastatic breast cancer treated with pertuzumab，trastuzumab，and docetaxel：results from the randomized phase III study CLEOPATRA. Ann Oncol，2014，25（6）：1116-1121.

［57］Baselga J，Cortés J，Im SA，et al.Biomarker analyses in CLEOPATRA：a phase III，placebo-controlled study of pertuzumab in human epidermal growth factor receptor 2-positive，first-line metastatic breast cancer. J ClinOncol，2014，32（33）：3753-3761.

［58］Geyer CE，Forster J，Lindquist D，et al. Lapatinib plus capecitabine for HER2-positive advanced breast cancer. N Engl J Med，2006，355（26）：2733-2743.

［59］Bachelot T，Romieu G，Campone M，et al.Lapatinib plus capecitabine in patients with previously untreated brain metastases from HER2-positive metastatic breast cancer（LANDSCAPE）：a single-group phase 2 study.Lancet Oncol，2013，14（1）：64-71.

［60］Mehta AI，Brufsky AM，Sampson JH.Therapeutic approaches for HER2-positive brain metastases：circumventing the blood-brain barrier. Cancer Treat Rev，2013，39（3）：261-269.

［61］Pivot X，Semiglazov V，Zurawski B，et al.CEREBEL（EGF111438）：A Phase III，Randomized，Open-Label Study of Lapatinib Plus Capecitabine Versus Trastuzumab Plus Capecitabine in Patients With Human Epidermal Growth Factor Receptor 2-Positive Metastatic Breast Cancer. J Clin Oncol，2015，33（14）：1564-1573.

［62］Lin NU，Winer EP，Wheatley D，et al.A phase II study of afatinib（BIBW 2992），an irreversible ErbB family blocker，in patients with HER2-positive metastatic breast cancer progressing after trastuzumab. Breast Cancer Res Treat，2012，133（3）：1057-1065.

［63］Cortés J，Dieras V，Ro J，et al.Afatinib alone or afatinib plus vinorelbine versus investigator's choice of treatment for HER2-positive breast cancer with progressive brain metastases after trastuzumab，lapatinib，or both（LUX-Breast 3）：a randomised，open-label，multicentre，phase 2 trial. Lancet Oncol，

4

2015，16（16）：1700-1710.

［64］Krop IE，Lin NU，Blackwell K，et al.Trastuzumabemtansine（T-DM1）versus lapatinib plus capecitabine in patients with HER2-positive metastatic breast cancer and central nervous system metastases：a retrospective，exploratory analysis in EMILIA. Ann Oncol，2015，26（1）：113-119.

［65］Maira SM，Pecchi S，Huang A，et al. Identification and characterization of NVP-BKM120，an orally available pan-class I PI3-kinase inhibitor. Mol Cancer Ther，2012，11（2）：317-328.

［66］Saura C，Bendell J，Jerusalem G，et al. Phase Ib study of buparlisib plus trastuzumab in patients with HER2-positive advanced or metastatic breast cancer that has progressed on trastuzumab- based therapy. Clin Cancer Res，2014，20（7）：1935-1945.

［67］Hudis C，Swanton C，Janjigian YY，et al.A phase 1 study evaluating the combination of an allosteric AKT inhibitor （MK-2206）and trastuzumab in patients with HER2-positive solid tumors. Breast Cancer Res，2013，15（6）：R110.

［68］Cristofanilli M，Johnston SR，Manikhas A，et al.A randomized phase II study of lapatinib+ pazopanib versus lapatinib in patients with HER2+ inflammatory breast cancer. Breast Cancer Res Treat，2013，137（2）：471-482.

［69］Cortes J，Fumoleau P，Bianchi GV，et al. Pertuzumabmonotherapy after trastuzumab based treatment and subsequent reintroduction of trastuzumab：activity and tolerability in patients with advanced human epidermal growth factor receptor 2-positive breast cancer. J Clin Oncol，2012，30（14）：1594-1600.

［70］Garcia-Garcia C，Ibrahim YH，Serra V，et al.Dual mTORC1/2 and HER2 blockade results in antitumor activity in preclinical models of breast cancer resistant to anti-HER2 therapy. Clin Cancer Res，2012，18（9）：2603-2612.

［71］Modi S，Stopeck A，Linden H，et al. HSP90 inhibition is effective in breast cancer：a phase II trial of tanespimycin （17-AAG）plus trastuzumab in patients with HER2-positive metastatic breast cancer progressing on trastuzumab. Clin Cancer Res，2011，17（15）：5132-5139.

［72］Jhaveri K，Ochiana SO，Dunphy MP，et al. Heat shock protein 90 inhibitors in the treatment of cancer：current status and future directions. Expert Opin Investig Drugs，2014，23（5）：611-628.

［73］Loi S，Sirtaine N，Piette F，et al. Prognostic and predictive value of tumour-infiltrating lymphocytes in a phase III randomized adjuvant breast cancer trial in node-positive breast cancer comparing the addition of docetaxel to doxorubicin with doxorubicin-based chemotherapy：BIG02-98. J Clin Oncol，2013，31（7）：860-867.

［74］Schneble EJ，Berry JS，Trappey FA，et al. The HER2peptide nelipepimut-S（E75）vaccine in breast cancer patients at risk for recurrence：correlation of immunologic data with clinical response. Immunotherapy，2014，6（5）：519-531.

［75］Mittendorf EA，Clifton GT，Holmes JP，et al. Final report of the phase I/II clinical trial of the E75（nelipepimut-S）vaccine with booster inoculations to prevent disease recurrence in high-risk breast cancer patients.Ann Oncol，2014，25（9）：1735-1742.

［76］Martin M，Bonneterre J，Geyer CE Jr，et al. A phase two randomised trial of neratinib monotherapyversus lapatinib plus capecitabine combination therapy in patients with HER2+ advanced breast cancer. Eur J Cancer，2013，49（18）：3763-3772.

［77］ Verheijden G，Beusker P，Ubink R，et al. Toward clinical development of SYD985, a novel HER2-targeting antibody-drug conjugate（ADC）. J Clin Oncol，2014，32（suppl）：abstract 626.

［78］ Geretti E，Leonard SC，Dumont N，et al. Cyclophosphamide-Mediated Tumor Priming for Enhanced Delivery and Antitumor Activity of HER2-Targeted Liposomal Doxorubicin（MM-302）.Mol Cancer Ther，2015，14（9）：2060-2071.

［79］ Gaddy DF，Lee H，Zheng J，et al.Whole-body organ-level and kidney micro-dosimetric evaluations of Cu-loaded HER2/ErbB2-targeted liposomal doxorubicin（（64）Cu-MM-302）in rodents and primates. EJNMMI Res，2015，5：24.

［80］ Hurvitz SA，Dalenc F，Campone M，et al. A phase 2 study of everolimus combined with trastuzumab and paclitaxel in patients with HER2-overexpressing advanced breast cancer that progressed during prior trastuzumab and taxanetherapy. Breast Cancer Res Treat，2013，141（3）：437-446.

［81］ Jerusalem G，Fasolo A，Dieras V，et al. Phase I trial of oral mTOR inhibitor everolimus in combination with trastuzumab and vinorelbine in pre-treated patients with HER2-overexpressing metastatic breast cancer. Breast Cancer Res Treat，2011，125（2）：447-455.

［82］ Moon YW，Park S，Sohn JH，et al. Clinical significance of progesterone receptor and HER2 status in estrogen receptor-positive，operable breast cancer with adjuvant tamoxifen. J Cancer Res Clin Oncol，2011，137（7）：1123-1130.

［83］ Higgins MJ，Baselga J.Targeted therapies for breast cancer. J Clin Invest，2011，121（10）：3797-3803.

［84］ von Minckwitz G，Schwedler K，Schmidt M，et al. Trastuzumab beyond progression：overall survival analysis of the GBG 26/BIG 3-05 phase III study in HER2-positive breast cancer.Eur J Cancer，2011，47（15）：2273-2281.

［85］ Petrelli F，Barni S.A pooled analysis of 2618 patients treated with trastuzumab beyond progression for advanced breast cancer. Clin Breast Cancer，2013，13（2）：81-87.

［86］ Krop IE，LoRusso P，Miller KD，et al. A phase II study of trastuzumabemtansine in patients with human epidermal growth factor receptor 2-positive metastatic breast cancer who were previously treated with trastuzumab，lapatinib，an anthracycline，a taxane，and capecitabine. J Clin Oncol，2012，30（26）：3234-3241.

［87］ Hurvitz SA，Dirix L，Kocsis J，et al. Phase II randomized study of trastuzumab emtansine versus trastuzumab plus docetaxel in patients with human epidermal growth factor receptor 2-positive metastatic breast cancer. J Clin Oncol，2013，31（9）：1157-1163.

［88］ Cancer Genome Atlas Network.Comprehensive molecular portraits of human breast tumours. Nature，2012，490（7418）：61-70.

［89］ Andre F，O'Regan R，Ozguroglu M，et al.Everolimus for women with trastuzumab-resistant，HER2-positive，advanced breast cancer（BOLERO-3）：a randomised，double-blind，placebo-controlled phase 3 trial. Lancet Oncol，2014，15（6）：580-591.

［90］ Huober J，Fasching PA，Barsoum M，et al.Higher efficacy of letrozole in combination with trastuzumab compared to letrozolemonotherapy as first-line treatment in patients with HER2-positive，hormone-receptor-positive metastatic breast cancer-results of the ELECTRA trial. Breast，2012，21（1）：27-33.

4

［91］Baselga J，Verma S，Ro J，et al. Relationship Between Tumor Biomarkers and Efficacy in EMILIA，a Phase III Study of TrastuzumabEmtansine in HER2-Positive Metastatic Breast Cancer. Clin Cancer Res，2016，22（15）：3755-3763.

［92］Geyer CE，Forster J，Lindquist D，et al. Lapatinib plus capecitabine for HER2-positive advanced breast cancer. N Engl J Med，2006，355（26）：2733-2743.

［93］Burstein HJ，Sun Y，Dirix LY，et al. Neratinib，an irreversible ErbB receptor tyrosine kinase inhibitor，in patients with advanced ErbB2-positive breast cancer. J Clin Oncol，2010，28（8）：1301-1307.

［94］Awada A，Dirix L，Manso Sanchez L，et al. Safety and efficacy of neratinib（HKI-272）plus vinorelbine in the treatment of patientswith ErbB2-positive metastatic breast cancer pretreated with anti-HER2 therapy. Ann Oncol，2013，24（1）：109-116.

［95］Cortés J，Dieras V，Ro J，et al. Afatinib alone or afatinib plus vinorelbine versus investigator's choice of treatment for HER2-positive breast cancer with progressive brain metastases after trastuzumab，lapatinib，or both（LUX-Breast3）：a randomised，open-label，multicentre，phase 2 trial. Lancet Oncol，2015，16（16）：1700-1710.

［96］Parra-Palau JL，Morancho B，Peg V，et al.Effect of p95HER2/611CTF on the response to trastuzumab and chemotherapy. J Natl Cancer Inst，2014，106（11）：dju291.

［97］Goel S，Wang Q，Watt AC，et al. Overcoming Therapeutic Risestance in HER2- Positive Breast Cancers with CDK4/6 Inhibitors.Cancer Cell，2016，14，29（3）：255-269.

［98］Ngamcherdtrakul W，Castro DJ，Gu S，et al.Current development of targeted oligonucleotide- based cancer therapies：Perspective on HER2-positive breast cancer treatment. Cancer Treat Rev，2016，45（22）：19-29.

［99］Yao YD，Sun TM，Huang SY，et al. Targeted delivery of PLK1-siRNA by ScFv suppresses Her2+ breast cancer growth and metastasis. Sci Transl Med，2012，4（130）：130ra48.

［100］Dou S，Yang XZ，Xiong MH，et al. ScFv-decorated PEGPLA-based nanoparticles for enhanced siRNA delivery to Her2（+）breast cancer. Adv Health Mater，2014，3（11）：1792-1803.

［101］Nahta R，Hung MC，Esteva FJ，et al. The HER2-targeting antibodiestrastuzumab and pertuzumab synergistically inhibit the survival of breast cancer cells. Cancer Res，2004，64（7）：2343-2346.

［102］Lee-Hoeflich ST，Crocker L，Yao E，et al. A central role for HER3 in HER2-amplified breast cancer：implications for targeted therapy. Cancer Res，2008，68（14）：5878-5887.

［103］Papaldo P，Fabi A，Ferretti G，et al. A phase II study on metastatic breast cancer patients treated with weekly vinorelbine with or without trastuzumab according to HER2 expression：changing the natural history of HER2-positive disease. Ann Oncol，2006，17（4）：630-636.

［104］Vaz-Luis I，Ottesen RA，Hughes ME，et al. Impact of hormone receptor status on patterns of recurrence and clinical outcomes among patients with human epidermal growth factor-2- positive breast cancer in the National Comprehensive Cancer Network：A prospective cohort study. Breast Cancer Res，2012，14：R129.

［105］Olson EM，Abdel-Rasoul M，Maly J，et al. Incidence and risk of central nervous system metastases as site of first recurrence in patients with HER2-positive breast cancer treated with adjuvant trastuzumab. Ann Oncol，2013，24（6）：1526-1533.

［106］Stemmler HJ，Kahlert S，Siekiera W，et al. Characteristics of patients with brain metastases receiving trastuzumab for HER2 overexpressing metastatic breast cancer. Breast，2006，15（2）：219-225.

［107］Stemmler HJ，Heinemann V. Central nervous system metastases in HER2-overexpressing metastatic breast cancer：a treatment challenge. Oncologist，2008，13（7）：739-750.

［108］Ramakrishna N，Temin S，Chandarlapaty S，et al.Recommendations on disease management for patients with advanced human epidermal growth factor receptor 2-positive breast cancer and brain metastases：American Society of Clinical Oncology clinical practice guideline. J Clin Oncol，2014，32（19）：2100-2108.

［109］中国晚期乳腺癌诊治专家共识（2015 版）.中国抗癌协会乳腺癌专业委员会编.北京：人民卫生出版社，2015.

［110］National Comprehensive Cancer Network：NCCN Clinical Practice Guidelines in Oncology：Central Nervous System Cancers（version 1.2016）.

［111］Vecht CJ，Haaxma-Reiche H，Noordijk EM，et al. Treatment of single brain metastasis：Radiotherapy alone or combined with neurosurgery? Ann Neurol，1993，33（6）：583-590.

［112］Mintz AH，Kestle J，Rathbone MP，et al. A randomized trial to assess the efficacy of surgery in addition to radiotherapy in patients with single brain metastasis.Cancer，1996，78（7）：1470-1476.

［113］Linskey ME，Andrews DW，Asher AL，et al.The role of stereotactic radiosurgery in the management of patients with newly diagnosed brain metastases：a systematic review and evidence-based clinical practice guideline. J Neurooncol，2010，96（1）：45-68.

［114］Andrews DW，Scott CB，Sperduto PW，et al. Whole brain radiation therapy with and without stereotactic radiosurgery boost for patients with one to three brain metastases：Phase III results of the RTOG 9508 randomised trial. Lancet，2004，363（9422）：1665-1672.

［115］Yamamoto M，Serizawa T，Shuto T，et al. Stereotactic radiosurgery for patients with multiple brain metastases（JLGK0901）：a multi-institutional prospective observational study. Lancet Oncol，2014，15（4）：387-395.

［116］Shiau CY，Sneed PK，Shu HK，et al. Radiosurgery for brain metastases：relationship of dose and pattern of enhancement to local control.Int J Radiat Oncol Biol Phys，1997，37（2）：375-383.

［117］Nieder C，Berberich W，Schnabel K. Tumor-related prognostic factors for remission of brain etastases after radiotherapy.Int J Radiat Oncol Biol Phys，1997，39（1）：25-30.

［118］Patchell RA，Tibbs PA，Walsh JW，et al. A randomized trial of surgery in the treatment of single metastases to the brain. N Engl J Med，1990，322（8）：494-500.

［119］Welzel T，Niethammer A，Mende U，et al. Diffusion tensor imaging screening of radiation induced changes in the white matter after prophylactic cranial irradiation of patients with small cell lung cancer：First results of a prospective study. AJNR Am J Neuroradiol，2008，29（2）：379-383.

［120］Bitzer M，Topka H. Progressive cerebral occlusive disease after radiation therapy. Stroke，1995，26（1）：131-136.

［121］Komosinska K，Kepka L，Niwinska A，et al. Prospective evaluation of the palliative effect of whole brain radiotherapy in patients with brain metastases and poor performance status. Acta Oncol，2010，49（3）：382-388.

［122］Gori S，Lunardi G，Inno A，et al. Lapatinib concentration in cerebrospinal fluid in two patients with

HER2-positive metastatic breast cancer and brain metastases. Ann Oncol, 2014, 25 (4): 912-913.

[123] Yau T, Swanton C, Chua S, et al. Incidence, pattern and timing of brain metastases among patients with advanced breast cancer treated with trastuzumab. Acta Oncol, 2006, 45 (2): 196-201.

[124] Leyland-Jones B. Human epidermal growth factor receptor 2-positive breast cancer and central nervous system metastases. J Clin Oncol, 2009, 27 (31): 5278-5286.

[125] Park YH, Park MJ, Ji SH, et al. Trastuzumab treatment improves brain metastasis outcomes through control and durable prolongation of systemic extracranial disease in HER2- overexpressing breast cancer patients. Br J Cancer, 2009, 100 (6): 894-900.

[126] Kaplan MA, Isikdogan A, Koca D, et al. Clinical outcomes in patients who received lapatinib plus capecitabine combination therapy for HER2-positive breast cancer with brain metastasis and a comparison of survival with those who received trastuzumab-based therapy: a study by the Anatolian Society of Medical Oncology. Breast Cancer, 2014, 21 (6): 677-683.

[127] Freedman RA, Gelman RS, Wefel JS, et al. Translational Breast Cancer Research Consortium (TBCRC) 022: A Phase II Trial of Neratinib for Patients With Human Epidermal Growth Factor Receptor 2-Positive Breast Cancer and Brain Metastases. J Clin Oncol, 2016, 34 (9): 945-952.

[128] Siegal T. Which drug or drug delivery system can change clinical practice for brain tumor therapy? Neuro Oncol, 2013, 15 (6): 656-669.

[129] Baker SD, Heideman RL, Crom WR, et al. Cerebrospinal fluid pharmacokinetics and penetration of continuous infusion topotecan in children with central nervous system tumors. Cancer Chemother Pharmacol, 1996, 37 (3): 195-202.

[130] Edith AP, Ahmad A, Joyce OS, et al. Phase III trial of etirinotecanpegol (EP) versus Treatment of Physician's Choice (TPC) in patients (pts) with advanced breast cancer (ABC) whose disease has progressed following anthracyclin (A), taxane (T) and capecitabine (C): The BEACON study [abstract no: 1001]. ASCO Annual Meeting, 2015.

[131] Rivera E, Meyers C, Groves M, et al. Phase I study of capecitabine in combination with temozolomide in the treatment of patients with brain metastases from breast carcinoma. Cancer, 2006, 107 (6): 1348-1354.

[132] Kirova YM, Hajage D, Gerber S, et al. Whole-brain radiation therapy plus concomitant temozolomide for the treatment of brain metastases from breast cancer: a randomized prospective multicenter phase II study [abstract: P4-17-02]. San Antonio Breast Cancer Symposium, 2011.

[133] Palmieri D, Duchnowska R, Woditschka S, et al. Profound prevention of experimental brain metastases of breast cancer by temozolomide in an MGMT dependent manner. Clin Cancer Res, 2014, 20 (10): 2727-2739.

[134] Murphy C, Nulsen B, Rump M, et al. Phase II trial of patupilone in patients with breast cancer metastases progressing or recurring after whole brain radiotherapy [abstract no: 234]. ASCO Breast Cancer Symposium; 2009.

[135] Sperduto PW, Kased N, Roberge D, et al. Effect of tumor subtype on survival and the graded prognostic assessment for patients with breast cancer and brain metastases. Int J Radiat Oncol Biol Phys, 2012, 82 (5): 2111-2117.

HER2 阳性乳腺癌治疗的特殊问题

HER2 相关的特殊临床问题

　　HER2 在接近 20% 的乳腺癌患者中呈扩增性表达。*HER2* 基因的扩增和肿瘤的浸润、局部的进展、远处的转移以及预后密切相关。由于乳腺癌是一种复杂的高度异质性疾病，随着肿瘤的发生发展，肿瘤细胞表面 HER2 表达情况可能会发生变化。及时关注乳腺癌 HER2 表达及变化情况，适时调整治疗方案，是临床治疗过程中的难点。本节将对 HER2 在原发灶、复发 / 转移灶差异性表达，HER2 在双乳癌的差异性表达，HER2 异质性和 HER2 阳性的小乳腺癌这四个特殊临床问题进行重点阐述。

一、HER2 在原发病灶以及复发 / 转移病灶表达差异性的研究及对临床的指导

　　最初对进展期乳腺癌复发 / 转移灶进行靶向药物治疗的选择主要基于原发灶 HER2 受体的表达水平。一方面是因为没有常规对复发 / 转移灶进行穿刺活检；另一方面是早期的一些研究表明 HER2 受体表达水平在很长的一段时间保持稳定。但是，目前已经有很多研究显示，乳腺癌具有异质性，临床表达水平可能会改变。依据原发灶 HER2 表达水平的靶向治疗对于阳性转化为阴性的患者进行治疗可能会无效，而从阴性转化为阳性的患者可能从靶向治疗中获益。所以，如果完全按照原发灶的 HER2 受体表达情况来制定治疗策略难免会导致偏差，影响治疗时间及效果。为此，2011 年起 NCCN 乳腺癌指南增加了对乳腺癌转移灶 HER2 状态未知、初次检查结果为阴性或没有过表达的肿瘤，须考虑再次检查予以确定 HER2 表达情况。

　　Lower EE 等比较 382 例患者原发灶及复发 / 转移灶的 HER2 表达，254 例患者的 HER2 表达相同，90 例 HER2（+）转变为 HER2（-），37 例 HER2（-）转变为（+）。原发灶及复发 / 转移灶中 HER2 有 33.3% HER2 状态发生变化（$P<0.001$）。此研究中，复发 / 转移灶 HER2 表达阳性的患者给予曲妥珠单抗治疗。研究者根据原发灶和复发 / 转移灶 HER2 状态的不同将患者分为四组：（-，-）；（-，+）；（+，-）；（+，+），生存分析结果显示，原发灶（-）且复发 / 转移灶（+）患者存活时间较长。由此得出结论为尽可能获取复发转移病灶病理组织，重新测定其 HER2 表达情况，为治疗提供最佳的方案能显著改善乳腺癌患者预后。Niikura 等研究 182 例 HER2 阳性的患者原发病灶与转移病灶 HER2 表达的差异，43 名患者由原发病灶的 HER2 阳性变成了转移病灶的 HER2 阴性约占总数的 24%，这 43 名患者中有 7 人在肿瘤发生转移后接受了抗 HER2 治疗（5 人接受曲妥珠单抗治疗，2 人接受拉帕替尼治疗）。转移灶和原发灶都为 HER2 阳性的 139 名乳腺癌患者中，肿瘤发生转移后有 61 人接受曲妥珠单抗治疗。结果显示 HER2 表达不一致的患者明显比 HER2 表达一致的患者总生存（OS）差（HR=0.47；$P=0.003$）。在肿瘤发生转移后复发灶为 HER2 阳性的患者中，未接受曲妥珠单抗治疗的患者比接受曲妥珠单抗治

疗的患者 OS 差（HR=0.53；P=0.033）。这个研究指出一些患者可能没有进行转移病灶的活检，进而得到一些不恰当的治疗，这些数据强烈建议对转移灶进行活检，从而能更加精确地指导下一步治疗。

二、HER2 在双乳癌患者中表达情况的研究

原发性双侧乳腺癌（简称双乳癌）是指两侧乳房同时或者先后发生独立的原发性乳腺癌。根据发病间隔长短分为同时性双乳癌（双侧乳腺癌间隔时间 ≤ 6 个月）与异时性双乳癌（双侧乳腺癌间隔时间 >6 个月）。目前关于 HER2 基因与双侧乳腺癌相关性的研究很少，而且结果存在争议，例如 Safal 等对照研究 21 例同时性双乳癌和 101 例单侧乳腺癌中 HER2 表达情况，前者高于后者，且差异明显（P<0.01）。但美国 MD Anderson 癌症中心的 Newman 等检测双乳癌与单侧乳腺癌各 70 例中 HER2 的表达情况，结果差异无显著性。Baykara M 等对 150 例双乳癌患者进行研究，发现同时性双乳癌患者组和异时性双乳癌患者组 HER2 的表达情况相似。多数研究显示双侧原发性乳腺癌临床处理应与单侧乳腺癌相似，如果没有其他部位转移的依据，对侧乳腺癌通常视为一个新的原发肿瘤来治疗。对同时发现的双乳癌，以分期较晚一侧作为制订治疗方案的依据。当双侧乳癌 HER2 表达不一致发生转移时，决定治疗策略需要考虑是哪侧乳腺癌发生的转移，最好对转移灶进行重新活检明确 HER2 状态，决定下一步治疗计划。

三、HER2 异质性

HER2 阳性是指免疫组化检测为 3+（>10% 的浸润性癌细胞呈现强、完整、均匀的细胞膜染色），或原位杂交法显示 HER2 基因扩增（浸润性癌细胞单探针：平均 HER2 拷贝数 / 细胞 ≥ 6.0；双探针：HER2/CEP17 比值 ≥ 2.0 或 HER2/CEP17 比值 <2.0 且平均 HER2 拷贝数 / 细胞 ≥ 6.0）。HER2 阳性的患者应给予抗 HER2 靶向治疗。乳腺癌是一种异质性肿瘤，HER2 异质性也在多个研究中得到证实。HER2 异质性包括肿瘤内异质性和肿瘤间异质性。肿瘤内异质性是指肿瘤细胞的 HER2 基因状态在单个肿瘤中的同一或不同区域出现的差异。肿瘤间异质性是指在原发肿瘤和转移肿瘤之间的差异。

已有研究证实乳腺癌中 HER2 异质性可以影响对 HER2 结果的判断，继而影响针对 HER2 的靶向治疗的选择。Onsum 等运用了一种新的单细胞定量免疫荧光分析的方法研究了 48 例 HER2 过表达型乳腺癌石蜡包埋标本，发现同一块 HER2 过表达乳腺癌组织中细胞的异质性很强，单个肿瘤细胞上表达的 HER2 分子 40 000~1 000 000 个不等，其对曲妥珠单抗治疗的反应也不同。并通过进一步的聚类分析发现，HER2 过表达型乳腺癌包括至少 3 个细胞亚组：①高异质性 HER2 低表达组，这类以 HER2 低表达为主，但可见部分明显过表达的 HER2 的肿瘤细胞；②高异质性 HER2 过表达组，肿瘤细胞呈不同程度的中 ~ 高度 HER2 表达，但以 HER2 高表达的细胞为主；③ HER2 过表达混合组，这类含有大量

5

过表达 HER2 的细胞，但存在部分中度和低度表达的细胞。该研究通过对传统免疫组化和 FISH 的方法判定的 HER2 阳性乳腺癌进一步分型，揭示了 HER2 过表达型乳腺癌细胞其内在的异质性。Seol 等发现 HER2 异质性与患者的无病生存期有关，存在 HER2 异质性的乳腺癌患者，无病生存期较短。Bartlett 等也发现当 HER2 异质性发生时，患者的 5 年无病生存率降低。

HER2 异质性与临床实践的关系主要体现在两方面。首先，异质性可能导致同一肿瘤中不同区域间的 HER2 状态不同，比如可出现在粗针穿刺活检和手术切除活检标本之间、原发病灶和转移病灶之间，也可出现在不同实验室之间以及 IHC 检测和 ISH 检测之间，导致 HER2 报告难以准确、统一。其次，关于 HER2 扩增细胞亚群及不扩增细胞亚群之间的关系，这使得在考虑预后结果及曲妥珠单抗治疗的决定时较难抉择。有文献表明具有遗传异质性的肿瘤常常隐匿了 HER2 扩增的细胞，所以部分病例仍有可能对 HER2 靶向治疗存在敏感性。在 Allison 等的研究中，HER2 结果阴性的肿瘤同样对曲妥珠单抗治疗有效。

四、HER2 阳性的小乳腺癌

早在 20 世纪 70 年代，Gallager 等就提出了小乳腺癌的概念。当前小乳腺癌的概念主要应用于影像诊断技术中，为了便于研究，将肿瘤最大直径 ≤ 1.0cm 的浸润性乳腺癌（即 T_{1a} ≤ 0.5cm，T_{1b}>0.5cm，但 ≤ 1.0cm 期乳腺癌）定义为小乳腺癌。小乳腺癌患者的预后往往较好，一项由美国国家综合癌症网络（NCCN）参与的前瞻性队列研究结果显示，4113 例 $T_{1ab}N_0M_0$ 期乳腺癌患者的预后较好，其总生存率和无远处复发生存（DRFS）均超过 95%。但是，有些小乳腺癌患者预后相对较差，结合许多相关临床研究，得出影响小乳腺癌预后的因素主要包括年龄、脉管浸润、分子分型、接受治疗的情况等临床病理因素和内在的基因变异状态，其中 HER2 表达阳性是影响小乳腺癌预后的一个重要因素，而针对 $T_{1ab}N_0M_0$ 期 HER2 阳性小乳腺癌的治疗争议最大。

Fehrenbacher 等对 171 例 $T_{1ab}N_0M_0$ 期未接受过抗 HER2 治疗或者化疗的 HER2 阳性小乳腺癌患者进行五年随访，结果显示，T_{1b} 期患者尤其是肿瘤直径为 1cm 的 HER2 阳性小乳腺癌患者较 T_{1a} 期患者预后差。Tolaney 等开展的多中心临床研究共收集 406 例 HER2 阳性患者，其中肿瘤最大直径 ≤ 1cm 者占 49.5%，患者每周接受紫杉类联合曲妥珠单抗治疗，连续 12 周后，序贯 9 个月曲妥珠单抗单药治疗；中位随访 4 年后，发现 3 年 DFS 为 98.7%，但未发现 T_{1a} 与 T_{1b} 之间存在生存差异。这项前瞻性临床多中心随机研究说明曲妥珠单抗对肿瘤最大直径 ≤ 1cm、HER2 阳性乳腺癌患者有效，因此，被 NCCN 指南引用并推荐参考。

2015 年 St Gallen 共识指南指出，对于 HER2 阳性且淋巴结阴性和肿瘤直径达 1cm 的患者的治疗，小组批准了一项简化的治疗方案，包括紫杉醇和曲妥珠单抗，但没有推荐蒽环类药物作为辅助治疗。大部分专家认为，$T_{1a}N_0$ 期 HER2 阳性小乳腺癌可不接受辅助系统治疗，但是 $T_{1b}N_0$ 期患者大部分专家会考虑抗 HER2 治疗。2016 年最新发布的乳腺癌

NCCN 指南指出，对于 $T_{1a}N_0$ 期 HER2 阳性小乳腺癌患者考虑辅助化疗和曲妥珠单抗治疗（2B 类证据），$T_{1b}N_0$ 期（最大肿瘤直径 >5mm，≤ 10mm）HER2 阳性小乳腺癌患者推荐辅助化疗和曲妥珠单抗治疗；若 HR 阳性者还应采用内分泌治疗当患者年龄 >70 岁时应充分评估辅助化疗的利弊。欧洲临床肿瘤协会（ESMO）建议：辅助治疗应基于 HR、HER2、Ki67 表达水平等肿瘤的生物学特征而不是肿瘤大小，若 HER2 阳性表达就应行化疗和靶向治疗。最新版 St Gallen 国际专家共识和 NCCN 指南均建议 T_{1b} 期 HER2 阳性小乳腺癌患者应辅助抗 HER2 治疗。而 ESMO 未根据肿瘤大小给出治疗建议。

临床工作中，对于 HER2 阳性小乳腺癌患者制定其辅助治疗策略时，应综合评估其肿瘤直径、HR 状态、年龄、组织学分级以及 Ki67 水平等因素，具有较多不良预后因素的应积极给予辅助治疗。目前针对 HER2 阳性小乳腺癌患者辅助化疗和分子靶向时，除考虑小乳腺癌本身的生物学因素外，还应考虑患者的经济条件、药物的毒副作用、患者的心理状态等因素，充分评估其风险 - 收益比重，努力为每一位 HER2 阳性小乳腺癌患者制订出最佳个体化治疗方案。

五、小　结

HER2 可能在乳腺癌原发灶、复发 / 转移灶以及双乳癌中存在差异性表达，及时准确地评估肿瘤细胞表面 HER2 表达的变化，针对差异调整治疗方案，将有助于改善患者预后，提高患者生存质量。对于 HER2 阳性的小乳腺癌，我们期待更多大样本前瞻性研究，同时希望拥有更多关于其预后标志物、基因特征、药物开发等方面的研究，以更好地为临床实践提供指导。

（撰写及审稿　张清媛）

第二节　HER2 阳性乳腺癌曲妥珠单抗联合放疗心脏毒性防治策略

曲妥珠单抗是一种特异性针对 HER2 胞外区的人源化单克隆抗体。曲妥珠单抗可显著提高 HER2 阳性乳腺癌患者的总生存及无疾病生存。尽管疗效令人满意，但心脏毒性导致约 10% 的患者中断治疗。出于对心脏毒性考虑，乳腺癌辅助治疗阶段曲妥珠单抗多避免与蒽环类药物同期应用。

放疗是乳腺癌综合治疗的另一种重要手段，荟萃分析显示对于淋巴结阳性和保乳术后患者放疗使 15 年死亡率降低 5%，但心脏事件死亡风险随之增加。基础研究表明曲妥珠单抗对 HER2 阳性乳腺癌细胞具有放射增敏作用，并得到临床试验初步证实，但心脏毒性会随之增加。目前曲妥珠单抗与放疗最佳应用时序尚未达成共识。

乳腺癌治疗相关心脏毒性可分为两型：Ⅰ 型心脏毒性为剂量依赖性的不可逆心肌损伤，主要由蒽环类药物和放疗造成；Ⅱ 型主要指曲妥珠单抗相关心脏毒性。Ⅱ 型特点为在治疗中止后大多数的心脏毒性为可逆的，且心脏毒性的发生率及严重程度与药物累积剂量不存在明显关系。鉴于曲妥珠单抗和乳腺癌放疗不良反应均为心脏毒性，本文将重点阐述在综合治疗背景下曲妥珠单抗联合放疗所引起的心脏问题及可能的预防措施。

一、曲妥珠单抗心脏毒性

正常 HER2 信号转导通路在心脏胚胎发生和正常功能维持中均起着重要作用。被敲除 *HER2* 基因的小鼠表现出容易发生扩张性心肌病，心肌细胞对蒽环类药物的心脏损伤敏感性增加。有研究表明曲妥珠单抗的心脏毒性是由于曲妥珠单抗结合心肌细胞 HER2 胞外结构域，阻断 HER2 信号转导，从而破坏了正常的心肌增殖。与基础研究相呼应，在缺血性心肌病和严重心力衰竭患者的心脏标本中，可发现 HER2 mRNA 和 *HER2* 基因蛋白水平上调。

（一）曲妥珠单抗心脏毒性诊断标准

美国的心脏评估委员会有关曲妥珠单抗心脏毒性的诊断标准为：①以左心室射血分数（left ventricular ejection fraction，LVEF）降低为特征的心肌病变。②症状性充血性心力衰竭（congestive heart failure，CHF）。③出现 CHF 的相关体征：第三心音奔马律和（或）心动过速。④ LVEF 至少下降 5% 并低于 55%，同时伴有 CHF 的症状和体征；或 LVEF 至少下降 10% 并低于 55%，不伴有症状和体征。以上 4 项中，有 1 项符合即诊断为心脏毒性。

（二）临床表现

曲妥珠单抗所致的心脏毒性主要包括无症状性的 LVEF 降低、心动过速、心悸、呼吸困难、胸痛及 CHF。美国的心脏评估委员会对曲妥珠单抗 7 项临床试验的 1219 例患者进行了回顾性研究，结果显示曲妥珠单抗诱发 CHF 的比例为 4%，心功能障碍患者 75% 有症状，但总体心脏病病死率较低，上述 7 项研究中，共有 9 例（0.74%）发生死亡。此外，NSABPB-31 临床试验显示，曲妥珠单抗治疗组 962 例中 30.5% 的患者因 LVEF 降低而被迫停用一周期治疗，15.6% 的患者在结束 1 年疗程之前，因出现 LVEF 降低或其他心脏毒性症状而停用曲妥珠单抗。曲妥珠单抗引发的Ⅲ～Ⅳ级 CHF 和心脏死亡的 3 年累积发生率增高（曲妥珠单抗组与未应用曲妥珠单抗组分别为 4.1% 和 0.8%），差异具有统计学意义。一项 Meta 分析总结了乳腺癌患者使用曲妥珠单抗后出现心脏毒性事件的大型临床试验，共有来自 10 个研究中心的 11 882 名患者被纳入分析，结果显示，无症状性 LVEF 下降发生几率为 7.5%，出现 CHF 为 1.9%，因心脏原因发生死亡事件为 0.1%，曲妥珠单抗显著增加 CHF 的发生几率（4 倍）；对于使用蒽环类药物化疗的患者，曲妥珠单抗的使用显著增加 CHF 发生几率（4.27 倍）。

（三）曲妥珠单抗心脏毒性的防治原则

2016 版《HER2 阳性乳腺癌临床诊疗专家共识》对心脏的防治策略主要包括以下四点：

1. 曲妥珠单抗联合化疗药物尤其是蒽环类化疗药物会增加心肌损害，严重者会发生心力衰竭。所以复发转移乳腺癌患者不推荐曲妥珠单抗联合蒽环类药物，辅助治疗曲妥珠单抗要在蒽环类化疗后使用，新辅助治疗可以在严密观察下，曲妥珠单抗同步联合 4 周期内短程蒽环类化疗。

2. 尽管临床研究发现心脏毒性事件的发生率不高，且多数可以恢复，但应该注意的是：临床研究者选取的病例是化疗后经过心脏功能安全筛选的。所以临床实践中要对患者的既往史、体格检查、心电图、超声心动图的 LVEF 基线评估后再开始应用曲妥珠单抗，使用期间应该每 3 个月监测心功能。若患者存在无症状性心功能不全，监测频率应更高（如每 6~8 周 1 次）。

3. 当出现 LVEF 较治疗前绝对数值下降 ≥ 16%，或 LVEF 低于该检测中心正常范围并且 LVEF 较治疗前绝对数值下降 ≥ 10% 时，应暂停曲妥珠单抗治疗至少 4 周，并每 4 周检测 1 次 LVEF；4~8 周内 LVEF 回升至正常范围，或 LVEF 较治疗前绝对数值下降 ≤ 15%，可恢复使用曲妥珠单抗。

4. 一旦 LVEF 持续下降超过 8 周，或者 3 次以上因心脏问题而中断曲妥珠单抗治疗，应永久停止使用曲妥珠单抗。

二、放疗相关性心脏毒性

放疗相关性心脏疾病为不可逆的晚期反应，对生存影响体现在放疗结束 10~15 年后，致命性心脏事件危险随时间而增加。放疗对心脏所有结构均可能造成损伤，早期病理改变主要表现为心包腔内渗出性改变，晚期以纤维化为主要特征，包括心包纤维性增厚，非特异性、斑块状的弥漫性心肌间质纤维化，冠状动脉粥样硬化斑块形成以及瓣叶和（或）瓣尖增厚、纤维化。放疗患者的粥样硬化最常见于左冠状动脉，且动脉近端狭窄常较远端明显，动脉中膜明显纤维性增厚及外膜纤维化是放疗后冠心病的重要形态学特点。

（一）放疗相关性心脏疾病诊断标准

放疗治疗前无心脏病史，心电图、超声心动图正常或基本正常，但放疗中或放疗后出现异常的心电图或超声心动图，可伴有急慢性心包炎、全心炎等症状和体征。

（二）临床表现

心脏主要位于人体的胸腔左侧，与右侧乳腺癌相比，左侧乳腺癌放疗后的心脏损伤要大于右侧。心脏受照射后，心包最容易发生损伤，因此心包炎是最常见的症状。放疗相关性心脏疾病早期多无明显症状或仅有轻度心慌、胸闷，X 线及超声心动图无异常，心电图异常可见于放疗第 2 周后。到放疗结束时，心电图异常者可达 60% 甚至更多，但放疗后 2 个月多数恢复正常。心电图异常最多见的是 ST-T 改变，其他有房性期前收缩、室性期前收缩、窦性心动过缓、QRS 低电压等。

部分患者可出现冠状动脉病变，常发生于放射治疗后 2 个月 ~10 余年，放射相关性冠状动脉病变与一般心脏病相似，可引起心绞痛、心肌梗死。放射治疗所引起的心脏瓣膜和右心房室瓣膜的狭窄或者关闭不全较常见，可以表现出相应的临床症状和体征。

（三）放疗相关性心脏毒性的防治原则

对于心电图轻度异常和（或）少量心包积液但无明显临床症状者，可暂时观察，不予处理，部分患者的心包积液及心电图异常可自行消失。对单纯以疼痛为主要症状的放射性心包炎患者可给予适当的止痛治疗，必要时可用吗啡类药物。急性心包炎主要进行抗炎治疗。由于该炎症是一种非特异性炎症，所以首选激素治疗；渗出液多者进行心包穿刺减压后可在心包腔内注射氢化可的松 30~50mg，均能取得较好疗效；也可以适当选用免疫抑制药，但确切疗效现无定论。对慢性心包炎的治疗原则尚有一定争议，由于不易确定心包反复渗出后出现缩窄性心包炎的患者其心肌纤维化的受累程度，进行心包剥离术后约半数患者症状并没有明显改善，因此慢性心包炎仍主要采取利尿、扩血管、减压等保守治疗。

三、曲妥珠单抗联合放疗心脏毒性

目前曲妥珠单抗联合放疗安全性文献较少，Yavas 等给予 Wistar 大鼠单纯 8Gy、15Gy 或同期联合曲妥珠单抗胸部照射以及单纯曲妥珠单抗和对照处理后发现，15Gy 照射对胸主动脉的形态和功能产生明显破坏，而联合曲妥珠单抗可进一步加重其舒张功能障碍。该研究提示曲妥珠单抗可能加重高剂量胸部放疗的血管损伤。美国 MD Anderson 癌症中心一项研究纳入 218 例进展期乳腺癌患者，左侧乳腺完全照射患者心血管事件发生率高于右侧（26% vs. 7%）。多因素分析显示，放射治疗不是产生心脏毒性独立因素。另一项单中心前瞻性研究纳入 106 例患者，其中 4% 患者发展成有症状的心力衰竭，其中 2% 有严重的心脏并发症。迄今为止，乳腺癌放疗同期联合曲妥珠单抗心脏毒性的最大样本量来自对 NCCTG N9831 试验中 1938 例患者心脏事件的回顾性分析；经 3.7 年中位随访，多柔比星 + 环磷酰胺 – 紫杉醇 – 曲妥珠单抗（AC–T–H）组同期放疗和无放疗患者的心脏事件发生率均为 2.7%，多柔比星 + 环磷酰胺 – 紫杉醇 + 曲妥珠单抗 – 曲妥珠单抗（AC–TH–H）组同期放疗和无放疗患者的心脏事件发生率分别为 1.7% 和 5.9%；将两组患者的心脏事件合并，并去除同期组内 6 例于放疗前发生的心脏事件，放疗同期曲妥珠单抗和单纯曲妥珠单抗组的心脏事件发生率分别为 4.1% 和 1.9%，Belkacemi 等分析了放疗同期曲妥珠单抗的 146 例患者，仅 10% 出现 LVEF 下降。Caussa 等的一项前瞻性研究中，106 例患者中接受内乳淋巴结放疗和蒽环类药物化疗的比例分别为 83% 和 92%，6 例患者出现 ≥ 2 级左室舒张功能障碍，且其中 4 例经对症处理后恢复正常。在另一项单中心前瞻性研究中，共纳入 308 例患者，中位随访时间为 50.2 个月，接受过蒽环类药物的为 280 例，接受紫杉类为基础的药物为 293 例，放射剂量的平均值为 50Gy。放疗全部结束后，26 例（8.4%）出现心脏毒性，其中 1 级 17 例（5.5%），2 级 7 例（2.3%），3 级 2 例（0.6%），发生 2~3 级心脏毒性主要为既往应用过蒽环类药物的患者，无治疗相关性死亡发生。

从既往的临床研究中我们可以看到，放疗联合曲妥珠单抗治疗的心脏毒性风险要高于单独放疗或曲妥珠单抗治疗。尤其对于既往应用过蒽环类药物的左侧乳腺癌患者，更应慎重考虑联合应用。

四、曲妥珠单抗联合放疗心脏毒性的保护

根据英国国立癌症研究所关于曲妥珠单抗心脏健康管理指南的推荐，所有接受曲妥珠单抗治疗的患者均应在治疗前和治疗中监测 LVEF，治疗中的监测时机为治疗开始后每 3 个月。尽可能减少心脏照射是对心脏最直接的保护措施。内乳淋巴结放疗的严格筛选、三维适形放疗及调强放疗在乳腺癌放疗中的广泛应用使心脏剂量受到明显限制，心脏事件死亡率也出现下降趋势。在现有技术条件下，左侧患者的高剂量区集中在左室尖及左冠状动脉前降支，该现象与冠状动脉影像结果一致。同时心肌局部灌注障碍及相关室壁运动异常多发生于切线野内的左室前壁。上述证据提示心脏局部结构高剂量的限制比全心剂量的控制更可能转化为心脏事件死亡率下降的获益。

此外应用更敏感的心脏功能监测手段可以发现应用曲妥珠单抗联合放疗心脏早期的改变，及时进行干预，为心脏提供更好的保护。目前临床和研究中多以二维心动超声或者心脏放射性核素扫描测得的 LVEF 作为心脏毒性监测和心功能评价指标，然而 LVEF 对心脏功能的亚临床损伤并不敏感且重复性较差。对心脏亚临床损伤的早期干预可能提供更好的心脏保护，因而有必要寻找更敏感的监测手段。心脏生物标志物具有检测早期损伤的敏感性优势。对接受曲妥珠单抗辅助治疗患者的定期随访发现，血清肌钙蛋白在曲妥珠单抗用药早期即可出现升高，且是预测 LVEF 下降最强的独立预后因子。肌钙蛋白、脑钠肽、胱抑素 C 及 C 反应蛋白结合并联合其他已知心脏疾病危险因素建立的预测模型，可有效预测人群中心脏事件死亡风险。左侧乳腺癌放疗后患者的血清脑钠肽值较未放疗患者显著增高。近年提出的心动超声心肌应变率成像对心肌微小改变的敏感性和检测稳定性远高于 LVEF。SPECT、PET-CT 及 MRI 等影像检查技术也可能为乳腺癌治疗相关心脏亚临床损伤检测提供新手段。

目前对放射性心脏损伤的保护药物还处于基础研究阶段。Yarom 等在动物试验中发现卡托普利可改善放射性损伤后心脏结构改变，但并不能阻止心脏功能进行性恶化。右丙亚胺为抗蒽环类药物心脏毒性的抗自由基制剂，但尚未证实其对放疗和（或）曲妥珠单抗相关心脏毒性有保护作用。目前关于曲妥珠单抗治疗前及治疗期间预防性应用血管紧张素转换酶抑制剂和 β 受体阻滞剂是否可有效预防曲妥珠单抗相关左室重建的随机对照临床研究正在进行中。

五、小　结

虽然乳腺癌放疗与曲妥珠单抗治疗都可能带来心脏损伤，但两者应用时序是否与远期心脏毒性有关尚需更长期随访证实。在现代综合治疗背景下，既要降低每个环节的心脏损伤，尤其降低心脏的放疗剂量，又要优化曲妥珠单抗治疗策略并探索心脏亚临床损伤的敏

感检测手段及评价指标。期待更多的关于曲妥珠单抗联合放疗的数据出现，为曲妥珠单抗联合放疗的应用提供更高级别的循证医学证据。

（撰写及审稿　**张清媛**）

第三节　抗 HER2 靶向治疗在特殊人群中的应用

目前人类表皮生长因子受体 2（HER2）过表达的乳腺癌分子靶向治疗的主要药物为曲妥珠单抗，其次还有拉帕替尼、帕妥珠单抗、T-DM1 等。以曲妥珠单抗为代表的乳腺癌分子靶向治疗是肿瘤靶向治疗成功的典范。帕妥珠单抗现在推荐与曲妥珠单抗和多西他赛联合应用来治疗转移性 HER2 阳性乳腺癌。尽管曲妥珠单抗已在临床中应用多年，但仍有些问题有待商榷，尤其是在老年患者、妊娠哺乳期患者和男性乳腺癌患者等特殊人群中的应用。本节以曲妥珠单抗为主分别介绍在老年、孕产妇、男性患者中抗 HER2 治疗的注意事宜。

一、妊娠哺乳期 HER2 阳性乳腺癌

妊娠相关乳腺癌（pregnancy-associated breast cancer，PABC）包含所有在妊娠期及产后 12 个月内诊断的乳腺癌。妊娠期诊断的乳腺癌约占妊娠总次数的 3/10000~1/3000。Psyrri 等回顾了妊娠相关性乳腺癌的 117 篇文献资料后得出结论，妊娠相关性乳腺癌的预后和分期与相同的非妊娠乳腺癌相似，也没有有力的证据表明妊娠会增加复发风险。考虑到对胎儿的危害，放疗是妊娠期乳腺癌的禁忌证。改良根治术是妊娠期乳腺癌最常用的外科治疗手段，可以避免保乳术后的放疗。

针对 HER2 强阳性的乳腺癌的分子靶向药物，曲妥珠单抗的疗效有目共睹。目前为止已有多篇妊娠期乳腺癌患者胎儿宫内暴露于曲妥珠单抗药物的报道，但 2010 年的妊娠期乳腺癌国际共识中仍不建议妊娠期使用曲妥珠单抗。HER2 信号通路在重要脏器的形成、心脏和神经系统的发育中有重要作用，并且 HER2 与孕早期受精卵着床相关。妊娠期间接受曲妥珠单抗治疗可能对胎儿造成严重的不良反应，主要有 3 点值得注意。

（一）胎儿 / 婴儿有出现肾衰竭、呼吸衰竭及死亡的可能

有研究发现，15 例暴露于曲妥珠单抗的胎儿，有 3 例发生肾衰竭，4 例死亡。另一项研究显示在应用曲妥珠单抗的孕妇中有 4 例死亡，主要是出现了继发的呼吸和肾衰竭。这说明，胎儿宫内暴露于曲妥珠单抗是存在风险的。

（二）曲妥珠单抗会造成羊水过少

Zagouri 等在最近的一项系统性回顾分析中发现，在 18 例应用曲妥珠单抗的孕妇中，11 例（61.1%）被诊断为羊水过少，对于那些在妊娠中 / 后期三个月应用该药物的患者，羊水过少的比例达到了 73.3%。一种解释是曲妥珠单抗可能与血管生成抑制因子（VEGF）

生成有关，从而影响羊水的产生和重吸收。与之前的研究相一致的是，随着治疗时间的延长，羊水过少的风险也增加，而一旦停止曲妥珠单抗治疗，羊水过少风险可以逆转。对该18 例孕妇所产的 19 例新生儿随访发现，9 例伴随新生儿并发症，其中 4 例死亡。羊水过少甚至无羊水的发生与曲妥珠单抗的药物暴露持续时间有关。宫内胎儿长期暴露于曲妥珠单抗治疗中会明显增加严重不良事件发生，应该尽量避免。相对而言，曲妥珠单抗在妊娠期的短程使用可以降低不良事件的风险。因此妊娠期 HER2 阳性乳腺癌不建议长期使用针对该靶点的分子药物曲妥珠单抗，但短期使用曲妥珠单抗的毒性较低。有研究发现，当停用该药物后胎儿受损的肾功能很快得以恢复。因此，是否能对 HER2 阳性妊娠期乳腺癌进行曲妥珠单抗治疗还有待商榷。

（三）曲妥珠单抗对妊娠早期的影响较小

同时研究者发现，妊娠前 3 个月应用曲妥珠单抗孕妇未见羊水减少，所产婴儿均完全健康。这说明曲妥珠单抗对妊娠不同阶段的影响也是不同的。在有限的数据里我们可以得出两项结论：①除了只在孕早期接受曲妥珠单抗治疗的患者外，大多数患者出现羊水过少；②在器官形成期（如孕早期）暴露于曲妥珠单抗的胎儿都没有发生先天畸形。值得注意的是，曲妥珠单抗对生育能力没有影响，所以育龄期乳腺癌患者在接受曲妥珠单抗的治疗时，应建议避孕。由于没有发现孕早期短暂暴露于曲妥珠单抗会增加孕妇和胎儿的风险，所以在接受曲妥珠单抗治疗过程中意外怀孕的患者，我们有理由停止曲妥珠单抗治疗而继续妊娠。到现在为止，还没有患者或小儿出现继发于孕期使用曲妥珠单抗的心脏功能受损。但是，对孕妇和胎儿心脏功能的评估是必不可少的。曲妥珠单抗是治疗 HER2 阳性乳腺癌患者的重要药物，然而目前其在妊娠期患者中应用的安全性数据有限，并且有孕妇心力衰竭及新生儿并发症的报道，目前 NCCN 指南将其列为孕妇禁忌。

除曲妥珠单抗之外，还有一些抗 HER2 的靶向药物，如拉帕替尼、帕妥珠单抗和T-DM1 来治疗 HER2 阳性乳腺癌。目前为止还没有孕期使用帕妥珠单抗和 T-DM1 的报道，孕期暴露于拉帕替尼的仅限于个案报道。拉帕替尼作为小分子的酪氨酸激酶抑制剂，在整个孕期中都能通过胎盘。迄今为止只有一项在孕早、中期宫内胎儿暴露于拉帕替尼中 11周产下健康婴儿的个案报告。另有一位转移性乳腺癌患者是在使用拉帕替尼的过程中意外怀孕的，并且在怀孕 14 周时终止妊娠，终止妊娠前未出现妊娠期并发症和胎儿畸形。尽管在这两例患者中没有发现对胎儿影响，但并不能确认拉帕替尼是孕期安全的药物，所以我们应该避免在孕期使用拉帕替尼。

二、老年 HER2 阳性乳腺癌

乳腺癌是威胁女性身心健康的常见恶性肿瘤，其发病率随年龄增长而升高，老年患者占较大比例。目前尚缺乏针对于老年乳腺癌前瞻性的临床试验，大多数的数据是来自普通患者群的亚组分析。老年肿瘤患者的身体一般状况差，重要脏器功能下降，因此宜选择特异性强、毒副作用相对较小的靶向治疗，能更好地兼顾患者的生存期和生存质量。老年乳腺癌大约 90% 为浸润性癌，其中 70% 为浸润性导管癌，HER2 阳性率相对较低，并随年龄增大而降低。

目前，曲妥珠单抗应用越来越广。曲妥珠单抗在老年乳腺癌中的疗效已经明确，在此不再赘述。曲妥珠单抗的心脏毒性在老年患者中使用时应该引起特别注意的。由于老年患者心功能储备较低，即使没有心脏疾患史，左心室射血分数等指标也可能低于正常值，若同时合并冠心病、高血压、高血脂等，则心脏的储备和代偿功能往往更差。老年乳腺癌患者应用曲妥珠单抗过程中，应更密切观察心脏变化，避免与具有心脏毒性的化疗药物联合应用。对于轻度舒张性心功能不全主张使用血管紧张素转换酶抑制剂、利尿剂和 β 受体阻滞剂，如发生中、重度心衰可用地高辛。而对于收缩性心功能不全，则利尿剂和硝酸酯类是有症状患者的首选药物，也可选用钙通道阻滞剂、β 受体阻滞剂、血管紧张素转换酶抑制剂。

拉帕替尼是阻断 HER2 和表皮生长因子受体通路的另一靶向药物。一项随机、多中心 III 期临床试验表明：拉帕替尼对未接受过曲妥珠单抗治疗的早期乳腺癌是一个可接受的选择。然而，需要更多的数据阐明拉帕替尼在早期老年乳腺癌中的作用。

三、男性 HER2 阳性乳腺癌

男性乳腺癌约占乳腺癌的 1.0%，占男性恶性肿瘤的 0.1%。同女性乳腺癌一样，男性乳腺癌的发病率也在逐渐增加，过去的 25 年中发病率增加了 26%。男性乳腺癌的生物学特性与女性乳腺癌大致相同，但发病年龄较女性高。乳腺癌的遗传易感性主要与乳腺癌易感基因 BRCA1 和 BRCA2 的突变有关。男性乳腺癌患者易感基因的突变率可达 4%~40%，而女性约为 5%~10%。男性乳腺癌患者中 HER2 阳性表达者少见，大约在 2%~15%，大部分倾向于 ER（+）/PR（+），HER2（−）。

虽然曲妥珠单抗在治疗女性乳腺癌中取得较大进步，但目前曲妥珠单抗在男性乳腺癌中应用的数据较少，曲妥珠单抗获益的大量数据均来自于女性 HER2 阳性乳腺癌的治疗。在生物学的前瞻性研究中，没有发现曲妥珠单抗在男性乳腺癌和女性乳腺癌中表现不同。所以在男性 HER2 阳性乳腺癌的治疗中可以遵循女性的治疗指南推荐。Med oncol 杂志在 2012 年刊登了一篇论文显示，HER2 表达阳性与阴性男性乳腺癌患者的无瘤生存期分别为 52 个月和 120 个月，总生存期为 85 个月和 144 个月，提示男性乳腺癌组织中 HER2 阳性预后更差。另外，在一项关于男性乳腺癌系统治疗的研究中，109 名男性乳腺癌患者中有 9 名 HER2 阳性者应用曲妥珠单抗治疗，其中 2 名因心脏功能降低而中止使用曲妥珠单抗。经规范系统治疗后，有 3 名患者出现复发，其中两人接受了二线化疗，但都未进一步使用曲妥珠单抗。将这些患者与相应女性患者相比较，其 5 年生存率、无进展生存期等预后指标均与相对应的女性患者类似。

由于男性乳腺癌的发病率较低，缺乏大样本临床研究来确定最佳的治疗方案，并且有相关数据证实其预后与女性乳腺癌有相似性，所以，目前推荐治疗的手段效仿女性乳腺癌。

四、小　结

综合以上三类人群在针对 HER2 阳性乳腺癌的分子靶向治疗上的不同，我们更应该增强个体化治疗的意识。应该针对不同群体患者的生理年龄、一般状况、肿瘤分期、肿瘤的生物学特点等方面综合考虑进行"量体裁衣"式治疗。

（撰写及审稿　张清媛）

参考文献

［1］Lower EE，Glass E，Blau R，et al. HER2/neu expression in primary and metastatic breast cancer. Breast Cancer Res Treat，2009，113（2）：301-306

［2］Niikura N，Liu J，Hayashi N，et al. Loss of human epidermal growth factor receptor 2（HER2）expression in metastatic sites of HER2-overexpressing primary breast tumors. J Clin Oncol，2012，30（6）：593-599.

［3］Safal M，Lower EE，Hasselgren PO，et al. Bilateral synchronous breast cancer and HER2/neu overexpression. Breast Cancer Res Treat，2002，72（3）：195-201.

［4］Newman LA，Sahin AA，Cunningham JE，et al. A case-control study of unilateral and bilateral breast carcinoma patients. Cancer，2001，91（10）：1845-1853.

［5］Baykara M，Ozturk SC，Buyukberber S，et al. Clinicopathological features in bilateral breast cancer. Asian Pac J Cancer Prev，2012，13（9）：4571-4575.

［6］Wolff AC，Hammond ME，Hicks DG，et al. Recommendations for human epidermal growth factor receptor 2 testing in breast cancer：American Society of Clinical Oncology/College of American Pathologists clinical practice guideline update. J Clin Oncol，2013，31（31）：3997-4013.

［7］Seol H，Lee HJ，Choi Y，et al. Intratumoral heterogeneity of HER2 gene amplification in breast cancer：its clinicopathological significance. Mod Pathol，2012，25（7）：938-948.

［8］Bartlett AI，Starcyznski J，Robson T，et al. Heterogeneous HER2 gene amplification：impact on patient outcome and a clinically relevant definition. Am J Clin Pathol，2011，136（2）：266-274.

［9］Allison KH，Dintzis SM，Schmidt RA. Frequency of HER2 heterogeneity by fluorescence in situ hybridization according to CAP expert panel recommendations：time for a new look at how to report heterogeneity. Am J Clin Pathol，2011，136（6）：864-871.

［10］Gallager HS. An orientation of the concept of minimal breast cancer.J Cancer，1971，28（6）：1505.

［11］Vaz-Luis I，Ottesen RA，Hughes ME，et al. Outcomes by tumor subtype and treatment pattern in women with small，node-negative breast cancer：a multi-institutional study. J Clin Oncol，2014，32（20）：2142-2150.

［12］Fehrenbacher L，Capra AM，Quesenberry CP Jr，et al. Distant invasive breast cancer recurrence risk in human epidermal growth factor receptor 2- positive T1a and T1bnode-negative localized breast cancer diagnosed from 2000 to 2006：a cohort from an integrated health caredelivery system. J Clin Oncol，2014，

32（20）：2151-2158.

[13] Tolaney SM, Barry WT, Dang CT, et al. Adjuvant Paclitaxel and Trastuzumab for Node-Negative, HER2-Positive Breast Cancer. N Engl J Med, 2015, 372: 134-141.

[14] Coates AS, Winer EP, Goldhirsch A, et al. Tailoring therapies-improving the management of early breast cancer: St Gallen International Expert Consensus on the Primary Therapy of Early Breast Cancer 2015. Ann Oncol, 2015, 26（8）: 1533-1546.

[15] Senkus E, Kyriakides S, Penault-Llorca F, et al. Primary breast cancer: ESMO Clinical Practice Guidelines for diagnosis, treatment and follow-up. Ann Oncol, 2013, 24（6）: 17-23.

[16] Smith I, Procter M, Gelber RD, et al. 2-year follow-up of trastuzumab after adjuvant chemotherapy in HER2-positive breast cancer: a randomised controlled trial. Lancet, 2007, 369（9555）: 29-36.

[17] Dahabreh IJ, Linardou H, Siannis F, et al. Trastuzumab in the adjuvant treatment of early-stage breast cancer: a systematic review and meta-analysis of randomized controlled trials. Oncologist, 2008, 13（6）: 620-630.

[18] Di Cosimo S. Heart to heart with trastuzumab: a review on cardiac toxicity. Target Oncol, 2011, 6（4）: 189-195.

[19] Clarke M, Collins R, Darby S, et al. Effects of radiotherapy and of differences in the extent of surgery for early breast cancer on local recurrence and 15-year survival: an overview of the randomised trials. Lancet, 2005, 366（9503）: 2087-2106.

[20] Liang K, Lu Y, Jin W, et al. Sensitization of breast cancer cells to radiation by trastuzumab. Mol Cancer Ther, 2003, 2（11）: 1113-1120.

[21] Horton JK, Halle J, Ferraro M, et al. Radiosensitization of chemotherapy-refractory, locally advanced or locally recurrent breast cancer with trastuzumab: a phase II trial. Int J RadiatOncolBiol Phys, 2010; 76（4）: 998-1004.

[22] Chargari C, Kirov KM, Bollet MA, et al. Cardiac toxicity in breast cancer patients: from a fractional point of view to a global assessment. Cancer Treat Rev, 2011, 37（4）: 321-330.

[23] Negro A, Brar BK, Lee KF. Essential roles of Her2/erbB2 in cardiac development and function.Recent ProgHorm Res, 2004, 59: 1-12.

[24] Uray IP, Connelly JH, Thomazy V, et al. Left ventricular unloading alters receptor tyrosine kinase expression in the failing human heart. J Heart Lung Transplant, 2002, 21（7）: 771-782.

[25] Chen T, Xu T Fau - Li Y, et al. Risk of cardiac dysfunction with trastuzumab in breast cancer patients: a meta-analysis.Cancer treat Rev, 2011, 37（4）: 312-320.

[26] Gujral DM, Lloyd G, Bhattacharyya S. Radiation-induced valvular heart disease. Heart, 2016, 102（4）: 269-276.

[27] Senkus-Konefka E, Jassem J. Cardiovascular effects of breast cancer radiotherapy. Cancer Treat Rev, 2007, 33（6）: 578-593.

[28] Yavas G, Yildiz F, Guler S, et al. Concomitant trastuzumab with thoracic radiotherapy: a morphological and functional study. Ann Onco, 2011, 22（5）: 1120-1126.

[29] Guarneri V, Lenihan DJ, Valero V, et al. Long-term cardiac tolerability of trastuzumab in metastatic breast cancer: the M.D. Anderson Cancer Center experience. J Clin Oncol, 2006, 24（25）: 4107-

4115.

［30］Belkacemi Y, Gligorov J, Ozsahin M, et al. Concurrent trastuzumab with adjuvant radiotherapy in HER2-positive breast cancer patients: acute toxicity analyses from the French multicentric study. Ann Oncol, 2008, 19（6）: 1110-1116.

［31］Caussa L, Kirova YM, Gault N, et al. The acute skin and heart toxicity of a concurrent association of trastuzumab and locoregional breast radiotherapy including internal mammary chain: a single-institution study. Eur J Cancer, 2011, 47（1）: 65-73.

［32］Darby SC, McGale P, Taylor CW, et al. Long-term mortality from heart disease and lung cancer after radiotherapy for early breast cancer: prospective cohort study of about 300, 000 women in US SEER cancer registries. Lancet Oncol, 2005, 6（8）: 557-565.

［33］Nilsson G, Holmberg L, Garmo H, et al. Distribution of coronary artery stenosis after radiation for breast cancer. J Clin Oncol, 2012, 30（4）: 380-386.

［34］Marks LB, Yu X, Prosnitz RG, et al. The incidence and functional consequences of RT-associated cardiac perfusion defects.Int J Radiat Oncol Biol Phys, 2005, 63（1）: 214-223.

［35］Cardinale D, Colombo A, Torrisi R, et al. Trastuzumab-induced cardiotoxicity: clinical and prognostic implications of troponin I evaluation. J ClinOncol, 2010, 28（25）: 3910-3916.

［36］Zethelius B, Berglund L, Sundstrom J, et al. Use of multiple biomarkers to improve the prediction of death from cardiovascular causes. N Engl J Med, 2008, 358（20）: 2107-2116.

［37］Shah AM, Solomon SD. Myocardial deformation imaging: current status and future directions. Circulation, 2012, 125（2）: e244-248.

［38］Yarom R, Harper IS, Wynchank S, vet al. Effect of captopril on changes in rats' hearts induced by long-term irradiation. Radiat Res, 1993, 133（2）: 187-197.

［39］Swain SM, Whaley FS, Gerber MC, et al. Delayed administration of dexrazoxane provides cardioprotection for patients with advanced breast cancer treated with doxorubicin-containing therapy. J Clin Oncol, 1997, 15（4）: 1333-1340.

［40］Ali SA, Gupta S, Sehgal R, et al. Survival outcomes in pregnancy associated breast cancer: a retrospective case control study. Breast J, 2012, 18（2）: 139-144.

［41］Psyrri A, Burtness B. Pregnancy-associated breast cancer. Cancer J, 2015, 11（2）: 83-95.

［42］Zagouri F, Sergentanis TN, Chrysikos D, et al. Trastuzumab administration during pregnancy: a systematic review and meta-analysis. Breast Cancer Res Treat, 2013, 137（2）: 349-357.

［43］Zagouri F, Psaltopoulou T, Dimitrakakis C, et al. Challenges in managing breast cancer during pregnancy. J Thorac Dis, 2013, Suppl 1: S62-67.

［44］Andrade JMd, Brito LGO, Moises ECD, et al. Trastuzumab use during pregnancy: long-term survival after locally advanced breast cancer and long-term infant follow-up. Anti- Cancer Drugs, 2016, 27（4）: 369-372.

［45］Griffiths RI, Lalla D, Herbert RJ, et al. Infused therapy and survival in older patients diagnosed with metastatic breast cancer who received trastuzumab. Cancer Invest, 2011, 29（9）: 573-584.

［46］Sanguinetti A, Polistena A, Lucchini R, et al. Breast cancer in older women: What factors affect the treatment? International Journal of Surgery, 2014, 12（Suppl 2）: S177-S180.

5

［47］Petrakis IE，Paraskakis S. Breast cancer in the elderly. Archives of Gerontology and Geriatrics，2010，50
　　　（2）：179-184

［48］Westphal T，Rinnerthaler G，Mlineritsch B. Adjuvant medical treatment for breast cancer in elderly and
　　　old women. Memo，2016，9：17-19.

［49］Dimitrakopoulos FI，Kottorou A，Antonacopoulou AG，et al. Early-Stage Breast Cancer in the Elderly：
　　　Confronting an Old Clinical Problem. J Breast Cancer，2015，18（3）：207-217.

［50］Sanguinetti A，Polistena A，Lucchini R，et al. Male breast cancer，clinical presentation，diagnosis and
　　　treatment：Twenty years of experience in our Breast Unit. International Journal of Surgery Case Reports，
　　　2016，20S：8-11.

［51］Bradley KL，Tyldesley S，Speers CH，et al.Contemporary systemic therapy for male breast cancer. Clin
　　　Breast Cancer，2014，14（1）：31-39.

［52］Arslan UY，Oksuzoglu B，Ozdemir N，et al. Outcome of non-metastatic male breast cancer：118 patients.
　　　Med Oncol，2012，29（2）：554-560.

［53］Sousa B，Moser E，Cardoso F.An update on male breast cancer and future directions for research and
　　　treatment.Eur J Pharmacol，2013，717（1-3）：71-83.

［54］Patel F，Achuthan R，Hyklova L，et al.Management of breast cancer in an Asian man with post-traumatic
　　　stress disorder：a case report. J Med Case Rep，2016，10（1）：77-81.

5

抗 HER2 靶向治疗耐药机制

HER2 蛋白扩增在乳腺癌中发生率约 15%~20%，是重要的治疗靶点之一。曲妥珠单抗是目前应用最广泛的抗 HER2 药物，无论在早期乳腺癌的新辅助治疗和辅助治疗，还是在晚期乳腺癌的姑息治疗中，曲妥珠单抗联合化疗均能显著改善 HER2 阳性乳腺癌患者预后。然而，仍有近 15% 的患者对曲妥珠单抗天然耐药，即使是初始使用有效的晚期患者，大部分最终都将出现继发耐药。曲妥珠单抗耐药机制的研究逐渐成为重要课题，并在此基础上涌现了一批针对不同耐药机制的新型抗 HER2 药物，如拉帕替尼、帕妥珠单抗、T-DM1 等，同时针对这些药物的耐药机制也开展了大量研究。本章将系统阐述抗 HER2 药物的耐药机制。

第一节 ERBB 通路概述

ERBR 受体家族由 4 类成员组成：ERBB1（EGFR），ERBB2（HER2），ERBB3 和 ERBB4。主要结构包括胞外配体结合结构域、跨膜连接区域和胞内酪氨酸激酶结构域。ERBB 受体在多种上皮、间皮以及神经来源的细胞中都有表达。正常生理条件下，ERBB 受体状态由其相应配体进行调控，通过形成自体二聚化或异体二聚化，磷酸化 ERBB 下游酪氨酸激酶区域，从而进一步引发下游胞内信号通路的逐级激活。研究发现，EGFR 和 HER2 在多种人类肿瘤中异常表达，并常常造成肿瘤更高的恶性程度以及患者更差的临床预后。

ERBB 配体可分为 3 类：①表皮生长因子，transforming growth factor-α（TGF-α）以及 amphiregulin，这些因子能够与 EGFR 特异性结合。② betacellulin、heparin-binding EGF 和 epiregulin，它们能够同时与 EGFR 和 ERBB4 结合。③ neuregulins（NRGs），其中 NRG1 和 NRG2 结合 ERBB3 和 ERBB4；NRG3 和 NRG4 只能结合 ERBB4。目前没有发现任何一种配体能够结合 HER2。

HER2 发挥作用的主要机制是和其他 ERBB 家族受体组合形成异源性二聚体。ERBB2 主要的下游信号通路包括 mitogen-activated protein kinase（MAPK）和 phosphatidylinositol 3-kinase（PI3K）- AKT 通路。其他重要的 ERBB 下游信号分子包括 STATs、Src 酪氨酸激酶以及 mammalian target of rapamycin（mTOR）。

每个 ERBB 成员结构都由 4 个结构域组成（Ⅰ~Ⅳ）。其中结构域Ⅰ和Ⅲ是受体与不同多肽的结合位点，而结构域Ⅱ在受体 – 受体相互作用形成二聚化的过程中起重要作用。无配体结合的状态下，ERBB3 或 EGFR 受体形成闭合结构，其结构域Ⅱ表面被胞内分子遮挡，但 HER2 的分子构型与其他家族成员明显不同，其结构域Ⅱ的二聚化区域持续暴露在外，这一特征使其能够持续与其他受体结合。此外，研究还发现 HER2 的结构域Ⅰ~Ⅲ的排列也不同于其他受体，其活性区域隐藏在整体结构中，因此无法与配体结合。

抗 ERBB 药物的主要作用机制

目前 2 种主要的抗 ERBB 治疗药物分别是胞外抗体（mAB）以及胞内小分子酪氨酸激酶抑制剂（TKI）。首先，这两类药物都可通过抑制 ERBB 下游信号通路发挥作用。临床前研究显示靶向于 HER2 的 TKI 或单克隆抗体能够迅速下调 PI3K-AKT、MAPK、SRC 和 STAT 等通路磷酸化程度，从而抑制肿瘤细胞以及裸鼠肿瘤移植瘤增殖。研究还发现抑制 ERBB 通路磷酸化可上调细胞周期依赖激酶（CDK）抑制剂 p27 表达，同时可改变 STAT3 的活性，并降低肿瘤增殖指数，促进肿瘤细胞凋亡。

曲妥珠单抗在免疫功能正常的机体内可诱发抗体依赖的细胞介导的细胞毒性作用。曲妥珠单抗可招募单核细胞、树突状细胞以及颗粒细胞等免疫效应细胞到达肿瘤部位，树突状细胞捕获肿瘤细胞表面抗原，通过逐级传递至细胞毒效应 T 细胞以及 T 辅助细胞，激活抗肿瘤特异细胞免疫反应，同时激活 B 细胞，分泌肿瘤特异性抗体，产生抗肿瘤体液免疫反应。曲妥珠单抗还可诱导更多的 NK 细胞出现，通过非特异免疫机制杀伤肿瘤细胞。

乳腺癌动物模型的研究显示曲妥珠单抗可抑制 HER2 阳性乳腺癌血管生成，从而诱导肿瘤新生血管退化及正常化。Heregulin 能够调控血管生成因子生成，抑制 HER 家族受体能够减少 VEGF 合成。临床研究显示血管生成因子抑制剂贝伐珠单抗联合曲妥珠单抗，对于 HER2 阳性乳腺癌有较好的作用。

抗 HER2 药物的耐药机制

一、曲妥珠单抗的耐药机制

不同临床研究中原发耐药或继发耐药的定义有所差异。有研究提出，曲妥珠单抗原发耐药定义为：对于术后辅助患者，曲妥珠单抗治疗中或治疗结束后 12 个月内出现的肿瘤复发转移可视为原发耐药；对于晚期患者，含曲妥珠单抗治疗后首次复查，即 8~12 周内的影像学进展可视为原发耐药。继发耐药的定义为：对于术后辅助患者，曲妥珠单抗治疗结束后 12 个月之后出现的肿瘤复发转移视为继发耐药；对于晚期患者，含曲妥珠单抗治疗后首次影像学评估为有效或稳定，而在其后的治疗中逐渐出现的疾病进展视为继发耐药。此外，由于曲妥珠单抗难以渗透穿过血 - 脑屏障，因此脑转移作为首发或唯一脑转移的患者不应认为是曲妥珠单抗耐药。

目前有研究报道的曲妥珠单抗耐药机制包括：① HER 家族酪氨酸激酶受体参与的代偿通路激活：如 HER2/HER3 异源二聚体的形成；②非 HER 家族酪氨酸激酶受体参与

的代偿通路激活：如 MET 扩增、IGF-1R 通路、ER 通路等；③ HER2 受体的变异：如 Δ16HER2，p95HER2 表达等；④免疫杀伤效应逃逸；⑤下游信号通路的激活：如 PTEN 缺失，PIK3CA 突变激活 PI3K/Akt/mTOR 通路、Src 分子激活等；⑥基因转录水平的调控：如 miRNA 相关的耐药机制、YB-1 因子相关的耐药机制等；⑦EMT 过程参与的耐药机制等。

1. HER 家族酪氨酸激酶受体参与的代偿通路激活　HER2 的激活不依赖配体的结合，而是依靠形成同源二聚体或与 ERBB 其他家族成员形成异源二聚体。曲妥珠单抗结合在 HER2 的Ⅳ型结构域，但该结构域并不参与受体间二聚化的形成，因此曲妥珠单抗治疗的情况下，肿瘤细胞仍可通过 ERBB 配体的旁分泌或自分泌，诱导形成 HER2 参与的异体二聚化，从而产生对曲妥珠单抗的抵抗。目前已有研究结果显示曲妥珠单抗无法抑制能够自分泌 EGFR 配体的肿瘤细胞，同时也无法抑制配体诱导的 ERBB2 参与的异体二聚化及其下游信号通路激活。

临床研究显示曲妥珠单抗耐药肿瘤组织中可检测到磷酸化 EGFR 和 EGFR/HER2 异源二聚体表达增高，并且 ERBB3 在 HER2 阳性乳腺癌细胞中有重要的维持细胞增殖作用，而 HER2 同源二聚体水平与患者对曲妥珠单抗的敏感性及治疗后长期生存率有关。

2. 非 HER 家族酪氨酸激酶受体参与的代偿通路激活

（1）IGF-1R：Insulin-like growth factor-1 receptor（IGF-1R）是另一类可诱导曲妥珠单抗耐药的通路。该通路与 RAS-MAPK 及 PI3K-AKT 通路存在信号交叉，在肿瘤细胞生长、增殖和凋亡过程中起到重要作用。

过表达 IGF-1R 后，曲妥珠单抗敏感 SKBR3 人类乳腺癌细胞系出现曲妥珠单抗耐药。同其原代细胞相比，耐药细胞中 CDK 抑制剂 p27 表达明显降低。由于曲妥珠单抗是通过升高 p27 表达，抑制 cyclinE-CDK2 复合物形成，降低酶活性从而造成细胞 G_1 期阻滞。因此，p27 水平降低可能是 IGF-1R 过表达细胞对曲妥珠单抗不敏感的原因。在耐药后的 SKBR3 细胞中，再次引入 p27，可以恢复对曲妥珠单抗的敏感性。另一方面，IGF-1R 还可同 HER2、HER3 等形成异源二聚体，激活 HER2 下游信号。体外研究发现，降低 IGF-1R 表达可增强细胞系对曲妥珠单抗的敏感性。破坏 IGF-1R 同 HER2，HER3 形成的异源二聚体可逆转肿瘤细胞对曲妥珠单抗的耐药性。临床资料发现 IGF-1R 阳性患者接受曲妥珠单抗联合长春瑞滨的新辅助治疗后，pCR 率显著低于 IGF-1R 阴性组。体外研究观察到，曲妥珠单抗治疗同时抑制 IGF-1R 通路可以产生对于 HER2 过表达乳腺癌细胞的协同抑制作用。

（2）雌激素受体通路：雌激素受体属于类固醇类激素受体家族，是一类由雌激素激活的胞内转录因子。配体结合后激活雌激素受体，产生自身二聚化并结合在特定的 DNA 序列上，形成雌激素反应元件，调控包括细胞增殖、侵袭、转移和凋亡抑制在内的基因。雌激素受体通路与 ERBB 通路间存在显著的信号交叉。ER 结构上包含可与 ERBB2 相互作用的结构域。研究发现体外雌激素治疗可激活细胞 EGFR/ERBB2、PI3K-AKT 和 MAPK 等多条信号通路，ER 还可直接结合 PI3K 的 p85 调节亚基。另一方面，AKT、MAPK 和 p38 MAPK 都能诱导 ER 磷酸化，同时，EGFR 和 ERBB2 异常表达也与内分泌治疗耐药有关。降低乳腺癌细胞 ERBB2 表达可逆转他莫昔芬耐药，长期激素剥夺处理可在细胞水平模拟

6

芳香化酶抑制剂治疗后的体内环境，而经过这种处理的 MCF7 细胞出现 ERBB2 上调，提示其在 AI 治疗耐药中可能扮演重要角色。

同时，临床前数据显示 ER 激活是 ER/HER2 阳性乳腺癌细胞经曲妥珠单抗治疗后耐药的机制之一。ER/HER2 阳性乳腺癌在化疗联合抗 HER2 药物的新辅助治疗中 pCR 率显著低于 ER 阴性患者。ER 能够调控包括 IGF-1R、Cyclin D1、bcl-2、VEGFR、HER 受体家族以及 amphiregulin 和 TGF-α 等多个重要分子的表达。同时，还有少部分 ER 离开细胞核，定位于细胞质内，这部分 ER 的激活增加了胞质内第二信使的传递，也激活了胞内多种酪氨酸激酶如 IGF-1R、EGFR 和 HER2 等，此外，ER 还能够与蛋白激酶如 PI3K、Src 等相互作用。临床研究显示，同时抑制 HER2 和 ER 通路对于 ER/HER2 阳性乳腺癌患者更加有效，并能够延缓耐药的发生。

（3）c-MET 基因扩增：c-MET 是由 MET 癌基因编码的受体型酪氨酸激酶，主要分布于表皮和内皮细胞中，通过与肝细胞样生长因子（HGF）结合，c-MET 受体二聚化，自身磷酸化并激活了下游信号通路，包括 MAPK、PI3K 以及转录激活信号。C-MET 基因过表达被证明与乳腺癌细胞的浸润能力增强有关。

研究表明，c-MET 基因在乳腺癌中的过表达与患者更差的无疾病复发时间密切相关，并可能是曲妥珠单抗耐药的标志物。c-MET 过表达发生在 25% 的 HER2 阳性乳腺癌组织中，下调 c-MET 表达可逆转细胞对曲妥珠单抗的耐药。Foretinib 是一种 MET 多激酶抑制剂，细胞系研究证实其与厄罗替尼或拉帕替尼结合后，有助于抑制 MET 扩增或过表达的肿瘤细胞生长。此外，存在 HGF 时，这些细胞系对拉帕替尼的敏感性下降，也提示 MET 激活能够降低 HER1/2 抑制剂的敏感性。许多靶向 MET 的治疗药物，包括酪氨酸激酶抑制剂和单克隆抗体，都正在研究中。Cabozantinib 是一类小分子酪氨酸激酶抑制剂，靶向于 c-MET 和 VEGFR2，目前有研究评价其结合曲妥珠单抗治疗有脑转移的 HER2 阳性乳腺癌（NCT02260531）。

3. HER2 受体的变异

（1）MUC4 的表达：MUC4 属于膜相关蛋白，对上皮细胞有着重要的保护作用，研究发现，MUC4 的亚基 ASGP-2 可通过 EGF 样结构与 HER2 结合，在空间上掩盖曲妥珠单抗与 HER2 结合位点，并增加 HER2 磷酸化，将 MUC4 基因敲除后，可恢复曲妥珠单抗耐药细胞株 JIMT-1 对曲妥珠单抗的敏感性。

（2）Δ16HER2：由于不同剪切位点造成的 HER2 蛋白不同构型与抗 HER2 药物疗效有关。一些 HER2 剪切体在肿瘤细胞中有促进生长或增殖的作用。在 HER2 阳性乳腺癌中，促癌剪切体 Δ16HER2 缺少外显子 20 编码的 16 个氨基酸，可持续激活 HER2 受体，造成下游信号增强、恶性转化能力提高以及转移潜能提升，并在体外研究中降低了曲妥珠单抗与 HER2 的结合，同时抑制 PTEN 活性，造成曲妥珠单抗耐药。这些剪切体还能够促进形成 HER2 更加稳定的同源二聚体，体现了其促癌潜能。

（3）p95HER2：由于金属蛋白酶的降解作用，或编码 HER2 基因转录翻译中出现的异常，部分 HER2 蛋白缺少胞外结构域（extracellular domain，ECD），遗留部分即为分子量为 95kDa 的截断 HER2 蛋白（p95HER2）。p95HER2 缺少同曲妥珠单抗等抗 ERBB2 抗体药物连接的胞外区域，同时 P95HER2 片段具有酪氨酸激酶活性，可以持续激活下游通路，故单抗类药物难以对 p95HER2 表达水平高的 HER2 阳性乳腺癌起效。而小分子 TKI 类药物拉帕替尼能够有效抑制 p95HER2 磷酸化活性，并下调下游 Akt 和 MAPK 通路的磷酸化，从而抑制肿瘤细胞生长。

许多临床前及临床数据均显示 p95HER2 高表达是曲妥珠单抗治疗效果不佳的指标之一。20%~30% HER2 阳性乳腺癌中发现 p95HER2 高表达。有研究发现 p95HER2 阳性患者同对照组相比，使用含曲妥珠单抗方案治疗后有效率显著降低（11% vs 51.4%）。定量检测 p95HER2 水平同曲妥珠单抗治疗后临床疗效的关系，发现高水平 p95HER2 患者治疗后无病生存时间、无进展生存时间及总生存时间均明显短于正常表达水平组患者。

然而有研究显示，表达 p95HER2 活性最高的部分 611CTF 的患者对曲妥珠单抗敏感性更高。611CTF 片段具有高度致癌性，其可以持续自身二聚化形成活性结构，激活下游信号通路。与 p95HER2 不同，体内研究中观察到化疗联合曲妥珠单抗能够增强 611CTF 阳性移植瘤对曲妥珠单抗的敏感性，可能的原因是化疗稳定了 HER2 蛋白结构。另一项研究检测了 NeoALTTO 临床研究标本的 p95HER2/611CTF 水平，也发现高水平的患者对曲妥珠联合紫杉醇更好的反应。

（4）热休克蛋白 90：热休克蛋白 90（Hsp90）是一种分子伴侣，能够稳定癌基因编码的蛋白。HSP90 下降能够诱导这些癌蛋白的降解。在 HER2 阳性乳腺癌中，HSP90 抑制剂与曲妥珠单抗联合表现出更好的抗肿瘤效果。17-Demethoxygeldanamycin（17-AAG）抑制 HSP90 表达，从而诱导许多癌基因编码蛋白的降解。在一项 II 期临床研究中，17-AAG 与曲妥珠单抗联合用于既往曲妥珠单抗失败的患者，有效率为 22%，临床获益率为 59%，中位 PFS 为 6 个月，中位 OS 为 17 个月。在另一项 II 期研究中，IPI-504 与曲妥珠单抗联合曲妥珠单抗也表现出一定临床疗效，提示这种治疗方案的广阔前景。

4. 免疫杀伤效应逃逸　曲妥珠单抗的作用机制部分依赖于宿主免疫系统，因此患者的固有免疫和获得性免疫功能都是调控抗 ERBB2 药物作用的重要组成部分。1992 年，有研究发现乳腺癌中淋巴浸润细胞与患者更长的生存时间有关。近期研究发现肿瘤相关浸润细胞的百分比，同患者新辅助化疗后获得更高的 pCR 有关。这一现象反映了免疫功能在影响曲妥珠单抗疗效方面的重要作用。曲妥珠单抗连接在 HER2 蛋白后，另一端可连接自然杀伤细胞、抗原呈递细胞以及免疫效应细胞的 Fc 受体，这一反应能够激活对肿瘤的细胞免疫和体液免疫。同时，这一反应受到多种因素的调控，如免疫细胞表面受体的不同形态、肿瘤抗原水平、抗体浓度以及肿瘤微环境中免疫细胞的丰度及活性等。

N9831 研究利用基因芯片技术，筛选出 87 个免疫相关基因，根据基因表达不同，将患者区分为免疫功能良好组和免疫功能不良组。其中免疫功能良好组患者接受曲妥珠单抗预后更好，而免疫功能不良组患者不能从曲妥珠单抗治疗中获益。提示免疫状态可能预测抗 HER2 药物疗效。

肿瘤细胞常出现遗传或表观遗传性改变，反映为多种肿瘤相关抗原的表达，这些抗原可加强宿主免疫系统识别能力，有助于杀伤肿瘤细胞。机体固有免疫系统缺陷是肿瘤进展的重要原因，目前研究热点如细胞毒 T 淋巴细胞抗原 4（CTLA-4）是 T 淋巴细胞的负向调节因子，PD-1（程序性细胞死亡蛋白 1）是免疫检查点蛋白，过度表达可限制 T 细胞的活性。

在新辅助研究 NeoSphere 中，T 细胞负性调节因素 PD-1 以及配体 PD-L1 的表达同患者更低的 pCR 率有关。除此以外，曲妥珠单抗治疗后的大鼠体内抑制 PD-1 或 PD-L1 表达后，可观察到更多的肿瘤细胞凋亡，提示在 HER2 阳性乳腺癌治疗中免疫检查点抑制剂的重要性，也证明宿主免疫系统的完整性对于曲妥珠单抗疗效有重要影响。未来将抗 HER2 治疗与增强免疫反应的药物如抗 CTLA-4 和 PD-1/PD-L1 抗体联合具有一定治疗前景。

5. 下游信号通路的异常激活 PI3K/AKT/mTOR 通路是 HER2 受体的下游通路，也是重要的生长因子信号通路。抗 HER2 药物通过抑制该通路活性，达到抑制肿瘤细胞增殖作用。PI3K 通路如出现不依赖 HER2 受体的持续异常激活，则会造成抗 HER2 治疗的耐药。目前有大量研究针对 PI3K/AKT/mTOR 通路中的关键分子，希望找到能够预测抗 HER2 治疗效果的分子标志物，同时设计特异的拮抗药物，希望能够逆转抗 HER2 治疗的耐药。

（1）PIK3CA 突变：PIK3CA 突变最常见的位点为外显子 9 上的 E545K 和外显子 20 上的 H1047R。这类突变可增加 PI3K 蛋白催化单位 p110α 合成，造成 PI3K 通路异常激活。体外研究证实 PIK3CA 的 H1047R 突变还可促进 HER3 和 HER4 配体 heregulin（HRG）生成，从而持续激活 PI3K-AKT 通路，造成抗 HER2 治疗耐药。多项新辅助治疗临床数据支持 PIK3CA 状态与抗 HER2 治疗疗效相关。如 GeparQuattro、GeparQuinto 和 GeparSixto 研究数据的联合分析显示携带 PIK3CA 突变的 HER2 阳性乳腺癌患者接受曲妥珠单抗或拉帕替尼治疗后，pCR 率显著低于 PIK3CA 野生型患者。NewALTTO 研究和 TRYPHAENA 研究同样发现携带 PIK3CA 的患者接受曲妥珠单抗或拉帕替尼的单药或联合治疗后，获得 pCR 的可能性显著低于 PIK3CA 野生型患者。曲妥珠单抗治疗有可能引起 PIK3CA 突变数量的改变。有研究发现曲妥珠单抗治疗失败亚组中 PIK3CA 突变发生率为 71%，而未接受曲妥珠单抗治疗组发生率仅为 44%。然而，FinHER 辅助治疗研究分析 687 名 HER2 阳性乳腺癌的结果却显示，PIK3CA 突变与曲妥珠单抗获益以及整体生存没有统计学上的显著相关性。

小分子 TKI 与靶向 PIK3CA/AKT 通路的药物联合逆转曲妥珠单抗的耐药。上述药物联合可以避免或延迟耐药的出现。目前已有针对 PIK3CA 突变的特异拮抗剂出现。体外研究中，联合 PI3K 抑制剂和 EGFR/HER2/HER3 小分子抑制剂表现出协同抑制乳腺癌细胞生长的作用，提示这是一种逆转耐药的可行方式。另一项研究中，PI3K 抑制剂 BEZ235 可逆转 PIK3CA 突变引起的 HRG 过表达。NCT01816594 新辅助治疗研究入组了新诊断的 HER2 阳性乳腺癌，随机分为接受紫杉醇＋曲妥珠单抗联合口服 PI3K 抑制剂 BKM120 或安慰剂。另一项 I 期研究评价了曲妥珠单抗联合 PI3K 抑制剂 Buparlisib 用于治疗曲妥珠单抗失败的 HER2 阳性晚期乳腺癌，结果提示较好的毒副作用以及初步的临床疗效。PI3K 多靶点抑制剂 pilaralisib 与曲妥珠单抗和化疗方案联合的研究正在进行当中。同时 PI3K α 抑制剂 BYL719 联合曲妥珠单抗和 HER3 抑制剂，也在携带 PIK3CA 突变的重度治疗后晚期 HER2

阳性乳腺癌中观察到较好的疗效。

（2）mTOR 激酶：mTOR 激酶是 PI3K-AKT 通路的重要调节元件，与肿瘤增殖活性密切相关。和 PI3K 一样，mTOR 也是磷酸化激酶家族的一员，mTOR 通路具有调控细胞营养和能量代谢的作用，也具有 PI3K-AKT 通路的调控作用。在刺激分裂信号以及营养能量足够的背景下，mTOR 传递正性信号从而介导细胞增殖。

抑制 mTOR 活性也是重要的逆转曲妥珠单抗耐药的策略之一。BOLERO-1 研究将依维莫斯加入紫杉醇和曲妥珠单抗治疗晚期 HER2 阳性乳腺癌，所有患者既往 12 个月内没有用过曲妥珠单抗或化疗。该研究未能达到主要研究终点，接受依维莫斯的患者 PFS 与安慰剂组无显著差异。但在雌激素受体阴性亚组中，依维莫斯组患者中位 PFS 为 20.27 个月，显著优于安慰剂组 13.08 个月。BOLERO-3 研究在一组既往曲妥珠单抗治疗失败的进展期乳腺癌人群中评价了 mTOR 抑制剂依维莫斯联合曲妥珠单抗逆转抗 HER2 治疗耐药的作用。患者随机接受依维莫斯（5mg/d）联合曲妥珠单抗周疗（2mg/kg）和长春瑞滨 25mg/m^2，或曲妥珠单抗联合长春瑞滨。结果显示，加入依维莫斯显著延长 PFS 约 1.2 个月。亚组分析显示大部分人群都能从依维莫斯中获益，其中激素受体阴性患者从 mTOR 抑制剂中获益更多。BOLERO1 和 BOLERO3 研究结果提示将 mTOR 抑制剂加入化疗和曲妥珠单抗方案中用于晚期 HER2 阳性乳腺癌，尤其是同时 ER 阴性患者是较好的治疗方案。

同时应格外关注依维莫斯相关不良反应。BOLERO-1 研究报道了依维莫斯治疗相关死亡原因，如肺炎、肺栓塞、呼吸衰竭、肺水肿以及气胸、肺心病等。如何谨慎有效地处理这些不良反应也是必须考虑的问题。考虑到 mTOR 抑制剂显著增加了不良反应发生率，探索能够预测疗效的生物标志物是下一步研究的重点。有研究报道 PTEN 低表达或 pS6 高表达的患者能够从依维莫斯 + 曲妥珠单抗 + 化疗中获益更多。近期利用二代测序法在 BOLERO-1 和 BOLERO-3 研究肿瘤标本中检测 282 个肿瘤相关基因后发现 PI3K 通路过度激活的亚组能够从依维莫斯中获益更多。

（3）PTEN 缺失和 Akt 激活：Phosphatase and tensin homolog（PTEN）通过去磷酸化 PIP3，下调 PI3K 活性，抑制 PI3K-Akt 信号通路。而 PTEN 缺失的肿瘤细胞则失去对 PI3K-AKT 通路的抑制功能，更容易对曲妥珠单抗耐药。PTEN 缺失发生率在乳腺癌中为 35% 左右，有研究证实 PTEN 缺失的乳腺癌细胞对曲妥珠单抗不敏感，并且 PTEN 表达可调节细胞系对曲妥珠单抗的敏感性。PTEN 缺失的乳腺癌患者同正常表达 PTEN 患者相比，抗 HER2 治疗有效率显著下降。近期的一项 META 分析对 PI3KCA 突变、PTEN 缺失以及 PI3K 通路激活对曲妥珠单抗疗效预测作用的联合分析，结果显示，只有 PTEN 缺失能够预测曲妥珠单抗治疗晚期乳腺癌耐药的发生。Akt 也是 PI3K 通路中的关键分子。近期研究评价了 Akt 抑制剂 MK2206 在 HER2 阳性乳腺癌新辅助治疗中的作用。

总而言之，PI3K/AKT/mTOR 通路在抗 HER2 治疗中扮演了重要角色，但控制这条通路的最佳时机以及最有效的靶点仍需进一步研究。目前有许多选择：如 mTOR 抑制剂、PI3K 抑制剂以及 AKT 抑制剂等，如何掌握药物毒性、性价比和疗效之间的平衡同样非常重要。

（4）Src 的激活癌：基因 Src 编码非酪氨酸激酶受体蛋白 Src 参与细胞增殖与生存。Src 同细胞表面的跨膜受体酪氨酸激酶间存在广泛的相互作用。研究数据显示，Src 激活可引起肿瘤细胞对曲妥珠单抗的耐药。在 57 例患者检测 Src 磷酸化水平，其中高水平磷酸化 Src 的患者曲妥珠单抗治疗有效率更低，疾病复发率更高，总生存时间更短。体外研究中，靶向抑制 Src 可恢复耐药细胞对曲妥珠单抗的敏感性，并在多个临床前模型中显示出抑制肿瘤生长的作用。达沙替尼是 Src 激酶抑制剂，但在一项包含 24 名抗 HER2 药物失败的 HER2 阳性乳腺癌患者的研究中，仅 1 例评价为 PR。提示单用 Src 抑制剂或许无法起到完全逆转曲妥珠单抗耐药的作用。

6. 基因转录水平的调控

（1）miRNA 的异常表达：miRNA 是广泛存在于真核生物中的一组短小、不编码蛋白质的 RNA 家族，它们是由 19~25 个核苷酸组成的单链 RNA，通过碱基互补配对的方式识别靶 mRNA，根据互补的不同程度降解或阻遏靶 mRNA 翻译，调控蛋白质表达。迄今发现 miRNA 可调控 1/3 人类基因，并广泛参与细胞增殖、凋亡、药物代谢、肿瘤发展等多种生理病理过程。2011 年 Chang 等发现 miR-21 在曲妥珠单抗耐药细胞系中表达升高，同时伴有 PTEN 蛋白表达下调。抑制 miR-21 活性或限制其同 PTEN 基因结合可恢复耐药细胞对曲妥珠单抗敏感性，提示 miR21 通过调控 PTEN 基因表达影响细胞系对曲妥珠单抗敏感性。2012 年，Eun-Jung Jung 等选择 29 例患者接受紫杉醇 + 曲妥珠单抗（PH）序贯 5-FU+ 表柔比星 + 环磷酰胺（FEC）方案新辅助化疗 4 周期，其中 pCR 18 例，未达到 pCR 11 例。对比治疗前后患者血清中 miR-210、miR-21、miR-29a、miR-126 表达水平，发现疗前血清中 miR-210 水平在非 pCR 组中显著高于 pCR 组，进一步研究发现 miR-210 水平在耐药细胞系中也显著高于敏感细胞系，提示血清疗前 miR-210 水平可预测临床曲妥珠单抗疗效，但具体机制尚未明确。2013 年 ASCO 会议报道：miR-630 在抗 HER2 药物耐药后细胞株中表达显著下降，miRNA-630 类似物可使细胞株对曲妥珠单抗敏感性升高，miRNA-630 抑制剂可使细胞株对曲妥珠单抗敏感性显著下降，进一步研究发现 miR-630 可抑制肿瘤细胞系中 IGF-1R 蛋白以及 mRNA 表达，这可能是其影响曲妥珠单抗敏感性机制之一。

（2）基因表达调控因子 YB-1：2010 年，Dhillon 等发现曲妥珠单抗耐药细胞株中转录因子 Y 盒结合蛋白 1（Y-box binding protein-1，YB-1）及 P90 核糖体 S6 激酶（p90 ribosomal S6 kinase，RSK）水平持续升高。将 YB-1 基因转染至敏感细胞系中可将其转变为耐药细胞系。进一步研究证实，YB-1 导致耐药作用是通过增加细胞系中 CD44(+) 细胞，也就是肿瘤起始细胞（tumor-initiating cells，TIC）细胞数量达到的。2012 年发现 YB-1 引起曲妥珠单抗耐药的另一机制，研究者对比敏感细胞系与耐药细胞系间基因表达及蛋白表达差异，筛选出参与获得性耐药的丝裂原活化蛋白激酶相互作用的激酶（mitogen-activated protein kinase-interacting kinase，MNK）家族蛋白。MNK-1 在耐药细胞系中持续表达升高，上调或下调 MNK-1 表达可显著影响细胞系对曲妥珠单抗的敏感性，使用药物 BI-D1870 抑制 MNK-1 激酶 RSK 活性可逆转曲妥珠单抗耐药。

7. EMT 参与的曲妥珠单抗耐药过程　2012 年研究发现 SLUG/SNAIL2 阳性的 basal/

HER2（+）细胞对曲妥珠单抗耐药，反之 SLUG/SNAIL2 阴性的 luminal/HER2（+）细胞对曲妥珠单抗敏感。将 SLUG/SNAIL2 敲除后的 Basal/HER2+ 细胞注射入小鼠体内，成瘤后的细胞恢复了曲妥珠单抗敏感性。SLUG 和 SNAIL2 都是调节 EMT 过程的重要转录因子，表明调节 EMT 过程可影响细胞对曲妥珠单抗的敏感性。近期研究发现经 EMT 处理后的 HER2 阳性细胞，除表达 EMT 标志物外，还一致出现 CD44+/CD24– 表型增多、HER2 表达降低、β 1-integrin 水平升高等变化。就此作者提出曲妥珠单抗耐药另一机制可能是在持续的用药过程中，HER2 阳性细胞在 EMT 过程作用下，出现细胞表型改变和 HER2 蛋白表达下降，导致了对曲妥珠单抗的耐药。

二、拉帕替尼的耐药机制

EGFR 在 HER2 阳性乳腺癌的发展和耐药过程中起到重要作用：EGFR 配体促成 EGFR/HER2 异源二聚体形成，随后 ATP 介导的磷酸化过程激活 PI3K/AKT 以及 MAPK 通路，进而引起细胞增殖和存活。拉帕替尼是小分子酪氨酸激酶抑制剂，作为 EGFR 和 HER2 的 ATP 竞争结合体，可逆性地结合于 EGFR/HER2 异源二聚体下游，抑制磷酸化过程以及后续信号转导，从而抑制细胞增殖，促进细胞凋亡。拉帕替尼的作用机制还包括：抑制 IGF-1R/HER2 异源二聚化的下游磷酸化。曲妥珠单抗和拉帕替尼的联合，能够同时结合胞外和胞内的 HER2 功能结构域。临床研究数据证实，通过拉帕替尼和曲妥珠单抗双重靶向 HER2，延长了晚期 HER2 阳性乳腺癌的 PFS 和临床获益率，同时也提高了局部晚期患者的 pCR 率。

在一项Ⅲ期临床研究中，HER2 阳性晚期乳腺癌患者在既往蒽环、紫杉醇、曲妥珠单抗方案失败后，被随机分为拉帕替尼 + 卡培他滨和卡培他滨单药组。拉帕替尼 + 卡培他滨组中位 TTP 为 6.2 个月，单药组为 4.3 个月，并有延长总生存的趋势。这一结果促成 FDA 批准拉帕替尼 + 卡培他滨用于治疗曲妥珠单抗失败后的晚期 HER2 阳性乳腺癌。拉帕替尼单药一线治疗 HER2 阳性乳腺癌的有效率为 24%，同曲妥珠单抗疗效相近。一项随机Ⅲ期临床研究比较紫杉醇联合拉帕替尼或紫杉醇单药一线治疗晚期乳腺癌疗效，其中 15% 为 HER2 阳性患者。在这一亚组中，联合组有效率为 63.3%，而对照组仅有 37.8%。同时联合组 TTP 也显著优于单药组，疗效与 EGFR 表达无关。

但长期暴露于拉帕替尼也会造成敏感细胞的耐药。拉帕替尼在未接受曲妥珠单抗治疗患者中的有效率为 20%，在接受曲妥珠单抗患者中有效率仅为 5%，提示两者间存在共有的耐药机制。目前有研究报道的拉帕替尼耐药机制包括：①其他酪氨酸激酶受体参与代偿通路的激活：如 HER2/HER3 异源二聚体的形成；肝细胞样生长因子调控 MET 通路持续磷酸化；AXL 通路异常激活等。② HER 受体下游通路的旁路激活：如 PI3K/Akt/mTOR 通路；Src 通路；蛋白酪氨酸激酶 6（PTK6）通路等。③非 HER 通路酪氨酸激酶的激活。④ HER 通路配体介导的耐药：如 HRG 通过促进 EGFR/HER3 异源二聚体形成，NRG1 通过促进 HER3 激活等。⑤ HER2 酪氨酸激酶结构域突变，如 HER2 T798I。⑥某些基因的扩增，

如 *TRAPPC9* 和 *NIBP* 等。⑦细胞凋亡以及细胞周期的调控。

1. 其他酪氨酸激酶受体　参与代偿通路的激活 HER3 受体在 HER2 诱导的细胞转化、肿瘤进展以及治疗耐药过程中起到重要的作用。同时 HER3 上调能够抑制靶向小分子酪氨酸激酶抑制剂的抗肿瘤效果。拉帕替尼抑制 EGFR/HER2 通路后，可造成 HER3 代偿性上调，进而引起 PI3K/AKT 以及 FOXO3A 持续激活。Foxo3A 是 FOXO 家族成员，FOXO 蛋白在多种细胞过程如细胞周期、细胞死亡、恶性转化以及 MET 过程中都起到重要作用。有研究显示，使用药物抑制 HER3 活性后能够恢复耐药乳腺癌细胞对拉帕替尼的敏感性。

HGF/MET 信号通路在靶向治疗的耐药中起重要作用。研究显示，吉非替尼耐药的非小细胞肺癌细胞中，MET 可通过与 HER3 相互作用激活下游的 PI3K 通路。另一方面，在胃癌细胞系中，MET 能够诱导对拉帕替尼的耐药：通过将 HGF 加入拉帕替尼治疗后的胃癌细胞系中，诱导 MET 磷酸化，可恢复 MAPK 和 AKT 信号通路活性，造成拉帕替尼耐药。而使用拉帕替尼联合 MET 小分子酪氨酸激酶抑制剂（PHA-665752）后，可继续杀伤拉帕替尼耐药细胞，使其恢复抑制状态。

AXL 是一种存在胞外受体和胞内酪氨酸激酶结构域的跨膜蛋白，表达与 MET 扩增有很强的相关性。AXL 表达可激活下游 AKT/mTOR 增殖通路。AXL 过表达与患者更差的预后以及肿瘤更强的侵袭性有关，在乳腺癌、结肠癌、食管癌、胃癌等肿瘤中有广泛的报道。AXL 的激活是伊马替尼耐药的重要机制之一。AXL 的激活也可诱发非小细胞肺癌中 EGFR 小分子酪氨酸激酶抑制剂的耐药。在乳腺癌的体外模型中，AXL 过表达与拉帕替尼的获得性耐药存在相关性，AXL 能够强效地促进 PI3K 调节亚基 p85 激活 PI3K，从而拮抗拉帕替尼或曲妥珠单抗的效果，而使用靶向 AXL 的酪氨酸激酶抑制剂后，细胞对 HER2 拮抗剂恢复敏感性。

2. HER 受体下游通路的旁路激活　HER 受体下游的酪氨酸激酶异常会引起抗 HER2 治疗耐药。多项研究显示拉帕替尼耐药相关的变异包括 PI3k/Akt/mTOR 以及 Src 家族因子。PI3K/Akt/mTOR 信号通路通过调节细胞增殖、凋亡以及迁移能力与肿瘤发生密切相关。PI3K 是磷酸化激酶由调节亚基（p85）和催化亚基（p110）组成。PI3K 通路也被认为是多种抗肿瘤药物的重要耐药原因。事实上，磷酸化 Akt 的调节以及 Akt 下游基因的调控情况在拉帕替尼有效和拉帕替尼耐药的细胞中有着很大的差别。在敏感细胞中，拉帕替尼抑制 Akt 通路，并诱导 Akt 负向调节因子 FoxO3A 的表达，从而造成细胞的凋亡。在耐药细胞中，拉帕替尼抑制 Akt 的作用很弱，因此也很难诱导细胞凋亡。

近期研究发现选择性 PI3K 抑制剂 BAY80-6946 能够抑制 PI3K 信号通路，而且不管 PI3K、P53 或 PTEN 状态如何，该药物都能在肿瘤细胞中起效。将 BAY80-6946 与抗 HER2 治疗联合比任何一种药物单用都能够更好地抑制肿瘤细胞生长，并能恢复获得性耐药的敏感性。与之相反，另一项研究观察到拉帕替尼耐药细胞中 mTOR 活性增强，并且 mTOR 活性是独立于 PI3K 和其他已知的 mTOR 激活信号的。这些细胞中凋亡抑制因子水平升高，从而抑制了 caspase 通路下游细胞色素 C 的生成。使用 mTOR 抑制剂 AZD8055 能够恢复凋亡因子水平，克服拉帕替尼耐药。另一项研究中，用磷酸化蛋白质谱分析拉帕替尼耐药乳腺癌细胞系，发现高水平的 p70S6K1，提示 mTOR 通路激活可拮抗 HER2 抑制药物疗效。并且依维莫斯联合 HER1/HER2 抑制剂在乳腺癌细胞系中有效。此外，p70S6K1 也可作为反映 mTOR 活性的分子标记。因此 p70S6K1 可能是能够抑制拉帕替尼获得性耐药的分子靶点。

Src 的活性同样与拉帕替尼耐药有关。Src 是一种非受体依赖的蛋白激酶，与多条信号通路相关，与 EGFR、HER2、MET、PDGFR、IGFR 和 FGFR 等存在相互作用，因此参与调控了细胞增殖、凋亡、黏附、侵袭以及转移。有研究在拉帕替尼耐药的细胞系中发现 Src 家族激酶上调，将 HER2 和 Src 抑制剂联合后效果优于任何一种药物单用。Src 抑制剂部分抑制 PI3K 活性，从而在小鼠移植瘤模型中恢复了肿瘤对拉帕替尼的敏感性。

近期还有研究显示，Src 的过表达与 EGFR 的相互作用在拉帕替尼耐药细胞中也有重要作用。在这类细胞中，EGFR 水平和 Src 水平同步升高，并且使用 EGFR 抗体西妥昔单抗与 Src 抑制剂沙拉替尼联合拉帕替尼可以协同抑制耐药细胞生长。

Protein tyrosine kinase 6（PTK6）也是一种非受体依赖的酪氨酸激酶，也被称为 Brk，在 HER2 阳性乳腺癌中呈高表达。研究显示，在 HER2 阳性 MCF-10A 细胞中过表达 PTK6 后能够抑制拉帕替尼的抗肿瘤作用。近期研究显示，下调 PTK6 可增强凋亡因子 Bim 表达，从而诱导阿帕替尼耐药细胞的凋亡。Bim 是与多种靶向药物敏感性相关的重要指标，因此选择抑制 PTK6 可能是拉帕替尼耐药后的一种治疗方式。

3. 非 HER 通路酪氨酸激酶的激活

（1）ER 信号通路：拉帕替尼耐药的另一个机制是 HER2 通路与雌激素受体通路间的信号交叉。雌激素受体属于甾体类激素受体家族，是一类由雌激素激活的胞内转录因子。配体结合后激活雌激素受体，产生自身二聚化并结合在特定的 DNA 序列上，称为雌激素反应元件，调控包括细胞增殖、侵袭、转移和凋亡抑制在内的基因。ER 和 EGRR/HER2 通路间的信号交联在内分泌耐药中有重要作用。更重要的是，在 HER2 和 ER 双阳性肿瘤接受拉帕替尼治疗后，雌激素信号通路活性上升，这一过程也有 FoxO3A 参与，从而造成 PI3K/AKT 通路激活。此外，拉帕替尼引起的 ER 上调还伴随着抗凋亡蛋白 Bcl-2 的上调，可能引起细胞存活以及拉帕替尼耐药。因此联合靶向拉帕替尼和 ER 信号通路有助于逆转拉帕替尼的获得性耐药。

有研究发现，同时表达雌激素受体和 HER2 的肿瘤细胞中，拉帕替尼可诱导 FOXO3A 和 ER 相关蛋白的表达，并增强 ER 相关基因的转录。有假设认为拉帕替尼的耐药原因，是肿瘤细胞由 HER2 通路依赖型逐渐转变为雌激素依赖型。

（2）其他细胞内酪氨酸激酶：肿瘤细胞在长时间暴露于拉帕替尼治疗后，会出现适应性反应，表现为多种酪氨酸激酶的激活，从而引起继发性耐药。一项研究采用蛋白质组学的方法发现在拉帕替尼耐药的细胞中存在广泛的酪氨酸激酶反应性激活，其中包括受体依赖激酶：DDR1、EPHB3 和 FGFR2；受体非依赖激酶：JAK1、FAK1、SFKs、FRK 以及 YES；细胞骨架调控相关激酶：MYLK3、NEK9、MARK2、MRCKB 和 LIMK2 等

与传统靶向单个靶点的思路不同，研究者选择调控表观遗传的药物进行治疗，这类药

物在转录水平调控染色体表达，抑制其在上述激酶作用下发生重新编码。这种方法成功地抑制了拉帕替尼诱导的蛋白激酶组异常表达，并抑制了细胞系的生长。另一项研究显示细胞凋亡相关激酶 PRKACA 和 PIM1 的过度表达能够引起曲妥珠单抗和拉帕替尼的耐药，提示将 PRKACA 及其下游 Bcl-X1 抑制剂与抗 HER2 治疗联合，或许可以抑制耐药性的出现。

4. 配体介导的耐药　肿瘤细胞通过自分泌或旁分泌能够产生 HER 家族配体，配体水平能够影响抗 HER2 药物的有效性。大部分酪氨酸激酶依赖的肿瘤细胞系都能够从 HER 配体的暴露中获得耐药性。在 HER2 扩增的乳腺癌细胞系中，neuregulin-1（NRG1、HER3 的配体）促使肿瘤细胞获得对拉帕替尼的完全耐药，而 heregulin（HRG）使细胞获得部分耐药。在拉帕替尼获得性耐药的乳腺癌模型中，HRG 介导的 EGFR-HER3 二聚体形成造成细胞对拉帕替尼耐药。在一些研究中，HRG 高表达与 HER2 阳性乳腺癌患者更差的预后有关。

5. HER2 受体的突变　大约 2%~5% 的肿瘤中可观察到 HER2 突变，其中一些突变可引起 HER2 激酶激活结构域中氨基酸类型的改变。这些 HER2 突变是否具有治疗意义目前尚不明确。有研究在 Ba/F3 细胞系中随机检测所有出现的 HER2 突变，共鉴定出 17 个可引起氨基酸改变的突变位点，其中 16 个与拉帕替尼耐药可能有关，实验证实 HER2 L755S 和 T798I 与更高水平的拉帕替尼耐药有关。另外，携带 HER2 T798I 和携带 EGFR T790M 的细胞对拉帕替尼耐药水平相当，这些均提示 HER2T798I 可能与拉帕替尼耐药有一定相关性。EGFR/HER2/VEGFR 抑制剂 EXEL-7647（tesevatinib）对大部分拉帕替尼耐药相关的突变都有抑制作用，药物结构信息显示 EXEL-7647 能够同时抑制 EGFR T790M 和 HER2 T798I 突变，因此对于由突变引起的拉帕替尼耐药也有一定作用。

6. 基因扩增　其他基因的扩增也可能导致 HER2 抑制剂耐药。研究者在过表达 HER2 乳腺癌细胞中发现了 NIBP（TRAPPC9，trafficking protein particle complex 9）扩增，发生率约 11%。抑制 NIBP 后，拉帕替尼耐药的细胞可恢复敏感性，进一步研究证实 HER2、NIBP 和 NF-KB 信号通路间存在相关性，NIBP 通过激活 IkappaB Kinase-alpha（IKK-alpha）和 inhibitor/NF-kappa-B complex（IKBKB）上调 NF-kB 活性，引起拉帕替尼耐药。因此靶向 NF-KB 通路可能也具有增强 HER2 拮抗剂有效性的作用。

7. 细胞凋亡以及细胞周期的调控　HER2 信号通路激活的最终效果是抑制细胞正常死亡，因此调控凋亡通路可能造成抗 HER2 治疗耐药。如高水平 Bcl-2 样蛋白 11（BIM），一种凋亡前蛋白，与对拉帕替尼的敏感性有关。

在体外环境中，PTK6 的下调，一种非受体的酪氨酸激酶抑制剂，在拉帕替尼耐药的 HER2 阳性乳腺癌细胞株中，可以增强 BIM 表达，从而诱导凋亡。T-Darpp 是 Darpp-32 蛋白的截断结构 T-Darpp 过表达后通过损伤 BIM 积累，也同曲妥珠单抗和拉帕替尼的耐药有关。

P27 kip1 是一种 CDK 抑制剂，可以抑制 cyclinE/CDK2 复合体，可以造成细胞周期阻滞。其可以被 Akt 磷酸化，随后被蛋白酶水解，从而失去作用。CycleE 的扩增或过表达与曲妥珠单抗治疗后更低的有效率以及 PFS 有关。

第四节　其他抗 HER2 药物及其耐药机制

1. 帕妥珠单抗　帕妥珠单抗通过抑制 HER2/HER3 二聚体形成，起到逆转部分曲妥珠单抗耐药，继续抑制肿瘤生长的作用。联合曲妥珠单抗和帕妥珠单抗能起到协同作用，达到更全面抑制 HER2 信号通路的效果。在 HER 蛋白下降的小鼠移植瘤模型中，联合曲妥珠单抗和帕妥珠单抗表现出很强的抗肿瘤效应。为了探索帕妥珠单抗能够克服曲妥珠单抗耐药，有研究在曲妥珠单抗失败的患者中使用帕妥珠单抗单药治疗，客观有效率和临床获益率分别为 3.4% 和 10.3%，而在接受联合用药的患者中，则达到了 17.6% 和 41.2%。基于上述结果，CLEOPATRA 研究探索了帕妥珠单抗联合曲妥珠单抗的疗效，晚期 HER2 阳性乳腺癌患者随机分为曲妥珠单抗联合多西他赛 + 安慰剂或帕妥珠单抗组。结果显示帕妥珠单抗组疗效显著优于安慰剂组，中位 PFS 为 18.7 个月 vs 12.4 个月（HR 0.69；95%CI：0.58~0.81；P<0.001）。帕妥珠单抗组中位 OS 未到达，安慰剂组为 37.6 个月（HR 0.66；95%CI：0.52~0.84；P=0.0008）。帕妥珠单抗与曲妥珠单抗联合在新辅助治疗领域同样疗效显著，NeoSphere 研究评估了双重抗 HER2 的疗效，接受多西他赛联合帕妥珠单抗和曲妥珠单抗的患者 pCR 率较曲妥珠单抗联合多西他赛组显著升高（45.8% vs. 29%，P=0.0141）；而未见化疗，只用帕妥珠单抗联合曲妥珠单抗组 pCR 率也达到 16.8%。TRYPHAENA 是另一项新辅助治疗领域的研究，比较了 3 周期 FEC+ 曲妥珠单抗联合帕妥珠单抗序贯 3 周期多西他赛；3 周期 FEC 序贯 3 周期多西他赛 + 曲妥珠单抗联合帕妥珠单抗；6 周期多西他赛联合卡铂 + 曲妥珠单抗联合帕妥珠单抗。主要研究终点为心脏毒性。三组 pCR 率相近，分别为 61.6%、57% 和 66.2%。而曲妥珠单抗联合帕妥珠单抗用于早期乳腺癌辅助治疗的 APHINITY 研究正在进行中。

目前帕妥珠单抗耐药机制研究较少。一项体外研究中选择他莫昔芬耐药后乳腺癌细胞系，发现帕妥珠单抗能够促进 HER3/EGFR 异聚体形成，并磷酸化下游的 AKT 和 ERK1/2 蛋白，造成细胞对帕妥珠单抗不敏感，提示 HER3/EGFR 异聚体形成可能在帕妥珠单抗获得性耐药中起到重要作用。

在卵巢癌细胞中，mir150 表达在帕妥珠单抗治疗的细胞系中被诱导上升，抑制 mir150 表达，可降低细胞对帕妥珠单抗的敏感性以及相应的细胞凋亡。mir150 被认为是 PI3K-AKT 通路的负向调节物质，对这些不敏感的肿瘤细胞使用 AKT 抑制剂，能够获得抗肿瘤效果。

在小鼠模型中，观察到 HER2 阳性，PIK3CA 突变乳腺癌移植瘤对曲妥珠单抗、帕妥珠单抗和泛 PI3K 抑制剂 BKM120 的获得性耐药。肿瘤在最初的 6 周治疗后明显缩小，但在 2 个月后，所有肿瘤均进展增大。检测发现耐药细胞株中出现了 p95HER2 升高，伴随 HER2 表达显著下调。

2. T-DM1　Trastuzumab-DM1（T-DM1）是一种抗体 – 化疗药物耦合而成的新型药

物。DM1 是一种抗微管类药物。T-DM1 对曲妥珠单抗耐药后的细胞系有效。EMILIA 研究比较了 T-DM1 与拉帕替尼联合卡培他滨在曲妥珠单抗和紫杉醇失败后的 HER2 阳性晚期乳腺癌中的疗效。两组中位 PFS 分别为 9.6 个月和 6.4 个月（HR 0.65；95%CI：0.55~0.77；$P<0.001$），中位生存时间分别为 30.9 个月和 25.1 个月（HR 0.68；95%CI：0.55~0.85；$P<0.001$）。III 期 TH3RESA 研究比较了三线治疗中，T-DM1 对比医师选择方案用于局部晚期或晚期 HER2 阳性乳腺癌患者的疗效。和医师选择的方案相比，T-DM1 显著延长患者 PFS 时间（6.2 个月对比 3.3 个月，HR 0.528；95%CI：0.422~0.661；$P<0.0001$），同时 T-DM1 严重不良反应发生率也显著低于对照组。另一项正在进行的研究 MARIANNE（NCT01120184）比较了 T-DM1 单药和 T-DM1 联合帕妥珠单抗、曲妥珠单抗与紫杉类药物用于一线治疗晚期乳腺癌。

目前该药物的耐药机制尚未清晰。T-DM1 原发性耐药少见，更多见的是在治疗过程中逐渐发生的继发性耐药。由于药物机制决定 DM1 以及其有效代谢产物必须在细胞质中积累超过一定阈值后才能诱导细胞死亡，因此影响药物胞内浓度的因素可能是造成继发耐药的原因，如肿瘤细胞 HER2 表达丰度低、HER2-TDM1 之间较弱的相互作用、胞内药物运输异常以及溶酶体对 T-DM1 降解异常等都可能造成 DM1 胞内水平的下降。

另一方面，药物泵出机制也可能与 T-DM1 耐药有关。多药耐药转运体的表达可能在 T-DM1 耐药中起到一定作用。另一个可能的耐药机制是 T-DM1 治疗后 NRG 表达升高，促进 HER2 与 HER3 的异体二聚化形成，激活 PI3K 通路，从而抑制 T-DM1 在乳腺癌细胞系中的细胞毒效应。

3. 来那替尼　来那替尼是口服的不可逆泛 HER 抑制剂。临床前数据提示其能够克服 HER2 阳性乳腺癌细胞系对曲妥珠单抗的原发和获得性耐药。来那替尼在接受或未接受过曲妥珠单抗治疗的患者中都能够表现出有效性。在一项 II 期临床研究中，来那替尼治疗既往曲妥珠单抗失败患者的中位 PFS 为 22.3 周，治疗未经曲妥珠单抗治疗患者的中位 PFS 为 39.6 周。客观有效率分别为 24% 和 56%。有研究比较来那替尼与拉帕替尼联合卡培他滨的疗效，结果显示来那替尼单药在 PFS 和 OS 数值上均低于联合组（4.5 个月 vs. 6.8 个月，$P=0.231$；19.7 个月 vs. 23.6 个月，$P=0.280$）。目前正在进行的研究中探索来那替尼与紫杉醇、长春瑞滨、卡培他滨以及替西罗莫司等药物联合的疗效。在一项 I/II 期研究中评估了来那替尼联合卡培他滨在未接受过拉帕替尼患者中的有效性，中位 PFS 为 40.3 个月，总生存率为 57%。目前正在进行的一项 III 期研究（NCT00915018），比较了在 HER2 阳性晚期乳腺癌一线治疗中紫杉醇周疗方案联合来那替尼或曲妥珠单抗的疗效，最常见的不良反应是腹泻（>90%）和中性粒细胞下降（50%）。

4. 其他药物　阿法替尼是另一种不可逆的 EGFR 和 HER2 酪氨酸激酶抑制剂，在一项 II 期研究中，4/21 个曲妥珠单抗耐药或曲妥珠单抗不耐受的患者获得了 PR。吉非替尼和厄罗替尼是 EGFR 酪氨酸激酶抑制剂，在晚期乳腺癌中的研究结果都令人失望。联合吉非替尼或厄罗替尼联合紫杉类药物获得客观有效率 50%~60%，但这些结果单组研究并不能得到有效的结论。西妥昔单抗和帕妥珠单抗是靶向 EGFR 的单克隆抗体，两种药物在晚期乳腺癌中都未观察到临床疗效。这一结果与临床前研究所提示的，HER2阳性乳腺癌组织中HER3磷酸化水平高于EGFR磷酸化水平是相一致的。

　　Cixutumumab（IMC-A12）是针对IGF-1R信号通路的单克隆抗体，N0733研究探索cixutumumab联合拉帕替尼和卡培他滨治疗曲妥珠单抗失败后的HER2阳性乳腺癌患者。BMS-754807是靶向于IGF-1R的小分子酪氨酸激酶抑制剂，目前正在I期临床中研究。

（撰写　袁芃　杜丰　审稿　袁芃）

参考文献

［1］Riese DJ，Stern DF. Specificity within the EGF family/ErbB receptor family signaling network. Bioessays，1998，20（1）：41-48.

［2］Yarden Y，Sliwkowski MX. Untangling the ErbB signalling network. Nat Rev Mol Cell Biol，2001，2（2）：127-137.

［3］Olayioye MA，Neve RM，Lane HA，et al. The ErbB signaling network：receptor heterodimerization in development and cancer. EMBO J，2000，19（13）：3159-3167.

［4］Schlessinger J. Common and distinct elements in cellular signaling via EGF and FGF receptors. Science，2004，306（5701）：1506-1507.

［5］Holbro T，Hynes NE. ErbB receptors：directing key signaling networks throughout life. Annu Rev Pharmacol Toxicol，2004，44：195-217.

［6］Bjornsti MA，Houghton PJ. The TOR pathway：a target for cancer therapy. Nat Rev Cancer，2004，4（5）：335-348.

［7］Ishizawar R，Parsons SJ. c-Src and cooperating partners in human cancer. Cancer Cell，2004，6（3）：209-214.

［8］Burgess AW，Cho HS，Eigenbrot C，et al. An open-and-shut case? Recent insights into the activation of EGF/ErbB receptors. Mol Cell，2003，12（3）：541-552.

［9］Garrett TP，McKern NM，Lou M，et al. Crystal structure of a truncated epidermal growth factor receptor extracellular domain bound to transforming growth factor alpha. Cell，2002，110（6）：763-773.

［10］Ogiso H，Ishitani R，Nureki O，et al. Crystal structure of the complex of human epidermal growth factor and receptor extracellular domains. Cell，2002，110（6）：775-787.

［11］Hudis CA. Trastuzumab--mechanism of action and use in clinical practice. N Engl J Med，2007，357（1）：39-51.

［12］Valabrega G，Montemurro F，Aglietta M. Trastuzumab：mechanism of action，resistance and future perspectives in HER2-overexpressing breast cancer. Ann Oncol，2007，18（6）：977-984.

［13］Pegram MD，Reese DM. Combined biological therapy of breast cancer using monoclonal antibodies directed against HER2/neu protein and vascular endothelial growth factor. Semin Oncol，2002，29（3 Suppl 11）：29-37.

［14］Wong H，Leung R，Kwong A，et al. Integrating molecular mechanisms and clinical evidence in the management of trastuzumab resistant or refractory HER2[+] metastatic breast cancer. Oncologist，2011，16

（11）：1535-1546.

［15］Luque-Cabal M，García-Teijido P，Fernández-Pérez Y，et al. Mechanisms Behind the Resistance to Trastuzumab in HER2-Amplified Breast Cancer and Strategies to Overcome It. Clin Med Insights Oncol, 2016，10（Suppl 1）：21-30.

［16］Gagliato DM，Jardim DL，Marchesi MS，et al. Mechanisms of resistance and sensitivity to anti-HER2 therapies in HER2+ breast cancer. Oncotarget，2016，7（39）：64431-64446.

［17］DiGiovanna MP，Stern DF，Edgerton SM，et al. Relationship of epidermal growth factor receptor expression to ErbB-2 signaling activity and prognosis in breast cancer patients. J Clin Oncol, 2005, 23（6）：1152-1160.

［18］Pinkas-Kramarski R，Soussan L，Waterman H，et al. Diversification of Neu differentiation factor and epidermal growth factor signaling by combinatorial receptor interactions. EMBO J，1996，15（10）：2452-2467.

［19］Gala K，Chandarlapaty S. Molecular pathways：HER3 targeted therapy. Clin Cancer Res，2014，20（6）：1410-1416.

［20］Surmacz E. Growth factor receptors as therapeutic targets：strategies to inhibit the insulin-like growth factor I receptor. Oncogene，2003，22（42）：6589-6597.

［21］Hartog H，Wesseling J，Boezen HM，et al. The insulin-like growth factor 1 receptor in cancer：old focus, new future. Eur J Cancer，2007，43（13）：1895-1904.

［22］Benz CC，Scott GK，Sarup JC，et al. Estrogen-dependent，tamoxifen-resistant tumorigenic growth of MCF-7 cells transfected with HER2/neu. Breast Cancer Res Treat，1992，24（2）：85-95.

［23］Lee AV，Cui X，Oesterreich S. Cross-talk among estrogen receptor，epidermal growth factor，and insulin-like growth factor signaling in breast cancer. Clin Cancer Res，2001，7（12 Suppl）：4429s-4435s；discussion 4411s-4412s.

［24］Simoncini T，Hafezi-Moghadam A，Brazil DP，et al. Interaction of oestrogen receptor with the regulatory subunit of phosphatidylinositol-3-OH kinase. Nature，2000，407（6803）：538-541.

［25］Bottaro DP，Rubin JS，Faletto DL，et al. Identification of the hepatocyte growth factor receptor as the c-met proto-oncogene product. Science，1991，251（4995）：802-804.

［26］Blumenschein GR，Mills GB，Gonzalez-Angulo AM. Targeting the hepatocyte growth factor-cMET axis in cancer therapy. J Clin Oncol，2012，30（26）：3287-3296.

［27］Shattuck DL，Miller JK，Carraway KL，Sweeney C. Met receptor contributes to trastuzumab resistance of Her2-overexpressing breast cancer cells. Cancer Res，2008，68（5）：1471-1477.

［28］Price-Schiavi SA，Jepson S，Li P，et al. Rat Muc4（sialomucin complex）reduces binding of anti-ErbB2 antibodies to tumor cell surfaces，a potential mechanism for herceptin resistance. Int J Cancer, 2002，99（6）：783-791.

［29］Nagy P，Friedländer E，Tanner M，et al. Decreased accessibility and lack of activation of ErbB2 in JIMT-1, a herceptin-resistant，MUC4-expressing breast cancer cell line. Cancer Res，2005，65（2）：473-482.

［30］Castiglioni F，Tagliabue E，Campiglio M，et al. Role of exon-16-deleted HER2 in breast carcinomas. Endocr Relat Cancer，2006，13（1）：221-232.

［31］Mitra D，Brumlik MJ，Okamgba SU，et al. An oncogenic isoform of HER2 associated with locally disseminated breast cancer and trastuzumab resistance. Mol Cancer Ther, 2009, 8（8）：2152-2162.

［32］Arribas J, Baselga J, Pedersen K, et al. p95HER2 and breast cancer. Cancer Res, 2011, 71（5）：1515-1519.

［33］Scaltriti M, Rojo F, Ocaña A, et al. Expression of p95HER2, a truncated form of the HER2 receptor, and response to anti-HER2 therapies in breast cancer. J Natl Cancer Inst, 2007, 99（8）：628-638.

［34］Scaltriti M, Chandarlapaty S, Prudkin L, et al. Clinical benefit of lapatinib-based therapy in patients with human epidermal growth factor receptor 2-positive breast tumors coexpressing the truncated p95HER2 receptor. Clin Cancer Res, 2010, 16（9）：2688-2695.

［35］Neckers L. Heat shock protein 90: the cancer chaperone. J Biosci, 2007, 32（3）：517-530.

［36］Modi S, Stopeck AT, Gordon MS, et al. Combination of trastuzumab and tanespimycin （17-AAG, KOS-953） is safe and active in trastuzumab-refractory HER2 overexpressing breast cancer: a phase I dose-escalation study. J Clin Oncol, 2007, 25（34）：5410-5417.

［37］Park S, Jiang Z, Mortenson ED, et al. The therapeutic effect of anti-HER2/neu antibody depends on both innate and adaptive immunity. Cancer Cell, 2010, 18（2）：160-170.

［38］Collins DM, O'Donovan N, McGowan PM, et al. Trastuzumab induces antibody-dependent cell-mediated cytotoxicity （ADCC）in HER2-non-amplified breast cancer cell lines. Ann Oncol, 2012, 23（7）：1788-1795.

［39］Perez EA, Thompson EA, Ballman KV, et al. Genomic analysis reveals that immune function genes are strongly linked to clinical outcome in the North Central Cancer Treatment Group n9831 Adjuvant Trastuzumab Trial. J Clin Oncol, 2015, 33（7）：701-708.

［40］Loibl S, von MG, Schneeweiss A, et al. PIK3CA mutations are associated with lower rates of pathologic complete response to anti-human epidermal growth factor receptor 2 （her2） therapy in primary HER2-overexpressing breast cancer. J Clin Oncol, 2014, 32（29）：3212-3220.

［41］Majewski IJ, Nuciforo P, Mittempergher L, et al. PIK3CA mutations are associated with decreased benefit to neoadjuvant human epidermal growth factor receptor 2-targeted therapies in breast cancer. J Clin Oncol, 2015, 33（12）：1334-1339.

［42］Hurvitz SA, Andre F, Jiang Z, et al. Combination of everolimus with trastuzumab plus paclitaxel as first-line treatment for patients with HER2-positive advanced breast cancer （BOLERO-1）: a phase 3, randomised, double-blind, multicentre trial. Lancet Oncol, 2015, 16（7）：816-829.

［43］André F, O'Regan R, Ozguroglu M, et al. Everolimus for women with trastuzumab-resistant, HER2-positive, advanced breast cancer （BOLERO-3）: a randomised, double-blind, placebo- controlled phase 3 trial. Lancet Oncol, 2014, 15（6）：580-591.

［44］Wu X, Senechal K, Neshat MS, et al. The PTEN/MMAC1 tumor suppressor phosphatase functions as a negative regulator of the phosphoinositide 3-kinase/Akt pathway. Proc Natl Acad Sci U S A, 1998, 95（26）：15587-15591.

［45］Wang Y, Liu Y, Du Y, et al. The predictive role of phosphatase and tensin homolog （PTEN） loss, phosphoinositol-3 （PI3） kinase （PIK3CA） mutation, and PI3K pathway activation in sensitivity to trastuzumab in HER2-positive breast cancer: a meta-analysis. Curr Med Res Opin, 2013, 29（6）：633-642.

6

［46］Yeatman TJ. A renaissance for SRC. Nat Rev Cancer，2004，4（6）：470-480.

［47］Zhang S，Huang WC，Li P，et al. Combating trastuzumab resistance by targeting SRC，a common node downstream of multiple resistance pathways. Nat Med，2011，17（4）：461-469.

［48］PeiróG，Ortiz-Martínez F，Gallardo A，et al. Src，a potential target for overcoming trastuzumab resistance in HER2-positive breast carcinoma. Br J Cancer，2014，111（4）：689-695.

［49］Gong C，Yao Y，Wang Y，et al. Up-regulation of miR-21 mediates resistance to trastuzumab therapy for breast cancer. J Biol Chem，2011，286（21）：19127-19137.

［50］Jung EJ，Santarpia L，Kim J，et al. Plasma microRNA 210 levels correlate with sensitivity to trastuzumab and tumor presence in breast cancer patients. Cancer，2012，118（10）：2603-2614.

［51］Dhillon J，Astanehe A，Lee C，et al. The expression of activated Y-box binding protein-1 serine 102 mediates trastuzumab resistance in breast cancer cells by increasing CD44+ cells. Oncogene，2010，29（47）：6294-6300.

［52］Astanehe A，Finkbeiner MR，Krzywinski M，et al. MKNK1 is a YB-1 target gene responsible for imparting trastuzumab resistance and can be blocked by RSK inhibition. Oncogene，2012，31（41）：4434-4446.

［53］Oliveras-Ferraros C，Corominas-Faja B，Cufí S，et al. Epithelial-to-mesenchymal transition（EMT）confers primary resistance to trastuzumab（Herceptin）.Cell Cycle，2012，11（21）：4020-4032.

［54］Lesniak D，Sabri S，Xu Y，et al. Spontaneous epithelial-mesenchymal transition and resistance to HER2-targeted therapies in HER2-positive luminal breast cancer. PLoS One，2013，8（8）：e71987.

［55］Medina PJ，Goodin S. Lapatinib：a dual inhibitor of human epidermal growth factor receptor tyrosine kinases.Clin Ther，2008，30（8）：1426-1447.

［56］Ryan Q，Ibrahim A，Cohen MH，et al. FDA drug approval summary：lapatinib in combination with capecitabine for previously treated metastatic breast cancer that overexpresses HER2. Oncologist，2008，13（10）：1114-1119.

［57］Jagiello-Gruszfeld A，Tjulandin S，Dobrovolskaya N，et al. A single-arm phase II trial of first-line paclitaxel in combination with lapatinib in HER2-overexpressing metastatic breast cancer. Oncology，2010，79（1-2）：129-135.

［58］Garrett JT，Olivares MG，Rinehart C，et al. Transcriptional and posttranslational up-regulation of HER3（ErbB3）compensates for inhibition of the HER2 tyrosine kinase. Proc Natl Acad Sci U S A，2011，108（12）：5021-5026.

［59］Jiang Y，Zou L，Lu WQ，et al. Foxo3a expression is a prognostic marker in breast cancer. PLoS One，2013，8（8）：e70746.

［60］Comoglio PM，Giordano S，Trusolino L. Drug development of MET inhibitors：targeting oncogene addiction and expedience. Nat Rev Drug Discov，2008，7（6）：504-516.

［61］Chen CT，Kim H，Liska D，et al. MET activation mediates resistance to lapatinib inhibition of HER2-amplified gastric cancer cells. Mol Cancer Ther，2012，11（3）：660-669.

［62］Zhang YX，Knyazev PG，Cheburkin YV，et al. AXL is a potential target for therapeutic intervention in breast cancer progression. Cancer Res，2008，68（6）：1905-1915.

［63］Mahadevan D，Cooke L，Riley C，et al. A novel tyrosine kinase switch is a mechanism of imatinib

6

resistance in gastrointestinal stromal tumors. Oncogene，2007，26（27）：3909-3919.

［64］ Elster N，Cremona M，Morgan C，et al. A preclinical evaluation of the PI3K alpha/delta dominant inhibitor BAY 80-6946 in HER2-positive breast cancer models with acquired resistance to the HER2-targeted therapies trastuzumab and lapatinib. Breast Cancer Res Treat，2015，149（2）：373-383.

［65］ Vazquez-Martin A，Oliveras-Ferraros C，Colomer R，et al. Low-scale phosphoproteome analyses identify the mTOR effector p70 S6 kinase 1 as a specific biomarker of the dual-HER1/HER2 tyrosine kinase inhibitor lapatinib（Tykerb）in human breast carcinoma cells. Ann Oncol，2008，19（6）：1097-1109.

［66］ Roskoski R. Src protein-tyrosine kinase structure，mechanism，and small molecule inhibitors. Pharmacol Res，2015，94：9-25.

［67］ Rexer BN，Ham AJ，Rinehart C，et al. Phosphoproteomic mass spectrometry profiling links Src family kinases to escape from HER2 tyrosine kinase inhibition. Oncogene，2011，30（40）：4163-4174.

［68］ Formisano L，Nappi L，Rosa R，et al. Epidermal growth factor-receptor activation modulates Src-dependent resistance to lapatinib in breast cancer models. Breast Cancer Res，2014，16（3）：R45.

［69］ Branstetter E，Holman E. A nursing model of health care：a 10-year trend analysis. NLN Publ，1989，（21-2311）：117-127.

［70］ Fagan DH，Yee D. Crosstalk between IGF1R and estrogen receptor signaling in breast cancer. J Mammary Gland Biol Neoplasia，2008，13（4）：423-429.

［71］ Schiff R，Massarweh SA，Shou J，et al. Advanced concepts in estrogen receptor biology and breast cancer endocrine resistance：implicated role of growth factor signaling and estrogen receptor coregulators. Cancer Chemother Pharmacol，2005，56（Suppl 1）：10-20.

［72］ Giuliano M，Hu H，Wang YC，et al. Upregulation of ER Signaling as an Adaptive Mechanism of Cell Survival in HER2-Positive Breast Tumors Treated with Anti-HER2 Therapy. Clin Cancer Res，2015，21（17）：3995-4003.

［73］ D'Amato V，Raimondo L，Formisano L，et al. Mechanisms of lapatinib resistance in HER2- driven breast cancer. Cancer Treat Rev，2015，41（10）：877-883.

［74］ Stuhlmiller TJ，Miller SM，Zawistowski JS，et al. Inhibition of Lapatinib-Induced Kinome Reprogramming in ERBB2-Positive Breast Cancer by Targeting BET Family Bromodomains. Cell Rep，2015，11（3）：390-404.

［75］ Moody SE，Schinzel AC，Singh S，et al. PRKACA mediates resistance to HER2-targeted therapy in breast cancer cells and restores anti-apoptotic signaling. Oncogene，2015，34（16）：2061-2071.

［76］ Wilson TR，Fridlyand J，Yan Y，et al. Widespread potential for growth-factor-driven resistance to anticancer kinase inhibitors. Nature，2012，487（7408）：505-509.

［77］ Sato Y，Yashiro M，Takakura N. Heregulin induces resistance to lapatinib-mediated growth inhibition of HER2-amplified cancer cells. Cancer Sci，2013，104（12）：1618-1625.

［78］ Xia W，Petricoin EF，Zhao S，et al. An heregulin-EGFR-HER3 autocrine signaling axis can mediate acquired lapatinib resistance in HER2+ breast cancer models. Breast Cancer Res，2013，15（5）：R85.

［79］ Trowe T，Boukouvala S，Calkins K，et al. EXEL-7647 inhibits mutant forms of ErbB2 associated with lapatinib resistance and neoplastic transformation. Clin Cancer Res，2008，14（8）：2465-2475.

6

［80］Gendreau SB, Ventura R, Keast P, et al. Inhibition of the T790M gatekeeper mutant of the epidermal growth factor receptor by EXEL-7647. Clin Cancer Res, 2007, 13（12）: 3713-3723.

［81］Wetterskog D, Shiu KK, Chong I, et al. Identification of novel determinants of resistance to lapatinib in ERBB2-amplified cancers. Oncogene, 2014, 33（8）: 966-976.

［82］Hu WH, Pendergast JS, Mo XM, et al. NIBP, a novel NIK and IKK（beta）-binding protein that enhances NF-（kappa）B activation. J Biol Chem, 2005, 280（32）: 29233-29241.

［83］Hamel S, Bouchard A, Ferrario C, et al. Both t-Darpp and DARPP-32 can cause resistance to trastuzumab in breast cancer cells and are frequently expressed in primary breast cancers. Breast Cancer Res Treat, 2010, 120（1）: 47-57.

［84］Christenson JL, Denny EC, Kane SE. t-Darpp overexpression in HER2-positive breast cancer confers a survival advantage in lapatinib. Oncotarget, 2015, 6（32）: 33134-33145.

［85］Scaltriti M, Eichhorn PJ, Cortés J, et al. Cyclin E amplification/overexpression is a mechanism of trastuzumab resistance in HER2+ breast cancer patients. Proc Natl Acad Sci U S A, 2011, 108（9）: 3761-3766.

［86］Nahta R. Pharmacological strategies to overcome HER2 cross-talk and Trastuzumab resistance.Curr Med Chem, 2012, 19（7）: 1065-1075.

［87］Cho HS, Mason K, Ramyar KX, et al. Structure of the extracellular region of HER2 alone and in complex with the Herceptin Fab. Nature, 2003, 421（6924）: 756-760.

［88］Scheuer W, Friess T, Burtscher H, et al. Strongly enhanced antitumor activity of trastuzumab and pertuzumab combination treatment on HER2-positive human xenograft tumor models. Cancer Res, 2009, 69（24）: 9330-9336.

［89］Cortés J, Fumoleau P, Bianchi GV, et al. Pertuzumab monotherapy after trastuzumab-based treatment and subsequent reintroduction of trastuzumab: activity and tolerability in patients with advanced human epidermal growth factor receptor 2-positive breast cancer. J Clin Oncol, 2012, 30（14）: 1594-1600.

［90］Swain SM, Kim SB, Cortés J, et al. Pertuzumab, trastuzumab, and docetaxel for HER2- positive metastatic breast cancer（CLEOPATRA study）: overall survival results from a randomised, double-blind, placebo-controlled, phase 3 study. Lancet Oncol, 2013, 14（6）: 461-471.

［91］He L, Hannon GJ. MicroRNAs: small RNAs with a big role in gene regulation. Nat Rev Genet, 2004, 5（7）: 522-531.

［92］Wuerkenbieke D, Wang J, Li Y, et al. miRNA-150 downregulation promotes pertuzumab resistance in ovarian cancer cells via AKT activation. Arch Gynecol Obstet, 2015, 292（5）: 1109-1116.

［93］Verma S, Miles D, Gianni L, et al. Trastuzumab emtansine for HER2-positive advanced breast cancer. N Engl J Med, 2012, 367（19）: 1783-1791.

［94］Krop IE, Kim SB, González-Martín A, et al. Trastuzumab emtansine versus treatment of physician's choice for pretreated HER2-positive advanced breast cancer（TH3RESA）: a randomised, open-label, phase 3 trial. Lancet Oncol, 2014, 15（7）: 689-699.

［95］Barok M, Joensuu H, Isola J. Trastuzumab emtansine: mechanisms of action and drug resistance. Breast Cancer Res, 2014, 16（2）: 209.

［96］Phillips GD, Fields CT, Li G, et al. Dual targeting of HER2-positive cancer with trastuzumab emtansine

6

and pertuzumab: critical role for neuregulin blockade in antitumor response to combination therapy. Clin Cancer Res, 2014, 20（2）: 456-468.

[97] Burstein HJ, Sun Y, Dirix LY, et al. Neratinib, an irreversible ErbB receptor tyrosine kinase inhibitor, in patients with advanced ErbB2-positive breast cancer. J Clin Oncol, 2010, 28（8）: 1301-1307.

[98] Chow LW, Xu B, Gupta S, et al. Combination neratinib （HKI-272） and paclitaxel therapy in patients with HER2-positive metastatic breast cancer. Br J Cancer, 2013, 108（10）: 1985-1993.

[99] Lee-Hoeflich ST, Crocker L, Yao E, et al. A central role for HER3 in HER2-amplified breast cancer: implications for targeted therapy. Cancer Res, 2008, 68（14）5878-5887.

6

抗 HER2 靶向治疗临床实践（案例）

案例一

病 例 简 介

1. **现病史** 患者女性，56 岁，因右乳癌改良根治术后 3 年余，化疗后，肝转移化疗后进展入院。2007 年 10 月 11 日行右乳癌改良根治术，术后病理：乳腺浸润导管癌 III 级，肿瘤大 1.8cm×1.5cm×1cm，腋窝淋巴结转移癌 1/14，免疫组化：ER（−），PR（−），HER2（3+）。术后表柔比星 + 紫杉醇化疗 6 周期。

2008 年 6 月 24 日发现肝转移。2008 年 6 月 ~2008 年 11 月进行多西他赛 + 卡培他滨化疗 + 曲妥珠单抗靶向治疗 6 周期，评价 PR。2008 年 11 月 ~2010 年 6 月进行卡培他滨 + 曲妥珠单抗维持治疗。2011 年 4 月 18 日肝转移瘤进展，为进一步就诊入院。

2. **既往史** 高血压病史，否认乙肝、糖尿病、心脏病等病史。

3. **实验室检查** ①血常规：WBC 7.39G/L，N 4.81G/L，Hb 111g/L，血小板 209G/L；②肝功能：ALT 19U/L，AST 24U/L，TBIL 7.9μmol/L，GLU 5.0mmol/L，TG 1.6mmol/L。

4. **影像学检查** CT：2011 年 4 月 8 日行腹盆 CT（图 7-1-1 和图 7-1-2）：肝内多发类圆形低密度影，大者约 1.5cm，考虑转移瘤。

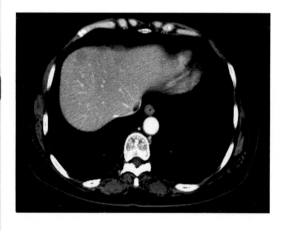 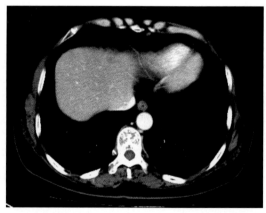

图 7-1-1　　　　　　　　　　　　　　　图 7-1-2

5. **诊断** P 右乳浸润性导管癌 $T_1N_1M_1$ IV 期

　　　　右乳改良根治术后化疗后

　　　　肝多发转移

　　　　化疗后靶向治疗后进展

临床决策与分析

1. **治疗指征**　患者乳腺癌改良根治术后，化疗后，肝多发转移一线化疗及曲妥珠单抗靶向治疗后进展，ER、PR 阴性，HER2 过表达，应进一步行二线化疗及靶向治疗控制病情。二线治疗方案：考虑曲妥珠单抗耐药，加用依维莫司靶向治疗逆转耐药。

2. **状态评估**　ECOG 评分 0 分。

（1）血常规：WBC 7.39G/L，N 4.81G/L，Hb 111g/L，血小板 209G/L。

（2）肝功能：ALT 19U/L，AST 24U/L，TBIL 7.9μmol/L，GLU 5.0mmol/L，TG1.6mmol/L。

（3）心功能：

3. **治疗方案**　长春瑞滨 44mg d1，8，15，曲妥珠单抗 280mg 首周，140mg 每周，依维莫司 5mg/d，21 天一周期。

4. **注意事项**　监测血常规、肝肾功能、左室射血分数等，注意观察依维莫司副作用如口腔溃疡，对血糖、血脂影响，非感染性肺炎等。

治 疗 过 程

1. 治疗过程

（1）2011.5~2011.6：行长春瑞滨 44mg d1，8，15，曲妥珠单抗 280mg 首周，140mg 每周，依维莫司 5mg/d，21 天一周期 ×2 周期，因Ⅳ度粒细胞下降伴发热长春瑞滨减量为 32mg。

（2）2011.6~2015.3：行长春瑞滨 32mg d1，8，15，曲妥珠单抗 140mg 每周，依维莫司 5mg/d，21 一周期 ×66 周期。评价 PR。

（3）2015.3~2015.8：曲妥珠单抗 140mg 每周，依维莫司 5mg/d，21 天一周期 ×9 周期。期间维持 PR。

（4）2015.9：复查病情进展。

2. 疗效评估及不良反应处理

（1）疗效评估：PR。

（2）不良反应：

1）化疗不良反应：Ⅳ度骨髓抑制，化疗药物减量后好转，Ⅱ度神经毒性。

2）依维莫司相关反应：轻度疲乏，血糖血脂增高，Ⅱ度口腔黏膜炎。

患者第 1、2 周期治疗期间出现Ⅳ度白血病减少并发热，考虑化疗药物相关，与依维莫司不相关，长春瑞滨减量后好转，后期出现Ⅲ度骨髓抑制，GCSF 处理后好转，未出现化疗延期或停药等。

治疗期间间断出现Ⅱ度口腔黏膜炎，考虑依维莫司相关，予对症治疗好转，未停药。2015 年 3 月 11 日化疗第 68 周期第 8 天因神经毒性Ⅱ度，考虑与长春瑞滨相关，患者要求停用长春瑞滨。

7

（3）患者轻度疲乏，血糖血脂轻度增高。

血糖血脂增高，考虑依维莫司相关副作用治疗期间出现血糖增高，最高 7.34mmol/L，饮食控制后调至正常，血脂增高，甘油三酯最高 4.54mmol/L，饮食控制后好转。

3. 预后评估　患者生存得以改善，该方案维持治疗 PFS 51 个月，患者肝转移瘤明显缩小。治疗后影像：多发肝转移明显缩小（图 7-1-3 和图 7-1-4）。

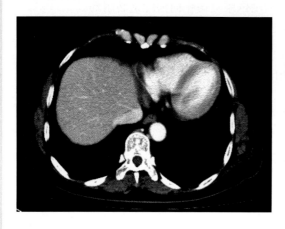 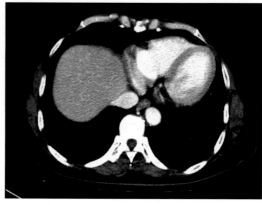

▶ 图 7-1-3　　　　　　　　　　　　　　　　▶ 图 7-1-4

经验与体会

1. 潜在的分子靶标检测　（PTEN、HER2、PI3K）曲妥珠单抗耐药的机制可能与 HER2 信号转导通路中某些下游分子的异常活化有关，如 PI3K/Akt/mTOR 信号转导通路的突变或 PTEN 蛋白磷酸酶活性下降、HER2 受体改变等。

PI3K/Akt/mTOR 信号转导通路激活将导致细胞生长、迁移、增殖等失调；前期有体外或体内试验均证实 PI3K 抑制剂能使由于 PTEN 缺失导致曲妥珠单抗耐药的乳腺癌患者肿瘤增殖速度减慢。因此，推测针对 PI3K 和（或）mTOR 的阻滞剂如依维莫司，可以诱导曲妥珠单抗耐药细胞株的再次敏感。针对曲妥珠单抗治疗后进展的乳腺癌患者，可考虑行 PTEN、HER2、PI3K 分子靶标的检测，精准治疗，选择出依维莫司联合曲妥珠单抗治疗更为合适的人群。

2. 依维莫司能否作为抗 HER2 单抗耐药后治疗的选择？　大约 25% 的乳腺癌患者分子分型为 HER2 过表达，该部分患者预后较差，肿瘤发生远处转移风险大，死亡率高。HER2 阳性乳腺癌患者曲妥珠单抗治疗失败后为临床治疗难点。关于依维莫司治疗乳腺癌的研究很多，比如 BOLERO-1、2、3。BOLERO-3 研究将曲妥珠单抗治疗失败的晚期转移性乳腺癌患者分成两组，一组给予曲妥珠单抗联合长春瑞滨治疗，另一组在曲妥珠单抗联合长春瑞滨的基础上再加用依维莫司，研究结果显示加依维莫司组能够延长 PFS 约 1.5 个月，两组差异有统计学意义。该病例在卡培他滨联合曲妥珠单抗治疗后肝转移瘤进展，予依维莫司联合长春瑞滨及曲妥珠单抗治疗，PFS 达 51 个月，提示依维莫司能克服曲妥珠单抗耐药，延长生存。

3. 依维莫司推荐剂量　多项研究推荐依维莫司 10mg/d，根据徐兵河教授在中国患者中开展的Ⅰ期临床研究，发现依维莫司 5mg/d 的方案副作用远远低于 10mg/d，并且初步疗效相当。该病例依维莫司剂量 5mg/d 联合长春瑞滨及曲妥珠单抗，PFS 达 51 个月，依维莫司相关不良反应为轻度疲乏，血糖血脂轻度增高，未出现依维莫司相关性间质性肺炎及严重毒副作用导致停药等，提示依维莫司 5mg/d 患者耐受性好，安全有效，期待大样本研究比较依维莫司 5mg/d 与 10mg/d 的疗效与安全性对比。

4. 曲妥珠单抗治疗后进展的乳腺癌患者，联合 mTOR 抑制剂和抗 HER2 治疗可获得长期生存获益。

（北京市三环肿瘤医院　欧开萍）

专家点评

曲妥珠单抗治疗后进展的 HER2 阳性型乳腺癌依旧是目前临床讨论的焦点。该患者在辅助治疗阶段未应用靶向治疗，出现肝转移后应用含有靶向治疗药物的一线方案得到了比较好的疗效。对于在靶向治疗过程中出现进展的患者，目前仍有多种治疗决策可供选择。PI3K/Akt/mTOR 通路抑制剂 —— 依维莫司就是其中之一。依维莫司联合曲妥珠单抗及化疗有可能逆转耐药，提高治疗有效率，延长患者生存。此外，Ⅲ期的 BOLERO-3 临床试验对依维莫司的疗效进行了前瞻性研究，提示依维莫司可以延长出现靶向耐药患者的疾病进展时间，在既往多线治疗的患者中仍可有一定的获益。参考这例患者的治疗经验，曲妥珠单抗耐药的乳腺癌患者可考虑行耐药相关的分子靶标检测，对该部分患者的关键肿瘤驱动基因靶点进行干预，有可能提高抗 HER2 的治疗效果，这种针对耐药机制的精准治疗策略将有望获得更好的疗效与总生存。

（点评　吴炅　马飞　审稿　吴炅）

7

案例二

病 例 简 介

1. **现病史**　患者女，40 岁，于 2012 年 10 月因晚期乳腺癌肺转移、肝转移就诊我院。该患者于 2005 年 6 月 15 日因左乳癌于我院行左乳改良根治术 +1 期成形术，术后病理诊断：浸润性导管癌Ⅰ～Ⅱ级，肿块直径 2.0cm，腋窝淋巴结 0/25，免疫组化：ER-，PR-，HER2（3+）。术后行表柔比星 + 紫杉醇辅助化疗 4 周期。2008 年 8 月出现咳嗽、咳痰、胸痛，复查 CT 显示双肺多发转移，胸膜转移。之后行曲妥珠单抗 + 多西他赛 + 卡培他滨，序贯曲妥珠单抗单药维持，最佳疗效 PR。直至 2010 年 7 月行 CT 示肺转移瘤增大，考虑进展。后曾行多程联合化疗或化疗联合靶向治疗（长春瑞滨 + 曲妥珠单抗，长春瑞滨 + 替吉奥，吉西他滨＋顺铂），均无缓解或缓解期短（最佳疗效 SD）。由于靶向治疗及化疗效果均不佳，考虑到病灶病理可能发生改变，患者 2011 年 4 月于我院行左肺下叶病灶粗针穿刺病理回报：低分化腺癌，免疫组化：ER（3+），PR（3+），HER2（−）；考虑转移自乳腺。根据病理改变，患者于 2011 年 8 月起接受他莫昔芬治疗，疾病保持稳定达 7 个月（最佳疗效 SD）。2012 年 8 月行 CT 示肺内病灶同前相仿，肝内出现新发结节，考虑肝转移。2012 年 8 月~2012 年 10 月调整治疗方案为甲地孕酮＋依托泊苷治疗，3 周期治疗后肝内病灶继续增大（疗效评价 PD）。

2. **查体**　左乳成形术后改变，右乳未及肿物，双侧腋下、锁骨上及颈部均未触及肿大淋巴结。双肺听诊呼吸音清，心律齐，腹部无压痛。

3. **既往史**　体健。

4. **实验室检查**　肝肾功能及血常规未见异常。

5. **影像学检查**　2012-8-24CT（图 7-2-1 和图 7-2-2）：双肺多发转移瘤，大部分同前相仿；肝内新出现数个结节，大者约 1.7cm×1.6cm，考虑为肝转移。

6. **病理学检查（图 7-2-3）**　2005.6 术后病理诊断：浸润性导管癌Ⅰ~Ⅱ级，肿块直径 2.0cm，腋窝淋巴结 0/25，免疫组化：ER−，PR−，HER2（3+）。2011 年 4 月左肺下叶病灶粗针穿刺病理回报：低分化腺癌，免疫组化：ER（3+），PR（3+），HER2（−）；考虑转移自乳腺。

7. **诊断**　p 左乳浸润性导管癌Ⅰ~Ⅱ级（$T_1N_0M_0$ Ⅰ期）

　　　　左乳改良根治术＋Ⅰ期成形术后辅助化疗后

　　　　肺、胸膜、淋巴结转移

　　　　多程治疗后进展

　　　　多发肝转移

7

影　像　片

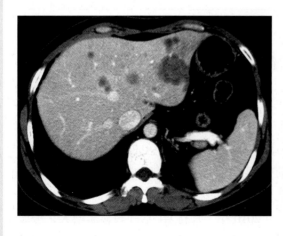
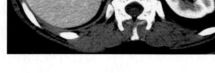

图 7-2-1　　　　　　　　　　　　　　　图 7-2-2

病　理　片

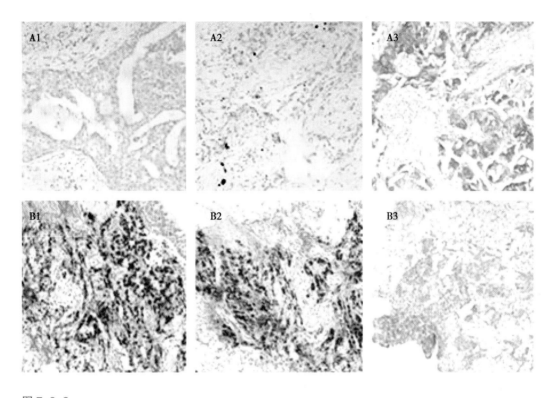

图 7-2-3

A1-3：原发灶 ER，PR，HER2 免疫组化；B1-3：肺转移灶 ER，PR，HER2 免疫组化

临床决策与分析

1. **治疗指征**　患者多发肝肺转移，内分泌治疗后进展，应行全身化疗。

2. **状态评估**　患者青年女性，一般状况好，肝肾功能及血常规未见异常。

3. **治疗方案**　行肝脏转移灶穿刺，明确肝转移灶病理。根据最新病理，行针对性全身化疗方案。

治　疗　过　程

因内分泌治疗效果不佳，我们怀疑病灶免疫组化再次发生变化，患者行肝内病灶穿刺，病理回报：分化差的癌，符合乳腺癌转移，免疫组化：ER（-），PR（-），HER2（-），Ki-67（+，20%）。2012 年 10 月 25 日起于我院行 TC 方案化疗 6 周期：紫杉醇 120mg d1，d5+ 卡铂 600mg d2/21d×6 周期。

疗效评估及不良反应处理

2 周期后复查 CT，疗效评价：PR。6 周期后复查 CT：肝脏多发转移瘤，大部分较前缩小，现大者短径约 1.1cm，左肺下叶软组织肿物，现最大截面约 4.8cm×3.8cm，较前缩小。疗效仍为 PR。不良反应：Ⅰ° 恶心，Ⅰ° 脱发，Ⅰ° 转氨酶升高，对症止吐、保肝治疗。

预 后 评 估

患者多发肺、肝转移，2008 年诊断肺转移至今生存期已 4 年余。肝转移免疫组化为三阴，全身化疗虽取得很好效果，但易产生耐药，总体评价预后不佳。

治疗后影像

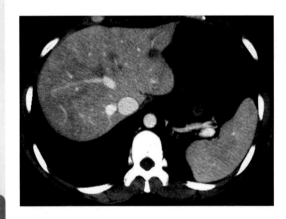 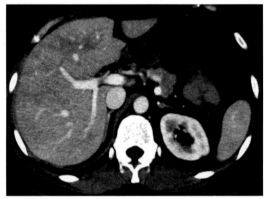

图 7-2-4   图 7-2-5

经验与体会

多项临床研究均表明乳腺癌转移灶与原发灶免疫组化存在差异这一现象较为常见。2004 年，Franco A 等人发表在 JCO 的 meta 分析显示，原发灶与转移灶中 ER 及 PR 的变化率分别为 29%（n=658）和 27%（n=418）。2012 年，瑞典研究者 Linda 等人在 JCO 发表的一项回顾性临床研究显示，原发灶与转移灶中 ER、PR 及 HER2 的变化率分别为 32.4%（n=459）、42.7%（n=430）和 14.5%（n=104）。因此 NCCN 指南中推荐在有条件的情况下对转移灶重新活检。除去免疫组化检测时的误差，肿瘤内肿瘤细胞间的异质性，内分泌治疗及靶向治疗的克隆筛选作用可能是造成肿瘤免疫组化变化的原因。

总 结

出现新发病灶，条件允许的情况下应取活检，依据最新病理结果指导治疗，可使患者获益。

（中国医学科学院肿瘤医院 兰波）

专家点评

乳腺癌原发病灶本身存在异质性，可能由多中心或多灶性病变所致，也可能由多克隆起源引起。这种异质性对临床治疗影响很大，越来越多的研究发现乳腺癌转移灶中 ER、PR、HER2 状态与原发灶相比，均可能发生不同程度的变化，导致患者治疗策略也需要随之改变。研究表明，受体由阴性转化为阳性的患者，其临床预后显著优于持续受体阴性的患者，而受体由阳性转化为阴性的患者总生存期会显著缩短。本例患者受体类型随着疾病进展多次改变，异质性强，肿瘤整体预后不好。由其他肿瘤研究获知，异质性强、突变多的肿瘤免疫原性较强，未来免疫治疗可能会有突破。

再次检测（Re-test）以及再次活检（Re-biopsy）在复发、转移性乳腺癌中具有相当重要的临床价值，对于转移的乳腺癌患者应尽量取组织活检，有助于明确诊断、提供基因表达谱以指导临床治疗决策、预后与疗效预测等，这也符合精准治疗的现代理念。对无法活检者，新型生物学技术如液态活检包括 CTC、ctDNA 检测可能进一步指导临床实践。

对于晚期乳腺癌治疗目前没有金标准，因此，指南最多推荐至一线治疗。这种情况下，临床工作中需要全面考虑；目前强调精准医疗，但临床经验也不容忽视，尤其是当临床与检测结果不符时。未来，包括乳腺癌在内的晚期肿瘤，将循证医学、精准医学、临床经验三方面相结合对临床工作很重要。

（点评 吴炅 马飞 审稿 吴炅）

案例三

病 例 简 介

1. **现病史** 患者女，60 岁，于 2015 年 2 月因晚期乳腺癌肺转移、肝转移就诊我院。2009 年 12 月患者无意中扪及左乳有一肿物，初约蚕豆大小，无疼痛、肿胀，乳头无溢液，表面皮肤无发红、破溃、皱缩，无咳嗽、咯血，无胸闷、心悸，未重视，未及时就诊，肿物逐渐增大，2011 年 1 月行左侧乳腺彩超示：左侧外象限乳腺组织回声不匀，回声紊乱，局部散在性低回声，边界不清，范围约 5.6cm×4.2cm，左侧腋下散在低回声小结节；胸部纵隔 CT 增强扫描提示"①左侧乳腺占位，符合乳腺癌；②双肺多发结节，考虑乳腺癌伴肺部转移；③左侧腋窝及纵隔内多发肿大淋巴结影，考虑转移瘤"，行左侧乳腺肿物穿刺活检，病理回报：（左乳腺）浸润性导管癌（Ⅱ级，评分5分），局灶见黏液形成。IHC：E-cadherin（＋），B-catenin 膜（＋），ER（＋，约50%），PR（＋，1%），HER2（3＋），Ki-67（＋，约10%）。诊断为"左乳浸润性导管癌（Ⅳ期，肺部及纵隔淋巴结转移）"，遂于 2010 年 12 月~2011 年 6 月开始给予"紫杉醇＋卡铂＋曲妥珠单抗"方案化疗 8 周期，之后曲妥珠单抗维持治疗至 2011 年 12 月，治疗过程顺利，无明显不良反应。治疗后左乳肿块较前明显消退，复查胸部 CT 可见肺部多发转移癌及纵隔淋巴结部分有消退。患者因经济原因停用曲妥珠单抗，改为"依西美坦 25mg qd"内分泌治疗，但患者依从性差，仅服用 3 个月。2013 年 5 月复查 CT 示右侧肾上腺新发占位。遂于 2013 年 7 月 13 日行右侧肾上腺穿刺活检，病理回报示："（右肾上腺）符合乳腺转移癌。IHC：CK：（＋）、Syn：（局灶＋）；CgA、ER、PR：（－）；Ki-67（＋，10%）"。考虑患者肿瘤有进展，排除禁忌证后，于 2013 年 7 月 27 日开始给予"卡培他滨 2.0 bid D1~14"化疗 3 周期，但患者出现手足综合征，自行停用，并未复查。2015 年 1 月患者出现咳嗽、咳痰，伴气促，活动后加剧。

2. **查体** ECOG 评分 2 级，神志清醒，发育正力型，营养良好，全身浅表淋巴结未触及肿大。双侧乳房基本对称，双侧乳房无破溃、湿疹，乳头无凹陷、歪斜，挤按无溢液、溢血，无压痛，左肺呼吸运动减弱，触诊语颤左侧减弱，左肺呼吸音低，可闻及少许干啰音，心律齐，无杂音。腹软，未触及肿块。

3. **既往史** 体健。

4. **实验室检查** 肝肾功能及血常规未见异常。

5. **影像学检查** 胸腹部 CT：左侧乳腺实质结节影分界不清，范围约 1.0cm×0.8cm，邻近皮肤稍增厚；双肺可见多发散在大小不一的小结节，较前增大增多，且左主支气管内可见赘生物，考虑转移；右侧肾上腺占位，考虑转移。

6. **病理学检查** 电子支气管镜病理提示：（左支气管新生物活检组织）结合病史及免疫组化结果，考虑乳腺非特殊型浸润性导管癌肺转移。周围肺组织血管增生，间质纤维化伴黏液变性。肿瘤免疫组化：ER（－），PR（－），TTF-1（－），HER2（3+），Ki-67（＋，8%）。

7. **诊断** p 左乳浸润性导管癌 Ⅳ 期

　　　　　　肺转移

　　　　　　纵隔、左腋窝淋巴结转移

　　　　　　化疗、靶向治疗及内分泌治疗后进展

　　　　　　右肾上腺转移

　　　　　　化疗后进展

影　像　片

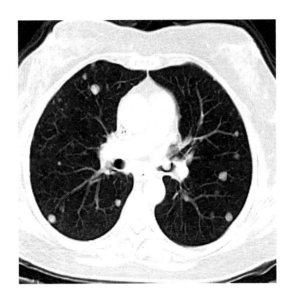

图 7-3-1

2015 年 1 月

病　理　片

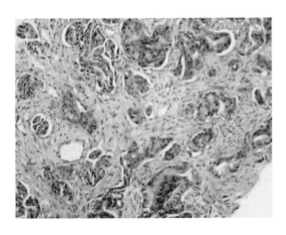

图 7-3-2

2011 年 1 月左乳肿物活检：浸润性导管癌，ER（＋，约 50%），PR（＋，1%），HER2（3 ＋），Ki-67（＋，约 10%）

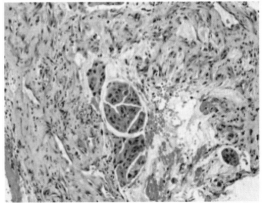

图 7-3-3

2015 年 1 月左主支气管赘生物：乳腺转移癌，ER（－）PR（－）HER2（＋＋＋），Ki-67（＋，8%）

临床决策与分析

1. 治疗指征 此次入院发现双肺多发转移较前进展，且左主支气管见赘生物，支气管镜查左主支气管赘生物病理示：符合乳腺癌转移，免疫组化 ER（−），PR（−），HER2（3+），Ki−67（+，8%）。患者气促，活动后加剧，肺部转移症状明显，故需积极给予抗 HER2 联合化疗。

2. 状态评估 患者中老年女性，肝肾功能及血常规未见异常。ECOG 评分：2 分。患者咳嗽伴气促，但考虑与左主支气管阻塞相关，无肺部感染，可予化疗。

3. 治疗方案 ①患者属 HER2 阳性转移性乳腺癌，首选治疗应该是含曲妥珠单抗为基础的治疗。临床研究显示，曲妥珠单抗与化疗药物联合效果更好。拟给予曲妥珠单抗联合长春瑞滨治疗。②患者活动后气促与左主支气管赘生物相关，拟在全身治疗的基础上给予局部治疗，即支气管镜下左主支气管赘生物冷冻或氩气刀介入治疗。

4. 注意事项 曲妥珠单抗联合化疗药物可能增加心肌损害，严重者会发生心力衰竭。应对既往史、体格检查、心电图、超声心动图 LVEF 基线评估后再开始应用曲妥珠单抗，使用期间应该每 3 个月监测心功能。

治 疗 过 程

1. 治疗过程 于 2015 年 2 月 13 日 ~2015 年 5 月 23 日予曲妥珠单抗＋长春瑞滨 q3w 化疗 4 周期，化疗期间行"纤维支气管镜氩气刀或冷冻治疗"，治疗后呼吸顺畅，咳嗽、咳痰、气喘好转。2015 年 6 月 12 日行胸腹部 CT 示双肺强化结节，病灶较前增大、增多。疗效评价 PD，遂于 2015 年 6 月 13 日开始改为曲妥珠单抗＋吉西他滨＋顺铂 q3w 方案治疗。化疗 6 周期后，疗效评价 PR，遂改为曲妥珠单抗＋吉西他滨方案维持治疗。

2. 疗效评估及不良反应处理 4 周期曲妥珠单抗＋长春瑞滨后疗效评价 PD。之后行 6 周期曲妥珠单抗＋吉西他滨＋顺铂，疗效评价 PR。不良反应为Ⅲ度骨髓抑制。

预 后 评 估

患者为晚期转移性乳腺癌，治疗主要目标为延长生存期，提高生存质量。

治疗后影像

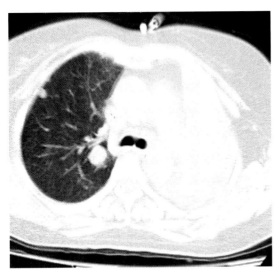

图 7-3-4

2015 年 6 月胸部 CT：左侧主支气管阻塞，伴左侧肺不张

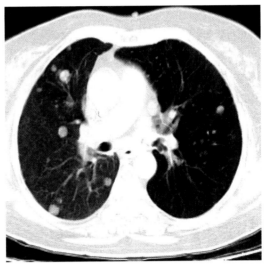

图 7-3-5

2015 年 8 月经"曲妥珠单抗＋吉西他滨＋顺铂"方案治疗及支气管镜下冷冻与氩气刀治疗后，左主支气管阻塞好转

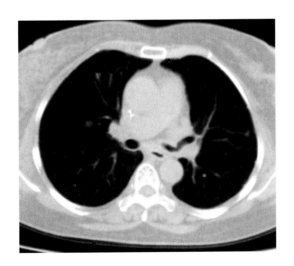

图 7-3-6

2016 年 4 月患者经"曲妥珠单抗联合吉西他滨"方案治疗后，双肺多发结节影较前明显减少

经验与体会

患者，女，60 岁，发病时处于绝经后状态，2010 年 12 月诊断晚期转移性乳腺癌，Luminal B 型（HER2 阳性），根据 NCCN 指南及中国抗癌协会乳腺癌诊治指南与规范（2015 版），首选治疗应该是含曲妥珠单抗为基础的治疗。患者当时肿瘤负荷较大，予曲妥珠单抗与化疗药物联合效果更好。给予曲妥珠单抗联合化疗（紫杉醇 + 卡铂方案）后，左侧乳腺肿瘤消失，肺部转移灶 PR，治疗效果好，但患者由于经济原因及依从性差，未接受抗 HER2 联合化疗或内分泌维持治疗，2013 年 5 月患者出现肾上腺转移，卡培他滨化疗不耐受，且未予其他抗 HER2 基础上的治疗。2015 年 1 月患者再次出现肺部新发转移，基于乳腺癌慢性病和维持治疗的理念，若患者首次治疗有效后能够继续予曲妥珠单抗联合化疗或内分泌维持治疗，也许患者无进展生存期会明显延长，从而延长其总生存时间。

本病例就诊后予"曲妥珠单抗 + 长春瑞滨"方案治疗 4 周期，但疗效评价 PD。NCCN 指南推荐经曲妥珠单抗联合化疗治疗进展后的患者采用 T-DM1 进行解救治疗。中国抗癌协会乳腺癌诊治指南与规范（2015 版）推荐若此药无法获得的情况下可考虑：拉帕替尼联合卡培他滨、曲妥珠单抗联合卡培他滨、曲妥珠单抗联合拉帕替尼或曲妥珠单抗联合其他化疗药物。多项研究显示，一线使用曲妥珠单抗疾病进展后，继续使用曲妥珠单抗比停止使用曲妥珠单抗治疗疗效更好。患者对于卡培他滨不耐受，且本例患者咳嗽、气促症状较重，需要使肿瘤迅速缩小或症状迅速缓解，因此选择联合化疗，故使用曲妥珠单抗联合吉西他滨加顺铂。治疗 6 周期后，患者临床咳嗽、气促等症状明显控制。为尽量减少化疗的毒性，提高患者的生存质量，改为"曲妥珠单抗联合吉西他滨"维持治疗，仍取得良好的治疗效果。

本病例最初发病时分子分型为 Luminal B 型（HER2 阳性），但当患者出现肾上腺及肺部转移后再次活检病理为 HER2 阳性型，患者 ER、PR 均转为阴性。而 HER2 和激素受体同时阳性的晚期乳腺癌患者中，对病情发展较慢或不适合化疗的患者，可以选择曲妥珠单抗联合内分泌治疗。若此病例未予再次活检，仅根据首次就诊时乳腺肿块穿刺的病理进行治疗则欠妥善。因此，对于晚期转移性乳腺癌，应尽可能在决定治疗方案前对转移部位进行活检，尤其是孤立性病灶，以明确诊断和重新评估肿瘤的 ER、PR 和 HER2 状态，从而指导后续的诊疗。

总　　结

HER2 阳性晚期转移性乳腺癌，首选治疗应该是含曲妥珠单抗为基础的治疗，耐药时可更换化疗药物，继续使用曲妥珠单抗仍可能获益。若经曲妥珠单抗联合化疗治疗有效，可考虑给予维持治疗。

（福建医科大学附属第一医院　谢贤和　孙立军）

专家点评

　　越来越多的研究表明，乳腺癌原发灶与转移灶之间的 ER、PR、HER2 状态可以有不同程度的变化，随之而来的对于患者的治疗策略也需要进行调整。这例患者的治疗经过很好地体现了这一点。此外，这则病例也较好地展示了在一线曲妥珠单抗联合化疗方案失败后，继续使用曲妥珠单抗，并更换细胞毒药物联合治疗所带来的临床获益。对于靶向治疗一年以上出现首次进展的患者，曲妥珠单抗仍相对敏感。当然，在继续使用抗 HER2 单抗类药物失败的情况下，也可考虑换用小分子 TKI 类抗 HER2 药物治疗。在转移性病灶负荷较大，解救治疗尽管有效，但是未达到完全缓解的患者中，主张以抗 HER2 药物及单药化疗或内分泌药物联合进行维持治疗。

（点评　吴　炅　马　飞　审稿　吴　炅）

案例四

病 例 简 介

　　1. **现病史**　患者女，37 岁，于 2014 年 12 月因左乳癌术后 4 年余，发现肝转移 20 余天就诊我院。患者 2008 年 11 月发现左侧乳腺肿物，约"花生米"大小，进行性增大；2009 年 12 月肿物直径增大至 4cm 左右，伴局部皮肤"酒窝征"；2010 年 1 月行左侧乳腺改良根治术；术后病理：肿物大小 3.6cm×3cm，乳腺浸润性导管癌 I～II 级，左侧腋窝淋巴结转移性癌（2/15），其中一枚淋巴结可见包膜内淋巴管癌栓，血管内未见癌栓。免疫组化：ER（+）、PR（3+）、HER2（3+）、Ki-67 30%。术后分期 $pT_2N_1M_0$，II B 期，Luminal B 型。2010 年 2 月 ~2010 年 7 月行 AC-T 方案化疗 8 周期。2010 年 7 月 ~2014 年 11 月口服他莫昔芬 10mg bid。2014 年 11 月复查病情复发，影像检查提示肝脏转移。2014 年 12 月 5 日于解放军总医院行肝转移瘤穿刺活检，病理：纤维组织中见低分化癌组织浸润。免疫组化：符合乳腺癌肝脏转移。ER（局灶 +）、PR（+80%）、HER2（2+）、HER1（-）、Ki-67 30%、CD10（-）、CD34（-）、CK18（+）、CK19（+）、Hepa-I（-）、GPC-3（-）、Arg-1（-）。FISH：*HER2* 基因扩增。

　　2. **查体**　周身浅表淋巴结未及肿大。皮肤巩膜无黄染。左乳缺如，左胸壁可见长约 15cm 手术瘢痕。双肺听诊呼吸音清，心律齐，腹部无压痛。

　　3. **既往史**　体健。

　　4. **实验室检查**　肝肾功能及血常规未见异常。

　　5. **影像学检查**　2014 年 11 月行腹部增强 CT 示肝右叶与尾叶交界处少血供病变，考虑肿瘤恶性病变可能性大，胆管细胞癌不除外。2014 年 11 月行腹部增强 MRI 示肝门区异常信号（5.2cm×4.8cm）考虑恶性可能性大。2014 年 11 月行 PET-CT 示肝右叶近肝门区及后下段低密度肿块，代谢增高，考虑肝转移瘤，余未见异常。

7

6. **病理学检查** 纤维组织中见低分化癌组织浸润。符合乳腺癌肝脏转移。

7. **诊断** p 左乳浸润性导管癌 II 级（$T_2N_0IM_0$ II B 期）

　　　　　　左乳癌改良根治术后

　　　　　　辅助化疗后

　　　　　　内分泌治疗后

　　　　　　肝转移

影 像 片

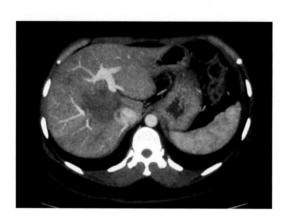

图 7-4-1

2014 年 11 月腹部增强 CT

临床决策与分析

1. **治疗指征** HER2 阳性乳腺癌患者病情快速进展，重要脏器转移，应行全身化疗联合靶向治疗。

2. **状态评估** 患者青年女性，一般状况好，肝肾功能及血常规未见异常。

3. **治疗方案**

（1）化疗：解救治疗：曲妥珠单抗、多西他赛、卡培他滨联合化疗。

（2）维持治疗：曲妥珠单抗、卡培他滨。

治 疗 过 程

1. **治疗过程** 2014 年 12 月 28 日~2015 年 5 月 10 日行解救化疗 6 周期，具体用药：曲妥珠单抗 + 多西他赛 + 卡培他滨 q3w；2015 年 11 月 12 日~2016 年 4 月 7 日维持化疗 8 周期，具体用药：曲妥珠单抗 + 卡培他滨 q3w.

2. **疗效评估及不良反应处理** 2、4、6 周期后病情评估：PR，维持化疗 8 周期后病情评估：CR。不良反应：消化道反应 0~Ⅰ度；骨髓抑制 0~Ⅱ度；手足综合征 0~Ⅲ度，卡培他滨减量。

预 后 评 估

　　患者虽出现肝转移，但通过化疗联合曲妥珠单抗治疗，达到 CR，治疗效果好，可取得较长生存期。

治疗后影像

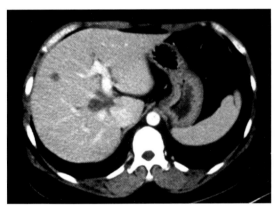

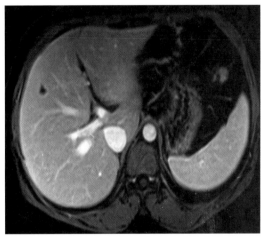

图 7-4-2
联合化疗 2 周期后

图 7-4-3
维持化疗 8 周期后

经验与体会

　　乳腺癌复发再次活检明确病理特别是明确分子分型是必要的。抗 HER2 治疗在 HER2 阳性转移性乳腺癌治疗中占重要的地位，同时抗 HER2 治疗在 HER2 阳性乳腺癌辅助治疗中亦十分重要，可延缓复发。晚期转移性乳腺癌联合化疗后 CR 可能转化为 OS 的延长。年龄轻、腋结阳性、HER2 阳性高危乳腺癌患者出现迅速的重要脏器转移，即便是激素受体阳性、继发耐药的患者，抗 HER2 治疗联合化疗较抗 HER2 治疗联合内分泌疗治疗更有优势。

总 结

　　对于 HER2 阳性乳腺癌，化疗联合曲妥珠单抗在部分患者中可取得很好疗效。联合治疗后的化疗及靶向维持治疗可延长疾病控制时间。

（河北大学附属医院　刘 斌）

专家点评

　　该例患者是一例 HR 阳性 HER2 阳性的 Luminal B 型乳腺癌，单纯内分泌治疗或化疗难以抑制其发展，辅助治疗、一线及解救治疗均应强调抗 HER2 治疗的重要性。本患者复发后肿瘤负荷较大，但经过规范的抗 HER2 联合化疗后疗效较好，临床获益明显，后续应维持抗 HER2 治疗。此外，对复发灶免疫组化的再测定也是本例患者治疗成功的关键。多项研究证实，HER2 阳性 Luminal B 型乳腺癌对单纯内分泌治疗应答不佳，而且该患者肝转移灶再次活检发现 ER 表达极低，曲妥珠单抗联合单药化疗对疾病控制有效，治疗耐受性良好，暂不宜更换维持治疗策略。

（点评　吴　炅　马　飞　审稿　吴　炅）

案例五

病 例 简 介

　　1. **现病史**　患者女，34 岁。2002 年 5 月 23 日发现左乳肿物，直径约 1.5cm，穿刺细胞学提示：发现癌细胞。临床分期：$cT_1N_0M_0$。新辅助化疗：环磷酰胺 1.0g/ 多柔比星 70mg/ 氟尿嘧啶 1500mg CIV×2 周期，肿物增大，直径约 2.5cm，疗效评价 PD。2002 年 7 月 25 日行左乳癌改良根治术，病理：浸润性导管癌，Ⅱ级，肿瘤细胞无明显退变，肿瘤大小约 1.5cm×1.5cm×1.5cm，腋窝淋巴结转移 1/14，ER+/-，PR 3+，HER2 3+。2002 年 8 月 13 日 ~2002 年 9 月 17 日术后辅助化疗紫杉醇 300mg d1/ 顺铂 50mg d2~4×2 周期。2003 年 2 月 13 日行肝脏 MRI 示肝左叶外段结节直径约 1.2cm，诊断肝脏转移瘤。2003 年 2 月 21 日行腹腔镜下双侧卵巢切除术，并于 2003 年 4 月开始阿那曲唑 1mg qd 治疗。2003 年 6 月 3 日行肝脏 MRI 示肝脏病变较前增大，约 2.2cm×2.0cm。疗效评价 PD。

　　2. **查体**　左乳缺如，右乳未及肿物，双侧腋下、锁骨上及颈部均未触及肿大淋巴结。双肺听诊呼吸音清，心律齐，腹部无压痛。

　　3. **既往史**　体健。

　　4. **实验室检查**　肝肾功能及血常规未见异常。

　　5. **影像学检查**　2003 年 6 月 3 日行肝脏 MRI 示肝脏病变较前增大，约 2.2cm×2.0cm。

　　6. **病理学检查**　2002 年 7 月 25 日行左乳癌改良根治术，病理：浸润性导管癌，Ⅱ级，肿瘤细胞无明显退变，肿瘤大小约 1.5cm×1.5cm×1.5cm，腋窝淋巴结转移 1/14，ER+/-，PR 3+，HER2 3+。

　　7. **诊断**　p 左乳浸润性导管癌 Ⅱ级（$ypT_1N_1M_0$ ⅡA 期）
　　　　　　新辅助化疗后

左乳癌改良根治术后
辅助化疗后
肝转移
内分泌治疗后进展

影 像 片

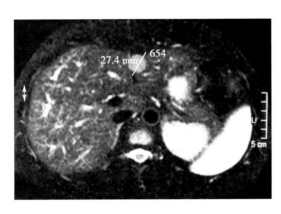

图 7-5-1

临床决策与分析

1. **治疗指征**　患者为内分泌受体阳性、HER2 阳性乳腺癌，肝转移，内分泌治疗后进展，应行全身化疗及靶向治疗。

2. **状态评估**　患者青年女性，一般状况好，肝肾功能及血常规未见异常。

3. **治疗方案**　行全身化疗联合曲妥珠单抗靶向治疗方案。

治 疗 过 程

1. **治疗过程**　2003 年 6 月 25 日~2003 年 9 月 16 日一线化疗曲妥珠单抗 156mg 1 次 / 周（首次 312mg）+ 长春瑞滨 50mg d1，8，共 4 周期。4 周期后评价疗效达 CR。此后曲妥珠单抗 156mg 1 次 / 周单药维持至今，疗效评价维持为 CR。

2. **疗效评估及不良反应处理**　4 周期后评价疗效达 CR。不良反应仅为轻度血液学毒性。曲妥珠单抗治疗期间监测心脏功能正常，未见其他特殊不良事件。

预 后 评 估

患者单发肝转移，行全身化疗联合靶向治疗后疗效达 CR，通过长期曲妥珠单抗维持治疗，疗效依旧评价为 CR，治疗效果好，预后较好。

治疗后影像

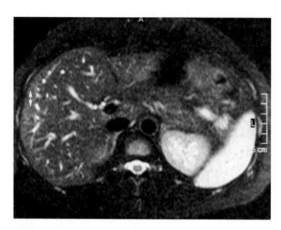

图7-5-2
4周期治疗后

经验与体会

长春瑞滨与曲妥珠单抗均为治疗乳腺癌有效的药物，两者毒性没有重叠，都可以每周给药，后续维持治疗方便，且临床前结果显示两者的协同作用。在此病例中取得很好的效果，且长期维持治疗毒性较低。

总　　结

对于HER2阳性乳腺癌，化疗联合曲妥珠单抗治疗可取得较好效果，联合治疗之后曲妥珠单抗的维持治疗方便、低毒，长期应用安全性高。

（中国医学科学院肿瘤医院　李　俏　兰　波）

专家点评

患者初治于2002年，受时代与医疗水平差异的限制，当时的处置策略并不规范，包括：新辅助治疗的指征、治疗前仅获得细胞学诊断、（新）辅助化疗方案的选择、未行辅助内分泌治疗和靶向治疗、一线仅选择AI单药治疗，等等，这些不规范诊治，一定程度上与患者术后短时间内复发，以及一线治疗无效，存在相关性，需要我们从中汲取教训。但从该患者后续的长期治疗随访中，我们仍然可以得到一些启示。对于HER2阳性的患者，如条件允许，应推荐患者尽可能地应用曲妥珠单抗靶向治疗。该患者辅助化疗期间未加入曲妥珠单抗靶向治疗，化疗结束后未行内分泌治疗，在出现病变进展后，在尝试内分泌治疗并失败后，开始进行化疗联合曲妥珠单抗治疗。在一线化疗联合抗HER2治疗取得CR后，曲妥珠单抗维持治疗近十年，疗效持续CR并耐受性好，一方面提示曲妥珠单抗对于HER2阳性乳腺癌的显著疗效，另一方面也提示靶向治疗的安全性良好，是一种理想的长期维持治疗选择。只是 HER2 靶向治疗用于肿瘤长期控制的最佳持续时间尚不明确，目前认为，持续的抗 HER2 治疗可以使 HER2 阳性的乳腺癌患者获得更长的生存获益。因此有条件的患者建议维持应用曲妥珠单抗，直至进展。但是，对于经济条件无法承受长期曲妥珠单抗维持的患者，换为其他维持治疗药物，或者间断使用曲妥珠单抗也是一种选择。

（点评 吴炅 马飞 审稿 吴炅）

案例六

病 例 简 介

1. **现病史** 患者女，55 岁，于 2016 年 1 月因晚期乳腺癌多程治疗后进展，就诊我院。患者 2012 年 9 月无意中发现左乳肿物，穿刺提示左乳癌。2012 年 9 月 24 日于北医三院行左乳癌改良根治术，术后病理：乳腺浸润性导管癌，Ⅲ级，肿块最大径 1.3cm，未见脉管瘤栓及神经侵犯，腋窝淋巴结转移性癌（0/12）。免疫组化：ER-，PR-，HER2（2+~3+）。FISH 检测示 *HER2* 基因扩增，Ki-67（+15%）。2012-10-13~2013-03-15 行吡柔比星 + 环磷酰胺序贯多西他赛方案辅助化疗 8 周期，具体为吡柔比星 65mg ivgtt D1+ 环磷酰胺 900mg ivgtt D2，q21d×4 周期，序贯多西他赛 100mg ivgtt D1，q21d×4 周期。2013 年 1 月 ~ 2014 年 1 月行曲妥珠单抗治疗 1 年。后定期复查。2015 年 5 月 21 日行腹部 MRI 示肝右下叶环形强化结节，考虑转移。双肺微小结节，大者约 0.6cm×0.6cm，建议随诊。行拉帕替尼 + 卡培他滨方案化疗 6 周期，最佳疗效 SD，6 周期后复查胸腹 CT，肝转移灶较前增大，双肺多发小结节部分较前增大，大者位于左肺下叶，约 1.1cm，考虑转移。疗效评价为 PD。二线治疗方案为长春瑞滨 + 顺铂 ×4 周期，2 周期后疗效评价为 SD，4 周期后肝转移灶较前增大，肺转移灶大致同前，疗效评价为 PD。

2. **查体** 左乳缺如，左侧胸壁可见一长约 18cm 斜行手术瘢痕，右乳未及肿物，双侧腋下、锁骨上及颈部均未触及肿大淋巴结。双肺听诊呼吸音清，心律齐，腹部无压痛。

3. **既往史** 体健。

4. **实验室检查** 肝肾功能及血常规未见异常。

5. **影像学检查** 2016 年 1 月 5 日行 CT 示肝右后叶转移灶较前增大，现大小约 2.8cm×2.0cm。

6. **病理学检查** 2012 年 9 月 24 日行术后病理示乳腺浸润性导管癌，Ⅲ级，肿块最大径 1.3cm，未见脉管瘤栓及神经侵犯，腋窝淋巴结转移性癌（0/12）。免疫组化：ER-，PR-，HER2（2+~3+）。FISH 检测示 *HER2* 基因扩增，Ki-67（+15%）。

7. **诊断** p 左乳浸润性导管癌Ⅲ级（$T_1N_0M_0$ Ⅰ期→Ⅳ期）

　　　　左乳癌改良根治术后

　　　　辅助化疗及靶向治疗后

肝转移

肺转移

一线及二线化疗后进展

影 像 片

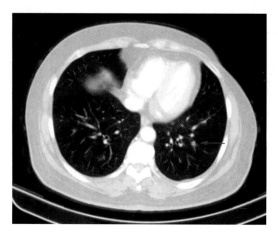

图 7-6-1

左肺转移结节

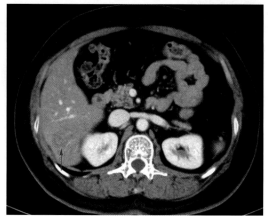

图 7-6-2

肝转移灶

临床决策与分析

1. **治疗指征** 患者晚期乳腺癌，肝、肺转移，一线及二线化疗后病情持续进展。目前肿瘤负荷较小，一般状态好，有进一步治疗指征。

2. **状态评估** 患者中年女性，一般状况好，肝肾功能及血常规未见异常。

3. **治疗方案** 完善再活检，根据检测结果，制订个体化治疗方案。

治 疗 过 程

1. **治疗过程** 因患者肺部及肝脏转移灶难以行再活检取得病理，我们为患者完善了液体活检，利用血浆中的循环肿瘤 DNA 进行二代测序，基因检测结果示 *ERBB2*（*HER2*）基因 c.2329G>T 点突变，导致氨基酸发生改变 p.V777L，突变频率为 17.7%，临床前研究显示该点突变对不可逆酪氨酸激酶抑制剂（tyrosine kinase inhibitor, TKI）阿法替尼、来那替尼敏感。2016-01-31 起予患者阿法替尼 40mg po qd 联合紫杉醇 120mg ivgtt D1，8，15，28，qm 治疗，目前仍在治疗中。

2. **疗效评估及不良反应处理** 1 周期后复查 CT：肝脏转移灶较前缩小，现大小约 1.6cm × 1.3cm，肺部转移灶同前相仿，疗效评价：PR。3 周期后复查 CT：肝脏转移灶较前

7

进一步缩小，现大小约 0.8cm×0.6cm，肺部转移灶同前大致相仿。疗效评价：PR。不良反应：Ⅰ° 骨髓抑制。

预 后 评 估

　　患者晚期乳腺癌，肺、肝转移，术后分期为ⅠA期，辅助化疗及曲妥珠单抗治疗结束后 15 个月即出现肝、肺转移，一线、二线化疗及经典抗 HER2 治疗效果均欠佳，本应预后不佳。然而通过液体活检发现 *HER2* 基因点突变，阿法替尼治疗有效，可改善患者预后。

治疗后影像

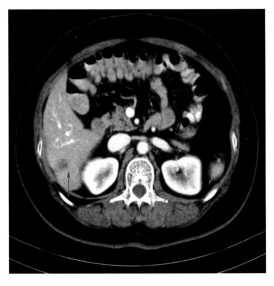

图 7-6-3
肝转移灶（治疗 1 周期后）

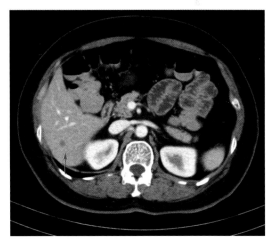

图 7-6-4
肝转移灶（治疗 3 周期后）

经验与体会

　　HER2 扩增在乳腺癌中的意义已被阐释得比较清楚，然而 HER2 突变的探寻之旅才刚刚开始。研究者最初在非小细胞肺癌中发现 *HER2* 突变也可激活 HER2 信号通路，发挥致癌作用，这一结论在胃肠、泌尿生殖肿瘤和一些肉瘤中也相继得到了验证。根据目前的文献报道，乳腺癌中 *HER2* 突变的发生率约 1.6%。本例患者所检测到的 V777L 氨基酸改变，属于发生在 HER2 激酶域的改变，能增强受体的酪氨酸激酶活性，显著提高下游信号蛋白的磷酸化水平。Bose 等人发现，该突变无论是在细胞系还是裸鼠中均能增强肿瘤细胞侵袭性和成瘤性，并对不可逆 TKI，如阿法替尼、来那替尼敏感。Boulbes 等人对 76 例 HER2

7

过表达，既往曲妥珠单抗治疗失败的晚期乳腺癌患者进行基因检测，发现了 3 个 *HER2* 基因点突变，且携带这些突变的患者从未在曲妥珠单抗治疗中获得 PR 以上的疗效，提示 *HER2* 突变也许是经典抗 HER2 治疗耐药的机制之一。

总　结

HER2 突变也可作为 HER2 信号通路激活的机制之一，促进肿瘤的发生发展。经典的抗 HER2 治疗效果不佳时，应考虑到该因素，及时完善基因检测，根据结果制订个体化治疗方案，可使患者获益。

（中国医学科学院肿瘤医院　李逸群）

专家点评

本例患者为 HER2 过表达且 *HER2* 突变的乳腺癌，目前的病例报告多集中于 HER2 阴性乳腺癌，HER2 阳性且 *HER2* 突变的报道极少。

HER2 突变的临床意义仍在探索阶段。突变位置不同，对受体功能区域的影响也不同，提示这些突变可能会干扰 HER2-TKI 作用。有研究通过程序模拟结构分析，预测出某些 *HER2* 突变可以影响可逆 TKI（如拉帕替尼）的疗效，也有研究在细胞系中对比可逆与不可逆 TKI（来那替尼 vs. 拉帕替尼）对 *HER2* 点突变的疗效，发现不可逆 TKI 的抑制作用强于可逆 TKI。该患者拉帕替尼治疗无效，更改为不可逆 TKI 阿法替尼后治疗有效，也进一步验证了这一结论。其背后的机制尚不清楚，仍有待进一步探寻。值得注意的是，尽管患者在抗 HER2 治疗的同时也接受着化疗，但既往一线及二线化疗后均很快进展，三线化疗仅为单药紫杉醇，因此抗 HER2 治疗应在其中发挥着最主要的作用。

另一方面，本例患者的治疗过程再次印证了对于无法进行再活检的晚期乳腺癌患者，液体活检可作为指导临床治疗的一种可选择手段。

最后，本例患者的治疗过程开启了抗 HER2 治疗的新思路。HER2 突变可能是经典抗 HER2 治疗耐药的机制之一，根据基因检测结果，合理选择 TKI 类药物，联合或不联合化疗也许会成为未来 *HER2* 突变患者的最佳治疗方案，但仍然需要更多的临床前和临床试验来进一步探索。

（点评　吴炅　马飞　审稿　吴炅）

案例七

病 例 简 介

1. **现病史**　患者女，58 岁，2007 年 1 月 25 日行左乳癌改良根治术，病理：左乳浸润性导管癌，3cm×1cm×1cm，淋巴结转移癌 4/16，免疫组化：ER+，PR+，HER2 3+（查 FISH：基因扩增）。2007 年 2 月 15 日~2007 年 9 月 9 日行 AC-TH 方案（表柔比星 70mg d1，60mg d2+ 环磷酰胺 1g d1/21d×4 周期，序贯紫杉醇 300mg d1+ 曲妥珠单抗 390mg d1/21d×4 周期）。2007 年 7 月开始曲妥珠单抗治疗直至 2009 年 3 月。2007 年 9 月开始阿那曲唑治疗至 2010 年 2 月。2010 年 2 月 8 日外院行 ECT 提示：骨转移。2010 年 2 月~2010 年 4 月 12 日曲妥珠单抗治疗，同时开始唑来膦酸治疗。2010 年 4 月 30 日复查 CT 示肝转移。

2. **查体**　左乳缺如，右乳未及肿物，双侧腋下、锁骨上及颈部均未触及肿大淋巴结。双肺听诊呼吸音清，心律齐，腹部无压痛。

3. **既往史**　体健。

4. **实验室检查**　肝肾功能及血常规未见异常。

5. **影像学检查**　2010 年 4 月 30 日复查 CT 示肝转移。

6. **病理学检查**　2007 年 1 月 25 日术后病理：左乳浸润性导管癌，3cm×1cm×1cm，淋巴结转移癌 4/16，免疫组化：ER+，PR+，HER2 3+（查 FISH：基因扩增）。

7. **诊断**　p 左乳浸润性导管癌（$T_2N_2M_0$ ⅢA 期）

左乳癌改良根治术后

辅助治疗后

骨转移

靶向治疗后

肝转移

影　像　片

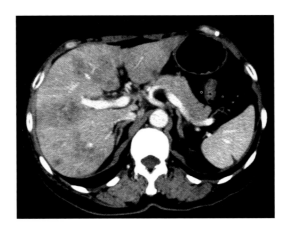

图 7-7-1

临床决策与分析

1. **治疗指征**　患者为激素受体阳性，HER2 阳性晚期乳腺癌患者，内分泌治疗中骨转移，靶向治疗后进展，多发肝转移，应行全身化疗联合靶向治疗。

2. **状态评估**　患者中年女性，一般状况好，肝肾功能及血常规未见异常。

3. **治疗方案**　行全身化疗联合靶向治疗。

治 疗 过 程

1. **治疗过程**　2010 年 5 月 7 日至今：入组 HKI-2206 临床试验，卡培他滨 1000mg 早 1500mg 晚 d1~14+HKI-272 240mg qd/21d 治疗 45 周期，近 1 年卡培他滨减量为 1000mg bid，近 6 个月停用卡培他滨。

2. **疗效评估及不良反应处理**　最佳疗效 PR，肝脏病灶 CR，骨转移 NonPR/NonPD。不良反应：Ⅰ度血液学毒性，Ⅱ度手足综合征，Ⅱ度腹泻。

预 后 评 估

患者多发骨转移、肝转移，化疗联合靶向治疗后疗效达 PR 并维持至今，肝脏病灶 CR，治疗效果好，可取得较长生存期。

治疗后影像

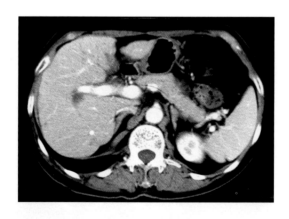

图 7-7-2

经验与体会

患者为三阳性乳腺癌患者，手术时分期较晚，存在多个复发高危因素。术后三年时在内分泌治疗过程中出现骨转移，并在之后的抗 HER2 治疗中出现多发肝转移。但换用抗 HER2 靶向 TKI HKI-272 联合化疗后，取得很好的治疗效果并维持至今。

总　　结

曲妥珠单抗耐药的晚期乳腺癌患者，仍有可能从抗 HER2 TKI 治疗中获益并取得长期生存。

（中国医学科学院肿瘤医院　李　俏）

专家点评

1. 该患者辅助治疗结束后 11 个月即出现远处转移，且一线曲妥珠单抗治疗后进展，提示存在曲妥珠单抗原发性耐药，后换用小分子 TKI 药物 Neratinib 获得较好疗效，且 PFS 已达 6 年。曲妥珠单抗原发性耐药机制之一可能是 HER2 受体胞外区的缺失，此时继续使用 TKI 仍能够对 HER2 通路产生抑制作用。

2. 患者使用 Neratinib 联合化疗超过 5 年，Neratinib 使用超过 6 年，肝脏病灶维持 CR，总体疗效维持 PR，且不良事件数量及程度并未增加，提示 Neratinib 有可能获得良好的长期耐受性，对于临床获益的患者可长期应用，治疗直至疾病进展。

3. 对于这样的病例，若后续疾病进展，T-DM1 或双靶向治疗是最佳的选择，如一种 TKI 联合曲妥珠单抗，或曲妥珠单抗联合帕妥珠单抗等，但这种双靶向治疗在国内受到药物可及性和经济支付能力的影响较大，目前暂无法开展。

（点评　吴　炅　马　飞　审稿　吴　炅）

案例八

病例简介

1. **现病史**　患者女，45 岁，于 2013 年 6 月 14 日因左乳腺肿块 1 年余，左上肢肿胀 3 个月就诊我院。该患者于 2012 年 5 月发现左乳腺肿块 1 枚，约"鸽蛋"大小，无疼痛，未予治疗。随后渐增大，自服中药（具体不详），肿块仍呈增大趋势。于 2013 年 3 月出现左侧上肢肿胀，渐渐加重并偶感麻木，遂到我院就诊。

2. **查体**　双乳表面皮肤片状红斑，左乳外上象限表面破溃，面积 20mm×10mm，其深部可扪及 100mm×80mm×70mm 大小肿块，质硬、固定、边界不清，左腋下可及约

30mm×20mm×10mm 大小肿块，质硬、固定；右乳腺中央区可扪及 80mm×80mm×7mm 大小肿块，质硬、固定，双侧锁骨上及右腋下淋巴结未及肿大。

3. 既往史 体健。

4. 实验室检查 肝肾功能及血常规未见异常。

5. 影像学检查 磁共振成像（MRI）：左乳不规则分叶状肿块，病灶大小为：110mm×83mm×58mm 符合乳腺癌 MR 表现，病灶累及左乳皮肤及乳头，BI-RADS-MRI：5 级。右乳外下象限局灶性强化灶，必要时穿刺活检除外恶性，BI-RADS-MRI：4 级。CT：双肺多发结节，多为转移。头颅未见异常。

6. 病理学检查 （左乳腺肿瘤穿刺取材）：左乳浸润性导管癌。免疫组化：ER（－）、PR（－）、Ki67（40%）、HER2（3+）。FISH 检测：*HER2* 基因扩增。

7. 诊断 p 左侧乳腺浸润性导管癌 $T_4N_2M_1$ IV期

　　　　双肺多发转移

　　　　右乳转移

影 像 片

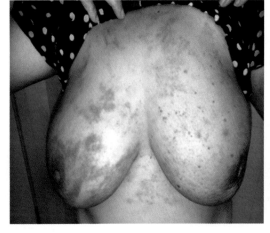
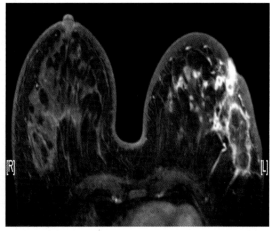

图 7-8-1　　　　　　　　　　　　　　　图 7-8-2

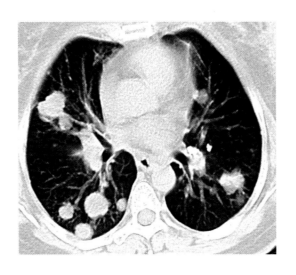

图 7-8-3

病 理 片

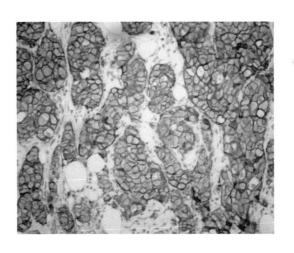

图 7-8-4

左乳腺病检免疫组化结果：HER2 3+

临床决策与分析

1. **治疗指征** 结合临床及病理检查结果，确诊为"左侧乳腺浸润性导管癌 $T_4N_2M_1$ HER2 阳性型"，需行全身治疗。

2. **状态评估** 患者中年女性，一般状况好，肝肾功能、血常规及心功能未见异常。

3. 治疗方案　紫杉醇脂质体 + 卡铂 + 曲妥珠单抗。

<h2 style="text-align:center">治 疗 过 程</h2>

1. 治疗过程　鉴于患者初诊时病变侵犯范围较广（双乳、左侧腋窝淋巴结、图 7-8-1 所示的胸壁及上腹部皮肤、双肺、肝脏），在患者暂未决定使用抗 HER2 治疗时，先给予紫杉醇脂质体 + 卡铂方案化疗，21 天为 1 周期，从第 2 周期开始，化疗方案和剂量同前，同时加用曲妥珠单抗。双乳肿瘤缩小变软，双乳腺表面皮肤红斑范围明显缩小，颜色变淡。8 个周期化疗及曲妥珠单抗治疗后，实体瘤疗效评价标准（RECIST）评分评估为部分缓解（PR）。考虑铂类药物的毒性累积，撤出卡铂，紫杉醇脂质体加曲妥珠单抗继续治疗 2 周期，病情稳定，进而撤出紫杉醇脂质体，曲妥珠单抗维持治疗。至曲妥珠单抗用满 1 年时（2014 年 6 月），患者初诊时检出的体内所有病灶均显著缩小。2014 年 6 月患者自行停用曲妥珠单抗治疗。于 2015 年 4 月 8 日因头痛并呕吐再次入院，原有病灶未见明显变化（SD），头颅 MRI 显示多发脑转移。综合患者多方面因素考虑，MDT 会诊后建议全脑放疗。放疗后头痛及呕吐症状消失，但患者拒绝进行全身治疗，于 2015 年 5 月 21 日出院。随访至 2015 年 11 月因颅高压所致呼吸循环衰竭在本地医院死亡。

2. 疗效评估及不良反应处理　自初诊时至 2015 年 4 月份，患者双乳、左侧腋窝淋巴结、胸壁及上腹部皮肤、双肺、肝脏的病灶均明显缩小甚至消失。疗效评价为部分缓解（PR）。治疗期间，除了恶心呕吐等消化系统症状，血液系统 Ⅱ ~ Ⅲ度骨髓抑制，对症治疗后得到控制，未出现其他不良反应。

<h2 style="text-align:center">预 后 评 估</h2>

患者初诊时病变侵犯双乳、左侧腋窝淋巴结、胸壁及上腹部皮肤，双肺及肝脏均为多发转移灶，病期晚，肿瘤负荷极大，临床分期为 Ⅳ 期（$T_4N_2M_1$），分子分型为 HER2 阳性型，预后不佳。

治疗后影像

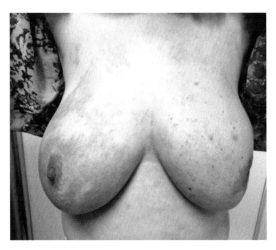

图 7-8-5

化疗两周期后，皮肤症状缓解

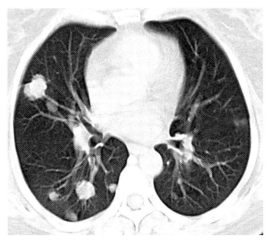

图 7-8-6

治疗 8 周期后，CT 显示双肺病灶较前缩小

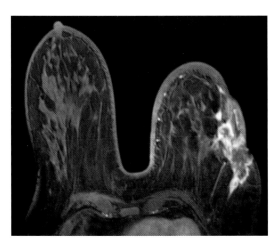

图 7-8-7

治疗后 1 年，MRI 显示双乳病变缓解

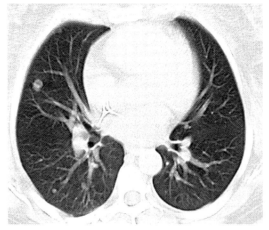

图 7-8-8

治疗 1.5 年后，CT 示双肺病灶明显缩小

经验与体会

本例患者初诊时病变侵犯双乳、左侧腋窝淋巴结、胸壁及上腹部皮肤，双肺及肝脏均

为多发转移灶，病期晚，肿瘤负荷极大，临床分期为Ⅳ期（$T_4N_2M_1$），分子分型为 HER2 阳性型，预计预后较差。但是在精准治疗理念的指导下，找准有效的治疗靶点，经过积极的治疗，尤其是抗 HER2 治疗，患者获得 2.5 年的生存期。

本例患者初诊时肿瘤负荷大，接受化疗及曲妥珠单抗抗 HER2 治疗，控制病情后继续曲妥珠单抗治疗，但累计治疗 1 年后患者因经济问题自行停药，停药后疾病进展迅速，4 个月余出现脑转移，脑转移后未行全身治疗，仅行局部放疗，生存期仅为 6 个月。

总　　结

在精准治疗及乳腺癌的全程管理理念的指导下，找准有效的治疗靶点，经过积极的治疗，晚期乳腺癌也可取得较长生存期。但是对于 HER2 阳性晚期乳腺癌，如果没有持续有效的全身治疗，患者预后极差。

（云南省肿瘤医院　聂建云）

专家点评

该患者为一例典型的 HER2 阳性晚期乳腺癌患者，初诊时即肿瘤负荷较重，治疗过程中病程进展快，多项研究证实，这类患者宜尽早使用抗 HER2 治疗。事实上该患者一线曲妥珠单抗联合细胞毒药物治疗后病情明显好转，但后继的病程进展较快，生存期未能显著延长，我们的专家提供这份病历，就是想让我们从中获得一些警示：①曲妥珠单抗辅助治疗时推荐使用时间为 1 年，但不能推断到晚期姑息治疗阶段也只使用 1 年，这是目前很多医师或患者容易混淆的地方，长期的抗 HER2 治疗对于改善患者预后极为重要；②脑转移是 HER2 阳性乳腺癌常见的转移部位，但是即便是十分有效的局部治疗，也不能代替全身治疗，否则患者很难获得生存改善。

（点评　吴炅　马飞　审稿　吴炅）

案例九

病 例 简 介

1. **现病史**　患者女，37 岁，因"乳腺癌术后 3 年，多发肝转移 1 周"，于 2006 年 9 月 1 日入院。患者于 2003 年 10 月 6 日行右乳癌改良根治术，术后病理：浸润性导管癌Ⅱ级，肿瘤直径约 1cm，腋淋巴结转移 0/6，ER-、PR-、HER2 3+。术后于 2003 年 10 月 ~ 2004 年 1 月行 CAF 方案辅助化疗 6 周期（CTX+ADM+5-Fu，ADM 总量：270mg/m^2），此后定期复查。患者于 2006 年 8 月 23 日复查 CT 发现：多发肝转移。

2. **查体**　右乳缺如，左乳未及肿物，双侧腋下、锁骨上及颈部均未触及肿大淋巴结。

双肺听诊呼吸音清，心律齐，腹部无压痛。

3. **既往史** 体健。

4. **实验室检查** 肝肾功能及血常规未见异常。

5. **影像学检查** 2006 年 8 月 23 日复查 CT 发现：多发肝转移。

6. **病理学检查** 2003 年 10 月 6 日术后病理：浸润性导管癌 Ⅱ 级，肿瘤直径约 1cm，腋淋巴结转移 0/6，ER−、PR−、HER2 3+。

7. **诊断** p 右乳浸润性导管癌 Ⅱ 级（$T_1N_0M_0$ Ⅰ 期）

        右乳癌改良根治术后

        辅助化疗后

        多发肝转移

影 像 片

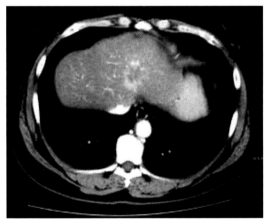

图 7-9-1

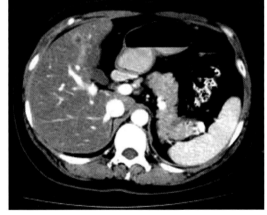

图 7-9-2

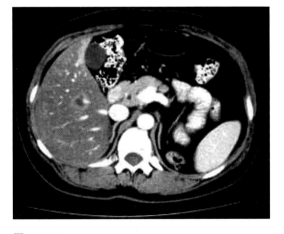

图 7-9-3

临床决策与分析

1. **治疗指征**　患者为激素受体阴性，HER2 阳性乳腺癌，多发肝转移，应行全身化疗联合靶向治疗。
2. **状态评估**　患者青年女性，一般状况好，肝肾功能及血常规未见异常。
3. **治疗方案**　行全身化疗联合靶向治疗。

治 疗 过 程

1. **治疗过程**　患者参加 EGF104535 国际多中心临床研究，于 2006 年 9 月 7 日开始接受紫杉醇＋拉帕替尼方案治疗（紫杉醇 $80mg/m^2$，第 1、8、15 天；拉帕替尼 1500mg，每天一次；28 天为一周期），2 周期治疗后评价疗效为 PR。此后继续该方案治疗，肝转移继续控制，最佳疗效仍为 PR。至 10 周期后（2007 年 6 月 25 日），患者肝转移较前增大、增多，改用曲妥珠单抗＋长春瑞滨＋卡培他滨方案治疗（曲妥珠单抗 4mg/kg 首次，以后 2mg/kg 每周一次；长春瑞滨 $25mg/m^2$，第 1、8 天；卡培他滨 2000mg/（$m^2 \cdot d$），第 1~14 天；21 天为一周期），患者再次获得 PR 的最佳疗效。2008 年 8 月 19 日患者 CT 检查发现多发脑转移，予以全脑放疗，继续曲妥珠单抗治疗，放疗后改为吉西他滨＋卡铂方案化疗（吉西他滨 $1000mg/m^2$，第 1、8 天；卡铂 AUC=5，第 2 天；21 天为一周期），患者病情稳定达 6 个月；进展后继续保持曲妥珠单抗治疗，调整化疗方案（TS-1），患者病情稳定超过 4 个月。2009 年 8 月诊断食管中上段鳞癌，约 10cm，予以放疗，并于 2009 年 11 月 18 日因放疗后食管狭窄扩张不显著，行支架置入术。之后继续用曲妥珠单抗联合 TS-1 治疗。

2. **疗效评估及不良反应处理**

一线治疗	Lapatinib ＋ PTX	TTP：10 个月疗效 PR
二线治疗	Trastuzumab ＋ NX	TTP：13 个月疗效 PR
三线治疗	Trastuzumab ＋ GP ＋放疗	TTP：6 个月疗效 SD
四线治疗	Trastuzumab ＋ S1	TTP>4 个月疗效 SD

不良反应为轻度血液学毒性及胃肠道反应，无特殊不良反应，耐受可。

预 后 评 估

患者多发肝转移后通过化疗及靶向治疗取得很好治疗效果，生存超过 33 个月、脑转移后生存超过 10 个月，但乳腺癌脑转移总体预后差，预期生存期不长。

治疗后影像

紫杉醇联合拉帕替尼 2 周期后。

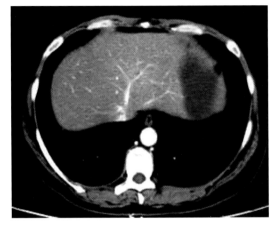

图 7-9-4

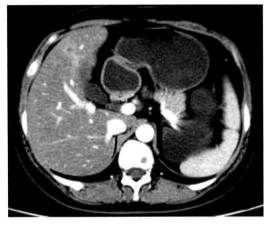

图 7-9-5

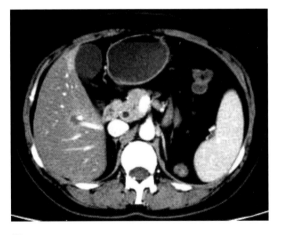

图 7-9-6

经验与体会

　　患者为 HER2 阳性晚期乳腺癌患者，一线治疗选择化疗联合拉帕替尼抗 HER2 靶向治疗，取得 PR 的治疗效果，PFS 达 10 个月。当一线治疗耐药后，换用曲妥珠单抗联合化疗，仍能取得 PR 的疗效，且二线治疗 PFS 长达 13 个月。提示拉帕替尼耐药的患者，应用曲妥珠单抗仍能获益。患者在二线治疗耐药后，更换化疗方案，仍应用曲妥珠单抗，可继续达到疾病控制的目的，提示曲妥珠单抗耐药的患者，跨线继续使用曲妥珠单抗仍可获益。

总　结

对于 HER2 阳性晚期乳腺癌患者，拉帕替尼治疗后进展患者，使用曲妥珠单抗依然获益。

（中国医学科学院肿瘤医院　李　俏　兰　波）

专家点评

乳腺癌的综合治疗已进入分子分型时代。根据流行病学的资料，HER2 阳性乳腺癌相对其他分型更易发生内脏转移。本例患者在术后辅助治疗未使用靶向治疗，术后三年发生多发肝脏转移。对于这类患者，应给予抗 HER2 治疗联合化疗，对于一线接受曲妥珠单抗联合细胞毒药物治疗后进展的患者，可曲妥珠单抗联合另一种细胞毒药物，或变更为拉帕替尼联合卡培他滨，T-DM1 或双靶向治疗可作为抗 HER2 的二线治疗。由于 T-DM1 和其他抗 HER2 药物尚未通过 SFDA 审核，拉帕替尼的地位就凸显无疑。

曲妥珠单抗和拉帕替尼均是作用于 HER2 受体的分子靶向治疗药物，但两者作用机制稍有差异；其中前者为单克隆抗体，作用于受体胞外区，主要依赖 ADCC 效应杀伤肿瘤；后者为小分子酪氨酸激酶抑制剂，作用于受体胞内激酶活性区，可靶向抑制 HER2 和 EGFR 两个靶点；两者理论上不存在完全交叉耐药。事实上，曲妥珠单抗治疗失败的患者，仍有部分对拉帕替尼有效，而拉帕替尼使用过的患者，也应该可以考虑试用曲妥珠单抗。一项Ⅲ期研究结果显示，针对 HER2 阳性蒽环，紫杉失败且曲妥珠单抗耐药的 MBC 患者，拉帕替尼联合卡培他滨较单药卡培他滨显著延长了患者中位 TTP（8.4 个月 vs 4.4 个月，$P<0.001$）。特别值得一提的是，拉帕替尼作为一种小分子物质，可以通过血-脑屏障，所以被认为是 HER2 阳性脑转移患者的优选治疗药物。LANDSCAPE，一项Ⅱ期研究评估了 45 例拉帕替尼联合卡培他滨治疗 HER2 阳性尚未全脑放疗的脑转移乳腺癌转移的临床疗效，57% 的患者达客观缓解，中位 TTP 与 OS 分别为 5.5 及 17 个月。

曲妥珠单抗和拉帕替尼是目前获得审批的仅有的两种抗 HER2 的靶向治疗药物，给很多患者带来了临床获益，并且两者不存在完全交叉耐药，可以交替、重复、联合等多种策略使用，持续的抗 HER2 治疗，应该可以为 HER2 阳性的乳腺癌患者带来更长的生存获益。

（点评　吴　炅　马　飞　审稿　吴　炅）

案例十

病 例 简 介

1. 现病史　患者女，43 岁，于 2015 年 9 月 6 日因发现左乳肿物 2 个月余就诊我院。该患者于 2015 年 7 月无意中发现左乳外上象限肿物，大小约 4cm×4cm，质硬，无压痛，活动度差，表面皮肤无红肿、破溃等，无其他伴随症状。乳腺超声示：左乳外上实性占位（BI-RADS 5）。左乳钼靶：左乳外上象限不对称致密，范围约 6cm，腺体结构扭曲及可疑微钙化。颈胸腹增强 CT：左乳外上象限不规则肿物影，大小约 5cm×3cm×2.5cm，明显分叶状，左侧腋窝可见肿大淋巴结，短径约 1.7cm，余未见转移征象。全身骨显像未见转移征象。2015 年 8 月 31 日行乳腺肿物穿刺，病理：乳腺浸润性癌，免疫组化：ER（+90%强及中阳），PR（+30% 强及中阳），HER2（3+），Ki-67（55%+）。

2. **查体**　生命体征平稳，肿物位于左乳外上象限，大小约 4cm×5cm，质硬，活动度差，无压痛，表面皮肤无红肿、破溃，无乳头溢液。左腋下可及肿大淋巴结，约 2cm×1cm，双侧锁骨上及颈部未及肿大淋巴结。双肺听诊呼吸音清，心律齐，腹部无压痛。

3. **既往史**　体健。

4. **实验室检查**　肝肾功能及血常规未见异常。

5. **影像学检查**　2015 年 9 月 6 日行颈胸腹部 CT 示左乳外上象限不规则肿物影，大小约 5.0cm×3.0cm×2.5cm，明显分叶状，增强扫描呈明显强化。左侧腋窝可见肿大淋巴结，短径约 1.7cm。

6. **病理学检查**　2015 年 8 月 31 日左乳肿物活检：乳腺浸润性癌，免疫组化：ER（+90% 强及中阳），PR（+30% 强及中阳），HER2（3+），CK5&6（−），EGFR（−），P53（2+），TOP2A（1+），Ki-67（55%+）。

7. **诊断**　左乳浸润性癌（$cT_2N_2M_0$ ⅢA 期）。

影　像　片

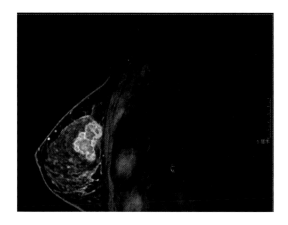 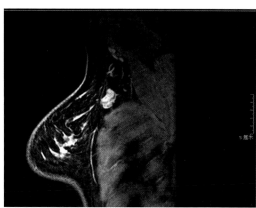

图 7-10-1　　　　　　　　　　　　　　　　　图 7-10-2

临床决策与分析

1. **治疗指征**　患者左乳肿物活检提示乳腺浸润性癌，临床分期为 $T_2N_2M_0$ ⅢA 期，属于可手术的局部晚期，且保乳意愿强烈，具有新辅助治疗指征。

2. **状态评估**　患者中年女性，一般状况好，肝肾功能及血常规未见异常。

3. **治疗方案**　曲妥珠单抗 204mg［4mg/kg 首次，之后 2mg/（kg·w）］ivgtt D1+ 紫杉醇 260mg（175mg/m²）ivgtt D1+ 卡铂 500mg（AUC=4）ivgtt D2，q14d，新辅助化疗采用了双周方案。

4. **注意事项**　化疗相关的毒副作用，如骨髓抑制、神经毒性等。

治 疗 过 程

1. **治疗过程**　TCH 方案化疗 6 周期后，行左侧乳腺区段（外上象限）切除术 + 左侧腋窝淋巴结清扫术，术后病理：左乳乳腺组织局部纤维化伴钙化，可见少量慢性炎细胞浸润，结合病史符合重度治疗反应（Miller & Payne Grading System：Grade 5）。左腋窝淋巴结未见转移癌（0/27）。

2. **疗效评估及不良反应处理**　2 周期后复查颈胸 CT，疗效评价为部分缓解（partial remission，PR）。6 周期后复查颈胸 CT：左乳外上象限不规则肿物缩小，现最大截面约 2.8cm×1.0cm，左腋窝多发肿大淋巴结较前缩小，现大者约 1.1cm×0.8cm。疗效评价为 PR。不良反应：Ⅲ度骨髓抑制，Ⅰ度脱发，Ⅰ度转氨酶升高，予对症止吐、升白、保肝治疗。

预 后 评 估

患者临床分期为Ⅲ期，分子分型为 HER2 过表达的 Luminal B 型，该类型患者的 5 年生存率约为 57.5%。患者经新辅助化疗后达到 ypT_0ypN_0，符合病理完全缓解（pathologic complete response，pCR）的定义。根据目前的研究结果，HER2 过表达的局部晚期乳腺癌，如果新辅助治疗后能够达到 pCR，往往提示预后较好。

7

治疗后影像图

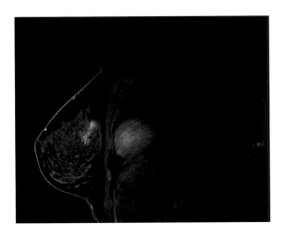

图 7-10-3

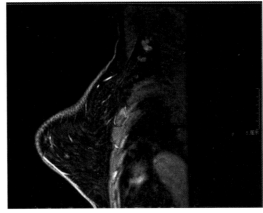

图 7-10-4

经验与体会

多项 II 期研究表明 *HER2* 基因扩增或蛋白过表达的乳腺癌患者，新辅助化疗方案中加入曲妥珠单抗可显著提高抗肿瘤活性，pCR 率在 12%~76% 之间。随后的几项 III 期研究也证实了这一结论。NOAH 研究入组了 235 名 HER2 阳性局部晚期或炎性乳腺癌患者，随机接受 CmF 方案或 CmF+ 曲妥珠单抗的新辅助治疗，结果表明曲妥珠单抗组 3 年无事件生存率显著高于化疗组（71% vs. 56%；HR 0.59，95%*CI*：0.38~0.90，*P*=0.013），pCR 率也显著高于化疗组（38% vs.19%，*P*=0.001）。法国的一项研究入组 120 名 II / III 期不能手术的乳腺癌患者，随机接受多柔比星 + 环磷酰胺序贯多西他赛 ± 曲妥珠单抗治疗，结果显示曲妥珠单抗组获得更高的 pCR 率（26% vs 19%）。

总 结

HER2 阳性的局部晚期乳腺癌患者，新辅助治疗应选择包含抗 HER2 治疗的方案，以期取得更高的 pCR 率。

（中国医学科学院肿瘤医院 李 俏 李逸群）

专家点评

乳腺癌的综合治疗进入分子分型时代，多项研究证实，HER2 阳性乳腺癌的抗 HER2 治疗应早期介入，对这种亚型的乳腺癌，pCR 具有强烈的预后价值。该例患者为一例局部晚期 HER2 阳性乳腺癌，包含抗 HER2 药物的新辅助全身治疗应作为其治疗的首选：不仅能降期以获得手术机会；提高保乳率；清除微小转移灶，还能检测药物敏感性等。本例患者通过有效的术前治疗，获得保乳机会，极大提高了生活质量。

其次，HER2 阳性乳腺癌患者的新辅助治疗方案应包含抗 HER2 治疗。多项研究证实抗 HER2 治疗可以显著提高抗肿瘤疗效及 pCR 率。最近的研究表明，抗 HER2 的双靶治疗与曲妥珠单抗单药相比，进一步提高了 pCR 率，且安全性较好，因此 NCCN 指南将曲妥珠单抗＋帕妥珠单抗联合化疗作为该类患者治疗的首选，只是帕妥珠单抗目前在中国尚未上市。一些小样本研究显示，部分患者甚至仅通过抗 HER2 治疗就达到 pCR，提示在今后的研究中，某些患者也许可以豁免细胞毒药物治疗。

最后，乳腺癌的治疗应强调全程管理，综合治疗，如何将现有的药物治疗、放疗和手术有机结合在一起，实现患者获益的最大化，是临床医师始终需要思考的问题。

（点评　吴炅　马飞　审稿　吴炅）

HER2 阳性乳腺癌治疗的未来

第一节　正在开展的抗 HER2 靶向治疗临床研究

　　随着分子生物学技术在乳腺癌研究中的广泛应用，乳腺癌的治疗已进入了个体化、多学科综合治疗时代，不同类型的乳腺癌，治疗方式有所不同。针对 HER2 阳性乳腺癌靶向药物进入临床已有近二十年的历程，其在新辅助、辅助、晚期一线、二线治疗领域都取得卓越的成绩，延长了患者的生存。尽管如此，研究者仍没有停下前进的脚步，针对关键基因、各种信号通路、血管生成、细胞周期调控蛋白等方面仍在进行有益的探索。以"HER2阳性乳腺癌"作为关键词在"ClinicalTrials.gov"网站进行检索，显示正在开展的乳腺癌抗HER2 治疗临床研究有 140 项之多，主要分布在北美（76 项）、欧洲（40 项）、东亚（26项）、南美（17 项）、中东（5 项）、南亚（3 项）等地区，其中中国地区承担 16 项（图8-1-1），这些证据说明中国乳腺癌肿瘤协作组已经积极参与到国际性、多中心临床研究中，科研水平正在与国际接轨。目前，在抗 HER2 领域中，除了继续开发不同靶点的分子靶向药物以外，临床研究更加注重不同机制靶向药物的联合、靶向药物与内分泌治疗的联合、靶向药物与化疗药物的联合治疗，目的是为以后抗 HER2 临床治疗的发展提供可预测的应用指明方向。本节着重介绍国内外在研临床试验，其中以介绍 Ⅱ ~ Ⅲ 期临床试验为主，同时对认为有较好发展潜质新靶点靶向药物也给予介绍，主要包括新型小分子靶向药物、单克隆抗体靶向药物、单克隆抗体耦联物、双靶点药物联合治疗、靶向药物联合内分泌治疗、靶向药物联合化疗、曲妥珠单抗皮下注射制剂、HER2 肿瘤疫苗等方面的内容。

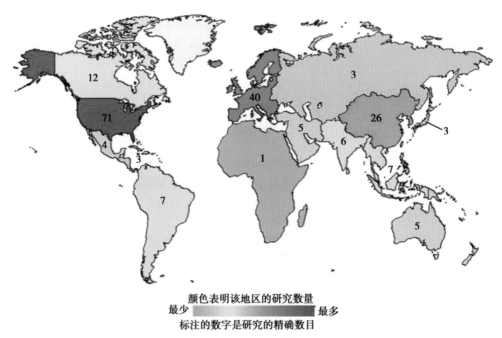

颜色表明该地区的研究数量

最少　　　　　　　　　　　　　最多

标注的数字是研究的精确数目

图 8-1-1　世界范围内正在开展的乳腺癌抗 HER2 治疗临床研究 140 项，主要分布在北美、欧洲、东亚、南美、中东、南亚等地区，其中中国地区承担 16 项（引自 ClinicalTrial.gov）

8

一、新型小分子靶向药物

（一）Copanlisib Ⅰb/Ⅱ期临床研究

Copanlisib 作为可逆性小分子 PI3K 高度选择性抑制剂，在基础研究中发现其通过阻断 PI3K/AKT/mTOR 通路，抑制肿瘤细胞的增殖与分化，Copanlisib 与曲妥珠单抗联合有较好协同作用，且前期 Copanlisib 已在非霍奇金淋巴瘤领域开展了临床研究。本项研究是 copanlisib 联合曲妥珠单抗对 HER2 阳性转移性乳腺癌的 Ⅰb/Ⅱ期临床研究，探讨 copanlisib 最大耐受剂量等安全性指标。

编号　NCT02705859

（1）官方题目：Phase Ⅰb/Ⅱ Trial of Copanlisib in Combination With Trastuzumab in HER2-positive Breast Cancer（Panther Study）（Copanlisib 联合曲妥珠单抗在 HER2 阳性乳腺癌的 Ⅰb/Ⅱ期临床研究）。

（2）入组时间：2016 年 4 月~2020 年 10 月。

（3）实施方法：计划入组 19 例。单臂、开放、多中心的 Ⅰb/Ⅱ研究。入组条件选择经病理组织学证实，既往至少接受一线以上的化疗，接受过曲妥珠单抗、帕妥珠单抗、T-DM1 治疗进展的有可评价病灶的 HER2 阳性转移性乳腺癌。Ⅰb 期按照剂量递增方案进行三个剂量研究；Ⅱ期研究根据 Ⅰb 期建立的最大耐受剂量（maximum tolerated dose，MTD）选择合适剂量进行临床研究。入组方案：Ⅰb 期 copanlisib（30mg、45mg、60mg）剂量递增，静脉输注（intravenous，IV）每周一次，确定 MTD 联合曲妥珠单抗 4mg/kg IV 第一天，以后 2mg/kg IV 每周治疗。

（4）评价指标：Copanlisib 的 MTD、剂量限制毒性的发生率，临床受益率、24 周的完全缓解（complete response，CR）、部分缓解（partial response，PR）及稳定（stable disease，SD）。其次为不良反应、严重不良事件（serious adverse events，SAE）、总生存期（overall survival，OS）、无进展生存期（progression free survival，PFS）、至治疗失败时间（time to treatment failure，TTF）等。

（二）来那替尼（neratinib）Ⅰ~Ⅲ期临床研究

来那替尼是一种不可逆的全酪氨酸激酶抑制剂，具有抗 HER1、HER2 和 HER4 活性，降低 HER2 受体自磷酸化作用。早期 Ⅰ期剂量递增试验的 33 例患者中，联合方案的最大耐受剂量是来那替尼 240mg 每天一次，连续 21 天，与卡培他滨连用，无剂量限制性毒性作用；在 Ⅱ期 136 例患者的临床试验中，来那替尼 240mg 每天一次，治疗既往应用过曲妥珠单抗的患者（n=7），缓解率为 24%，未应用曲妥珠单抗的 70 例患者，总缓解率为 56%，两组患者 16 周 PFS 的比例分别为 59% 和 78%，表现出较高的抗肿瘤活性。在 exteNET 的 Ⅲ期临床试验的入组 2821 例 HER2 阳性乳腺癌患者中，在标准曲妥珠单抗辅助治疗结束后随机分为来那替尼组（240mg，每天一次口服）和安慰剂组，治疗时间为 12 个月。2 年中期研究结果显示，HER2 阳性早期乳腺癌患者继续接受

12 个月来那替尼治疗后可延长无侵袭疾病生存期（invasive disease-free survival，IDFS）和原位癌无病生存期（progression free survival-ductal carcinoma in-situ，DFS-DCIS）。最常见的不良反应是腹泻（3 级以上占 40%），5 年 IDFS 和 OS 值得期待。目前仍然在进行有益的临床探索。以下介绍的研究主要针对 HER2 阳性转移性乳腺癌来那替尼联合 T-DM1 或卡培他滨的临床试验。

1. **编号**　NCT02236000

（1）官方题目：A Phase Ⅰb/Ⅱ Dose-Escalation Study Evaluating the Combination of Trastuzumab Emtansine（T-DM1）With Neratinib in Women With Metastatic HER2-Positive Breast Cancer（HER2 阳性乳腺癌来那替尼联合 T-DM1 的Ⅰb/Ⅱ剂量递增临床试验）。

（2）入组时间：2014 年 8 月~2016 年 8 月。

（3）实施方法：计划入组 63 例，Ⅰ期剂量递增试验，来那替尼分为 120mg、160mg、200mg、240mg，每天一次。根据Ⅰ期提供的来那替尼最大剂量联合 T-DM1 3.6mg/kg IV 第一天，每 21 天一周期，或单药 T-DM1 3.6mg/kg IV 第一天，每 21 天一周期。

（4）评价指标：完全缓解率（overall response rate，ORR），PFS，安全性。来那替尼及 T-DM1 的安全性及耐受性，推荐Ⅱ期临床安全剂量。

2. **编号**　NCT01808573

（1）官方题目：A Study of Neratinib Plus Capecitabine Versus Lapatinib Plus Capecitabine in Patients With HER2+ Metastatic Breast Cancer Who Have Received Two or More Prior HER2 Directed Regimens in the Metastatic Setting（NALA）（一项来那替尼联合卡培他滨对拉帕替尼联合卡培他滨对既往接受二线以上治疗的 HER2 阳性转移性乳腺癌的临床研究）。

（2）入组时间：2013 年 3 月~2016 年 3 月。

（3）实施方法：计划入组 600 例，多中心、随机、开放试验，选择 HER2 阳性既往接受二线以上的抗 HER2 治疗的转移性乳腺癌。按 1∶1 比例随机分为试验组（来那替尼 + 卡培他滨）来那替尼 240mg 每天，口服，每 21 天一周期，卡培他滨 1500mg/m²，每天 2 次，口服，第 1~14 天，每 21 天一周期。对照组（拉帕替尼 + 卡培他滨）：拉帕替尼 1250mg，每天一次，每 21 天一周期，卡培他滨 2000mg/m²，每天 2 次，口服，第 1~14 天，每 21 天一周期。

（4）评价指标：PFS、OS、ORR、临床受益率（clinical benefit rate，CBR）、缓解持续时间（duration of response，DOR）、安全性、生活质量。

（三）吡咯替尼（pyrotinib）Ⅱ期临床研究

吡咯替尼是我国自主研发的一种新型口服小分子酪氨酸激酶 EGFR 及 HER2 不可逆的抑制剂，2015 年 ASCO 会议上首次报告吡咯替尼Ⅰ期临床结果，在入选 36 例 HER2 阳性转移性乳腺癌患者中，75% 接受多线（≤5 线）包括曲妥珠单抗或不含曲妥珠单抗的方案治疗，剂量从 80、160、240、320 和 400mg 递增，每天一次，每 28 天一周期，结果吡咯替尼显示较好的耐受性，不良反应主要表现为腹泻（41.7%）、恶心（8.3%）、皮疹（8.3%）和口腔黏膜溃疡（8.3%），以 1~2 级为主。吡咯替尼在 80~400mg 获得 ORR 为 47.2%，建议推荐吡咯替尼 320mg~400mg 每天给药作为 II 期临床的推荐剂量。以下研究在 I 期临床结果的基础上，进一步开展随机、多中心、开放针对既往接受过蒽环、紫杉类或曲妥珠单抗治疗的 HER2 阳性转移性乳腺癌的 II 期研究，为 III 期临床提供依据。

编号 NCT02422199

（1）官方题目：A Study of Pyrotinib Plus Capecitabine Versus Lapatinib Plus Capecitabine in Patients With HER2+Metastatic Breast Cancer Who Have Prior Received Anthracyclin，Taxane or Trastuzumab（一项吡咯替尼联合卡培他滨对比拉帕替尼联合卡培他滨在既往接受蒽环、紫杉类或曲妥珠单抗的 HER2 转移性乳腺癌临床研究）。

（2）入组时间：2016 年 4 月 ~2017 年 12 月。

（3）实施方法：计划入组 118 例，随机、多中心研究，针对病理组织学证实的 HER2 阳性乳腺癌，既往接受蒽环、紫杉类、曲妥珠单抗后进展的有可评价的病灶的乳腺癌患者。按照 1∶1 比例分成两组进行，A 组：吡咯替尼 400mg 每天一次 + 卡培他滨 1000mg/m^2 每天两次，连续两周，每 21 天一周期；B 组：拉帕替尼 1250mg 每天一次 + 卡培他滨 1000mg/m^2 每天两次，连续两周，每 21 天一周期；每组患者接受治疗至肿瘤进展、不可接受的毒性反应或死亡。

（4）评价指标：主要为不良事件（adverse event，AE）、SAE、ORR；其次为 PFS、疾病进展时间（time to progression，TTP）、DOR。

（四）ONT-380 II 期临床研究

ONT-380 是一种高活性的小分子表皮生长因子酪氨酸激酶抑制剂。2015 年圣安东尼奥乳腺癌峰会上首次报道了 I b 期临床试验结果，在纳入的 33 例 HER2 阳性转移性乳腺癌患者（伴或不伴脑转移），单药 ONT-380 治疗后，19（58%）例临床受益，8 名脑转移患者中，1 例完全缓解，2 例部分缓解，5 例稳定，ONT-380 的不良反应较轻，包括恶心、疲劳、腹泻、呕吐、血小板减少症、AST/ALT 升高等症状。以上 I 期临床试验结果显示的疗效令人关注，特别对于 HER2 阳性乳腺癌脑转移的初步结果值得期待。目前 II 期临床试验正在招募中。

编号 NCT02614794

（1）官方题目：Phase 2 Randomized，Double-Blinded，Controlled Study of ONT-380 vs Placebo in Combination With Capecitabine and Trastuzumab in Patients WithPretreated Unresectable Locally Advanced or Metastatic HER2+ Breast Carcinoma（针对不可切除的局部晚期或转移性乳腺癌曲妥珠单抗联合卡培他滨加 ONT-380 或加安慰剂的随机、双盲、对照 II 期临床研究）。

（2）入组时间：2015 年 12 月 ~2019 年 4 月。

（3）实施方法：计划入组 180 例，入选条件为既往接受过紫杉醇、曲妥珠单抗、帕妥珠单抗、T-DM1 治疗的 HER2 阳性不可切除的局部晚期或转移性乳腺癌患者，采用随机、双盲、对照、开放的临床研究。随机分为两组，即 ONT-380+ 曲妥珠单抗 + 卡培他滨组：ONT-380 300mg 口服 每天两次，每 21 天一周期，卡培他滨 1000mg/m^2 口服 BID 连续

14 天，每 21 天一周期，曲妥珠单抗 8mg/kg IV 以后 6mg/kg，每 21 天一周期；安慰剂 + 曲妥珠单抗 + 卡培他滨组：安慰剂，口服、每天两次，每 21 天一周期，卡培他滨 1000mg/m² 口服 BID 连续 14 天，每 21 天一周期，曲妥珠单抗 8mg/kg IV 以后 6mg/kg，每 21 天一周期。两组用药至肿瘤进展、不能耐受或死亡。

（4）评价指标：独立评价 PFS（脑转移与非脑转移）、研究者评价 PFS、至脑转移进展时间、ORR、DOR、OS、耐受性。

（五）Poziotinib Ⅱ期临床研究

Poziotinib 是一种阻断 EGFR 家族受体的新型、口服、泛 HER 抑制剂。EGFR 家族受体突变或过度表达 / 增殖与许多癌症相关，在非小细胞肺癌（NSCLC）、乳腺癌、胃癌等常常高表达。目前 Poziotinib 已在 *EGFR* 突变的 NSCLC、胃癌、头颈癌及 HER2 阳性乳腺癌中开展 Ⅱ 期临床研究。本项研究初步探讨 Poziotinib 在 HER2 阳性转移性乳腺癌的临床疗效和耐受性。

编号　NCT02659514

（1）官方题目：A Phase 2 Study of Poziotinib in Patients With HER2–Positive Metastatic Breast Cancer（MBC）Who Have Received Prior HER2 Regimens for MBC（Poziotinib 对既往接受抗 HER2 治疗方案的 HER2 阳性转移性乳腺癌的 Ⅱ 期临床研究）。

（2）入组时间：2016 年 2 月 ~2019 年 4 月。

（3）实施方法：计划入组 70 例，多中心、开放、单臂临床研究。针对既往至少接受过两种抗 HER2 治疗方案的 HER2 阳性转移性乳腺癌，评价单药 poziotinib 临床疗效及耐受性，患者接受 poziotinib 口服 每天一次，连续 14 天，21 天一周期，直至进展或死亡或不可耐受毒性。

（4）评价指标：ORR、不良事件、严重不良事件、PFS、疾病控制率（disease control rate，DCR）、OS、TTP。

（六）Ruxolitinib Ⅰ / Ⅱ期临床研究

Ruxolitinib（商品名：Jakafi）作为美国 FDA 批准的治疗骨髓纤维化药物。骨髓纤维化是一种骨髓增生性肿瘤，已知与 JAK1 和 JAK2 信号失调有关联。Ruxolitinib 主要抑制 Janus 相关激酶（JAKs）JAK1 和 JAK2，介导对造血和免疫功能重要的若干细胞因子和生长因子信号。Ruxolitinib 对乳腺癌的疗效及安全性尚不清楚，曲妥珠单抗作为 HER2 阳性靶点的单克隆抗体已广泛应用于 HER2 阳性乳腺癌治疗中，两者联合治疗 HER2 阳性乳腺癌尚不清楚。本试验设计试图回答 Ruxolitinib 联合曲妥珠单抗对 HER2 阳性转移性乳腺癌是否进一步提高疗效，增加患者的耐受性。

编号　NCT02066532

（1）官方题目：Phase I/II Trial of Ruxolitinib in Combination With Trastuzumab in Metastatic HER2 Positive Breast Cancer（Ruxolitinib 联合曲妥珠单抗在 HER2 阳性转移性乳腺癌的 Ⅰ / Ⅱ 期临床研究）。

（2）入组时间：2014 年 6 月 ~2017 年 12 月。

（3）实施方法：计划入组 40 例，选择经病理组织学证实既往至少接受二线以上帕妥珠单抗、T-DM1 治疗进展的 HER2 阳性转移性乳腺癌。入组方案 Ruxolitinib 10mg BID、15mg BID、20mg BID 或 25mg BID 剂量递增，连续 21 天，21 天为一疗程，直至肿瘤进展或不能耐受的毒性，曲妥珠单抗 6mg/kg 每三周一次，每 21 天一周期，直至肿瘤进展。

（4）评价指标：确定 Ruxolitinib 的 MTD，剂量限制性毒性（dose limiting toxicity，DLT）。

二、单克隆抗体靶向药物

PD-1/PD-L1 作为免疫球蛋白超家族协同刺激分子的重要成员，参与自身免疫、移植免疫以及肿瘤免疫等机体免疫调节过程。PD-1 是一种主要表达于活化 T 细胞上的抑制性受体，与其配体 PD-L1 结合，可显著抑制 T 细胞的活化和增殖，并调节细胞因子的表达和分泌。PD-L1 则广泛表达于多种免疫细胞、上皮细胞以及肿瘤细胞上。目前诸多研究表明，多种人类肿瘤大量表达的 PD-L1 分子与患者临床病理特征及预后紧密相关，成为肿瘤检出和预后判断的新的生物学指标。肿瘤细胞通过高表达 PD-L1，与 T 细胞上的受体 PD-1 结合，传递负调控信号，导致肿瘤抗原特异性 T 细胞的诱导凋亡和免疫无能，使肿瘤细胞逃避机体的免疫监控和杀伤。鉴于 PD-1/PD-L1 信号转导机制在肿瘤免疫应答中的重要作用，尝试将阻断该信号通路应用于肿瘤免疫治疗，对进一步拓展肿瘤治疗的思路和方法具有重要价值，现已然成为抗肿瘤免疫治疗的热点研究方向。以下三种抗 PD-1/PD-L1 抗体已进入临床研究中，并取得可喜的临床结果，其中 Pembrolizumab 在恶性黑色素方面获得美国 FDA 的批准，在乳腺癌方面也在进行有益的探索。

（一）Atezolizumab（抗 PD-L1 抗体）Ⅰb 期临床研究

Atezolizumab 是一种全人源化单克隆抗体，旨在靶向肿瘤细胞和肿瘤浸润免疫细胞表面表达的 PD-L1 蛋白，通过抑制 PD-L1，刺激 T 细胞激活。目前，正在开展 11 项Ⅲ期研究，涉及 36 个临床试验，本项研究探讨 Atezolizumab 针对 HER2 阳性乳腺癌患者的药代动力学及安全性的临床研究，为Ⅱ期临床提供合理使用剂量及安全性的评估。

编号 NCT02605915

（1）官方题目：A Phase Ib，Open-Label，Two-Arm Study Evaluating The Safety And Pharmacokinetics of Atezolizumab （Anti-Pd-L1 Antibody）in Combination With Trastuzumab Emtansine or With Trastuzumab And Pertuzumab in Patients With Her2 Positive Breast Cancer（针对 HER2 阳性乳腺癌一项开放、双臂 Atezolizumab（抗 PD-L1 抗体）联合曲妥珠单抗、帕妥珠单抗或联合 TDM-1 评价在药代动力学和安全性的Ⅰb 期开放临床研究）。

（2）入组时间：2015 年 12 月 ~2018 年 8 月。

（3）实施方法：计划入组 59 例，临床Ⅰb 期，入选条件为 HER2 阳性转移性乳腺癌或肿物大于 2cm 的早期乳腺癌患者，分为：组 1A：Atezolizumab+ 曲妥珠单抗 + 帕妥

8

珠单抗，Atezolizumab 1200mg IV 第一天，每 21 天一周期。组 1B：Atezolizumab+TDM-1；组 2A：Atezolizumab+ 曲妥珠单抗 + 帕妥珠单抗两个周期序贯多西他赛 + 卡铂 + 曲妥珠单抗 + 帕妥珠单抗 6 个周期新辅助治疗，术后接受 12 周期单药曲妥珠单抗治疗。组 2B：Atezolizumab+TDM-1 两个周期序贯多西他赛 + 卡铂 + 曲妥珠单抗 + 帕妥珠单抗 6 个周期新辅助治疗，术后接受 12 周期单药曲妥珠单抗治疗。组 C：Atezolizumab+TDM-1 每 21 天一周期治疗。

（4）评价指标：DLTs、AE；患者抗治疗性抗体的疗效（anti-therapeutic antibody，ATA）、生命体征，心电图和实验室结果，完成治疗周期、剂量强度、Atezolizumab 最大血清浓度（C_{max}）、最小血清浓度（C_{min}）等药代动力学参数。

（二）Pembrolizumab（MK-3475，抗 PD-1 抗体）Ⅰb/Ⅱ期临床研究

Pembrolizumab（MK-3475，抗 PD-1 抗体）是一种高度选择性拮抗 PD-1 的人源性 IgG4-κ 同型性抗体，通过 T 细胞阻断 PD-1 受体的负性免疫调节信号。已经在恶性黑色素瘤、非小细胞肺癌、肾癌取得临床疗效，并获得美国 FDA 的认可，在乳腺癌领域也在进行初步临床观察，本项研究在于通过增强免疫治疗逆转既往曲妥珠单抗耐药的 HER2 阳性乳腺癌临床疗效。此项结果将对 PD-1 抗体药物在 HER2 阳性乳腺癌的临床走向产生深刻影响。

编号 NCT02129556

（1）官方题目：A Phase Ib/II Trial Evaluating the Efficacy of MK-3475 and Trastuzumab in Patients With Trastuzumab-resistant，HER2-positive Metastatic Breast Cancers（PANACEA）（Pembrolizumab 联合曲妥珠单抗对曲妥珠单抗耐药的 HER2 阳性转移性乳腺癌Ⅰb/Ⅱ期疗效评价的临床研究）。

（2）入组时间：2014 年 12 月 ~2017 年 12 月。

（3）实施方法：计划入组 61 例，单臂、开放的Ⅰb 试验，采用 Pembrolizumab 联合曲妥珠单抗治疗，Pembrolizumab 分为 1mg/kg、2mg/kg 或 10mg/kg（Ⅳ）组，每组联合曲妥珠单抗（6mg/kg IV 每三周一次），直至肿瘤进展或不能耐受；Ⅱ期：计划 Pembrolizumab 200mg 联合曲妥珠单抗（6mg/kg IV 每三周一次）直至进展或不能耐受。

（4）评价指标：Pembrolizumab 联合曲妥珠单抗的临床推荐剂量、剂量限制性毒性、不良反应、疗效、耐受性，疾病控制率，TTP、PFS、OS 等。

（三）Durvalumab（MEDI 4736，抗 PD-L1 抗体）Ⅰb 临床研究

Durvalumab 是一种新型的 PD-L1 抗体，基础研究发现对多种肿瘤系有免疫反应，使得肿瘤细胞生长缓慢，甚至引起肿瘤细胞死亡，在动物实验中显示肿瘤缩小，与标准治疗相比是否更进一步有待观察。此项研究 Durvalumab 对 HER2 转移性乳腺癌进行合理剂量的探索。

编号 NCT02649686

（1）官方题目：A Phase 1b Pharmacodynamic Study of Durvalumab （MEDI 4736）in Patients With HER2 Positive Metastatic Breast Cancer （MBC）Receiving Trastuzumab（既往接

受过曲妥珠单抗治疗的 HER2 阳性转移性乳腺癌 Durvalumab（MEDI 4736）药代动力学 Ⅰ b 临床研究）。

（2）入组时间：2016 年 4 月 ~2017 年 12 月。

（3）试验方法：计划入组 22 例，选择经病理组织学证实既往接受紫杉烷类、曲妥珠单抗、帕妥珠单抗治疗无效的有可评价病灶的 HER2 阳性晚期乳腺癌患者，Durvalumab 每三周一次，直至进展，联合曲妥珠单抗每三周一次，连续 6 周期。

（4）评价指标：为 Ⅱ 期临床推荐合理的剂量，治疗相关的 AEs、ORR、CBR。

（四）Margetuximab Ⅲ 期临床研究

Margetuximab 是一种 Fc 优化单克隆抗体，其以人表皮生长因子受体 2（HER2）为靶点，早期 Ⅱ 期临床针对晚期二线以上难治复发的 HER2 过表达的转移性乳腺癌 41 例患者，取得初步疗效，以下项目为 Margetuximab 联合化疗对曲妥珠单抗联合化疗在既往新辅助治疗、辅助治疗或转移后接受过曲妥珠单抗、帕妥珠单抗及 T-DM1 治疗的 HER2 阳性乳腺癌 Ⅲ 期临床研究。

编号　NCT02492711

（1）官方题目：A Phase 3，Randomized Study of Margetuximab Plus Chemotherapy vs Trastuzumab Plus Chemotherapy in the Treatment of Patients With HER2+ Metastatic Breast Cancer Who Have Received Prior Anti-HER2 Therapies and Require Systemic Treatment（SOPHIA）（针对既往接受过抗 HER2 治疗和全身化疗的 HER2 阳性转移性乳腺癌 Margetuximab 联合化疗对比曲妥珠单抗联合化疗的随机、对照 Ⅲ 期临床研究）。

（2）研究时间：2015 年 7 月 ~2018 年 5 月。

（3）实施方法：计划入组 530 例，入选病例为经病理组织学证实 HER2 阳性既往接受三线内化疗的转移性乳腺癌患者。随机分为两组，试验组（Margetuximab + 化疗）：Margetuximab 15mg/kg Ⅳ 第一天，每 21 天一周期，卡培他滨 1000mg/m² BID 连续 14 天，每 21 天一周期，或艾日布林 1.4mg/m²，第 1、8 天，每 21 天一周期，或吉西他滨 1000mg/m²，第 1、8 天，每 21 天一周期，或长春瑞滨 25~30mg/m² 第 1、8 天，每 21 天一周期；对照组（曲妥珠单抗 + 化疗）：曲妥珠单抗 8mg/kg Ⅳ 首剂，以后 6mg/kg 每 21 天重复，卡培他滨 1000mg/m² BID 连续 14 天，每 21 天一周期，或艾日布林 1.4mg/m²，第 1、8 天，每 21 天一周期，或吉西他滨 1000mg/m²，第 1、8 天，每 21 天一周期，或长春瑞滨 25~30mg/m² 第 1、8 天，每 21 天一周期。两组直至肿瘤进展或不能耐受。

（4）评价指标：独立单位影像测定 PFS、ORR，研究者评价 PFS。

三、单克隆抗体耦联物

MM-302 Ⅱ ~ Ⅲ 期临床研究

曲妥珠单抗作为 HER2 阳性乳腺癌的标准治疗，在新辅助、辅助、晚期一线、二线均取得卓越的疗效，与多种化疗药物有很好的协同增效作用，但曲妥珠单抗的治疗相关的心脏毒性限制了其临床使用，特别是与蒽环药物的联合加重了心脏的毒性。MM-302 是一种曲妥珠单抗耦联聚乙二醇脂质体多柔比星的靶向 - 化疗药物耦联物，即有抗 HER2 阳性细胞的靶向性，又有抗肿瘤细胞毒作用，理论上讲具备减毒增效的作用。本项研究采用 MM-302 联合曲妥珠单抗对医师选择的化疗方案联合曲妥珠单抗，观察 MM-302 联合曲妥珠单抗方案是否具有更好的临床疗效，目前已完成 I 期临床招募工作，II ~ III 期正在进行，值得临床期待。

编号　NCT02213744

（1）官方题目：MM-302 Plus Trastuzumab vs. Chemotherapy of Physician's Choice Plus Trastuzumab in HER2-Positive Locally Advanced/Metastatic Breast Cancer Patients（针对 HER2 阳性局部晚期或转移性乳腺癌 MM-302 联合曲妥珠单抗对医师选择的化疗方案联合曲妥珠单抗的随机对照研究）。

（2）研究时间：2014 年 7 月 ~2017 年 2 月。

（3）实施方法：拟入选病例 250 例，采用随机、开放 II ~ III 期研究，针对病理组织学证实浸润性导管癌，既往接受曲妥珠单抗治疗，接受或未接受帕妥珠单抗或 TDM-1 治疗的 HER2 阳性有可观察病灶的局部晚期或转移性乳腺癌的患者。随机分为两组，一组为 MM-302 联合曲妥珠单抗，另一组为医师选择的化疗方案联合曲妥珠单抗治疗。

（4）评价指标：独立评价 PFS，研究者评价 PFS，OS、TTP、RR、DoR 及 MM-302 药代动力学参数。

四、双靶向药物联合治疗

（一）拉帕替尼 + 依维莫司 II 期临床研究

依维莫司是哺乳动物西罗莫司作用靶点（mTOR）的抑制剂，已用于治疗激素受体阳性（HR+）HER2- 的绝经后晚期乳腺癌患者，在 BOLERO-2 试验表明，依维莫司联合依西美坦能够显著延长 HR+ HER2- 绝经后晚期乳腺癌患者的无进展生存期，其最终无论 HR+ HER2- 绝经后晚期乳腺癌患者是否发生内脏转移，依维莫司联合依西美坦的治疗方案都能够显著延长患者的无进展生存期达 4 个月。从机制上分析，作为 PI3K/AKT/mTOR 信号通路的重要的中枢调控器，与 HER2 通路的酪氨酸激酶抑制剂联合可能有较好的协同作用，通过以下研究，探索拉帕替尼联合依维莫司是否能进一步提高既往抗 HER2 治疗进展的转移性乳腺癌的可能性。

编号　NCT01283789

（1）官方题目：Phase II Trial of Lapatinib and RAD-001 for HER2 Positive Metastatic Breast Cancer（拉帕替尼联合依维莫司治疗 HER2 阳性转移性乳腺癌的 II 期临床研究）。

（2）入组时间：2011 年 2 月 ~2016 年 5 月。

（3）实施方法：计划入组 45 例，单臂、开放试验。依维莫司 5mg 每天一次，口服至进展或不能耐受，拉帕替尼 1250mg。每天一次，口服至进展或不能耐受。

（4）评价指标：两药联合的有效性，6 个月的总生存率，临床受益率，6 个月的 PFS、安全性及耐受性。

（二）帕妥珠单抗 + 曲妥珠单抗 + 多西他赛Ⅲ期临床研究

编号　NCT02586025

（1）官方题目：A Randomized，Multicenter，Double-blind，Placebo-controlled，Phase III Study Evaluating Pertuzumab in Combination With Docetaxel and Trastuzumab as Neoadjuvant Therapy，and Pertuzumab in Combination With Trastuzumab as Adjuvant Therapy Following Surgery and Chemotherapy in Patients With Early-stage or Locally Advanced HER2-positive Breast Cancer（一项 HER2 阳性早期或局部晚期乳腺癌帕妥珠单抗、曲妥珠单抗联合多西他赛新辅助治疗序贯帕妥珠单抗联合曲妥珠单抗辅助治疗的多中心、双盲、安慰剂对照Ⅲ期临床研究）。

（2）入组时间：2016 年 3 月 ~2023 年 9 月。

（3）研究方法：计划入组 328 例，入选为病理组织学证实浸润性乳腺癌，有可评价病灶，肿物 >2cm，早期（T_{2-3}，N_{0-1}，M_0）或局部进展期（T_{2-3}，N_2 或 N_3，M_0；T_4，任何 N，M_0）HER2 阳性乳腺癌。随机、双盲、安慰剂对照、开放试验，随机分为两组，A 组：帕妥珠单抗 + 曲妥珠单抗 + 多西他赛 ×4（新辅助阶段）序贯 FEC 方案 ×4（辅助治疗阶段），曲妥珠单抗 新辅助治疗阶段每三周一周期，8mg/kg IV 初始剂量 第 1 周期，随后 6mg/kg IV 第 2~4 周期。辅助治疗阶段：8mg/kg IV 初始剂量 第 8 周期，随后 6mg/kg 第 9~20 周期；帕妥珠单抗 新辅助治疗阶段：每三周一周期，840mg，IV 初始剂量 第 1 周期，随后 420mg IV 第 2~4 周期。辅助治疗阶段：840mg 初始剂量 第 8 周期，随 420mg 第 9~20 周期；多西他赛新辅助化疗 75mg/m² 第 1~4 周期，每三周一次。FEC 方案辅助化疗 5-FU 500~600mg/m²，表柔比星 90~120mg/m²，环磷酰胺 500~600mg/m² IV 每三周一周期 第 5~7 周期；B 组：曲妥珠单抗 + 多西他赛 + 安慰剂 ×4（新辅助阶段）序贯 FEC 方案 ×4（辅助治疗阶段）曲妥珠单抗 新辅助治疗阶段，每三周一周期，8mg/kg 初始剂量 第 1 周期，随后 6mg/kg IV　第 2~4 周期。辅助治疗阶段：8mg/kg IV 初始剂量 第 8 周期，随后 6mg/kg 第 9~20 周期；安慰剂 新辅助化疗阶段：每三周一周期，IV 第 1~4 周期。术后辅助治疗阶段 IV 第 8~20 周期，多西他赛新辅助化 75mg/m² 第 1~4 周期，每三周一次，FEC 方案辅助化疗 5-FU 500~600mg/m²，表阿霉 90~120mg/m²，环磷酰胺 500mg~600mg/m² IV 每三周一周期 第 5~7 周期。

（4）评价指标：总病理完全缓解率（tpCR）、病理完全缓解率（pCR）、无事件生存率、无病生存率、总生存率、安全性评价等。

五、双靶向药物联合内分泌药物

转移性乳腺癌不可治愈性，决定了整体治疗需要对生活质量的重视，任何细胞毒化疗药物常常导致生活质量的下降，因此新的治疗策略应尽可能停止或减少肿瘤生长速度的

8

同时，更应尽可能降低不良反应的发生率及持续时间。对于激素受体阳性 HER2 阳性转移性乳腺癌，HER2 靶向治疗联合内分泌治疗已被证实有效，而 HER2 靶向治疗联合内分泌治疗在取得较好疗效的同时，可以避免化疗带来的严重不良反应，提高患者生活质量，值得临床医师推荐。以下三项研究主要针对激素受体阳性 HER2 阳性转移性乳腺癌患者进行双靶向治疗联合内分泌治疗，在未来有可能改变激素受体阳性 HER2 阳性乳腺癌的治疗策略。

（一）曲妥珠单抗 + 帕妥珠单抗 + 内分泌药物Ⅲ期临床研究

　　编号　NCT02344472

（1）官方题目：DETECT V / CHEVENDO CHemo–Versus ENDOcrine Therapy in Combination With Dual HER2–targeted Therapy of Trastuzumab and Pertuzumab in Patients With HER2 Positive and Hormone–receptor Positive Metastatic Breast Cancer（针对 HR 阳性 HER2 阳性转移性乳腺癌曲妥珠单抗联合帕妥珠单抗加化疗或加内分泌治疗的临床研究）。

（2）入组时间：2015 年 1 月 ~2021 年 9 月。

（3）实施方法：计划入组 270 例，Ⅲ期临床研究，针对治疗不超过二线内的激素受体阳性 HER2 阳性的转移性乳腺癌；随机分组为组 1：曲妥珠单抗、帕妥珠单抗联合多西紫杉醇或紫杉醇或卡培他滨或长春瑞滨；组 2：曲妥珠单抗、帕妥珠单抗联合氟维司群或依西美坦或来曲唑或他莫昔芬。

（4）评价指标：不良事件的发生数、ORR、脑转移事件数、生活质量、外周血液循环肿瘤细胞（CTC）变化、DCR、PFS、OS。

（二）曲妥珠单抗 + 拉帕替尼 + 芳香化酶抑制剂（AI）Ⅲ期临床研究

　　编号　NCT01160211

（1）官方题目：A Phase Ⅲ Trial to Compare the Safety and Efficacy of Lapatinib Plus Trastuzumab Plus an Aromatase Inhibitor（AI）vs. Trastuzumab Plus an AI vs. Lapatinib Plus an AI as 1st– or 2nd– Line Therapy in Postmenopausal Subjects With Hormone Receptor+，HER2+ Metastatic Breast Cancer（MBC）Who Received Prior Trastuzumab and Endocrine Therapies（一项比较拉帕替尼、曲妥珠单抗联合 AI 对比曲妥珠单抗联合 AI 对比拉帕替尼联合 AI 治疗既往接受过曲妥珠单抗和内分泌治疗的激素受体阳性绝经后 HER2 阳性转移性乳腺癌一线或二线治疗的有效性及安全性Ⅲ期临床研究）。

（2）入组时间：2011 年 5 月 ~2016 年 4 月。

（3）研究方法：计划入组 525 例，随机分为三组，试验组：拉帕替尼 1000mg 每天一次，曲妥珠单抗 8mg/kg IV 首剂，以后 6mg/kg IV 每三周一次，AI（阿那曲唑、来曲唑、依西美坦均可），每天一次；对照组 1：曲妥珠单抗 8mg/kg IV 首剂，以后 6mg/kg IV 每三周一次，AI（阿那曲唑、来曲唑、依西美坦均可），每天一次；对照组 2：拉帕替尼 1500mg 每天一次，AI（阿那曲唑、来曲唑、依西美坦均可），每天一次。

（4）评价指标：两组 OS、PFS、有效率、TTP、DOR、6 个月临床受益率、安全性、耐受性及肿瘤相关生物标志物的比较。

（三）曲妥珠单抗 + 帕妥珠单抗 +AI Ⅱ 期临床研究

编号 NCT01491737

（1）官方题目：A Randomized，Two-arm，Open-label，Multicenter Phase Ⅱ Trial Assessing the Efficacy and Safety of Pertuzumab Given in Combination With Trastuzumab Plus an Aromatase Inhibitor in First Line Patients With HER2-positive and Hormone Re ceptor-positive Advanced（Metastatic or Locally Advanced）Breast Cancer（一项随机、双臂、开放、多中心帕妥珠单抗联合曲妥珠单抗加 AI 在激素受体阳性 HER2 阳性进展期乳腺癌一线治疗疗效及安全性的 Ⅱ 期临床研究）。

（2）入组时间：2012 年 2 月 ~2019 年 10 月。

（3）实施方法：计划入组 250 例，随机、双臂、开放、多中心研究，患者随机分为两组，组 1：帕妥珠单抗 + 曲妥珠单抗 +AI；组 2：曲妥珠单抗 +AI。两组由研究者决定是否加用紫杉烷类药物。直到肿瘤进展或不能耐受的毒性；阿那曲唑 1mg 或来曲唑 2.5mg 每天一次，帕妥珠单抗 840mg IV 第一天，每三周一次，曲妥珠单抗 初次 8mg/kg IV 第一天，以后 6mg/kg 每三周一次，各组均用至肿瘤进展或不能耐受毒性。

（4）评价指标：PFS、其次 OS、总有效率、临床受益率、缓解持续时间、不良事件的发生率、生活质量。

六、靶向药物联合化疗

曲妥珠单抗与许多细胞毒药物有很好的协同增效作用，在早期、晚期 HER2 阳性乳腺癌均取得显著疗效，已然成为 HER2 阳性乳腺癌的标准治疗手段之一。而其他抗 HER2 阳性的靶向治疗药物如帕妥珠单抗、拉帕替尼与其他细胞毒药物联合研究甚少，以下在研的两项试验分别为拉帕替尼联合长春瑞滨和帕妥珠单抗联合紫杉醇的 Ⅱ ~ Ⅲ 期临床研究，期待为临床提供更好的结果。

（一）拉帕替尼 + 诺维本 Ⅱ 期临床研究

编号 NCT01730677

（1）官方题目：Randomized Phase Ⅱ Study of Lapatinib Plus Vinorelbine Versus Vinorelbine in Patients With HER2 Positive Metastatic Breast Cancer Progressed After Lapatinib and Trastuzumab Treatment（针对既往接受曲妥珠单抗和拉帕替尼进展后的 HER2 转移性乳腺癌拉帕替尼联合长春瑞滨对比单药长春瑞滨的随机 Ⅱ 期临床研究）。

（2）入组时间：2012 年 7 月 ~2017 年 12 月。

（3）实施方法：计划入组 150 例，随机、开放研究，分为拉帕替尼 + 长春瑞滨组：拉帕替尼 1000mg，每天一次，长春瑞滨 20mg/m²，第 1、8 天，每三周重复，单药长春瑞滨组：长春瑞滨 20mg/m²，每三周重复。

（4）评价指标：18 周 PFS、PFS、OS、不良反应、有效率。

（二）帕妥珠单抗 + 紫杉醇Ⅲ期临床研究

最近几项治疗策略显示在高危早期三阴性乳腺癌中，含卡铂剂量密度、剂量强度的化疗可以进一步改善疗效。2015 圣安东尼奥乳腺癌峰会的 GeparSixto 研究显示，卡铂的加入将 pCR 转化为 DFS 优势，改善了 TNBC 患者的 DFS。本项 GeparOcto 研究也是含卡铂的剂量强度、密度的比较两个方案的治疗策略用于 HER2 阳性乳腺癌，有待于时间的检验。

编号　NCT02125344

（1）官方标题：A Phase Ⅲ Trial Comparing Two Dose-dense, Dose-intensified Approaches（ETC and PM（Cb））for Neoadjuvant Treatment of Patients With High-risk Early Breast Cancer（GeparOcto）[一项剂量密集、剂量强度 [ETC 和 PM（Cb）] 对高危早期乳腺癌新辅助治疗的Ⅲ期临床研究（GeparOcto）]。

（2）入组时间：2014 年 12 月 ~2016 年 7 月。

（3）实施方法：计划入组 950 例，随机、开放试验，针对腔上皮Ⅱ~Ⅲ期、黏液癌Ⅱ期、浸润性导管癌、HER2 阳性、炎性乳腺癌新辅助治疗分为 PM（Cb）组：紫杉醇 80mg/m² 周疗 18 次，同时联合脂质体多柔比星 20mg/m² 周疗 18 次，同时联合卡铂 AUC 1.5 周疗 18 次（仅在三阴乳腺癌），HER2 阳性患者接受曲妥珠单抗 6（8）mg/kg 每三周一次，同时帕妥珠单抗 420（840）mg 每三周一次。对照组（ETC）：表柔比星 150mg/m² 每两周一次，连续 3 周期，序贯紫杉醇 225mg/m²，每两周一次连续 3 周期，序贯环磷酰胺 2000mg/m²，每两周一次，连续三周期。HER2 阳性患者接受曲妥珠单抗 6（8）mg/kg 每三周一次，同时帕妥珠单抗 420（840）mg 每三周一次。

（4）评价指标：病理完全缓解率（pCR= ypT_0/is ypN_0）、临床及影像有效率、残余肿瘤负荷评分、不良反应、无远处复发生存、浸润性无病生存期、总生存期、对侧无复发生存期、临床完全缓解率；粗针穿刺阴性率；两组分子标志物比较、PI3CA 突变率、生活质量、卵巢功能等指标。

七、新型曲妥珠单抗皮下注射制剂

曲妥珠单抗静脉注射剂型已经获得广泛使用和认同，近期 *Lancet* 发表的关于曲妥珠单抗皮下注射剂型临床结果，与标准的曲妥珠单抗静脉治疗相比，曲妥珠单抗皮下注射治疗时间短，药代动力学和疗效等方面与静脉注射相比达到非劣效性结果，同时具有相似的安全性，为临床提供一个有效的替代治疗方式，既方便患者同时也节省了资源。曲妥珠单抗静脉滴注一般需要持续 30~90 分钟，而曲妥珠单抗皮下注射剂型，可在 2~5 分钟内完成皮下给药。欧盟近期将批准上市。以下两项正在进行的Ⅱ~Ⅲ期临床试验为皮下注射用曲妥珠单抗替代静脉用曲妥珠单抗临床观察，其中一项研究的试验目的是分析比较患者使用皮下注射用或静脉用曲妥珠单抗的使用率及患者使用两种剂型经验和偏好。另外一项研究的试验目的在于评价早期乳腺癌新辅助化疗多西他赛 + 曲妥珠单抗皮下注射 + 帕妥珠单抗对比 T-DM1 疗效及安全性观察，特别针对曲妥珠单抗皮下注射针剂与 TDM-1 在早期乳腺癌新辅助化疗的地位。这两项临床试验既能回答曲妥珠单抗皮下注射针剂的临床疗效，又能阐释 T-DM1 在新辅助化疗的地位，是一举双得的临床研究，其结果定将产生极大的临床引领作用。

（一）曲妥珠单抗皮下注射制剂 Ⅱ ~ Ⅲ 期临床研究

1. 编号　NCT01875367

（1）官方题目：A Phase Ⅲ Clinical Trial to Evaluate Patient's Preference of Subcutaneous Trastuzumab （SC）Versus Intravenous （IV）Administration in Patients With HER2 Positive Advanced Breast Cancer （ABC）.（Chang HER-SC）（比较皮下注射用曲妥珠单抗与静脉注射用曲妥珠单抗治疗 HER2 阳性进展期乳腺癌Ⅲ期临床试验）。

（2）入组时间：2013 年 9 月 ~2016 年 5 月。

（3）实施方法：约 195 例患者将接受皮下注射用曲妥珠单抗固定剂量 600mg，每三周一次，连续 4 个周期，4 周期结束后，患者自主决定是否继续给予皮下注射用曲妥珠单抗或静脉用曲妥珠单抗治疗，每三周一次，直至进展。

（4）评价指标：患者使用皮下注射用或静脉注射用曲妥珠单抗的使用率。分析回答患者使用两种剂型经验和偏好。

2. 编号　NCT02568839

（1）官方题目：Neoadjuvant Response-guided Treatment of HER2 Positive Breast Cancer （HER2 阳性乳腺癌新辅助治疗疗效指导）。

（2）研究时间：2014 年 11 月 ~2017 年 12 月。

（3）实施方法：计划入组 200 例，随机、开放Ⅱ ~ Ⅲ期临床，入选对象为 HER2 阳性早期乳腺癌Ⅱ ~ Ⅲ期患者。随机分化为两组：A 组为多西他赛 + 曲妥珠单抗 + 帕妥珠单抗（多西他赛 75~100mg/m² IV + 曲妥珠单抗皮下注射 5ml（600mg）+ 帕妥珠单抗 840mg IV 开始剂量，随后 420mg IV），每三周重复，术前 6 个疗程，每两个周期评价疗效，无变化者可转至 B 组，术后接受表柔比星 + 环磷酰胺 2 个周期，序贯辅助曲妥珠单抗、放疗或内分泌治疗；B 组为 T-DM1 3.6mg/kg IV 第一天给药，每三周重复，术前 6 个疗程，每两个周期评价疗效，无变化者可转至 A 组，术后接受表柔比星 + 环磷酰胺 4 个周期，序贯辅助曲妥珠单抗、放疗或内分泌治疗。每年随访至 5 年，报告治疗相关毒性、生活质量、复发及死亡。

（4）评价指标：术后病理学疗效，术前 18 周疗效评价，治疗至手术时间，其次新辅助治疗期间的临床及影像学疗效，钼靶、B 超、定期 MRI 的疗效评定。随访至 60 个月的 DFS、OS，治疗相关不良反应发生率、生活质量、保乳手术的比例、手术类型。其他观察指标包括早期乳腺癌细胞毒及靶向药物所致肿瘤的形态学、功能及生物学特征的变化。

八、新型乳腺癌 HER2 疫苗（nelipepimut-S）

nelipepimut-S 属于乳腺癌肿瘤相关抗原，可以被肿瘤特异性 CTL 所识别，曲妥珠单抗就像疫苗的引物，刺激 CD4[+]T 细胞以释放抗击癌细胞的物质并激活抗体反应，让疫苗更加有效。作为为数不多正在研发中的乳腺癌疫苗，nelipepimut-S 已被证实是安全有效的多肽疫苗，能降低 57% 乳腺癌的复发率。在一项 II 期 190 例 HER2 阳性乳腺癌随机试验的结果看，接受疫苗组患者的无病生存率（DFS）为 88%，对照组为 81%。此结果表明，乳腺癌疫苗治疗能降低 37% 的相对复发风险。目前，nelipepimut-S 全球范围的临床试验正在进行中。

编号　NCT02297698

（1）官方题目：Phase II Trial of Combination Immunotherapy With Nelipepimut-S + GM-CSF（NeuVax™）and Trastuzumab in High-risk HER2+ Breast Cancer Patients［针对高危 HER2 阳性乳腺癌患者接受 Nelipepimut-S + GM-CSF（NeuVax™）+ 曲妥珠单抗联合免疫治疗 II 期临床研究］。

（2）入组时间：2014 年 10 月 ~2019 年 10 月。

（3）实施方法：计划入组 100 例，本项为多中心、术前、随机、单盲、安慰剂对照的临床研究。患者随机进入两组，组 1：曲妥珠单抗 +nelipepimut-S+GM-CSF 组：nelipepimut-S 疫苗 1000μg+GM-CSF 250μg 每三周一次，总计 6 次。每次 30~120 分钟后接受曲妥珠单抗静脉输注。组 2：曲妥珠单抗 +GM-CSF 组，两组均加含紫杉烷新辅助化疗方案。

（4）评价指标：PFS、无远处复发生存（distant recurrence-free survival，DRFS）、局部及全身毒性等。

（撰写　**佟仲生**　审稿　**宋尔卫**）

第二节　抗 HER2 靶向治疗转化性研究

一、转化医学简介

（一）转化医学的概念

转化医学（translational medicine）又被称作转化研究（translational research），是国际医学领域近年来提出的一个新的学科分支或者新的理念。1992 年，Choi DW 在 *Science* 杂志上首次提出了"从实验室到临床（from Bench to Bedside）"的概念。1993 年，Pubmed 数据库上出现了"转化研究"这一术语。1996 年，Geraghty J 在 *Lancet* 杂志上正式提出"转化医学"这一名词。2003 年，ZerhouniEA 在美国国立卫生研究院（National Institutes of Health，NIH）路线图计划中全面阐述了转化医学的概念，其核心是打破基础医学、药物研究、临床医学之间的屏障，加强研究与应用之间的结合，在它们之间建立起一个双向转化的桥梁。一方面，从实验台到病床边（from bench to bedside），把基础科学家获得的知识和成果，快速转化到临床应用领域包括医疗、预防、护理等，为疾病的诊断和治疗提供更先进的理念、手段、工具和方法，提高临床疾病的预防和诊治水平；另一方面，临床研究者及时反馈转化成果的应用情况，再进一步转入相应的基础领域进行深入研究（from beside to bench），使缺陷和不足得以及时修正，从而也促进了基础研究的发展，形成具有双通道效应的实验室到病房（Bench To Bedside，B-B）模式。

现代广义的转化医学不仅包括从实验室到临床的应用型研究，即 T1 型研究，还包括医学科学知识在普通大众中的普及，实现将 T1 的成果应用到大众个体之中，即 T2 型研究。由于 T1 型研究可以快速地提高对某种疾病的治愈率，目前世界上大部分对转化医学的研究都还是集中在 T1 型。

（二）转化医学的产生背景

传统医学研究存在着许多的弊端，主要体现在以下几个方面：

1. 基础研究与临床实践的脱节，造成了医学科研投入的高成本和低回报。1971 年至今，美国用于肿瘤防治方面的研究经费多达 2000 亿美元，而产出仅仅 156 万篇与肿瘤相关的研究论文，其中 80% 的论文中的研究仅限于实验动物、昆虫和微生物，大量的研究成果并没有推动人类肿瘤治疗的进步。如从 1976 年到 2000 年的 25 年间，肺癌的 5 年生存率仅提高 25%（从 12% 提高到 15%），结肠癌提高 28%（从 50% 到 64%）。来自美国的一项调查发现，1990~2003 年间发表在国际权威刊物上的 49 篇高引用率论文中，45 篇称干预方法对疾病治疗有效，但有 7 篇被以后的研究否定，有 7 篇的疗效被夸大。2003~2006 年，NIH 花费 15 亿美元用于基因治疗研究，这项巨额投资虽然换来了 25 000 篇的研究论文，但是要把研究成果应用到临床治疗之中，其道路艰难且漫长。

2. **基础科学研究积累大量数据的意义需要解析**　基因组学、蛋白质组学等各种组学的发展积累了大量的数据，然而，如何将大量的数据转化为解决医疗问题的有用信息是迫在眉睫需要解决的难题。只有生命科学、数学和医学领域的有效合作与交叉研究，才能使这些数据产生价值。

（三）转化医学的研究内容

转化医学主要是开发和利用各种组学方法以及分子生物学数据库，筛选各种生物标志物，用于疾病危险度预测、疾病诊断与分型、治疗反应和预后的评估，以及治疗方法和新药物的开发。

1. **分子标志物的筛选、鉴定**　基于各种组学方法筛选出早期诊断疾病，预测疾病发生风险，判断药物疗效和评估患者预后的生物标志物及药物靶点。靶点的确定，有助于有针对性地探索新的药物和治疗方法，提高药物筛选的成功率，缩短药物研究从实验到临床应用阶段的时间，提高研究效率。这些标志物的开发应用，将对疾病预防和诊断及治疗发挥有效的指导作用。

2. **基于分子分型的个体化治疗**　异质性是恶性肿瘤的重要特征，表现为同一种恶性肿瘤不同患者个体之间或者同一患者体内不同部位肿瘤细胞间从基因型到表型上存在的差

8

异。因此，个体化治疗已成为现代医学的目标。实施个体化的医疗，可以合理选择治疗方法和药物（包括剂量），达到有效、经济和最小的毒副作用的目的。分子医学（molecular medicine）和个体化医学（personalized medicine）都是转化研究产生的结果。

3. 疾病治疗反应和预后的评估与预测　在分子生物学研究的基础上，我们可利用经评估有效的生物标志物（如患者的基因分型、各种生化表型指标等），进行患者药物敏感性和预后的预测，选择敏感的药物和适当的剂量，以提高疗效和改善预后。通过临床与实验室关联性研究（clinical-laboratory correlative studies）找出规律，阐明疾病的发生发展机制，以循证医学的原则实施医疗工作。

（四）国内外转化医学的发展

2005 年，美国 NIH 设置了临床与转化科学基金（Clinical and Translational Science Award，CTAS），资助建立了 62 所临床与转化医学研究院。2008 年 NIH 投资 4.62 亿美元用于该计划。2007 年 1 月英国成立了健康研究战略协调办公室（The Office for Strategic Coordination of Health Research，OSCHR），整合医学研究理事会和国家健康研究所的研究工作，构建了英国健康研究新策略，将转化医学研究纳入了 OSCHR 的主要职责，并明确提出了基础研究新发现转化为临床医学新的治疗方法、服务于临床实践的医学研究战略，同时专门成立了转化医学委员会（Translational Medicine Board，TMB）。法国则在 20 世纪 90 年代初，以临床研究中心（Clinical Investigation Centers，CICs）开展转化医学研究，其对医学基础和医疗产业研究人员以及临床医学研究者开放。2008 年，法国已建立覆盖全国 23 家临床研究中心网络。2010 年"中美临床和转化研究学术研讨会"是中国临床和转化医学研究的一个里程碑。目前，转化医学已经成了当代医学领域的大趋势。

二、*HER2* 基因的发现及其与乳腺癌的关系

肿瘤是当前转化医学重要的研究领域，乳腺癌是转化医学应用最早的实体肿瘤之一，在分子标志物的筛选、分子分型和个体化治疗、分子靶向治疗以及乳腺癌生物学指标与分子影像的关系等方面有着显著的进展。在众多的乳腺癌相关的分子标志物中，*HER2* 基因与肿瘤发生、转移、放化疗敏感性下降关系密切，是极具发展前途的基因治疗靶位，因此，目前针对乳腺癌的分子靶向治疗主要是抗 HER2 治疗。

（一）*HER2* 癌基因的发现

HER2 基因的发现是由 Yang－Feng 等于 1985 年从实验小鼠的恶性神经胶质细胞株中分离得到，命名为 NEU，并指出其编码一种叫 p185 的肿瘤相关蛋白，与表皮生长因子受体（EGFR）密切相关。同年，Coussens 等指出他们在细胞表面发现了一个新的酪氨酸激酶基因，并且其大部分的序列与人类上皮生长因子受体的序列相似，又因为在细胞表面接近人 EGFR，所以将其命名为 HER2，而 Semba 等在鉴定出禽类红细胞增多症致癌基因 B（*ERBB*）相关基因后，为了区别于 *ERBB* 基因，将其命名为 *ERBB-2* 基因。两年后，

DiFiore 等对 *Neu*、*HER2*、*ERBB-2* 进行测序及染色体定位分析，证明它们是同一基因。1987 年，Slamon 等则在一项包含 189 名乳腺癌患者的研究中，首次报道了 *HER2* 基因的扩增，并指出 *HER2* 基因在正常组织中表达水平低，其过表达与乳腺癌高复发风险和预后较差相关。

在临床上发现 HER2 与乳腺癌的密切关系的同时，基础研究人员发现 EGFR 家族的蛋白包括四个成员——EGFR、HER2、HER3 和 HER4。除了 HER2 之外，其他的受体均受配体约束。这 4 种受体型酪氨酸激酶均包含细胞外配体结合域（ECD）、跨膜域和胞内域（ICD），其胞外结合域主要由 2 个配体结合域（RLD）与 2 个富含半胱氨酸区构成，可以与多种信号分子相互作用并表现出配体依赖性结合和配体非依赖性结合两种活性。HER2/neu 蛋白可以与该家族的任何其他 3 个受体形成异二聚体，是 EGFR 家族中表达最为广泛、最易与其他受体形成二聚体的成员。HER2/neu 的胞外域没有配体结合部位，其单体基本无活性，只有二聚化形成二聚体，它才能发挥功能，过表达的 HER2/neu 可以自行形成二聚体而引起受体胞内域酪氨酸残基的自身磷酸化从而启动多种信号转导途径或通路。HER3 的胞外域能结合配体，但胞内域很短不能激活细胞内的信号转导途径。因此，HER2/neu 与 HER3 的相互结合可以起互补作用。

（二）*HER2* 癌基因与肿瘤的发生

HER2/neu 作为一种表皮生长因子受体能引起细胞生长和分裂。如果没有生长因子的作用，HER2/neu 本身通常不引起细胞生长和分裂；但是，如果 HER2/neu 过表达则可不需生长因子的刺激而形成二聚体并激活细胞信号转导途径和引起细胞生长和分裂。针对 HER2/neu 的靶向药物能够阻断生长阻止 HER2/neu 形成二聚体，从而抑制肿瘤细胞的增殖。HER2 的表达也可激活 HER2 下游的两个主要信号转导途径：MAPK 通路和 PI3K/Akt 通路，引发瀑布式连锁反应，调节凋亡相关基因，促进细胞无限增殖分化，抑制凋亡，从而诱发癌变，前者主要参与细胞的有丝分裂，后者主要影响细胞的存活和凋亡。HER2 可通过 MAPK 途径活化 Ets 转录因子家族成员 ER81 而上调人端粒末端转移酶逆转录酶 hTERT，进而导致细胞端粒末端转移酶异常活化，使细胞转化并进入永久增殖状态。PI3K 活化后，可催化磷脂酰肌醇 PI 生成 PIP2 和 PIP3。PIP2 和 PIP3 是细胞内重要的第二信使，它们能激活下游的蛋白激酶 Akt/PKB，进一步导致下游 BAD 蛋白的磷酸化，从而阻止 BAD 与凋亡蛋白 Bcl-2、Bcl-XL 组成复合物，同时还诱导叉头转录因子 1 磷酸化，从而抑制原凋亡基因的表达。目前发现的由 HER2/neu 活化的信号转导途径还包括：磷脂酶 C γ 通路，蛋白激酶 C（PKC）通路和信号转导和转录激活子（STAT）通路。

（三）*HER2* 癌基因是肿瘤转移驱动因子

HER2 可通过影响基质金属蛋白酶（matrix metalloproteinase，MMP）等促进肿瘤细胞的浸润，可通过 Ras/MAPK、PI3K/AKT 等信号转导途径对血管内皮生长因子进行调控，通过增加血供来增强肿瘤的恶性程度。HER2 增强 MMP-2、MMP-9 降解基膜的主要成分Ⅳ型胶原能力，介导细胞外基质（extracellular matrix，ECM）的降解，促进肿瘤的浸润、转移。HER2 通过核因子-κB（nuclear factor-κB，NF-κB）通路增强血管内皮生长因

8

子（vascular endothelial growth factor，VEGF）表达，从而直接促进血管生成，也可通过 PI3K/AKT、MAPK 等途径增加缺氧诱导因子 –1α（hypoxia inducible factor–1α，HIF–1α）蛋白质水平的合成，诱导血管新生。此外，HER2 还可通过促进人成纤维细胞生长因子诱导早期反应蛋白（fibroblast growth factor–inducible，Fn14）的表达和提高肿瘤细胞对乙醇的敏感性等途径增强肿瘤细胞的浸润转移作用。

（四）HER2 基因的预后和预测价值

1. HER2 的表达水平可预测乳腺癌患者的预后　Slamon 等人收集了 189 例乳腺癌患者的病例标本并检测 HER2 基因的扩增情况，并对乳腺癌患者进行随访，这一结果发表在 Science 上。他们的研究发现，HER2 扩增的患者复发时间和总生存时间均较非扩增患者短，HER2 的表达情况有别于肿瘤大小、淋巴结及激素受体情况，是预测乳腺癌预后风险的独立因素，这是首次在临床研究中揭示 HER2 和乳腺癌预后的关系。随后，大量的研究证实了 HER2 基因与临床预后的关系。Jukkola 等人检测 650 例乳腺癌患者的 HER2 表达情况，并与乳腺癌独立的预后因素作相关分析后发现，HER2 的高表达与腋窝淋巴结转移（$P=0.03$）、肿瘤大小（$P=0.06$）、肿瘤恶性分级（$P=0.0003$）、ER（$P=0.0001$）及 PR（$P=0.0001$）存在相关性。HER2 阳性患者中位存活时间为 112 个月，HER2 阴性组为 226 个月（$P=0.02$）；在复发乳腺癌患者中，HER2 过表达的中位无病生存期为 13 个月，HER2 阴性患者为 23 个月（$P=0.003$）。

2. HER2 基因的表达情况还可以预测乳腺癌化疗或内分泌治疗的疗效　研究表明，对 HER2 阳性的患者，含蒽环类药物的化疗方案优于 CMF 方案，HER2 阴性患者两种化疗方案的疗效相近。有文献指出了 HER2 过表达对蒽环类药物敏感的机制与 TOPO-II 基因过度扩增相关，由于 HER2 基因与 TOPO-II 基因位于 17 号染色体相邻的位点，HER2 扩增的患者常常也伴随有 TOPO-II 的扩增。此外，HER2 过表达与内分泌治疗敏感性差也存在关联。如 Wright 等发现，激素受体阳性且 HER2 阳性的乳腺癌患者对他莫昔芬的反应性从 48% 下降到 20%，而激素受体阴性 HER2 阳性的患者，对他莫昔芬的反应性从 27% 下降到 0。在芳香化酶抑制剂疗效的评价中也发现 HER2 阳性患者的疗效差于阴性患者。但是这些研究大多都是回顾性研究，且部分研究的结论不一致，因此很长一段时间 HER2 的表达情况并不能够作为指导临床用药的标准。

三、抗 HER2 靶向治疗转化性研究

前文提及的转化研究的概念和过程，具体到 HER2 靶向治疗的转化性研究，一般的过程分为：①在多种细胞系中发现某种药物能够抑制 HER2 的表达，且该药物浓度能够实际应用于临床；②在动物模型中证实同样的发现；③阐明该药物通过靶向 HER2 抑制乳腺癌的机制；④进行临床试验验证，并将临床中观察到的现象反馈到基础研究中，及时发现不足并修正，促进基础研究的发展，这就是转化医学定义中讲述的具有双通道效应的实验室到病房（Bench To Bedside，B–B）模式。

从 1987 年发现 HER2 与乳腺癌相关开始，抗 HER2 靶向治疗转化性研究包括了单克隆抗体、抗体耦联药物、酪氨酸激酶抑制剂、瘤苗、干扰 RNA 等。下面我们将按照体外基础研究，体内动物实验到临床应用的主线逐一介绍这些转化性研究的详细内容。

（一）单克隆抗体的转化性研究

单克隆抗体（monoclonal antibody，Mab）是由单一 B 细胞克隆产生的高度均一、仅针对某一特定抗原表位的抗体。单克隆抗体分为两类：一类是单独应用于肿瘤治疗的抗体；另一类是以单抗为特异性载体而将与其耦联的放射性核素、抗癌药物、毒素、酶和其他类型生物制剂"携运"至肿瘤部位，发挥相应的抗瘤效应，这种结合型单抗被称为抗体耦联药物（antibody-drug conjugates，ADC）。

单独应用于肿瘤治疗的单抗：在基础研究中发现，HER2 并不像大部分致癌基因如 ras 和 myc 基因完全被隔离在细胞内，那些不能穿透细胞膜的药物对它们无法发挥作用，HER2 存在细胞外配体结合域（ECD），针对该蛋白的抗体在细胞外可以轻易地与之结合。曲妥珠单抗是一种由识别 ECD Ⅳ区近膜端表位的鼠抗，经人源化及亲和力改造获得的人源化抗体。曲妥珠单抗倾向于抑制不依赖于配体的 HER2 同二聚化作用，对于其异二聚化基本没有影响它作用于配体不依赖性的 ERBB2/ERBB3 二聚体，而且其肿瘤抑制活性依赖于抗体二价性，表明其肿瘤抑制作用并不是通过直接抑制 HER2 二聚化而实现的，而是抑制 ErbB2 受体下游信号的激活。另外，免疫效应细胞上的 F_c 受体可以与曲妥珠单抗的 F_c 段结合，激活抗体依赖性细胞介导的细胞毒作用（antibody-dependent cell-mediated cytotoxicity，ADCC），协助机体免疫系统杀伤 HER2 阳性的肿瘤细胞。曲妥珠单抗可通过抑制金属蛋白酶活性，抑制 HER2 细胞外段（extracellular domain，ECD）被裂解，阻止其释放到血液中。有研究提示在 Herceptin 单抗治疗过程中，HER2 ECD 释放到外周血液中越少，治疗效果及预后就越好。Wen 等发现曲妥珠单抗可以通过激活 HER2-P38-TSP-1 通路和抑制 HER2-PI3K-AKT-VEGF/IL8 通路来抑制血管生成和肿瘤生长。作为历史上第一个生物基因靶向治疗药物曲妥珠单抗，即赫赛汀（Herceptin）于 1998 年 10 月由美国 FDA 正式批准上市。

在小鼠和猴的临床前动物实验中并没有发现曲妥珠单抗的心脏毒性，但之后的临床实验中意外地发现曲妥珠单抗引起的心脏副作用发生率较高，主要包括无症状性的左室射血分数（LVEF）降低、心动过速、心悸、呼吸困难、胸痛及充血性心力衰竭（CHF），幸运的是长期的临床试验表明曲妥珠单抗引起的心脏毒性无剂量累积效应，至少是部分可逆的。目前还不清楚曲妥珠单抗引起心脏毒性的明确机制，然而，确定其心脏毒性发生的机制非常重要，因为这些机制可以指导我们如何正确地使用心脏保护药物。有研究发现 HER2 信号转导直接参与了细胞的增殖和分化，心肌细胞上也存在 HER2 蛋白，其 HER2 信号转导的激活能保护心肌功能。曲妥珠单抗不仅能够减少 HER2 的活性，而且能够诱发 Bcl-XL 表达的下调和 Bcl-XS 表达的上调，Bcl 蛋白家族与线粒体的功能和细胞凋亡关系密切。Bcl-XL 能够抗凋亡，而 Bcl-XS 能够诱导凋亡。曲妥珠单抗通过调节 Bcl-XL 和 Bcl-XS 的表达导致线粒体功能障碍，三磷酸腺苷产生减少，心肌收缩功能障碍，最终导

8

致心肌细胞的凋亡。不过，目前哪类心肌保护药物最有效，保护药物应用的最佳时间和剂量仍不清楚。

虽然曲妥珠单抗治疗 HER2 阳性乳腺癌疗效明确，但即使是 HER2 高表达或基因扩增的患者，有效率也仅为 11%~36%，中位缓解期约 9 个月，而且多数患者在 1 年内出现获得性耐药。因此在曲妥珠单抗出现抵抗之后，研究者不得不寻找新的特异性作用于 HER2 受体的抑制剂。基础研究发现 HER2 的 ECD 包括四个子区域，而曲妥珠单克隆抗体只是结合于 HER2 ECD 的Ⅳ区，并不能够有效抑制异源二聚体化，特别是作用最强的 HER2-HER3 二聚体，容易导致肿瘤产生耐药性，而结合于 HER2 ECD Ⅱ区的帕妥珠单抗则可直接抑制配体依赖的异二聚化，尤其是对于 HER2/HER3 异二聚活化有明显抑制作用，且该作用不依赖于抗体二价性。在体外实验中帕妥珠单抗可抑制 HER2 过表达的乳腺癌细胞的增殖。帕妥珠单抗联合曲妥珠单抗在抑制 HER2 过表达的乳腺癌细胞体外增殖方面具有协同作用。

值得注意的是，有研究报道帕妥珠单抗同样可激活 ADCC。它是第一个被称作"HER 二聚化抑制剂"的单克隆抗体，很好地弥补了曲妥珠单抗的缺陷。2012 年 6 月，FDA 批准帕妥珠单抗用于联合曲妥珠单抗和多西他赛治疗 HER2 阳性的转移性乳腺癌。2013 年 9 月 30 日，FDA 进一步批准该方案作为新辅助治疗用于高风险 HER2 阳性的早期乳腺癌。目前大多数的临床研究结果表明，曲妥珠单抗联合使用帕妥珠单抗不会增加乳腺癌患者心脏毒性且发生率较低。

（二）结合型单抗——抗体耦联药物（antibody-drug conjugates，ADC）

单克隆抗体虽然靶向性强，但是由于其分子量大，对于实体瘤的疗效有限。相对来说，小分子化疗药物对癌细胞杀伤效力强，但靶向性不足，作用于正常细胞引起严重的副作用。那么，能否利用抗体对靶细胞的特异性结合能力，将药物特异性地输送到肿瘤部位，当抗体与肿瘤细胞结合或被肿瘤细胞内吞后，化疗药物在肿瘤细胞周围或肿瘤细胞内以活性形式释放并发挥杀伤肿瘤的作用，从而降低药物的毒副作用并增强抗体药物的疗效以及对实体瘤的穿透性。在该思路的指引下，构建抗体耦联药物（antibody-drug conjugates，ADC）成为了抗肿瘤抗体药物研发的新趋势。

抗体耦联药物（antibody-drug conjugates，ADC）是由"弹头"药物（细胞毒药物）、抗体以及药物的耦联链 3 部分组成。Trastuzumabemtansine（T-DM1）是将曲妥珠单抗和化疗药物美坦新（maytansine）派生物共价键相连形成的全新靶向化疗药物，该药由曲妥珠单抗、SMMC 连接［N-succinimidyl-4-（maleimidomethyl）cyclohexanecarboxylate］以及美坦新派生物 maytansinoid（DM1）组成。

美坦新是源于植物的一种细胞毒药物，有很强的抑制细胞分裂的作用。体外实验表明，美坦新可与微管蛋白结合，抑制微管蛋白的聚合同时促进其解聚，进而抑制微管的形成。DM1 由美坦新硫醇化形成，其细胞毒性是美坦新的 3~10 倍。T-DM1 通过多种机制来发挥它的抗肿瘤作用。在 T-DM1 与乳腺癌细胞的 HER2 受体结合后，HER2-T-DM1 复合物通过内吞作用进入肿瘤细胞内，在溶酶体内被蛋白酶降解，在细胞内，细胞毒药物 DM1

8

被释放，通过抑制微管蛋白造成细胞周期的停止和细胞死亡。正是由于 DM-1 不能够通过细胞膜，其毒性作用只发生在 HER2 阳性的细胞内，而对周围的其他细胞没有影响，最小化 DM1 的全身性暴露。另外，T-DM1 还具有曲妥珠单抗的活性，可以与 HER2 的细胞外区域结合，通过阻断 HER2 的活化，产生抑制肿瘤增殖的作用。

2013 年 2 月 22 日，FDA 批准其用于 HER2 阳性转移性（晚期）乳腺癌，先前使用曲妥珠单抗、其他抗 HER2 治疗药物及常规一线化疗药物治疗无效的患者。在临床中发现，在应用 T-DM1 后最常见的副作用是转氨酶升高和血小板减少，其发生的机制还有待进一步研究。

（三）靶向 HER2 单抗的耐药

曲妥珠单抗对大多数 HER2 阳性患者有效，但是在临床应用中也和内分泌治疗一样，逐渐出现耐药的情况，对于进展期乳腺癌患者，曲妥珠单抗的有效率仅为 20% 左右，部分初治有效的患者，1 年内也会出现耐药。耐药逐渐成了 HER2 靶向治疗的突出问题。目前还没有曲妥珠单抗耐药的明确定义。2011 年，Wong 等提出临床曲妥珠单抗耐药的定义：原发性曲妥珠单抗耐药是指转移性乳腺癌经曲妥珠单抗治疗 8~12 周内出现疾病进展，或第 1 次影像学疗效评价即出现疾病进展，早期乳腺癌术后辅助曲妥珠单抗治疗过程中出现复发转移；或曲妥珠单抗治疗结束后 12 个月内出现复发转移，继发性曲妥珠单抗耐药是指转移性乳腺癌行曲妥珠单抗治疗，首次进行疗效评价有效，在后续治疗过程中出现疾病进展。目前科研人员已经开始对 HER2 靶向药物耐药的机制进行深入探讨，并且根据耐药机制提出新的治疗策略。

1. 靶向 HER2 单抗药物耐药的机制

（1）单抗与 HER2 受体蛋白结合受阻：乳腺癌组织中膜相关糖蛋白黏蛋白 4（MUC4）表达高，能和 HER2 受体胞外段结合，封闭曲妥珠单抗的抗原位点，并且 MCU4 和 HER2 蛋白结合后也能激活 HER2 下游通路；另外，乳腺癌细胞 HER2 蛋白存在突变体 p95 - HER2，该突变体具有激酶活性，能与 HER 家族其他蛋白结合并激活下游通路，但是它缺乏胞外段结构域，因而与曲妥珠单抗结合的位点缺失，所以单抗对这些突变型 HER2 患者的疗效不高，在 HER2 阳性的患者中，p95 - HER2 的表达比例约占 25%，目前针对 p95 - HER2 的抗体已经被研发出来，期待更进一步的基础研究和临床研究证实它能逆转曲妥珠单抗的耐药。

（2）PI3K/AKT/mTOR 及 MAPK 通路的异常激活：在肿瘤中 PI3K/AKT/mTOR 通路主要调控肿瘤细胞的增殖、凋亡、细胞周期等，该通路的失调和多种肿瘤的发生和发展相关。研究表明曲妥珠单抗耐药的细胞株中，PI3K/AKT/mTOR 及 MAPK 信号通路持续活化，使用 PI3K 抑制剂后曲妥珠单抗的药效得到恢复，说明 PI3K 通路确实参与了曲妥珠单抗的耐药。据此，在临床上对于曲妥珠单抗耐药的患者，联合应用 PI3K 抑制剂或许能提高曲妥珠单抗的疗效。更深入的研究发现，PTEN 蛋白的缺失会导致 PI3K 的通路持续激活，升高 PTEN 后耐药细胞株能逆转对曲妥珠单抗的耐药作用。

（3）胰岛素样生长因子 - Ⅰ受体（IGF-IR）：IGF- Ⅰ R 是跨膜受体蛋白，具有酪

8

氨酸激酶活性。IGF-ⅠR 信号通路在多种肿瘤的发生发展也同样起着重要作用。Lu 等发现在高表达 HER2 的乳腺癌细胞中，当 IGF-ⅠR 表达较低时，曲妥珠单抗可以抑制肿瘤细胞的增殖，但是在 IGF-ⅠR 表达水平较高时，曲妥珠单抗抑制细胞增殖的作用不明显，他们发现，在 IGF-Ⅰ存在时，SKBR3/IGF-ⅠR 细胞株对曲妥珠单抗不敏感。此外，他们还发现用胰岛素样生长因子-Ⅰ（IGF-Ⅰ）以及 IGF 结合蛋白蛋白酶处理后，乳腺癌细胞对曲妥珠单抗产生耐药。更深入的研究发现，曲妥珠单抗耐药的细胞株的 IGF-ⅠR 蛋白能够激活 HER2 酪氨酸激酶活性，而且还能和 HER2 蛋白形成二聚体，激活下游的 PI3K/Akt 通路。IGF-ⅠR 的单抗 α-IR3 可以影响 IGF-ⅠR 和 HER2 形成二聚体，IGF-ⅠR 酪氨酸激酶抑制剂 I-OMe-AG538 可以抑制 IGF-ⅠR 的活性，这两种试剂均能逆转曲妥珠单抗的耐药。

（4）PTEN 的缺失或下调：PTEN 是人体重要的抑癌基因，具有磷酸化酯酶的活性，通过使 PIP3 去磷酸化，拮抗 PI3K 的作用来负性调控 AKT 的活化。Nagata 等对 47 例 HER 阳性的进展期乳腺癌患者联合使用曲妥珠单抗和多西他赛，并分析 TPEN 的表达情况，发现 TPEN 低表达的患者对联合用药的疗效明显低于 TPEN 高表达的患者，有效率分别为 65.8% 和 11.1%。

（5）EGFR 家族其他成员或配体水平变化：本节前面提到，EGFR 家族有 4 个成员，分别为 EGFR、HER2、HER3 和 HER4，HER2 是唯一没有天然配体的受体。这些受体之间可以相互形成异二聚体，或者自身形成同二聚体，形成的二聚体结构可以激活下游的 PI3K 级 MAPK 通路。若是 EGFR 其他家族成员或者配体水平发生变化，单独使用 HER2 靶向治疗的单抗显然无法完全抑制肿瘤细胞。

2. 解决靶向 HER2 单抗药物耐药的策略

（1）拉帕替尼：作为酪氨酸激酶抑制剂，拉帕替尼能同时靶向结合 EGFR 和 HER2，减少两者形成异二聚体，降低形成异二聚体后下游 PI3K/AKT 通路的激活，下文会有详细说明。

（2）靶向性融合蛋白：以 HER2 为靶向的融合蛋白是指以抗 HER2 抗体作为主要蛋白载体成分，与有其他目标作用的蛋白或蛋白片段融合表达，形成的融合蛋白既具有抗 HER2 抗体的活性，又具有融合进来的蛋白的功能。目前用于治疗 HER2 阳性乳腺癌最成功的药物就是 T-DM1，将抗 HER2 抗体与抗微管蛋白抗体融合，发挥抗 HER2 效应的同时，也通过抗肿瘤细胞微管蛋白对其进行杀伤。这一类药物非常"聪明"地利用了单抗的靶向性的特点，通过与有特殊功能的蛋白融合，从多个角度对肿瘤细胞进行杀伤。下文也会详细介绍该融合蛋白。

（3）阻断：PI3K/AKT/mTOR 信号通路：PI3K/AKT/mTOR 通路的持续活化是曲妥珠单抗耐药的重要机制，针对该途径的抑制剂包括 PI3K 抑制剂、mTOR 抑制剂和 AKT 抑制剂。其中依维莫司作为 mTOR 抑制剂，已经被应用于临床，其中 BOLERO-3 Ⅲ期随机研究评估了依维莫司在曲妥珠单抗治疗失败患者中的疗效，该研究入组了曲妥珠单抗耐药、曾接受紫杉类药物、HER2 阳性的晚期乳腺癌患者，分为曲妥珠单抗＋长春瑞滨 ± 依维莫司，依维莫司组与对照组的无疾病进展时间（PFS）分别为 7 个月及 5.78 个月（$P<0.01$），两组的总生存（OS）虽然未显示统计学意义，但两组 OS 曲线呈现了明显的分离趋势。因此，依维莫司可联合 HER2 靶向药物，应用于进展期乳腺癌患者，有可能进一步提高 HER2 靶向药物的药效。

根据曲妥珠单抗耐药的机制，我们可以"对症下药"。例如，根据 IGF-ⅠR 在曲妥珠单抗中扮演的角色，研发出 IGF-ⅠR 抑制剂（如 Cixutumumab 已经投入到Ⅱ期临床试验）。此外，热休克蛋白 HSP90 也是靶向治疗的明星蛋白，HSP 90 的活化能维持细胞内众多信号通路分子和各种激酶的稳定，HER2、EGFR、AKT 等等都是 HSP90 的作用蛋白。通过抑制 HSP90 蛋白的活性，能使这些信号通路蛋白稳定性变差而被泛素蛋白酶系统降解，目前 HSP 90 抑制剂就有 10 多种进入临床试验，但是还没有药物能上市。

（四）酪氨酸激酶抑制剂的转化性研究

部分对曲妥珠单抗有效的患者在使用一段时间后出现耐药，这些 HER2 阳性乳腺癌细胞常常同时共表达其他 EGFR 家族受体，这些 HER 家族受体同样可发生二聚体化从而激活下游信号通路，单独使用曲妥珠单抗无法抑制 HER2 高表达癌细胞的生长。研究发现，10%~36% 的乳腺癌同时过表达 HER2 和 EGFR，两者的同时过表达与曲妥珠耐药有关。Ritter 等发现在曲妥珠单抗耐药细胞株中，EGFR 的磷酸化水平升高，细胞表面 EGFR/HER2、HER2/HER3 和 HER2/HER4 二聚体增加。Narayan 等研究发现，HER2 阳性乳腺癌细胞接触曲妥珠单抗后将发生快速表型变化：EGFR 和 HER3 表达显著升高，同时观察到 EGFR 受体表达重排，导致 HER 受体作用轴的功能改变。因此，原发耐药肿瘤经曲妥珠单抗治疗后可能通过 HER 受体轴成员重排暴露出其他有效的治疗靶点如 EGFR，联合抑制 EGFR 和 HER2 对于治疗 HER2 过表达的乳腺癌或延迟其继发耐药可能具有协同作用。

由于存在其他 EGFR 受体和 EGFR 受体表达重排现象，研究者们积极寻找能够抑制多个靶点的药物。EGFR 家族蛋白是具有酪氨酸激酶活性的跨膜受体，酪氨酸激酶抑制剂可通过与胞内多个 EGFR 家族蛋白的酪氨酸激酶催化区结合，抑制其催化活性，从而更加彻底地阻断细胞增殖信号。体外实验证实抑制多个受体的药物比那些单独作用于某个受体的药物具有更好的抗癌作用。

在 2007 年 3 月获得美国 FDA 批准上市的拉帕替尼是 HER1 和 HER2 两种受体的小分子酪氨酸激酶抑制剂，其作用机制为通过竞争性结合 HER1 和 HER2 的 ECD 的 ATP 位点，可逆地抑制酪氨酸激酶，减少 EGFR 异型二聚体形成，阻止肿瘤细胞磷酸化，阻断下游 MAPK 和 PI3K/AKT 信号通路，导致凋亡增多和细胞分化减少。研究还发现拉帕替尼可以诱导细胞表面不活跃的 HER2 受体，导致一个更强的曲妥珠单抗介导的 ADCC 效应，促使肿瘤崩解。

来那替尼是针对 HER1、HER2 和 HER4 的不可逆小分子酪氨酸激酶抑制剂。其可能的机制为抑制 HER2-HER3 二聚体的形成，在没有 HER2 高表达的 MCF7 细胞中有效地破坏已形成的 HER2-HER3 二聚体。有研究发现，曲妥珠单抗出现耐药时会促进 HER4 发生断裂并易位到细胞核中，而核 *HER4* 基因增加与预后差相关，在 BT474 异种移植模型中联合曲妥珠单抗和来那替尼治疗可以减少核 *HER4* 基因，在体内模型中联合两者的治疗效果比单用任何一种的效果要好。

（五）靶向 HER2 疫苗的转化研究

免疫治疗分为主动免疫治疗和被动免疫治疗。前文讲述的单克隆抗体属于被动免疫治疗。而主动免疫治疗是通过激活肿瘤宿主自身的免疫功能，使其主动地控制和杀伤肿瘤细胞。细胞外配体结合域（ECD）的存在使 HER2 蛋白成为肿瘤主动免疫治疗的理想靶点。B 细胞产生的抗体可以通过触发 ADCC 作用于 HER2 的 ECD，而且基于 HER2 的 ECD 和细胞内区的抗原可以通过人类白细胞抗原（human leukocyte antigen，HLA）呈递到 $CD8^+$ 或者 $CD4^+$T 细胞，HER2 阳性肿瘤自发性 T 和 B 细胞反应证实了 HER2 的免疫原性。靶向 HER2 主动免疫治疗的转化医学研究包括树突状细胞（dendritic cell，DC）疫苗、多肽疫苗、肿瘤细胞的胞外体疫苗、病毒载体疫苗和 DNA 疫苗等。

1. DC 疫苗　树突状细胞是目前发现的体内功能最强的 T 细胞刺激物，其最大的特点是能显著刺激初始型 T 淋巴细胞增殖，是机体免疫反应的始动者。研究发现针对 HER2 蛋白的 DC 疫苗可以降低或消除 HER2 的表达，DC 疫苗还可以提高机体的免疫力：①利用具有抗肿瘤活性的小干扰 RNA 抑制 DC 中吲哚胺 2，3- 双加氧酶（免疫抑制酶）后，可增强肿瘤特异性 T 细胞增殖和细胞毒性 T 细胞（cytotoxic T cell，CTL）的活性，从而减少 $CD4^+$ $CD25^+$ $FOXP3^+$ 调节 T 细胞（regulatory T cell，Treg）的数量；②在免疫检测点，PD-1/PD-L1 信号通路可干扰 DC 疫苗的有效性，阻断 PD-L1 信号转导促进 DC 成熟和增殖，促进 IL-12 的分泌，从而提高 DC 致敏的 T 细胞的反应，逆转肿瘤细胞抑制 T 细胞的活性；③联合富含生育三烯酚的片段可以产生更大剂量的 CTL 及 NK 细胞等。

2. 肿瘤细胞的胞外体（exosome，TEXO）疫苗　肿瘤细胞的胞外体是来自肿瘤细胞内的多泡体与细胞膜融合后释放到肿瘤细胞外环境中的囊泡状结构。以腺病毒为载体的 HER2/neu 特异性 Neu-TEXO 和 HER2-TEXO 疫苗转染到树突状细胞后，分别得到 DC-neu 和 DC-HER2，可以产生有效的 HER2 特异性 CTL 反应，在体外实验中该反应可杀伤 HER2 阳性肿瘤细胞和曲妥珠单克隆抗体耐药的肿瘤细胞。这为曲妥珠单克隆抗体耐药的乳腺癌患者提供了新的治疗方法。

3. 病毒载体疫苗　将表达肿瘤抗原的基因导入病毒后制备的疫苗称为病毒载体疫苗，该疫苗既可表达肿瘤抗原，又可表达病毒抗原，从而激活特异性 T 淋巴细胞，达到抗肿瘤效应的目的。

（1）重组流感病毒载体疫苗：一项 I 期临床试验对患者使用了重组流感病毒颗粒为载体的抗 HER2 疫苗，结果显示：患者特异性的抗体明显增高，该抗体可直接作用于 HER2/neu 蛋白，使细胞的免疫反应产物 IL-2、IFN-c 和肿瘤坏死因子 -α 明显增加，$CD4^+CD25^+FOXP3^+$ 调节 T 细胞在疫苗接种后明显减少，这表明以重组流感病毒颗粒为载体的抗 HER2 疫苗具有免疫增强作用，有望用于治疗对抗 HER2 疫苗免疫耐受的患者。

（2）腺病毒载体疫苗：以腺病毒为载体的 HER2 疫苗可表达一种酶来抑制 HER2，

该疫苗在小鼠体内可诱导产生活化的 T 细胞并诱导体液免疫产生多克隆抗体。这些多克隆抗体调节受体内化及退化的作用强于曲妥珠单克隆抗体，也可以阻断导致拉帕替尼耐药的生存素的产生。在体内试验中，Ad-HER2-ki（adenoviral vector expressing a kinase-inactive HER2）疫苗联合拉帕替尼抗肿瘤的作用也很显著，有望用于对曲妥珠单克隆抗体及拉帕替尼耐药的 HER2 阳性乳腺癌患者。

（六）靶向 HER2 的 siRNA 转化性研究

RNA 干扰（RNA interference，RNAi）是通过导入双链 RNA（double strands RNA，dsRNA）分子高效、特异地阻断体内某些基因，致使靶基因的 mRNA 降解，诱使细胞目的基因功能丧失或表现出特定基因缺乏的表型，达到转录后水平的基因沉默（post-transcriptional gene silencing，PTGS）的过程，而 RNA 干扰技术的效应因子是小分子干扰 RNA（siRNA）。RNAi 技术刚被应用的时候，就在基础研究中被广泛应用，在临床研究的应用研究则相对较少，但 RNAi 用于治疗疾病的理论可能性还是吸引了不少研究人员和制药机构等的关注。有研究表明在对灵长动物的全身性治疗中，有效治疗剂量的 siRNA 对动物本身的治疗并无害处。RNAi 能沉默靶基因的特性，使病毒感染性疾病、遗传性疾病及肿瘤成为 RNAi 治疗技术的主要研究热点。

1. 靶向 HER2 的 RNAi 研究现状　体外实验表明，将 siRNA 导入 HER2 阳性的乳腺肿瘤细胞中，细胞表面 HER2 蛋白的表达明显减少，癌细胞生长受到抑制，凋亡增加。当 HER2 被 siRNA 沉默时，肿瘤细胞 HLA Ⅰ 类抗原表达上调。经过 HER2-siRNA 处理的 SKBr-3 和 MCF-7/HER2 细胞生长阻滞在 G_1/S 期。近年来，有研究表明对曲妥珠单抗耐药的 HER2 阳性乳腺癌细胞株，运用纳米平台技术将 siRNA 转入到耐药细胞后，细胞株不再表现为 HER2 耐药，而且在动物实验上进行系统性 siRNA 治疗，肿瘤生长速度减慢。

2005 年，宋尔卫等研究发现针对 HIV 病毒 gp120 蛋白的片段抗体与鱼精蛋白融合，能有效地把抗 HIV 的 siRNAs 输送到 HIV 感染细胞内。在此基础上，研究人员进一步深入改造融合蛋白，采用分子量更小的单链片段抗体作为"弹头"，并采用正电荷鱼精蛋白，降低了融合蛋白的分子量和免疫原性，并通过昆虫细胞杆状病毒表达系统提高融合蛋白的表达和纯化效率。在体外培养的乳腺癌细胞中，发现该融合蛋白能选择性把 siRNA 导入 HER2 阳性的乳腺癌细胞，而对 HER2 阴性细胞没有影响。在体内，静脉输注的融合蛋白可以携带 siRNA 较精确地进入 HER2 高表达的乳腺癌细胞，并在肿瘤内维持较长的有效 siRNA 浓度，达到良好的抑制 HER2 阳性乳腺癌生长和转移的作用，而且输注融合蛋白包裹的 siRNA 进入 HER2 阴性的正常器官组织量较少，减少 siRNA 对机体的毒性。因此，单链片段抗体与荷正电多肽的融合蛋白有可能成为解决如何在体内将治疗性 siRNA 选择性导入特异的组织细胞的方法，从而进一步提高 siRNA 的治疗效率，减少副作用。

2. 靶向 HER2 的 RNAi 面临的问题及解决方法　尽管 RNAi 已经成为在基础研究中阻断或抑制基因表达的首选工具，但在临床研究中使用 RNAi 的报道非常少，这是因为 RNAi

在体内实验的环境比体外实验要复杂得多，比如 RNAi 转入肿瘤细胞的特异性不高、RNAi 的脱靶状况、RNAi 在体内引发的机体免疫反应等等。

（1）RNAi 转入肿瘤细胞的特异性低：由于 siRNA 分子量大且带负电荷，若要进入肿瘤细胞发挥作用还需要有 siRNA 递送载体。理想的递送载体需满足特异性高、血清稳定性好、转入效率高等要求。目前研发出来的载体主要有纳米颗粒、病毒、基于脂质的制剂、络合聚阳离子等，但转入肿瘤细胞的特异性差。成功应用适配体（Aptamer）–siRNA 嵌合体能有效解决特异性不高的问题，适配体能与多种目标物质高特异性、高选择性结合，例如适配体可与前列腺癌细胞膜表面抗原（PSMA）的胞外域特异性结合，能够高效递送 siRNA 靶向前列腺癌的致癌基因。在乳腺癌细胞株中就有研究利用 LNA 改良的适配体与 siRNA 形成嵌合体，能与 EpCAM 特异性结合来提高 siRNA 的转入效率。另外还有一种提高转入特异性的方法在此前已有讲述，使用鱼精蛋白 – 抗体融合蛋白，ErbB2 特异性单链抗体与鱼精蛋白融合的重组融合蛋白能够允许靶向 ErbB2 的 siRNA 进入 ErbB2 阳性的乳腺癌细胞。

（2）RNAi 的脱靶现象：脱靶沉默效应主要是因为 dsRNA 分解的 siRNA 与胞内其他非靶正常基因存在部分序列同源，从而能沉默其他部分同源的基因的表达。由于脱靶现象沉默的基因具有未知性，产生的生物学效应也不可预估，甚至可能会产生与预想目标相反的结果。因此 RNAi 脱靶现象也是制约 RNAi 在乳腺癌 HER2 靶向治疗的重要因素。解决 RNAi 脱靶现象，有学者给出几点建议：①改变 siRNA 的浓度：Caffrey 等针对己糖激酶 Ⅱ 的 siRNA 治疗，发现降低 siRNA 浓度可以减弱脱靶效应，但是对靶基因敲低效率不会降低；② siRNA 设计：全基因组热力学分析（Picky）能够精确地识别潜在的脱靶基因和帮助减少 siRNA 引发的脱靶效应，Chen 等的研究表明经过 Picky 预测没有脱靶基因的 siRNA 很少会导致脱靶效应。

（3）RNAi 引起机体免疫反应：在哺乳动物若直接给予 siRNA 处理，机体会激活天然免疫系统，诱导炎症因子如 IFN–α 等炎性因子的产生，引起细胞的生长抑制等毒性作用。目前 RNAi 避免体内免疫识别而又不影响研究严谨性的方法有两种：①使用稳定隔离的递送载体：纳米颗粒、病毒、基于脂质的制剂、络合聚阳离子；②对 siRNA 进行化学修饰：Morrissey 等将 siRNA 的 2′– 羟基用 2′– 氟、2′–O– 甲基和 2′– 氢替换后，在提高其稳定性的同时，完全抑制了其免疫刺激性，并且这些修饰并没有影响 siRNA 对靶基因的抑制活性。

（七）靶向性融合蛋白

以 HER2 为靶向的融合蛋白是抗 HER2 抗体作为主要蛋白载体成分，与有其他目标作用的蛋白或蛋白片段融合表达，形成的融合蛋白既具有抗 HER2 抗体的活性，又具有融合进来的蛋白的功能，这种双蛋白融合的靶向治疗方法，利用了抗 HER2 抗体具有靶向结合的作用，携带具有特殊功能的蛋白分子进行杀伤。上述提到单抗联合化疗药物、单抗联合 siRNA 也是利用了这个原理，除此之外，被融合的蛋白还可以是细胞因子、受体、酶类、激素等等。

最成功的融合蛋白是 trastuzumab-DM1，前面"抗体耦联药物"阐述了作用机制，目前 trastuzumab-DM1 融合药物的临床试验也呈现成效：T-DM1 已经完成Ⅰ、Ⅱ及Ⅲ期临床试验，2013 年 2 月，美国 FDA 正式批准 T-DM1 作为治疗 HER2 阳性晚期乳腺癌患者的药物。总之，T-DM1 作为一种新型的抗体 - 药物耦联物的研发是非常鼓舞人心的。此外，Mahmud 等应用基因工程将凋亡诱导因子片段（AIFΔ100）与抗 HER2 片段融合，产生的融合蛋白也能作用于细胞表面的 HER2 受体，并进入细胞质达到杀伤作用。抗 HER2 抗体同样可被内皮抑素白细胞介素 12（IL-12），caspase-3 所融合，用于 HER2 阳性肿瘤的治疗。

（八）HER2 靶向治疗与热休克蛋白 90（HSP 90）

1. 热休克蛋白概述　热休克蛋白（heat shock proteins，HSPs）是细胞在受到感染、饥饿、紫外照射等应激状态下合成的蛋白分子，因此也被称为应激蛋白。HSPs 既是细胞在应激状态下的生物标志，也是体内重要的分子伴侣蛋白，介导蛋白前体的合成，解折叠蛋白的正确折叠和成功组装、维系转运蛋白前体构象能力等，从而维持客户蛋白（client protein）在胞内的稳定。HSP60 家族、HSP70 家族和 HSP90 家族是目前研究最多的三个 HSPs 蛋白家族，尤其是 HSP90 蛋白家族，在肿瘤领域的研究更加备受关注。

2. HSP90 与 HER2 靶向治疗的理论基础　人类的 HSP90 主要有 4 种亚型：Hsp90α 和 Hsp90β 均位于胞质内，Grp94 位于内质网中，而 TRAP1 则存在于线粒体基质内。这 4 种亚型的作用机制相似，但因其在细胞内的定位不同，所结合的"客户蛋白"也有所不同。HSP90 在肿瘤细胞中处于激活状态，而在正常细胞中的活性较低，被激活的 HSP90 能够促进客户蛋白的折叠、稳定和促进成熟。目前已经报道的 HSP 90 客户蛋白就有将近 300 种，其中 48 种"客户蛋白"是与细胞的生长或者信号通路分子相关，包括 HER2、EGFR、c-Kit、Akt 等。HER2 蛋白作为 HSP90 重要的客户蛋白，其细胞内结构域 ICD 能被 HSP90 结合而变得稳定，抑制 HSP90 后 HER2 蛋白的稳定性变差，通过与泛素结合，最终被蛋白酶体降解。因此，对 HER2 阳性的乳腺癌患者，抑制 HSP90 后既可以降解 HER2，也可以降解其他肿瘤相关蛋白分子，其对乳腺癌细胞的杀伤作用更强。

3. HSP90 与 HER2 靶向治疗的转化医学研究　格尔德霉素（geldanamycin，GA）是第一个被发现的 HSP90 抑制剂，但其具有严重的肝毒性，在机体内容易失活。根据 GA 结构进行改造的 17-AGG 是第一个进入临床试验的 HSP90 抑制剂，此前相关基础研究表明，17-AGG 处理高表达 HER2 的乳腺癌细胞株后，细胞 HER2 和 Akt 蛋白均能下调，并呈时间和浓度依赖性，在动物实验上也验证 17-AGG 下调 HER2 及抑制肿瘤生长的作用。17-AGG 在Ⅰ期临床试验的结果发现它只对 HER2 阳性的乳腺癌患者有临床疗效。在Ⅱ期临床试验发现，17-AGG 与曲妥珠单抗合用能提高单抗的治疗作用。但其肝毒性和水溶性差的缺点限制了它的应用。此后在临床试验中的所有 HSP90 抑制剂中，STA-9090 处于临床Ⅲ期试验，Debio-0932、KW-2478、AT-13387、SNX-5422、AUY-922、17-AAG 处于临床Ⅱ期试验，TAS-116、XL-888、PU-H71 处于临床Ⅰ期，目前尚没有 HSP90 抑制剂上市。

8

四、总　　结

随着生物工程和基因技术的不断发展，针对 HER2 的新靶向治疗手段越来越多，HER2 阳性乳腺癌的转化性研究已经能够精准地把治疗药物导入到乳腺癌细胞中，清除 HER2 阳性的乳腺癌细胞。然而，从药物开发到药物的正式上市需要一定时间去检验，无论在基础研究阶段或者临床试验阶段，药物都需要不断优化和调整，保证药物有更高的效能和安全性，最终用在 HER2 阳性的乳腺癌患者身上。相信不久将来，靶向治疗也能像内分泌治疗一样，在乳腺癌的综合治疗中扮演着举足轻重的角色。

（撰写　宋尔卫　龚畅　审稿　宋尔卫）

第三节　新型抗 HER2 靶向治疗药物进展

HER2 蛋白由胞外的配体结合区（ECD）、单链跨膜区及胞内的蛋白酪氨酸激酶区三部分组成，以异源二聚体形式存在。其活化过程包括了许多复杂的细胞内信号转导通路。当 HER2 与其配体结合后，引起胞质内的酪氨酸激酶发生磷酸化，通过促分裂素原活化蛋白激酶（MAPK）链及磷脂酰肌醇激酶（PI3K）通路介导信号转导，从而调节细胞增殖、凋亡、分化及迁移。目前用于临床的抗 HER2 药物包括作用于胞外段的药物曲妥珠单抗、TDM-1；作用于胞内酪氨酸激酶区的小分子药物拉帕替尼、来那替尼；作用于二聚体联合部位的药物帕妥珠单抗。

一、曲妥珠单抗

（一）药理机制

曲妥珠单抗是重组 DNA 人源化的单克隆抗体，其作用靶点是人类表皮生长因子受体（HER2）基因调控的细胞表面 P185 糖蛋白。曲妥珠单抗是一个 95% 来自人和 5% 来自鼠的 IgG 型单克隆抗体，轻链可变区由鼠源部分组成可以识别 p185 糖蛋白，而重链固定区和大部分轻链区均是人源化部分，进入人体后能选择性地和 p185 糖蛋白结合，是抗体依赖细胞介导的细胞毒作用（ADCC）的潜在介质，本身具有抗肿瘤作用，此外还可以通过增强肿瘤细胞对化疗的敏感性从而提高化疗的疗效。

曲妥珠单抗在人体的药代动力学研究显示其半衰期和剂量相关，10mg 和 50mg 半衰期分别为 1.7 天和 12 天，分布容积大致和血浆容积相近（44ml/kg）。在每周给药一次时，血浆平均峰值为 319~435μg/ml。本品与化疗药物同时应用，对其半衰期、清除率无影响。

曲妥珠单抗发挥其抗 HER2 治疗作用可能通过以下机制实现：①抗体依赖细胞介导的细胞毒作用（ADCC）：该单克隆抗体是 ADCC 的潜在介质。曲妥珠单抗包含一个 IgG1 的

Fc 段，当免疫效应细胞——自然杀伤细胞（NK）的 Fcγ 受体发现该单克隆抗体与靶细胞相结合时，这些免疫效应细胞就会聚集，从而攻击靶细胞。曲妥珠单抗的 ADCC 效应是其发挥抗 HER2 治疗作用最重要的分子机制。②阻止 HER2 胞外域的溶蛋白性裂解：HER2 的胞外域可以被蛋白酶分解，从而形成 p95-HER2，它是一种特别活跃的截断型 HER2。这种膜结合片段拥有一种增强能力，可以与不同的 p95 片段或者完整长度的受体结合，导致信号转导失调，从而促进肿瘤进展。曲妥珠单抗与 HER2 结合，蛋白酶将无法分解 HER2 的胞外域，从而阻止了 p95-HER2 的形成及其后续的信号增强作用。③信号转导抑制及细胞周期停滞：在 HER2 过表达的肿瘤细胞中，曲妥珠单抗阻止了 HER2 活化，从而进一步影响了下游信号通路（如 MAPK、PI3K-Akt）的信号转导。同时，曲妥珠单抗减少细胞周期蛋白 D1 表达，从而使 p27 与细胞周期蛋白 D1 分离，并与 cyclin E/cdk2 复合体结合，使细胞周期停滞在 G_1 期。④抑制肿瘤血管生成：肿瘤细胞的生长依靠血管供给能量，其血管再生离不开血管内皮生长因子（VEGF）。研究显示，曲妥珠单抗可以下调近 50%VEGF 的表达水平，同时也可以下调转化生长因子 α（TGF-α）、纤溶酶原激活物抑制剂 1（PAI-1）及血管生成素 1 的表达水平，而这些物质均可以促进血管生成。⑤抑制 DNA 破坏修复：化疗及放疗后会导致细胞损伤，这些细胞在损伤后所出现的效应包括细胞周期停滞、DNA 修复以及凋亡。P21/WAF1 被证实与细胞损伤后的 DNA 修复相关，曲妥珠单抗可以阻止细胞由于化疗或放疗损伤后的 P21/WAF1 表达水平，从而抑制 DNA 修复。

（二）适应证

适用于 HER2 阳性转移性乳腺癌的解救治疗及早期乳腺癌的辅助治疗。

HER2 异常表达可见于很多常见肿瘤，包括乳腺癌、卵巢癌、肺腺癌、胰腺癌、胃癌和大肠癌等。曲妥珠单抗是第一个被 FDA 批准用于治疗实体瘤的单抗，目前主要用于有 HER2 高表达的早期乳腺癌辅助治疗和晚期乳腺癌（ABC）的治疗。单一用药有效率 15%~20% 左右，与化疗联合应用较单一化疗有效率更高、缓解期更长。2005 年，ASCO 报道，曲妥珠单抗联合多西紫杉醇一线治疗晚期乳腺癌，有效率达 61%、TTP 11.7 个月、中位 OS 31.2 个月，明显高于单一多西紫杉醇组（34%、6.1 个月和 22.7 个月），其疗效具有显著差异，而毒性未见明显增加。此外，曲妥珠单抗尚可与紫杉醇、长春瑞滨、吉西他滨、卡铂及卡培他滨联合应用。2006 年，JCO 发表了一项Ⅲ期临床研究，比较了曲妥珠 + 紫杉醇 + 卡铂与曲妥珠 + 紫杉醇作为一线方案的疗效，其结果显示三药联合的客观缓解率和中位无进展生存期（PFS）优势更明显，且毒性可耐受。2011 年，HERNATA 临床研究结果显示曲妥珠单抗 + 多西他赛与曲妥珠 + 长春瑞滨两方案在 TTP 和 OS 上未表现出差异，一年生存率均为 88%，表明长春瑞滨可作为一线化疗药物与曲妥珠单抗联合使用。

目前将曲妥珠单抗耐药分为固有性耐药和获得性耐药，固有耐药定义为：一线治疗转移性乳腺癌后 3 个月内或在治疗 8~12 周进行首次影像学评估时进展；或曲妥珠单抗辅助治疗后 12 个月内诊断为新的复发事件。获得性耐药定义为：含曲妥珠单抗方案首次影像学评估时初始获得疾病缓解或稳定，但二线或后线治疗后疾病进展。根据 NCCN 指南，对于既往接受过曲妥珠单抗辅助治疗的晚期转移性乳腺癌患者，病情进展后可首选紫杉

8

类药物联合曲妥珠单抗和帕妥珠单抗，或曲妥珠单抗联合其他化疗药物；对于曲妥珠单抗治疗耐药的转移性乳腺癌，下一步治疗可选择 T-DM1，其他选择还包括拉帕替尼联合卡培他滨，或继续曲妥珠单抗联合其他化疗药物，在当前 T-DM1 和帕妥珠单抗在我国未上市的状态下，尤其对获得性耐药患者，继续曲妥珠单抗换用化疗药物不失为可行的选择。HERMINE 队列研究旨在评估曲妥珠单抗在晚期乳腺癌中持续治疗效果以及其心脏毒性。该研究共入组 623 名晚期乳腺癌患者，其中 221 名为一线曲妥珠单抗治疗，其余患者为二线、三线或既往治疗未知。一线治疗患者中，一部分在病情进展后继续使用曲妥珠单抗 30 天以上，另一部分患者则在进展后 30 天内即停止使用曲妥珠单抗治疗，结果显示继续曲妥珠单抗患者的中位进展时间（TTP）为 10.2 个月，而中断治疗患者为 7.1 个月（P=0.0215），持续曲妥珠单抗治疗患者的总生存（OS）也较中断治疗者显著延长，持续治疗组在中位随访 27.8 个月后中位未达到，中断治疗组则为 16.8 个月，提示病情进展后持续使用曲妥珠单抗治疗可作为 OS 的独立的预后因素。GBG-26 研究对应用曲妥珠单抗期间出现病情进展后，是否应继续使用曲妥珠单抗进行分析。入组患者经免疫组化或荧光原位杂交（Fish）证实为 HER2 过表达晚期乳腺癌，既往使用曲妥珠单抗治疗 ≥ 12 周，患者被随机分为卡培他滨单药治疗组（卡培他滨 1250mg/m^2 每天 2 次，第 1~14 天，21 天一周期）或曲妥珠单抗联合卡培他滨治疗组，中位随访 15.6 个月，单药治疗组与联合治疗组的中位 TTP 分别为 5.6 个月和 8.2 个月（P=0.0338）。对病情进展后的患者再次随机分为两组，一组患者继续接受曲妥珠单抗治疗，另一组患者不再接受抗 HER2 治疗，结果显示继续应用曲妥珠单抗治疗的患者进展后生存（PPS）显著延长，分别为 18.8 个月和 13.3 个月（HR 0.63，P=0.02）。由此可见，HER2 阳性乳腺癌患者即使在曲妥珠单抗治疗进展后，继续曲妥珠单抗换化疗药物治疗，仍可以进一步改善预后。

曲妥珠单抗作为辅助治疗 4 项大型随机多中心临床试验包括 NSABP B-31、N9831、HERA 和 BCIRG 006 研究，入选人群均为术后 HER2 高表达患者。治疗方案：AC 化疗 4 个周期后，序贯每 3 周紫杉醇共 4 周期或每周紫杉醇连用 12 周，并联合曲妥珠单抗一年，可降低复发风险 48%。从相关心脏毒性考虑 BCIRG 006 研究方案设计为 AC 序贯多西他赛 + 妥珠单抗一年或卡铂 + 多西他赛 + 妥珠单抗一年，随访结果显示两组之间无病生存率相当，没有统计学差异。HERA 试验比较了妥珠单抗用药时间，其结果表明延长妥珠单抗至 2 年并没有提高疗效，反而心脏毒性增加，因此目前指南推荐辅助用药时间为一年。以上多中心临床试验总病例数超过 12 000 例，1 年曲妥珠单抗辅助治疗显著降低 HER2 阳性早期乳腺癌复发及死亡风险，且获益持续 10 年以上，使得更多患者走向临床治愈及长期生存。

（三）用法

曲妥珠单抗系白色或淡黄色冻干粉剂，应用特制的溶剂（灭菌注射用水，含 1.1% 苯乙醇作为防腐剂，为无水液体）配制成溶液后供静脉注射。溶解后曲妥珠单抗的浓度为 21mg/ml，呈无色或淡黄色，pH 约 6.0。首次应用剂量为 4mg/kg，将溶液加生理盐水 250ml 稀释后缓慢静脉滴注，以后每周 2mg/kg 静脉滴注，或首次 8mg/kg、以后 6mg/kg，每 3 周一次，直到病情进展，而作为辅助治疗推荐用药 1 年。不能静脉推注或通过其他途径给药。

（四）不良反应

本品为单抗靶向药物，较细胞毒化疗药物不良反应轻，无明显胃肠道及骨髓毒性，但可出现：①过敏反应：表现为发热、寒战、头痛、皮疹等，严重时可出现血压下降，在首次剂量较高时较常见，多发生在滴注后 30~120 分钟内，因此要求在给药 30~60 分钟前给予苯海拉明和对乙酰氨基酚，滴注开始时应十分缓慢，并密切观察，一般在以后滴注时过敏反应发生机会减少，绝大多数患者均可比较顺利完成疗程。②心脏毒性：虽然曲妥珠单抗本身所致的心脏毒性并不明显，但如果与蒽环类方案同时应用心脏毒性会增加，心衰发生率可高达 26%~28%，明显高于单用蒽环组 6.0%~9.6% 的发生率，可表现为呼吸困难、肺水肿、外周性水肿和心脏扩大。对既往曾经用过蒽环类药物和做过胸部照射的患者需密切观察，但非绝对禁忌证，建议用药期间密切观察 LVEF 的变化及患者临床症状，当 LVEF<50% 或与基线比较下降 10% 并伴有临床症状时应停止曲妥珠单抗的使用。

（五）制剂及贮藏

注射剂，每瓶 440mg（包装中附有一小瓶 20ml 稀释液）。2~8℃冷藏。用特制注射用水稀释后因含防腐剂可以在冰箱中稳定保存 28 天。不能将稀释后的溶液冷冻保存。有效期 3 年。

二、拉 帕 替 尼

（一）药理机制

甲苯磺酸拉帕替尼片（lapatinib、泰立沙）是新型的 4- 苯胺喹唑啉类酶抑制剂，具有独特的作用机制，能够选择性地、可逆地抑制表皮生长因子受体 ErbB1 和（或）ErbB2 胞内的酪氨酸激酶结构域，结合后解离慢（半衰期≥ 300 分钟）。该药在体外研究和多种动物模型中显示能抑制 HER2 引起的肿瘤细胞生长，不仅单药具有活性，体外研究发现其与氟尿嘧啶（卡培他滨的活性代谢产物）联合在 4 种肿瘤细胞系中均显示抗肿瘤活性。

拉帕替尼作为一种小分子 TKI，与曲妥珠单抗作用机制并不相同，它可同时抑制 EGFR 及 HER2 的胞内酪氨酸激酶活性。曲妥珠单抗的作用机制与一些特定的信号分子相关，如 PI3K、PTEN、IGF-1R 及 p95-HER2，而临床前期数据显示拉帕替尼发挥治疗效应并不依靠这些信号分子。同时，在长期应用曲妥珠单抗的 HER2 过表达乳腺癌细胞系中应用拉帕替尼，仍可对这些细胞的生长起到抑制作用，这也提示两者的耐药机制并不相同。体外实验已证实，拉帕替尼联合曲妥珠单抗促使细胞凋亡，从而进一步控制 HER2 过表达异种移植肿瘤细胞的生长，在曲妥珠单抗耐受的细胞系中评价了拉帕替尼对细胞生长的抑制作用。对在曲妥珠单抗培养基中可长期生长的乳腺癌细胞系，该药有明显抑制作用。这些研究显示这两种针对靶点 HER2 的药物间不存在交叉耐药。

联合表达 HER2 的激素敏感乳腺癌细胞［雌激素受体阳性和（或）孕激素受体阳性］对现有内分泌疗法存在耐药倾向。在肿瘤产生耐药的过程中，最初缺乏 ErbB1 或 ErbB2 的激素敏感乳腺癌细胞逐渐可以调节这些抗体的胞内段酪氨酸激酶。随机临床试验显

8

示，ErbB2 或 ErbB1 酪氨酸激酶抑制剂可以相应地改善内分泌疗法治疗激素敏感乳腺癌的疗效。

（二）适应证

拉帕替尼与卡培他滨联用，适用于 HER2 过表达且既往接受过曲妥珠单抗、蒽环类、紫杉类治疗后进展的复发或转移性乳腺癌。

EGF100151 研究将卡培他滨联合拉帕替尼与单药卡培他滨治疗进行对比，入组患者既往接受过含蒽环或紫杉类药物治疗，并同时应用曲妥珠单抗靶向治疗后病情进展，且既往未使用过卡培他滨。随机分为两组，联合治疗组同时应用拉帕替尼（每天 1250mg）及卡培他滨（1000mg/m² 每天两次，连用 14 天，21 天 1 周期），单药治疗组仅应用卡培他滨（1250mg/m² 每天两次，连用 14 天，21 天 1 周期）。中期分析显示，卡培他滨联合拉帕替尼可将患者的 TTP 从 18.6 周延长至 27.1 周（P<0.001），同时降低患者的疾病复发风险（HR=0.57）。在排除交叉治疗的影响因素后，与卡培他滨单药治疗相比，卡培他滨联合拉帕替尼可使患者 OS 得到延长，两组患者的中位 OS 分别为 56.4 周和 75 周（HR=0.78；95%CI：0.62~0.97；P=0.023），Cox 回归分析显示，联合治疗组可降低约 20% 的死亡率。该研究证实了拉帕替尼联合卡培他滨是有效且耐受性良好的治疗选择。EGF104900 研究将曲妥珠单抗及拉帕替尼双靶向联合应用，与拉帕替尼单药治疗作对照，比较两种方案在 HER2 过表达同时对曲妥珠单抗耐药乳腺癌患者中的疗效，入组患者（n=296）既往应用曲妥珠单抗，并在治疗期间出现病情进展，同时这些患者在辅助治疗或病情复发或转移后曾使用过蒽环或紫杉类药物治疗，患者随机分为两组，试验组患者口服拉帕替尼的同时静脉注射曲妥珠单抗（拉帕替尼 1000mg 连续服用 + 曲妥珠单抗首次 4mg/kg，后 2mg/kg，每周静脉注射），患者接受治疗后的前 16 周，每 4 周进行一次疗效评价，以后每 8 周评价一次。当接受拉帕替尼单药治疗至少 4 周后出现病情进展的患者，可交叉至联合治疗组。结果显示，与拉帕替尼单药治疗相比，双靶向联合可显著延长患者的 PFS，两者分别为 11.1 周与 8.1 周（HR=0.73；95%CI：0.57~0.93；P=0.008），且 PFS 维持 6 个月以上的患者比例也显著高于单药治疗组，两者分别为 28% 及 13%（P=0.003），中位 OS 分别为 14 个月及 9.5 个月（HR=0.74；95%CI：0.57~0.97；P=0.026），OS 达 6 个月的患者比例较单药治疗组高 10%，达 12 个月的患者比例较单药治疗组高 15%。因此，拉帕替尼联合曲妥珠单抗的双靶向治疗是曲妥珠单抗耐药后的治疗选择之一。

EGF104535 试验是一项随机双盲、安慰剂对照研究，评估拉帕替尼联合紫杉醇［80mg/（m²·w）］方案用于既往未接受过针对转移性癌治疗的 HER2 过表达的转移性乳腺癌患者的安全性，患者随机分配至紫杉醇（80mg/m² 静脉注射第 1、8 以及 15 天，每 28 天为一周期）联合拉帕替尼（1500mg/d）组或联合安慰剂组。患者接受最少 6 个周期的联合治疗，以后继续服用拉帕替尼或安慰剂直到疾病进展或出现不可耐受的毒性。该研究共招募了444 名患者，中位年龄 50 岁，7% 的患者大于 65 岁，86% 的患者是亚洲人，8% 是西班牙人，5% 是高加索人。报告最常见的药物相关不良反应包括腹泻、中性粒细胞减少、皮疹、白细胞减少和脱发。

一项在激素受体阳性［ER 阳性和（或）PR 阳性］绝经后局部晚期或转移性乳腺癌患者中进行的随机、双盲、对照临床研究，在既往未接受过针对转移性疾病的全身治疗的转移性乳腺癌患者中进行，1286 例患者随机接受拉帕替尼 1500mg 每天 1 次联合来曲唑 2.5mg 每天 1 次，或来曲唑联合安慰剂治疗。患者的中位年龄为 63 岁，45% 患者 ≥ 65 岁，84% 患者为白人。大约 50% 的 HER2 阳性人群以往接受过辅助化疗 / 新辅助化疗，56% 以往接受过激素治疗。仅 2 例患者以往用过曲妥珠单抗。这项研究中，拉帕替尼的安全性数据和之前报告的在晚期或转移性乳腺癌人群中使用拉帕替尼的安全性数据一致。

（三）用法

拉帕替尼需在餐前或餐后一小时服用，每天 1250mg、一次性服用，不推荐分次给药。卡培他滨的推荐剂量为 2000mg/（$m^2 \cdot d$），分 2 次口服，间隔约 12 小时，连服 14 天休息 7 天，21 天为一个周期。拉帕替尼需连续的给药，即使在卡培他滨间隔停药的一周，也需要服用治疗。如果患者漏服了某一天的剂量，第 2 天的剂量不要加倍，在下一次服药时间按计划继续服药即可。治疗应当持续至疾病进展或出现不能接受的毒性。

（四）不良反应

临床试验中观察到的大于 10% 的不良反应主要为胃肠道反应，包括恶心、腹泻、口腔炎和消化不良等，皮肤干燥、皮疹，其他有背痛、呼吸困难及失眠等。与卡培他滨合用，不良反应有恶心、腹泻及呕吐，掌跖肌触觉不良等，个别患者可出现左心室射血分数下降、间质性肺炎。

当病患出现二级（New York Heart Association，NYHA class 2）以上的心脏左心室搏出分率下降时，必须停止使用，以避免产生心脏衰竭。当 LVEF 恢复至正常值或病患无症状后 2 周便可以以较低剂量重新用药。与蒽环类的化疗药品相比，拉帕替尼的心脏毒性为可逆的，不像蒽环类的不可逆性并有一生最多使用量，拉帕替尼并没有一生最多使用量。

由于拉帕替尼是以肝脏 CYP 酶素系统代谢的药物，在使用其他具有诱导或是抑制 CYP 酶素的药物时，必须要注意剂量的调整。孕妇一般不应该使用拉帕替尼，因为其怀孕毒性分类为 D，因此如果没有绝对的需要或是对母体有极大的利益，否则不建议孕妇或欲怀孕者使用。

（五）制剂及贮藏

铝塑泡罩包装。5 片 / 盒、8 片 / 盒、10 片 / 盒、56 片 / 盒或 70 片 / 盒。30℃ 以下保存，有效期 24 个月。

三、T-DM1

（一）药理机制

T-DM1（trastuzumab emtansine）是一种新型的抗体 - 药物耦联物，它包含以下组分：曲妥珠单抗、针对 HER2 胞外区的人源性抗体 DM1、从美坦辛衍生的抗微管药物以及 4-［N- 马来酰亚胺基甲基］环己烷 -1- 羧酸琥珀酰亚胺酯（SMCC），一种用于结合 DM1 与曲妥珠单抗的硫醚键分子。T-DM1 与 HER2 结合，其亲和力与未结合的曲妥珠单抗相似，与 HER2 结合后，发生受体介导的内化导致 DM1 在细胞内释放，进而导致细胞死亡。因此，T-DM1 是曲妥珠单抗与一种细胞毒药物的偶合物，同时具备了曲妥珠单抗的抗 HER2 靶向作用及美登素的衍生物（DM1）的微管抑制作用。T-DM1 将药物定向传递给 HER2 过表达的肿瘤细胞，在加强杀灭瘤细胞作用的同时降低对正常组织的杀伤作用。

（二）适应证

适用于 HER2 过表达且既往接受曲妥珠单抗治疗后进展的转移性乳腺癌。

EMILIA 研究对比了 T-DM1 与拉帕替尼联合卡培他滨在 HER2 过表达乳腺癌患者中的疗效及安全性。入组患者经免疫组化或 Fish 检测被证实为 HER2 过表达的局部或远处转移的晚期乳腺癌，既往应用过紫杉醇及曲妥珠单抗。入组患者（n=991）均为在针对转移性病灶治疗中进展或辅助治疗 6 个月内即出现复发转移，入组前经超声心动图证实 LVEF $\geqslant$ 50%，同时 ECOG 评分 0 或 1 分。入组患者随机分为两组，试验组患者应用 T-DM1（3.6mg/kg，静脉注射，21 天一周期）单药治疗，对照组应用拉帕替尼联合卡培他滨治疗（拉帕替尼 1250mg 每天连续口服 + 卡培他滨 1000mg/m^2 连续口服 14 天，21 天一周期），两组患者均接受持续治疗直至病情进展。主要研究终点为 PFS、OS 及安全性。结果显示，T-DM1 与拉帕替尼及卡培他滨联合治疗组的中位 PFS 分别为 9.6 个月及 6.4 个月（HR=0.65；95%CI：0.55~0.77；P<0.001），在 OS 方面，T-DM1 也具有显著优势，第一次中期分析时，T-DM1 治疗组患者尚未达到 OS 时间，而拉帕替尼与卡培他滨联合治疗组中位 OS 为 23.3 个月（HR=0.62；95%CI：0.475~0.81；P=0.0005），第二次中期分析时，两组的中位 OS 分别为 30.9 个月及 25.1 个月（HR=0.68；95%CI：0.55~0.85；P=0.0006）。在客观有效率方面，T-DM1 也显著优于拉帕替尼及卡培他滨联合治疗，两者分别为 43.6% 及 30.8%（P<0.001）。安全性方面，T-DM1 治疗组的血小板减少、转氨酶升高发生率较高，而腹泻、恶心呕吐及手足综合征发生率较低，总体来说，T-DM1 组出现 3 度及 3 度以上的不良事件率较低，仅约 41%，而拉帕替尼及卡培他滨联合治疗组高达 57%。对既往接受过曲妥珠单抗及紫杉类药物治疗的 HER2 过表达晚期乳腺癌患者，T-DM1 可在降低毒性的同时，显著延长 PFS 及 OS。

TDM4450g/BO21976 研究是一项在既往未接受过化疗的转移性 HER2- 阳性乳腺癌患者中评估 T-DM1 对比曲妥珠单抗联合多西他赛的有效性和安全性的随机、多中心、Ⅱ 期试验，主要终点是无进展生存期和安全性。研究结果显示曲妥珠单抗 + 多西他赛组和 T-DM1 组的 ORR 分别为 58.0% 和 64.2%，中位随访期 14 个月，曲妥珠单抗 + 多西他赛组与 T-DM1 组 PFS 分别为 9.2 个月和 9.5 个月，两组 OS 结果相似。安全性方面 T-DM1 组中 $\geqslant$ 3 级的不良事件（46.4%）、导致治疗终止的不良事件（7.2%）及严重不良事件的发生率都低于曲妥珠单抗 + 多西他赛组。T-DM1 可否作为 HER2- 阳性转移性乳腺癌的一线治疗还有待进一步的临床研究来回答。

（三）用法

T–DM1 3.6mg/kg，静脉给药，每 3 周一次。

（四）不良反应

T–DM14874g/BO22857 研究是一项多中心 II 期临床研究，其目的是在早期 HER2 阳性乳腺癌患者中评估含蒽环类药物化疗后给予 T–DM1 3.6mg/kg IV q3w 作为辅助治疗或术前治疗的安全性和可行性。该研究的安全性目的包括开始 T–DM1 治疗后预先定义的心脏事件［纽约心脏学会（NYHA）III / IV 级充血性心力衰竭（CHF）］的发生率；评估 T–DM1 和放疗同时进行的安全性和可行性；评估 T–DM1 计划治疗持续时间（最长 17 个周期）的可行性；及评估 T–DM1 在该患者人群中的安全性特征。共 148 名患者接受了 T–DM1 治疗，未出现预先定义的心脏事件（95% CI：0.0%~2.45%），未报告有症状的左心室收缩功能不全或心力衰竭的发生，仅 1 例患者由于无症状的左心室射血分数减少而终止治疗。共 122 名患者（82.4%）按计划完成治疗，98 名患者（66.2%）未减量完成，表明 T–DM1 的耐受性良好。在 148 名患者中，41.2% 在治疗期间出现 ≥ 3 级不良反应，4 级仅 2.7%（发热性中性粒细胞减少和全血细胞减少、房颤、血小板计数减少及低钾血症各 1 例），无相关死亡报道。整个治疗期间，平均 LVEF 稳定。在接受放疗的 116 名患者中，T–DM1 与同期接受放疗、序贯接受放疗、完成至少 95% 的计划放疗剂量且未推迟 >5 天的患者百分比相近（分别为 94.7% 和 96.1%），同期放疗组和序贯放疗组的不良事件特征相似。在接受新辅助治疗（AC/FEC 之后接受一剂或多剂 T–DM1），并接受手术的 50 名患者中，8 名患者（56%）达到病理学完全缓解率（pCR），耐受性良好。

四、帕妥珠单抗

（一）药理机制

人表皮生长因子受体（EGFR）家族，作为膜受体，是正常细胞生长、存活和分化的重要介质。在外源配体作用下，即其他 EGFR 家族成员与其发生二聚化，HER 受体家族被激活，特别是 HER2，其通过胞外区溶蛋白性裂解或与 1 个或 2 个 HER 受体（特别是HER3）发生二聚化而被激活。帕妥珠单抗是基于 IgG1 框架序列的人源化单克隆抗体，与曲妥珠单抗相似，帕妥珠单抗也是在中国仓鼠卵巢细胞中产生，直接作用于 HER2 胞外域，但其结合区域与曲妥珠单抗不同。帕妥珠单抗与 HER2 受体二聚化表位结合，抑制了 HER2 与 HER2 之间以及与其他 EGFR 家族受体之间的二聚化作用。除了阻断信号转导，帕妥珠单抗和曲妥珠单抗均能诱导 ADCC 效应，因此，曲妥珠单抗与帕妥珠单抗的作用方式是互补的，帕妥珠单抗联合曲妥珠单抗联合治疗也在异种移植瘤模型中发挥了更强的生长抑制作用。

帕妥珠单抗药代动力学各研究中剂量从 2.0~15.0mg/kg，其药代动力学特征相似，清除率无变化。二室模型充分解析了浓度 – 时间数据，得出典型患者系统血清清除率为 0.24L/

d, 终末半衰期为 17.3 天。基于这些数据, 支持在临床研究中选择 3 周一次给药间隔。Ⅱ期临床研究中, 按负荷剂量 840mg (继而 420mg q3w) 给药时, 将在第 2 周期达到稳态浓度和峰浓度。Ⅰ a 期和Ⅱ期研究所得的群体 PK 模型支持在女性患者中继续按固定剂量而不基于体重给药。在目前为止完成的Ⅰ b 和Ⅱ期研究中, 未发现帕妥珠单抗影响合并用药吉西他滨、多西他赛、卡培他滨或厄洛替尼的药代动力学参数。

（二）适应证

帕妥珠单抗与曲妥珠单抗联合紫杉类化疗药物作为 HER2 阳性转移性乳腺癌的一线治疗; 帕妥珠单抗与曲妥珠单抗双靶向联合可作为 HER2 阳性转移性乳腺癌既往曲妥珠单抗耐药后的治疗选择。

CLEOPATRA 临床研究选择 HER2 阳性一线治疗患者随机分为帕妥珠单抗 + 曲妥珠单抗 + 多西他赛和帕妥珠单抗 + 曲妥珠单抗两组, 1 年、2 年及 3 年的中位生存率分别为 94% 对 89%、81% 对 69% 及 66% 对 50% ($P = 0.0008$), 显示出双靶向联合化疗具有明显的优势, ASCO 已推荐帕妥珠单抗 + 曲妥珠单抗 + 多西他赛作为晚期 HER2 阳性一线治疗方案。BO17929 临床研究对帕妥珠单抗联合曲妥珠单抗在既往应用曲妥珠单抗治疗后病情进展的乳腺癌患者中的疗效及安全性进行分析。患者均为入组前应用曲妥珠单抗治疗后病情进展, 既往应用化疗方案不超过 3 个, 多柔比星累积剂量 ≤ 360mg/m^2, 患者的 LVEF 均 ≥ 55%。主要研究目的为客观有效率 (ORR) 及临床受益率 (CBR: CR、PR 以及病情稳定 SD 6 个月以上的患者比例), 次要研究目的为 PFS 及 TTP。患者 (n=66) 入组后应用曲妥珠单抗 (首次 4mg/kg, 以后 2mg/kg 每周静脉注射一次, 或首次 8mg/kg, 以后 6mg/kg 每 3 周静脉注射一次) 及帕妥珠单抗 (首次 840mg, 以后 420mg 每 3 周静脉注射一次) 联合治疗, 治疗时间持续 8 周期, 或治疗至患者病情进展。双靶向联合治疗的 ORR 达 24.2%, CBR 可达 50%, 其中 5 名 (7.6%) 患者达到 CR、11 名 (16.7%) 达 PR、17 名 (25.8%) 患者病情 SD 持续 6 个月或以上, 中位 PFS 达 5.5 个月。患者接受双靶向治疗后出现的不良反应均为低～中度, 未出现患者因心脏相关毒性导致出组。为了明确以上试验结果是源于帕妥珠单抗联合曲妥珠单抗的联合治疗, 亦或是帕妥珠单抗单药治疗效果, 该研究又继续入组了 29 名患者, 这些患者接受帕妥珠单抗单药治疗, 其 ORR 及 CBR 分别为 3.4% 和 10.3%, 2 名 (6.9%) 患者 SD 维持至少 8 个周期, 其中 17 名患者进展后进一步进行曲妥珠单抗及帕妥珠单抗的联合治疗, 在继续接受联合治疗后, ORR 及 CBR 分别提升至 17.6% 及 41.2%。这一数据与既往接受曲妥珠单抗治疗进展后即同时应用曲妥珠单抗及帕妥珠单抗联合治疗的 ORR 及 CBR 相符 (24.2% 及 50%)。该研究进一步证实, 与帕妥珠单抗单药应用相比, 在曲妥珠单抗治疗进展后联合应用帕妥珠单抗及曲妥珠单抗可发挥更强的治疗作用。

NeoSphere 临床研究将新诊断为 HER2 阳性乳腺癌的新辅助化疗患者随机接受曲妥珠单抗 + 多西他赛、曲妥珠单抗 + 多西他赛 + 帕妥珠单抗、曲妥珠单抗 + 帕妥珠单抗及帕妥珠单抗 + 多西他赛 4 个研究组, 主要终点为手术后 pCR。经过 4 个周期的治疗后接受手术切除, 其结果显示在常规曲妥珠单抗和多西他赛治疗中增加帕妥珠单抗即三联方案 pCR 率为 45.8%，明显优于其他治疗组，接受两种单抗联合无化疗组的 pCR 率也达到 16.8%，所得数据证实了曲妥珠单抗和帕妥珠单抗与多西他赛合用具有最佳的抗 HER2 活性，曲妥珠单抗和帕妥珠单抗联合为不适合化疗的 HER2 阳性患者提供了新的选择。

（三）用法

帕妥珠单抗首剂负荷剂量 840mg IV，之后按 420mg 给予，每 3 周重复。

（四）不良反应

一般情况下，帕妥珠单抗联合曲妥珠单抗用药的耐受性良好，最常报告的不良反应有腹泻（64%）、疲乏（33%）、恶心（27%）和皮疹（26%）。根据 BO17021 Ⅰ b 期临床研究所得数据显示，当帕妥珠单抗与多西他赛联合用时的剂量限制性毒性包括 3 级腹泻和疲乏、中性粒细胞减少性发热，该研究推荐多西他赛联合帕妥珠单抗用药的最大耐受剂量（MTD）为 $75mg/m^2$，但有证据显示多西他赛给药剂量较高时 $100mg/m^2$，其疗效可能会进一步提高，患者之间多西他赛暴露量有很大差异，应根据患者耐受情况使用。由于帕妥珠单抗与曲妥珠单抗一样是针对 HER2 靶点的，因此其具有潜在的心脏副作用风险，尤其是在既往接受过蒽环类抗生素治疗的患者，对于所有入选至帕妥珠单抗治疗的患者，需要通过超声心动图或心脏放射性核素扫描进行常规心脏监测，其心脏副作用特征与曲妥珠单抗相似，到目前为止，所有数据均显示帕妥珠单抗不管是单药或与其他治疗联合，如曲妥珠单抗或细胞毒化疗合用时都具有较好的心脏安全性，两种抗体合用并未增加心脏事件发生率。

（撰写　**李青**　审稿　**宋尔卫**）

第四节　乳腺癌抗 Her2 靶向治疗生物类似物研究现状

采用一种或多种生物技术（如 rDNA、基因工程、抗体技术）在有机体中生产的蛋白质药物制剂被称为生物制剂。生物制剂的出现使得某些严重的甚至危及生命的疾病得到了有效的治疗。世界上第一个生物制剂是 1982 年问世的重组人胰岛素。以曲妥珠单抗、帕妥珠单抗为代表的单克隆抗体也是生物制剂中的一种，其临床应用使 HER2 过表达的乳腺癌得到了有效的治疗，其中部分早期乳腺癌患者甚至达到 10 年的无病生存期。在我国，2015 年我国申报新药审批的生物制品申请受理号共计 558 个，相比 2014 年的 454 个，申报量上涨了 18.6%。在全球，2002~2010 年，生物治疗性蛋白和单克隆抗体等生物制剂的全球销售额由 25 亿美元增至 117 亿美元，2015 年约有 60 亿美元的生物制剂失去专利保护。面对这巨大的市场需求和利润空间，面对国家削减医疗成本的需求，失去专利保护的药物就会面临被仿制的命运，相应的法律法规及规范也应运而生。

一、生物类似物的定义及特点

（一）定义

传统以小分子为主要活性成分的药物比较容易被仿制，这些仿制药只需通过生物等效性研究来证明其治疗等效性，无需大规模的临床研究证明其安全性和有效性。然而，生物制剂由于其生物分子特殊、生物分子空间结构和生产工艺复杂、生物学活性不稳定且易受各种因素影响，其仿制药物并不能被认作"仿制药"，而被命名为"生物类似物"。

欧盟将生物类似物定义为："与已通过审批的参比药物在物化特性、安全性与有效性等方面具有相似性的生物药品"，并指出，生物类似物不是仿制药。WHO 指南将生物类似物定义为："相似的治疗性生物制品"；FDA 对生物类似物的定义是："与 FDA 批准的原研药物高度相似，并且在安全性、纯度和活性上都没有临床差异的生物制品"；加拿大则采用"随后进入的生物制品"来表明生物类似物与原研药物的不同。

（二）特点：复杂性导致与原研药物的差异性

1. 生物制剂分子的复杂性　与传统药物（化学合成的小分子药物）不同，生物制剂（蛋白质大分子药物）分子结构更为复杂，化学复合物的分子量通常为几百道尔顿，如阿司匹林分子量是 180Da，而蛋白质分子量可达到 5000~200 000Da，其大小通常是化学小分子的 100~1000 倍。蛋白质三维折叠形成准确的二级、三级和四级结构才能达到特定的生物活性，因此对于蛋白质而言，结构与功能之间的关系是不完全清楚的。

生物制剂生产过程的复杂性：蛋白质的生产过程主要有两方面：①一方面是 DNA 基因克隆和蛋白质表达；②另一方面是蛋白质的产生、纯化和验证。即将一段 DNA 序列中所含的基因克隆至表达载体，再将载体转染至宿主细胞，通过不同的细胞表达进行转录与翻译，最终形成蛋白质表达。细胞在不同的培养条件和增殖方式下，在生物反应器内进行扩增，经过滤、离心、色谱等方法纯化蛋白，最终形成具备特征属性的纯化的原料产品。曲妥珠单抗即人源化的抗 HER2 抗体，是由悬养于无菌培养基中的哺乳动物细胞（中国仓鼠卵巢细胞 CHO）产生的，再利用亲和色谱法和离子交换法进行纯化，包括特殊的病毒灭活的去除程序。

2. 生物制剂的差异性

（1）分子结构方面的差别最终会造成功能上的差异：蛋白质因其分子量大、结构复杂、稳定性较低，易受到光、热、温度等环境因素的影响。生物药的活性成分因其分子与结构的复杂性而难以与原研药完全一致，不能用生物等效性来衡量生物类似物与原研药物。即使是非常小的结构差异，也可能对生物制剂的临床特性产生显著影响，如蛋白糖基化模式的差异可能会显著影响受体结合、蛋白之间的作用及药物活性成分的药代动力学。对于免疫球蛋白，核心岩藻糖基化的小差异会导致 Fcγ 受体结合的大改变，并影响免疫效应蛋白的功能，比如抗体依赖的细胞毒作用（ADCC），这种作用被认为是许多单克隆抗体尤其是用于肿瘤治疗的单克隆抗体活性产生的主要机制，ADCC 正是曲妥珠单抗作用的主

8

要机制之一。如果改变发酵条件降低岩藻糖含量导致 ADCC 作用增加。

（2）生物制剂生产过程的细微差异决定了产品安全性及有效性的巨大差异。蛋白质生产过程的复杂性决定了生物制剂的差异。生产流程必须在严格控制生产条件的封闭系统中运行，以确保一致性、避免污染，同时符合《药品生产质量规范》（GMP）的要求。因知识产权等因素，生物类似物生产商无法获得原研药物的具体生产信息，如细胞库、标准操作流程等信息，宿主细胞的转染是无法被完全复制的，任意两次转染，都将得到两种不同特征的生产细胞系，而细胞发酵的条件依赖于主细胞库的特征，因此对仿制生物制剂的生产商而言，细胞发酵的条件不可能是等同的。现有的分析技术也不能完全预测蛋白质的生物学特性和临床特性，这些都增加了产品被精确仿制的难度。因此，生产过程的复杂性造就了生物制剂与传统小分子化学药物的不同，难以被仿制。严格来说，不存在生物制剂的仿制药物。

二、生物制剂的安全性

免疫原性

指的是人体在使用生物制剂后产生的抗体反应。免疫原性是生物制剂特有的安全性问题，也是生物制剂和生物仿制药最重要的安全问题。所有生物制剂都存在诱导抗体反应的潜能，然而生物仿制药的免疫原性并不能在临床前试验和非人体试验中被完全预测，具有很高的隐蔽性。

（一）免疫原性的危害

生物制剂免疫原性的潜在危害包括对药代动力学的改变、中和抗体甚至致命性的严重不良反应。生物制剂的药代动力学改变导致生物活性增强或降低；而中和抗体则引起生物制剂丧失生物活性，并且会抑制所有同类产品的疗效，如果不更换药物，可导致严重后果，如干扰素 α 和 β 的免疫原性所导致的后果。疗效的丧失可能通过剂量的增加来克服，参见因子Ⅷ在血友病 A 患者中的案例。针对重组人胰岛素或胰岛素类似物，如果出现免疫原性问题，最常见的后果也是因疗效降低而导致的胰岛素剂量的增加，更为严重的情况则是出现中和抗体，从而导致疗效的彻底丧失。免疫原性还可导致严重的不良反应，如过敏反应、血清疾病等全身免疫反应，甚至致命并发症，例如外源胰岛素诱导抗体产生，从而导致速发型过敏反应。更为严重的安全性问题则来自免疫耐受的破坏，这会导致中和抗体的产生。对具有一定活性的天然人体蛋白产生了中和作用，使内源蛋白丧失活性，最终造成严重后果甚至致死。一个典型案例是巨核细胞来源的生长因子，诱导产生的抗体中和了内源的血小板生成素，从而在志愿者和癌症患者中引发了严重的血小板减少症。另一个非常有名的案例来自促红细胞生成素，其上市后由于剂型调整导致了致命的单纯红细胞再生障碍性贫血（PRCA）的暴发，这种暴发也是由于促红细胞生成素打破了自身的免疫耐受，产生的中和抗体不仅针对外源的重组蛋白，也针对了内源的促红细胞生成素。

8

（二）免疫原性发生的机制

免疫原性发生的机制主要包括：①外源序列或抗原表位的存在。生物制剂一般与天然人体蛋白同源或高度相似，但两者结构的微小差别可能出现在抗原决定簇部位，由此引发免疫反应的后果主要表现为药物疗效的降低或丧失。②对自身抗原免疫耐受的破坏。免疫耐受破坏的具体机制迄今尚未完全清楚，可能是由于自身抗原的异常呈递导致的，比如抗原以聚集体的方式呈递。这种机制属于自身免疫的一种，多在长期治疗后出现。此外也可能两种机制同时存在，如携带有新抗原的生物制剂诱导体内产生可针对天然人体蛋白的抗体。生物制剂与天然人体蛋白之间何种程度的差异会引发此种类型的免疫反应尚不清楚。

（三）免疫原性发生的相关因素

免疫原性不仅依赖于患者特征、给药方式以及疾病相关因素，还依赖于生物制剂的质量、是否存在糖基化、是否存在聚集体等杂质，以及产品处理过程中与抗体产生相关的其他因素。因此，不同来源的生物制剂，不能假定其免疫原性是相同的。

三、生物类似物的法律法规

生物制剂质量的认定不仅需要通过物理、化学生物学测试，生产流程也是其中非常重要的一部分。不同的生产流程所产出的生物制剂一定存在差异，所以权威机构引入生物类似物的概念，并对生物类似物进行了特殊规定，承认其有别于传统仿制药，需要进行更多的非临床和临床检测。欧洲在全球率先建立起一个相对完善的生物类似物审批途径。欧盟 EMEA 首先于 2005 年颁布了生物类似物指南，指南规定厂商必须能够证明生物类似物或改进工艺的产品与参比品（已上市的原研药）在质量、疗效与安全上有可比性。指南强调，在某些情况下，生物类似物的可比性是无法被证明的，此时完整的临床前研究和临床研究都是不可或缺的。世界卫生组织（WHO）于 2010 年 4 月发布了生物类似物指南，用于指导各成员国的生物类似物评估。WHO 指南一般原则包括：化学仿制药的申请步骤并不适用于研发、评估和审批生物类似物，生物类似物需通过可比性研究显示在质量、非临床疗效、临床疗效和临床安全性方面和原研生物制剂的相似性。

（一）生物类似物的可比性与相似性

生物类似物的可比性与相似性是定义生产工艺获批所需试验要求的两个指标。可比性评估的目的是证实生物制剂已确定的安全性和疗效指标，需要考虑与临床经验相关的大量工艺和产品历程，且在明确定义的多次工艺变更之后进行评估。生物相似性评估目的是确定生物类似物的安全性和疗效指标。生物类似物通过独立设计的生产工艺而获得，无工艺历程，需要建立与临床经验的联系，通常情况下，生物相似性评估需要参照药的质量、临床前和临床数据进行对比。参照药的变异性确定生物相似性的目标，生物类似物生产厂商需要提供候选生物类似物和参照药的多个具有代表性的批次，以了解两种产品在生产工艺中的批间变异。生物类似物生产厂商应提供数据，以确保生物类似物和参照药之间的差异不会影响患者获益，即应在敏感人群中进行临床比较研究。

（二）生物类似药指南的主要原则

生物类似药获批的监管流程不同于（小分子）仿制药。在获批前，生物类似药必须在质量特征、生物活性、安全性、免疫原性和疗效方面显示出与参照药具有相似性。通过阶段的可比性研究可确定两者是否存在相似性，包括体外分析性试验、非临床比较试验和一项或多项临床试验。若可比性研究未按规定完成，则产品不符合生物类似药的要求。生物类似药不是"仿制药"，很多与仿制药批准流程相关的特征不适用于生物类似药。与其他生物制剂相同，生物类似药需要受到监管机构的监督，从而合理处理风险和获益。

（三）欧盟与美国指南的比较

与 EMA 在其单克隆抗体生物类似药指南中的说法一致，FDA 指南指出，生物类似药的研发目的是证实生物相似性，而不是确定生物类似药的安全性和疗效。与其他监管部门相比，FDA 强调在生物相似性评估中采用分段法，明确指出生物类似药开发项目的前提是已通过分析性研究和功能性研究并全面证实生物类似药与参照药之间存在生物相似性。此外，FDA 似乎更关注在 PK/PD 研究中使用经验证的 PD 指标的需要。其他监管机构似乎未就 PD 指标的验证问题进行讨论。这对于肿瘤学适应证来说很重要，因为目前尚未确定哪些 PD 指标能够预测临床结局；EMA 和 FDA 均在汇总所有证据的基础上确定生物相似性。

质量控制

欧盟指南指出，不期待生物类似药和参照药的质量属性完全相同，但质量属性的差异应该能够得到合理解释且需要根据情况逐一进行分析，与安全性和疗效相关的质量属性可比性研究支持这一点；特征描述研究的一系列分析技术应能代表最先进的技术且能够适用于可比性研究，且必须充分评估理化性质、生物活性、纯度和杂质。FDA 指南关注的分析性研究可能与评估拟定生物类似药和参照药之间的相似性有关，从多方面进行分析性、理化和生物学特征描述的重要性；生产科学的进步和质量源于设计方法可能有助于实现"类似指纹的相似度"；生物相似性检测在各项分析中使用的批次识别。

1. 分阶段开发项目　EMA 非临床要求：采用基于风险的分段法评价生物类似药和对照 mAb 的相似性。临床要求常推荐使用的一种分段法包括以下步骤：①药代动力学；②临床安全性（包括免疫原性）和疗效（理论上如果存在合适的指标；③可用药效学研究替代）。FDA 基于风险的分段法旨在采用"证据汇总"的方法确定拟定生物类似药与参照药的相似性。步骤包括全面的分析性数据、动物研究和临床项目。数据要求包括：分析性研究、毒理学研究、免疫原性研究、PK/PD 研究、临床安全性和疗效。FDA 指南包括一项规定，即 FDA 可酌情决定删除开发项目的任何一部分。

2. 人体临床试验　EMA 应使用与参照药相同的剂量和给药途径进行人体 PK 研究。如果可能，健康志愿者是理想的受试人群。由于生物类似药临床研究的目的是确定与参照药的相似性，而不是药物本身的患者获益，故应选择对差异检测最敏感的患者人群和终点。例如，缓解是比生存更敏感的终点，虽然 ORR 与患者结局长期改善不一定相关，但可作为检测产品差异的首选指标。已有研究显示，pCR 与早期乳腺癌患者 EFS 和 OS 的改善密切相关，且生存可能受到除治疗疗效外其他因素的影响。FDA 与 EMA 指南相似，不同的是 FDA 指南更注重 PK 研究设计和结果的质量，因为这些因素在生物类似药批准的"证据汇总"方法中尤为重要。如果能确定合适的指标，PD 研究同样重要。临床研究应采用等效设计，研究人群和终点应具有临床相关性，并对生物类似药和参照药的差异检测敏感。

3. 互换性　EMA 指南承认，更换和互换 mAb 都可能发生。指南建议申请者应在这一领域做进一步开发，并将这些因素作为风险管理计划的一部分予以考虑，这是与 FDA 指南的最大不同。FDA 指南草案规定互换性需要更高证据等级的支持。在欧洲，互换性和替换受到国家法规的控制。而 FDA 将生物相似性和互换性视为两个不同的概念。FDA 认为证实互换性是一个"有阶段"的过程，并指出生物类似药申请者在初次申请时很难确定其是否具有互换性。FDA 将继续参考更多类型的信息，以便能充分证实生物类似药的互换性。

4. 药物警戒　①药物警戒计划的目的是确定新的安全性问题，进一步描述已知的安全性问题，包括阐明风险因素（如免疫原性）、调查研究某个潜在安全性问题是否真的存在、收集缺失信息（如老年人、儿童、孕妇的数据）。②罕见 / 非预期安全性问题通常仅在生物制剂上市后才会凸显出来。在 1995~2008 年期间获批使用的生物制剂中，有 25%由于上市后安全性问题而需要监管部门采取一定措施。欧盟发布了 19 项黑三角警示：西妥昔单抗在 2004 年获批后 2 年发布该药可引起心肺骤停的警示；利妥昔单抗获批后 9 年发布该药可引起进行性多病灶脑白质病的黑框警示。③常规药物警戒措施（EURMP）：自发（主动）报告不良事件；定期安全性更新报告（PSUR）：前 2 年每 6 个月 1 次、接下来 2 年每年 1 次、每 3 年 1 次、立即执行监管部门的要求、5 年后更新上市许可申请；带有黑色标志（倒三角）的药物将接受至少 5 年的额外药物警戒监测。④药物警戒在生物类似药中的作用：药物警戒（PV）对生物类似药尤其重要，由于许可流程简化，批准时能获取的安全性数据有限；严格的 PV 流程有助于检测生物类似药和参照药在安全性方面的潜在差异；外推适应证的安全性需要在许可后得到确认；生物类似药可能同时需要常规（如不良事件报告）和额外 PV 措施以实现 PV 计划的目的；患者水平的可追溯性要求生物类似药具有唯一特征或名称，开具处方时使用商品名。

欧盟批准的所有药物都将在批准后受到严格的药物警戒监测，包括严格追踪和评价患者安全性数据、监测安全性问题、积极进行风险管理以最大程度降低潜在风险、批准后至少进行 12 个月的免疫原性监测、带有黑色标志的药物将接受至少 5 年的额外药物警戒监测，这些药物包括生物制剂和生物类似物。

与 EMA 相似，FDA 规定所有生产商必须提交药物警戒和风险管理计划，作为申请材料的一部分。

5. 命名　欧盟根据指令 2012/52/EU，为了确保药物警戒措施，生物药物必须采用通用名（通常为 INN）和商品名。FDA 对生物药物的命名和标签进行监管有助于处方医师制定决策。必须在标签中详细介绍生物制剂，但 FDA 指南未对标签的其他重要问题作出说明，包括：临床试验数据描述、可外推至哪些适应证。

6. 适应证外推　外推的定义：对于生物类似药，外推指将从一种批准的临床适应证（在敏感患者人群中进行的 III 期临床研究）中收集的疗效和安全性数据（即药物获益数据）投射应用至其他情况，且不在这些情况或适应证中另外开展特定临床试验。

WHO 生物类似药适应证外推指南指出，如果已证实候选生物类似药和参照药用于某一临床适应证时具有相似疗效和安全性，则在满足下列所有条件的情况下将生物类似药外推至参照药的其他适应证是可行的：已使用了敏感临床试验模型，该模型能够检测生物类似药和参照药之间的潜在差异；对于外推的适应证，临床相关作用机制和（或）相应受体是相同的；由于对生物类似药的安全性和免疫原性已经有了充分认识，预期外推的适应证不存在特殊或其他安全性问题；如果疗效试验使用非劣效性研究设计并证实与参照药相比，候选生物类似药的安全性和疗效在可接受范围内，则申请者应提供令人信服的证据说明该药能用于外推的适应证。

EMA 指南允许将一种适应证的数据外推至另一种适应证，即将生物类似药用于尚未进行正式研究的适应证；如果要将数据外推至免疫调节和肿瘤学适应证，则需要更多科学证据；获取大量有质量的和非临床数据库，包括检测分子功能的效能试验和体外试验以及相关临床数据。

FDA 指南草案允许将数据外推至各种适应证；但申办方需要为外推临床数据提供充分的科学依据，以便在将药物用于已获许可的各种适应证时检测生物相似性。如：Zarxio®（filgrastim-sndz*）是首个在美国获批的生物类似药，FDA 于 2015 年 1 月允许将该药外推至 Neupogen®（filgrastim）既往获批的所有适应证。

总之，外推需要考虑特定安全性事项，目前尚无生物类似药在外推适应证中的安全性数据；适应证或临床情况的不同可能与生物制剂的安全性差异有关（如免疫原性不同）；定性和（或）定量毒性的原因可能是脱靶效应或生物类似药相对于参照药的药理活性增强或减弱；监管机构要求生物类似药的免疫原性特征在总体上得到充分描述并支持外推至"具有免疫反应和免疫相关不良事件最高风险的患者人群"；即使外推合理，仍需要在上市后监测临床安全性。因此，生物制剂是可能具有活体作用机制的复杂蛋白；将临床数据从一种适应证外推至另一种适应证需要谨慎考虑和合理的科学依据；需要建立在充分了解治疗药物 MoA 的基础上；由于适应证或临床情况的不同可能与生物制剂的安全性差异相关，故安全性因素需要严格评估，尤其是免疫原性；经过临床验证的 PD 指标（如果存在）对于了解这些药物的 MoA 和开展衔接性研究以合理解释外推较为重要；应获取最敏感人群的 PK、安全性、疗效和免疫原性数据，以证实与原研药的相似性以及外推至其他适应证。

8

四、曲妥珠单抗生物类似物的研究进展

目前在欧盟、FDA 及中国尚无已经获批的曲妥珠单抗生物类似物。在进行当中的曲妥珠单抗的生物类似物的研究如表 8-4-1，其中 CT-P6 是一项Ⅲ期随机、双盲、平行对照研究，比较 CT-P6 联合紫杉醇或曲妥珠单抗联合紫杉醇治疗 MBC 的疗效和安全性。研究入组 475 名未经治疗的 HER2 阳性转移乳腺癌患者，1：1 随机分组，分别接受了 CT-P6 联合紫杉醇或曲妥珠单抗联合紫杉醇的治疗；独立审查的主要临床终点事件是 ORR，次要终点包括治疗失败时间（TTF）和经 LVEF 检测的心脏毒性。研究结果显示：主要终点 ORR 达到了等效 ORR，接受 CT-P6 治疗的患者达到 56.6%，接受曲妥珠单抗治疗的患者达到 61.9%。患者治疗失败时间分别为 11.07 个月和 12.52 个月（$P=0.0978$）。CT-P6 的毒性类似于曲妥珠单抗，两者之间没有显著性差异。该研究未公布完整的免疫原性数据。基于 CT-P6 和曲妥珠单抗头对头的临床研究证明其相似性，韩国食品药品安全部批准 CT-P6 用于所有曲妥珠单抗的适应证。目前向 EMA 提交申请但尚未批准。正计划在 532 例 HER2+ 早期乳腺癌女性患者中进行一项Ⅲ期 CT-P6 vs. 曲妥珠单抗比较研究（NCT02162667），主要终点：手术和 8 周新辅助治疗后的病理完全缓解，目前已制订计划，尚未入组。

表 8-4-1

生产商	生物类似物名称	状态
Celltrion	CT-P6	全球Ⅲ期，已完成（ASCO2013 #629），韩国通过审批，其他国家申请待批
必奥康	CANMab	印度已完成的Ⅲ期研究，但结果未出，因法令审批受阻
BIOCAD	BCD-022	俄罗斯、印度、乌克兰、白俄罗斯进行中的Ⅲ期研究
安进子公司	ABP 980	欧洲Ⅰ期研究已完成，Ⅲ期研究入组中
BioCND and Genor	GB221	Ⅰ期研究在澳大利亚完成
辉瑞	PF-05280014	Ⅰ期 B327-01 已完成；Ⅲ期 B327-02 研究入组中
赫士睿	NR	研究进行中
Reddy 博士的试验室	NR	研究待定
Intas	NR	研究待定
PlantForm	NR	临床研究于 2014 年开始
米兰	Hertraz	Ⅲ期临床研究在印度已完成但审批因法规受阻
三星生物	SB3	Ⅲ期研究在捷克共和国入组中
上海中信国健制药	CMAB302	Ⅲ期研究已完成

NR：Not reported

（撰写 王旭 金锋 审稿 宋尔卫）

参考文献

［1］ Elster N，Cremona M，Morgan C，et al. A preclinical evaluation of the PI3K alpha/delta dominant inhibitor BAY 80-6946 in HER2-positive breast cancer models with acquired resistance to the HER2-targeted therapies trastuzumab and lapatinib.Breast Cancer Res Treat，2015，149（2）：373-383.

［2］ Liu N，Rowley BR，Bull CO，et al. BAY 80-6946 is a highly selective intravenous PI3K inhibitor with potent p110 and p110activities in tumor cell lines and xenograftmodels.Mol Cancer Ther，2013，12（11）：2319-2330.

［3］ Saura C，Garcia-Saenz JA，Xu B，et al. Safety and efficacy of neratinib in combination with capecitabine in patients with metastatic human epidermal growth factor receptor 2-positive breast cancer.J Clin Oncol，2014，32（32）：3626-3633.

［4］ Chan A，Delaloge S，Holmes FA，et al.Neratinib after trastuzumab-based adjuvant therapy in patients with HER2-positive breast cancer（ExteNET）：a multicentre，randomised，double-blind，placebo-controlled，phase 3 trial. Lancet Oncol，2016，17（3）：367-377.

［5］ Binghe Xu，Fei Ma，Shanshan Chen，et al.A phase I study for tolerability，safety，and pharmacokinetics of pyrotinib，a novel irreversible HER2 and EGFR inhibitor，in Chinese patients with HER2+ metastatic breast cancer.J Clin Oncol，2015，33（suppl；abstr e11596）.

［6］ A phase 1b study of ONT 380，an oral HER2-specific inhibitor，combined with ado trastuzumabemtansine in HER2+ metastatic breast cancer（MBC）.SABCS15 abstract：［P4-14-20］

［7］ Kim HJ，Kim HP，Yoon YK，et al.Antitumor activity of HM781-36B，a pan-HER tyrosine kinase inhibitor，in HER2-amplified breast cancer cells.anticancer Drugs，2012，23（3）：288-297.

［8］ Cha MY，Lee KO，Kim M，et al.Antitumor activity of HM781-36B，a highly effective pan-HER inhibitor in erlotinib-resistant NSCLC and other EGFR-dependent cancer models. Int J Cancer，2012，130（10）：2445-2454.

［9］ Nam HJ，Kim HP，Yoon YK，et al. Antitumor activity of HM781-36B，an irreversible Pan-HER inhibitor，alone or in combination with cytotoxic chemotherapeutic agents in gastric cancer.Cancer Lett，2011，302（2）：155-165.

［10］ Branco B，Metsu D，Dutertre M，et al.Use of rifampin for treatment of disseminated tuberculosis in a patient with primary myelofibrosis on ruxolitinib.Ann Hematol，2016，95（7）：1207-1209.

［11］ Bryan JC，Verstovsek S，et al. Overcoming treatment challenges in myelofibrosis and polycythemia vera：the role of ruxolitinib. Cancer Chemother Pharmacol，2016，77（6）：1125-1142.

［12］ Yang S，Luo C，Gu Q，et al，Activating JAK1 mutation may predict the sensitivity of JAK-STAT inhibition in hepatocellular carcinoma.Oncotarget，2016，7（5）：5461-5469.

［13］ Quintás-Cardama A，Verstovsek S，et al. Molecular pathways：Jak/STAT pathway：mutations，inhibitors，and resistance.Clin Cancer Res，2013，19（8）：1933-1940.

［14］ Pusztai L，Ladányi A，Székely B，et al.Dank M4.Immunotherapy opportunities in breast

8

cancer. Magy Onkol, 2016, 60 (1): 34-40.

[15] Fehrenbacher L, Spira A, Ballinger M.Atezolizumab versus docetaxel for patients with previously treated non-small-cell lung cancer (POPLAR): a multicentre, open-label, phase 2 randomised controlled trial.Lancet, 2016, 387 (10030): 1837-1846.

[16] Alsina M, Moehler M, Hierro C, et al. Immunotherapy for Gastric Cancer: A Focus on Immune Checkpoints.Target Oncol, 2016, 11 (4): 469-477.

[17] Robert C, Soria JC, Eggermont AM, et al. Drug of the year: programmed death-1 receptor/ programmed death-1 ligand-1 receptor monoclonal antibodies. Eur J Cancer, 2013, 49 (14): 2968-2971.

[18] Cimino-Mathews A, Foote JB, Emens LA.Immun targeting in breast cancer. Cology (Williston Park), 2015, 29 (5): 375-385.

[19] Antonia S, Goldberg SB, Balmanoukian A, et al. Safety and antitumour activity of durvalumab plus tremelimumab in non-small cell lung cancer: a multicentre, phase 1b study.Lancet Oncol, 2016.17 (3): 299-308.

[20] Perez EA, Rugo HS, Vahdat LT, et al.New developments in metastatic breast cancer: integrating recent data into clinical practice.lin Adv Hematol Oncol, 2013, 11 (10 Suppl 16): 1-18.

[21] Espelin CW, Leonard SC, Geretti E, et al.Dual HER2 Targeting with Trastuzumab and Liposomal- Encapsulated Doxorubicin (MM-302) Demonstrates Synergistic Antitumor Activity in Breast and Gastric Cancer. Cancer Res, 2016, 76 (6): 1517-1527.

[22] Geretti E, Leonard SC, Dumont N, et al.Cyclophosphamide-Mediated Tumor Priming for Enhanced Delivery and Antitumor Activity of HER2-Targeted Liposomal Doxorubicin (MM-302). Mol Cancer Ther, 2015, 14 (9): 2060-2071.

[23] Mehta A, Tripathy D, et al. Co-targeting estrogen receptor and HER2 pathways in breast cancer. Breast, 2014, 23 (1): 2-9.

[24] Vazquez-Martin A, Oliveras-Ferraros C, et al. Low-scale phosphoproteome analyses identify the mTOR effector p70 S6 kinase 1 as a specific biomarker of the dual-HER1/HER2 tyrosine kinase inhibitor lapatinib (Tykerb) in human breast carcinoma cells.Ann Oncol, 2008, 19 (6): 1097-1109.

[25] Gadgeel SM, Lew DL, Synold TW, et al.Phase I study evaluating the combination of lapatinib (a Her2/Neu and EGFR inhibitor) and everolimus (an mTOR inhibitor) in patients with advanced cancers: South West Oncology Group (SWOG) Study S0528.Cancer Chemother Pharmacol, 2013, 72 (5): 1089-1096

[26] Martin M, Fumoleau P, Dewar JA, et al.Albanell JTrastuzumab emtansine (T-DM1) plus docetaxel with or without pertuzumab in patients with HER2-positive locally advanced or metastatic breast cancer: Results from a phase Ib/IIastudy.Ann Oncol, 2016, 27 (7): 1249-1256.

[27] Swain SM, Baselga J, Kim SB, et al. Pertuzumab, trastuzumab, and docetaxel in HER2-positive metastatic breast cancer.N Engl J Med, 2015, 372 (8): 724-734.

［28］ Guarneri V. Lapatinib plus letrozole for postmenopausal patients with advanced HER2（+）/HR（+）breast cancer.Expert Rev Anticancer Ther，2009，9（11）：1549-1557.

［29］ Thallinger C，Lang I，Kuhar CG，et al. Phase II study on the efficacy and safety of Lapatinib administered beyond disease progression and combined with vinorelbine in HER2/neu- positive advanced breast cancer：results of the CECOG LaVie trial. BMC Cancer，2016，16（1）：121.

［30］ Brain E，Isambert N，Dalenc F，et al.Phase I study of lapatinib plus vinorelbine in patients with locally advanced or metastatic breast cancer overexpressing HER2.Br J Cancer，2012，106（4）：673-677.

［31］ Janni W，Sarosiek T，Karaszewska B，et al.Final overall survival analysis of a phase II trial evaluating vinorelbine and lapatinib in women with ErbB2 overexpressing metastatic breast cancer.breast，2015，24（6）：769-773.

［32］ De Cock E，Pivot X，Hauser N，et al.A time and motion study of subcutaneous versus intravenous trastuzumab in patients with HER2-positive early breast cancer.Cancer Med，2016，5（3）：389-397.

［33］ Kulikov A，Rybchenko Y，et al. Pharmacoeconomic Evaluation Of The Use Of Trastuzumab For Subcutaneous Administration Compared To Intravenous Dosage Form In The Treatment Of Breast Cancer. Value Health，2015，18（7）：A463.

［34］ Jackisch C，M ü ller V，Dall P，et al.Subcutaneous Trastuzumab for HER2-positive Breast Cancer - Evidence and Practical Experience in 7 German Centers.Geburtshilfe Frauenheilkd，2015，75（6）：566-573.

［35］ Mittendorf EA，Clifton GT，Holmes JP，et al.Final report of the phase I/II clinical trial of the E75（nelipepimut-S）vaccine with booster inoculations to prevent disease recurrence in high-risk breast cancer patients.Ann Oncol，2014，25（9）：1735-1742.

［36］ Schneble EJ，Berry JS，Trappey FA，et al.The HER2 peptide nelipepimut-S（E75）vaccine（NeuVax™）in breast cancer patients at risk for recurrence：correlation of immunologic data with clinical response. Immunotherapy，2014；6（5）：519-531.

［37］ Choi DW. Bench to bedside：the glutamate connection. Science，1992，258（5080）：241-243.

［38］ Butler D. Translational research：crossing the valley of death. Nature，2008，453（7197）：840-842.

［39］ Geraghty J. Adenomatous polyposis coli and translational medicine. Lancet，1996，348（9025）：422.

［40］ Lehmann CU，et al. Translational research in medical informatics or from theory to practice. A call for an applied informatics journal. Methods Inf Med，2008，47（1）：1-3.

［41］ Zerhouni E. Medicine. The NIH Roadmap.Science，2003，302（5642）：63-72.

［42］ Drolet BC，NM Lorenzi. Translational research：understanding the continuum from bench to bedside. Transl Resn，2011，157（1）：1-5.

［43］ Sung NS，et al. Central challenges facing the national clinical research enterprise. JAMA，2003，289（10）：1278-1287.

［44］ Kerner JF. Knowledge translation versus knowledge integration：a "funder's" perspective. J Contin Educ Health Prof，2006，26（1）：72-80.

［45］ Woolf SH.The meaning of translational research and why it matters. JAMA，2008，299（2）：211-213.

［46］ Jemal A，et al. Cancer statistics，2007. CA Cancer J Clin，2007，57（1）：43-66.

8

［47］Enserink M. Infectious diseases. Controversial studies give a deadly flu virus wings.Science，2011，334
（6060）：1192-1193.

［48］Doroshow JH，S Kummar. Translational research in oncology--10 years of progress and future prospects.
Nat Rev ClinOncol，2014，11（11）：649-662.

［49］Hurko O. The uses of biomarkers in drug development. Ann N Y AcadSci，2009，1180：1-10.

［50］Amerling R. JF Winchester，C Ronco. Guidelines have done more harm than good. Blood Purif，2008，26
（1）：73-76.

［51］Sadee W，Z Dai. Pharmacogenetics/genomics and personalized medicine. Hum Mol Genet，2005，2：
R207-214.

［52］Boland MR，et al. Feasibility of feature-based indexing，clustering，and search of clinical trials. A case
study of breast cancer trials from ClinicalTrials.gov. Methods Inf Med，2013，52（5）：382-394.

［53］Eccles SA.The epidermal growth factor receptor/Erb-B/HER family in normal and malignant breast biology.
Int J DevBiol，2011，55（7-9）：685-696.

［54］Di Fiore PP，et al. erbB-2 is a potent oncogene when overexpressed in NIH/3T3 cells. Science，1987，237
（4811）：178-182.

［55］Slamon DJ，et al. Human breast cancer：correlation of relapse and survival with amplification of the HER2/
neu oncogene. Science，1987，235（4785）：177-182.

［56］Rubin I，Y Yarden. The basic biology of HER2. Ann Oncol，2001，12（Suppl 1）：S3-8.

［57］Olayioye MA.Update on HER2 as a target for cancer therapy：intracellular signaling pathways of ErbB2/
HER2 and family members. Breast Cancer Res，2001，3（6）：385-389.

［58］Freudenberg JA，et al.The role of HER2 in early breast cancer metastasis and the origins of resistance to
HER2-targeted therapies. ExpMolPathol，2009，87（1）：1-11.

［59］Park JW，et al. Unraveling the biologic and clinical complexities of HER2. Clin Breast Cancer，2008，8（5）：
392-401.

［60］Andrechek ER. HER2/Neutumorigenesis and metastasis is regulated by E2F activator transcription factors.
Oncogene，2015，34（2）：217-225.

［61］Yuan G，et al. HER2-dependent MMP-7 expression is mediated by activated STAT3. Cell Signal，2008，20
（7）：1284-1291.

［62］Liu M，et al. Nuclear factor-kappaB enhances ErbB2-induced mammary tumorigenesis and neoangiogenesis
in vivo. Am J Pathol，2009，174（5）：1910-1920.

［63］Shafee N，et al. PI3K/Akt activity has variable cell-specific effects on expression of HIF target genes，
CA9 and VEGF，in human cancer cell lines. Cancer Lett，2009，282（1）：109-115.

［64］Willis AL，et al. The fibroblast growth factor-inducible 14 receptor is highly expressed in HER2-positive
breast tumors and regulates breast cancer cell invasive capacity. Mol Cancer Res，2008，6（5）：725-
734.

［65］Jukkola A，et al. c-erbB-2 positivity is a factor for poor prognosis in breast cancer and poor response to
hormonal or chemotherapy treatment in advanced disease. Eur J Cancer，2001，37（3）：347-354.

［66］Goldenberg MM.Trastuzumab，a recombinant DNA-derived humanized monoclonal antibody，a novel agent
for the treatment of metastatic breast cancer. ClinTher，1999，21（2）：309-318.

8

［67］Lazar GA，et al. Engineered antibody Fc variants with enhanced effector function. ProcNatlAcadSci U S A，2006，103（11）：4005-4010.

［68］Wen XF，et al.HER2 signaling modulates the equilibrium between pro- and antiangiogenicfactors　via distinct pathways：implications for HER2-targeted antibody therapy. Oncogene，2006，25（52）：6986-6996.

［69］Guglin M，R Cutro，JD Mishkin. Trastuzumab-induced cardiomyopathy. J Card Fail，2008，14（5）：437-444.

［70］Gunaldi M，et al.Risk factors for developing cardiotoxicity of trastuzumab in breast cancer patients：An observational single-centre study. J Oncol Pharm Pract，2016，22（2）：242-247.

［71］Fuller SJ，K Sivarajah，PH Sugden. ErbB receptors，their ligands，and the consequences of their activation and inhibition in the myocardium. J Mol Cell Cardiol，2008，44（5）：831-854.

［72］Cobleigh MA，et al.Multinational study of the efficacy and safety of humanized anti-HER2 monoclonal antibody in women who have HER2-overexpressing metastatic breast cancer that has　progressed after chemotherapy for metastatic disease. J ClinOncol，1999，17（9）：2639-2648.

［73］Barthelemy P，et al. Pertuzumab：development beyond breast cancer. Anticancer Res，2014，34（4）：1483-1491.

［74］Cho HS，et al. Structure of the extracellular region of HER2 alone and in complex with the Herceptin Fab. Nature，2003，421（6924）：756-760.

［75］Nahta R，MC Hung，FJ Esteva. The HER2-targeting antibodies trastuzumab and pertuzumab synergistically inhibit the survival of breast cancer cells. Cancer Res，2004，64（7）：2343-2346.

［76］Scheuer W，et al. Strongly enhanced antitumor activity of trastuzumab and pertuzumab combination treatment on HER2-positive human xenograft tumor models. Cancer Res，2009，69（24）：9330-9336.

［77］Gianni L，et al.Efficacy and safety of neoadjuvantpertuzumab and trastuzumab in women with locally advanced，inflammatory，or early HER2-positive breast cancer（NeoSphere）：a randomised multicentre，open-label，phase 2 trial. Lancet Oncol，2012，13（1）：25-32.

［78］Gao J，SM Swain. Pertuzumab for the treatment of breast cancer：a safety review. Expert Opin Drug Saf，2016：1-11.

［79］Carter PJ，PD Senter. Antibody-drug conjugates for cancer therapy. Cancer J，2008，14（3）：154-169.

［80］Lin K，J Tibbitts. Pharmacokinetic considerations for antibody drug conjugates. Pharm Res，2012，29（9）：2354-2366.

［81］Lewis PG，et al.Targeting HER2-positive breast cancer with trastuzumab-DM1，an antibody- cytotoxic drug conjugate. Cancer Res，2008，68（22）：9280-9290.

［82］Chari RV，et al. Immunoconjugates containing novel maytansinoids：promising anticancer drugs. Cancer Res，1992，52（1）：127-131.

［83］Junttila TT，et al.Trastuzumab-DM1（T-DM1）retains all the mechanisms of action of trastuzumab and efficiently inhibits growth of lapatinib insensitive breast cancer. Breast Cancer Res Treat，2011，128（2）：347-356.

［84］Hurvitz SA，R Kakkar. The potential for trastuzumabemtansine in human epidermal growth factor receptor 2

8

positive metastatic breast cancer: latest evidence and ongoing studies. Ther Adv Med Oncol, 2012, 4（5）: 235–245.

［85］Diermeier S, et al.Epidermal growth factor receptor coexpression modulates susceptibility to Herceptin in HER2/neu overexpressing breast cancer cells via specific erbB–receptor interaction and activation. Exp Cell Res, 2005, 304（2）: 604–619.

［86］Wong H, Leung R, Kwong A.et al.Integrating molecular mechanisms and clinical evidence in the management of trastuzumab resistant or refractory HER2 + metastatic breast cancer. Oncologist, 2011, 16（11）: 1535–1546.

［87］Lu Y, Zi X, Zhao Y, et al.Insulin–like growth factor–I receptor signaling and resistance to trastuzumab（Herceptin）.J Natl Cancer Inst, 2001, 93: 1852–1857.

［88］Gschwantler–Kaulich D, et al.EGFR activity in HER2 over–expressing metastatic breast cancer: evidence for simultaneous phosphorylation of HER2/neu and EGFR. Oncol Rep, 2005, 14（2）: 305–311.

［89］Ritter CA, et al.Mechanisms of resistance development against trastuzumab（Herceptin）in an in vivo breast cancer model. Int J Clin Pharmacol Ther, 2004, 42（11）: 642–643.

［90］Narayan M, et al.Trastuzumab–induced HER reprogramming in "resistant" breast carcinoma cells. Cancer Res, 2009, 69（6）: 2191–2194.

［91］Zwick E, J Bange, A Ullrich.Receptor tyrosine kinases as targets for anticancer drugs. Trends Mol Med, 2002, 8（1）: 17–23.

［92］Wood ER, et al.A unique structure for epidermal growth factor receptor bound to GW572016（Lapatinib）: relationships among protein conformation, inhibitor off–rate, and receptor activity in tumor cells. Cancer Res, 2004, 64（18）: 6652–6659.

［93］Pernas SS. Neoadjuvant therapy of early stage human epidermal growth factor receptor 2 positive breast cancer: latest evidence and clinical implications. TherAdv Med Oncol, 2014, 6（5）: 210–221.

［94］Lopez–Tarruella S, et al.Neratinib（HKI–272）in the treatment of breast cancer. Future Oncol, 2012, 8（6）: 671–681.

［95］Feldinger K, A Kong. Profile of neratinib and its potential in the treatment of breast cancer. Breast Cancer（Dove Med Press）, 2015, 7: 147–162.

［96］Curigliano G, et al.Breast cancer vaccines: a clinical reality or fairy tale? Ann Oncol, 2006, 17（5）: 750–762.

［97］Palucka K, LM Coussens, J O' Shaughnessy. Dendritic cells, inflammation, and breast cancer. Cancer J, 2013, 19（6）: 511–516.

［98］Zheng X, et al.Silencing IDO in dendritic cells: a novel approach to enhance cancer immunotherapy in a murine breast cancer model. Int J Cancer, 2013, 132（4）: 967–977.

［99］Ge Y, et al.Blockade of PD–1/PD–L1 immune checkpoint during DC vaccination induces potent protective immunity against breast cancer in hu–SCID mice. Cancer Lett, 2013, 336（2）: 253–259.

［100］Hafid SR, et al. Radhakrishnan and K. Nesaretnam, Tocotrienols are good adjuvants for developing cancer vaccines. BMC Cancer, 2010, 10: 5.

［101］Hao S, T Moyana, J Xiang. Review: cancer immunotherapy by exosome–based vaccines. Cancer Biother Radiopharm, 2007, 22（5）: 692–703.

8

［102］Wang L，et al.Exosomal pMHC-I complex targets T cell-based vaccine to directly stimulate CTL responses leading to antitumor immunity in transgenic FVBneuN and HLA-A2/HER2 mice and eradicating trastuzumab-resistant tumor in athymic nude mice. Breast Cancer Res Treat，2013，140（2）：273-284.

［103］Wiedermann U，et al. A virosomal formulated HER2/neu multi-peptide vaccine induces HER2/ neu-specific immune responses in patients with metastatic breast cancer：a phase I study. Breast Cancer Res Treat，2010，119（3）：673-683.

［104］Morse MA，et al.Synergism from combined immunologic and pharmacologic inhibition of HER2 in vivo. Int J Cancer，2010，126（12）：2893-2903.

［105］Choudhury A，et al.Small interfering RNA（siRNA）inhibits the expression of the Her2/neu gene，up regulates HLA class I and induces apoptosis of Her2/neu positive tumor cell lines. Int J Cancer，2004，108（1）：71-77.

［106］Aagaard L，JJ Rossi.RNAi therapeutics：principles，prospects and challenges. Adv Drug Deliv Rev，2007，59（2-3）：75-86.

［107］Tschuch C，et al.Off-target effects of siRNA specific for GFP. BMC Mol Biol，2008，9：60.

［108］Lambeth LS，et al.A direct comparison of strategies for combinatorial RNA interference. BMC Mol Biol，2010，11：77.

［109］Song E，et al.Antibody mediated in vivo delivery of small interfering RNAs via cell-surface receptors. Nat Biotechnol，2005，23（6）：709-717.

［110］Yao YD，et al.Targeted delivery of PLK1-siRNA by ScFv suppresses Her2+ breast cancer growth and metastasis. SciTransl Med，2012，4（130）：130ra48.

［111］Ambesajir A，et al.RNA interference：A futuristic tool and its therapeutic applications. Saudi Journal of Biological Sciences，2012，19（4）：395-403.

［112］Gu S，et al.Therapeutic siRNA for drug-resistant HER2-positive breast cancer. Oncotarget，2016.

［113］Kenny GD，et al.Multifunctional receptor-targeted nanocomplexes for the delivery of therapeutic nucleic acids to the Brain. Biomaterials，2013，34（36）：9190-9200.

［114］Subramanian N，et al.Targeting Cancer Cells Using LNA-Modified Aptamer-siRNA Chimeras. Nucleic Acid Therapeutics，2015，25（6）：317-322.

［115］Junutula JR，et al. Engineered Thio-Trastuzumab-DM1 Conjugate with an Improved Therapeutic Index to Target Human Epidermal Growth Factor Receptor 2-Positive Breast Cancer. Clinical Cancer Research，2010，16（19）：4769-4778.

［116］Krop IE，Beeram M，Modi S，et al. Phase I study of trastuzumab -DM1，an Her2 antibody -drug conjugate，given every 3 weeks to patients with Her2 -positive metastatic breast cancer.J Clin Oncol，2010，28（16）：2698-2704.

［117］Morrissey DV，et al.Potent and persistent in vivo anti-HBV activity of chemically modified siRNAs. Nature Biotechnology，2005，23（8）：1002-1007.

［118］Jiang H，HS Rugo.Human epidermal growth factor receptor 2 positive（HER2+）metastatic breast cancer：how the latest results are improving therapeutic options. Ther Adv Med Oncol，2015，7（6）：321-339.

8

［119］Mahmud H, B Dalken, WS Wels. Induction of programmed cell death in ErbB2/HER – expressing cancer cells by targeted delivery of apoptosis–inducing factor. Molecular Cancer Therapeutics, 2009, 8（6）: 1526–1535.

［120］Maloney A, P Workman.HSP90 as a new therapeutic target for cancer therapy: the story unfolds. Expert Opin Biol Ther, 200, 2（1）: 3–24.

［121］Biamonte MA, et al.Heat Shock Protein 90: Inhibitors in Clinical Trials. Journal of Medicinal Chemistry, 2010, 53（1）: 3–17.

［122］Murphy CG, Modi S.Her2 breast cancer therapies: a review. Biologics, 2009, 3（6）: 289.

［123］Zsebik B, et al.Hsp90 inhibitor 17–AAG reduces ErbB2 levels and inhibits proliferation of the trastuzumab resistant breast tumor cell line JIMT–1. Immunology Letters, 2006, 104（1–2）: 146–155.

［124］Modi S, Stopeck AT, et al. Combination of Trastuzumab and Tanespimycin（17–AAG, KOS–953）Is Safe and Active in Trastuzumab–Refractory HER2 – Overexpressing Breast Cancer: A Phase I Dose–Escalation Study. J Clin Oncol, 2007, 25（34）: 5410.

［125］Spector NL, Blackwell KL, Neil L, et al. Understanding the Mechanisms Behind Trastuzumab Therapy for Human Epidermal Growth Factor Receptor2–Positive Breast Cancer. J Clin Oncol, 2009, 27（34）: 5838–5847.

［126］Vogel CL, Cobleigh MA, Tripathy D, et al. Efficacy and safety of trastuzumab as a single agent in first–line treatment of HER2–overexpressing metastatic breast cancer. J Clin Oncol, 2002, 20（3）: 719–726.

［127］Wong H, Leung R, Kwong A, et al. Integrating molecular mechanisms and clinical evidence in the management of trastuzumab resistant or refractory HER2+ metastatic breast cancer. Oncologist, 2011, 16（11）: 1535–1546.

［128］Clynes RA1, Towers TL, Presta LG, et al. Inhibitory Fc receptors modulate in vivo cytotoxicity against tumor targets. Nat Med, 2000, 6（4）: 443–446.

［129］Barok M1, Isola J, Pályi–Krekk Zetal, et al.Trastuzumab causes antibody–dependent cellular cytotoxicity–mediated growth inhibition of submacroscopic JIMT–1 breast cancer xenografts despite intrinsic drug resistance.Mol Cancer Ther, 2007, 6（7）: 2065–2072.

［130］Kaori Fujimoto–Ouchi, Fumiko Sekiguchi, Kaname Yamamoto, et al. Preclinical study of prolonged administration of trastuzumab as combination therapy after disease progression during trastuzumab mono therapy. Cancer Chemother Pharmacol, 2010, 66（2）: 269–276.

［131］Extra JM, Antoine EC, Vincent–Salomon A, et al. Efficacy of trastuzumab in routine clinical practice and after progression for metastatic breast cancer patients: the observational Hermine study.Oncologist, 2010, 15（8）: 799–809.

［132］Lu Y, Zi X, Zhao Y, et al.Insulin–like growth factor–I receptor signaling and resistance to trastuzumab（Herceptin）.J Natl Cancer Inst, 2011, 93（24）: 1852–1857.

［133］Cameron D, CaseyM, Press M, et al.A phase III randomized comparison of lapatinib plus capecitabineversuscapecitabine alone in women with advanced breast cancer that has progressed on trastuzumab: updated efficacy and biomarker analyses. Breast Cancer Res Treat, 2008, 112（3）: 533–543.

8

［134］Cameron D，Casey M，Oliva C，et al.Lapatinib Plus Capecitabine in Women with HER2- Positive Advanced Breast Cancer：Final Survival Analysis of a Phase Ⅲ Randomized Trial. The Oncologist，2010，15（9）：924-934.

［135］Marty M，Cognetti F，Maraninchi D，et al. Randomized phase Ⅱ trial of the efficacy and safety of trastuzumab Combined with docetaxel in patients with human epidermal growth factor receptor 2-positive metastatic breast cancer administered as first-line treatment：the M77001 Study Group. J Clin Oncol，2005，23（19）：4265-4274.

［136］Lewis Phillips GD，Li G，Dugger DL，et al.Targeting HER2-positive breast cancer with trastuzumab-DM1，an antibody -cytotoxic drug conjugate. Cancer Res，2008，68（22）：9280-9290.

［137］Junttila TT，Li G，Parsons K，et al. Trastuzumab-DM1（T-DM1）retains all the mechanisms of action of trastuzumab and efficiently inhibits growth of lapatinib insensitive breast cancer. Breast Cancer Res Treat，2011，128（2）：347-356.

［138］Krop IE，LoRusso P，Miller KD，et al. A phase Ⅱ study of trastuzumabemtansine in patients with human epidermal growth factor receptor 2-positive metastatic breast cancer who were previously treated with trastuzumab，lapatinib，an anthracycline，a taxane，and capecitabine.J Clin Oncol，2012，30（26）：3234-3241.

［139］Verma S，Miles D，Gianni L，et al. Trastuzumabemtansine for HER2-positive advanced breast cancer.N Engl J Med，2012，367（19）：1783-1791.

［140］Scaltriti M，Verma C，Guzman M，et al. Lapatinib，a HER2 tyrosine kinase inhibitor，induces stabilization and accumulation of HER2 and potentiates trastuzumab-dependent cell cytotoxicity. Oncogene，2008，28（6）：803-814.

［141］Blackwell KL，Burstein HJ，Storniolo AM，et al. Randomized study of Lapatinib alone or in combination with trastuzumab in women with ErbB2-positive，trastuzumab-refractory metastatic breast cancer. J Clin Oncol，2010，28（7）：1124-1130.

［142］Blackwell KL，Burstein HJ，Storniolo AM，et al. Overall survival benefit with lapatinib in combination with trastuzumab for patients with human epidermal growth factor receptor 2-positive metastatic breast cancer：final results from the EGF104900 Study. J Clin Oncol，2012 ，30（21）：2585-2592.

［143］Baselga J，Gelmon KA，Verma S，et al. Phase Ⅱ trial of pertuzumab and trastuzumab in patients with human epidermal growth factor receptor 2-positive metastatic breast cancer that progressed during prior trastuzumab therapy. J Clin Oncol，2010 ，28（7）：1138-1144.

［144］Corte's J，Fumoleau P，Bianchi GV，et al.PertuzumabMonotherapyAfterTrastuzumab-Based Treatment and Subsequent Reintroduction of Trastuzumab：Activity and Tolerability in Patients With Advanced Human Epidermal Growth Factor Receptor 2-Positive Breast Cancer. J Clin Oncol，2012，30（14）：1594-1600.

［145］Mondesire WH，Jian W，Zhang H，et al. Targeting mammalian target of rapamycin synergistically enhances chemotherapy-induced cytotoxicity in breast cancer cells. Clin Cancer Res，2004，10（20）：7031-7042.

［146］Kramer I，Sauer T. The new world of biosimilars：what diabetologists need to know about biosimilar insulins.Br J Diabetes Vasc Dis，2010，10：163-171.

8

［147］Pavlou AK，Reichert JM. Recombinant protein therapeutics--success rates，market trends and values to 2010.Nature Biotechnol，2004，12：1513-1519.

［148］Slamon D，Eiermann W，et al.BCIRG006：phase III trial comparing AC-T with AC-TH and with TCH in the adjuvant treatment of HER2-zmplified early breast cancer patients.2015 SABCS　Abstract S5-04.

［149］刘腾 .2015 年国内新药审批现状分析 . 中华医学信息导报，2016，5（31）：19.

［150］DUCAN A. EMERTON. Profitability in the biosimilars market. Can you translate scientific excellence into a healthy commercial return? BioProcess International，2013，11（6）s：8-14.

［151］WHO Expert committee on specifications for pharmaceutical preparations. WHO Technical report series No. 937，Annex 7 Multi source（genetic）pharmaceutical products：guidelines on registration requirements to establish interchangeability.2006.

［152］European Medicines Agency （EMA）. Concept Paper on the Revision of the Guideline on Similar Biological Medicinal Product［Z］. London：EMA，2011.

［153］World Health Organization（WHO）. Guidelines on Evaluation of Similar Biotherapeutic Products（SBPs）［R］. Geneva：WHO，2009.

［154］Health Canada. Guidance for Sponsors：Information and Submission Requirements for Subsequent Entry Biologics（SEBs）［R］. Ottawa：Health Canada，2010.

［155］CA Lipinski，F Lombardo，BW Dominy，et al. Experimental and computational approaches to estimate solubility and permeability in drug discovery and development　settings. Adv Drug Del Rev，2001，46：3-26.

［156］Mellstedt H，Niederwieser D，Ludwig H. The challenge of biosimilars. Annals of oncology，2008，19（3）：411-419.

［157］Schellekens H，Ryff J C. 'Biogenerics'：the off-patent biotech products. Trends in pharmacological sciences，2002，23（3）：119-121.

［158］Lis H，Sharon N. Protein gtycosylation.structural and functional aspects.Eur J Biochem，1993，218（1）：1-27.

［159］Varld A.Biological roles of oligosacchafides：all the theories are correct.Glycobiology，1993，3：97-13.

［160］Sinclair AM，Elliott S. Glycoengineering：the effect of glycosylation on the properties of therapeutic protein. J Pharmaceut Sci，2005，94（8）：1626-1635.

［161］R Jefferis.Glycosylafion of recombinant antibodytherapeutics.Biotechnol Frog，2005，21：11-16.

［162］Amold JA，Wormald MR，Sim RB，et al. The impact of glycosylation on the biological function and structure of human immunoglobulins.Annu Rev Immunol，2007，25：21-50.

［163］Nowicki M.Basic facts about biosimilars.Kidney Blood Press Res，2007，30（5）：267-272.

［164］Patten PA，Sche Uekem H.The immunogenicity of biopharmaceuticals：Lessons learned and consequences for protein drug development.Dev Biol，2003，112：81-97.

［165］Schellekens H.The first biosimilar epoetin：but how similar is it?Clin J Am Soc Nephrol，2008，3（1）：174-178.

［166］Basser RL，Flaherty EO，Green M，et al. Development of pancytopenia with neutralizingantibodies to thrombopoietin after multicyclechemotherapy supported by megakaryocyte growth and development factor. Blood，2002，99（7）：2599-2602.

8

［167］ N Casadeva U，J Natal，B Viron，et al. Pure red-cell aplasia and antierythropoietin antibodies in patients treated with recombinant erythropoietin.New Engl J Med，2002，346（7）：469-475.

［168］ Schellekens H.Bioequivalence and the immunogenicity of biopharmaceuticals.Nat Rev Drug Disc，2002，1（6）：457-462.

［169］ De Groot AS，Scott DW. Immunogenicity of protein therapeutics.Trends immunol，2007，28（11）：482-490.

［170］ Rosenberg AS.Effects of protein aggregates：an immunologic perspective.AAPS J，2006，8：E501-E507.

［171］ Mukovoumv I，Sabjic T，Hortelano G，et al.Factors that contribute to the immunogenicity of therapeutic proteins. Thromb Haemost，2008，99（5）：874-882.

［172］ FDA.Guidance on biosimilarity；2015.

［173］ EMA.Guideline on biosimilars 2014：CHMP/437/04 Rev 1.

［174］ Rossert J. EMEA guidelines on biosimilars and their clinical implications.Kidney Blood Press Res，2007，30（Suppl 1）：13-17.

［175］ Jackson G. Guidelines in Practice. 2013，16（5）.

［176］ Merck Serono.Erbitux 5mg/ml solution for infusion.SmPC.March 2013.

［177］ Roche Products Ltd. MabThera 100mg and 500mg concentrate for solution for infusion. SmPC. March 2013.

［178］ EMA，ICH E2C Guideline PBRER 2013_ EMA/CHMP/ICH/544553/1998.

［179］ EMA.Guideline on mAbbiosimilars 2012：EMA/CHMP/BMWP/403543/2010.

［180］ Im YH，et al. J Clin Oncol，2013，31（Suppl）：Abstract 629.

［181］ Coussens L，et al. Tyrosine kinase receptor with extensive homology to EGF receptor shares chromosomal location with neu oncogene. Science，1985，230（4730）：1132-1139.

8

Chapter 9

HER2 阳性乳腺癌靶向治疗
主要临床研究介绍

第一节　新辅助治疗

一、MDACC

（一）研究背景

研究已表明曲妥珠单抗用于晚期 HER2 阳性乳腺癌和早期乳腺癌的辅助治疗时能够改善疗效。MD 安德森肿瘤中心 MDACC 的研究目的在于评价曲妥珠单抗联合化疗用于 HER2 阳性乳腺癌新辅助治疗的疗效和安全性。该研究是曲妥珠单抗最早用于新辅助治疗的随机临床试验，2005 年在 JCO 公布了第一阶段结果。

（二）试验设计

本研究是一项随机、单中心临床试验。2005 年在 JCO 公布了第一阶段结果。研究原计划招募 164 例患者，当 34 例患者完成治疗后比较发现，曲妥珠单抗联合化疗组已经显示出了优越性，因此负责该临床试验的资料评估委员会（DMC）决定改变试验设计。为完成起初的研究，第二阶段修改了研究设计，中断单独化疗组，补充招募曲妥珠单抗联合化疗组患者。2007 年和 2009 年对研究入组患者的安全性和有效性数据结果进行了更新。

（三）入排标准

入选组织学确认的浸润性（非炎性）、Ⅱ－ⅢA 期乳腺癌。所有肿瘤需 HER2 阳性（FISH 检测阳性或免疫组化 3+）。患者需有足够的肝、肾、骨髓功能。基线评估心脏功能，有充血性心力衰竭病史或心脏射血分数小于 45% 者除外。

（四）结果

第一阶段时，最初 42 例患者随机分组到紫杉醇（4 疗程）→FEC（4 疗程）或相同化疗方案＋曲妥珠单抗（每周）共 24 周治疗。第二阶段另外招募 22 例患者接受化疗同步曲妥珠单抗治疗，患者特征与初始患者相似。

第一阶段研究，即当 34 例患者完成治疗后，加用曲妥珠单抗组的 pCR 高达 67%（12/18），而单独化疗组的 PCR 仅为 25%（4/16），$P=0.02$。2007 年和 2009 年报道，曲妥珠单抗联合化疗治疗的所有患者 pCR 率为 60%（27/45）。单独化疗组、曲妥珠单抗随机联合化疗组及招募的第二阶段联合治疗 3 年无病生存率在曲妥珠单抗联合化疗组为 100%（$P=0.041$）。研究中未观察到任何新的安全问题，且三组患者的心脏安全性良好。

（五）结论

MDACC 研究结果提示，曲妥珠单抗联合化疗用于 HER2 阳性乳腺癌的新辅助治疗，能显著提高 pCR 率。且联合使用曲妥珠单抗的患者，LVEF 未受到明显影响，心脏耐受性良好。

（六）点评

MDACC 是第一个曲妥珠单抗用于新辅助治疗的随机临床试验，为小样本、单中心设

9

计，为曲妥珠单抗应用于 HER2 阳性乳腺癌和后续研究设计提供了依据。

二、NOAH

（一）研究背景

NOAH 是最大的一项新辅助化疗联合曲妥珠单抗序贯辅助曲妥珠单抗对比单纯新辅助化疗的Ⅲ期随机对照临床研究。

（二）试验设计

本研究是多中心、开放标签的、随机对照、Ⅲ期临床试验。患者 1∶1 随机分为单纯化疗组和加用曲妥珠单抗组，另设一组 HER2 阴性乳腺癌患者作为平行队列（99 例）。HER2 阳性化疗组和 HER2 阴性化疗组术前完成 3 个周期多柔比星联合紫杉醇 3 周方案，后给予 3 个周期紫杉醇单药 3 周方案，后给予 3 周期环磷酰胺联合甲氨蝶呤和氟尿嘧啶 4 周方案；HER2 阳性曲妥珠单抗治疗组在前两组基础上，术前加用曲妥珠单抗 3 周方案治疗，术后继续予曲妥珠单抗治疗满 1 年。该研究的主要研究终点为 EFS。HER2 阳性单纯化疗组中，有 19 例（17%）的患者术后交叉到加用曲妥珠单抗组，接受了曲妥珠单抗术后辅助治疗。

（三）入排标准

入选新诊断的、HER2 阳性的局部晚期乳腺癌。需有至少一个可测量病灶。需成年女性患者，有足够的骨髓、肝、肾功能储备，ECOG 评分 0~1 分，左室射血分数 55% 以上。

（四）结果

2002~2005 年该研究入组了 235 例 HER2 阳性局部晚期或炎性乳腺癌的患者（T_3N_1 或 T_4；任何 T+，N_2 或 N_3；任何 T+，同侧锁骨上淋巴结受累）。

中位随访 3.7 年的数据于 2010 年发表于 *Lancet*，曲妥珠单抗组 3 年 EFS 显著高于 HER2 阳性单纯化疗组（71% vs.56%，HR 0.59，95%*CI*：0.38~0.90；*P*=0.013），另外曲妥珠单抗同时提高 tpCR 率（38% vs.19%，*P*=0.0007）。在相同的治疗方案下，HER2 阴性组与 HER2 阳性单纯化疗组的 3 年 EFS 没有明显差异。加用曲妥珠单抗组 3 年 OS 相对于 HER2 阳性单纯化疗组有获益的趋势（87% vs.79%，HR 0.62；*P*=0.114）。亚组分析显示，所有亚组从曲妥珠单抗中得到 EFS 获益，即便在炎性乳腺癌组也明显获益。加用曲妥珠单抗组不良事件发生率与其他两组无明显差异，115 例接受曲妥珠单抗联合多柔比星治疗的患者中，仅有 2 例（1.7%）发生了充血性心力衰竭。

2014 年，*Lancet Oncology* 发表了中位随访 5.4 年的结果。与 3 年结果类似，加用曲妥珠单抗组 5 年 EFS 高于 HER2 阳性单纯化疗组（58% vs.43%，HR 0.64，95%*CI*：0.44~0.93；*P*=0.016），OS 有获益的趋势（74% vs.63%，HR 0.66，95% *CI*：0.43~1.01；*P*=0.055）。进一步分析显示，联合曲妥珠单抗组，获得 pCR 的患者（45 例）比未获 pCR 的患者（23例）EFS 显著延长（HR 0.29，95%*CI*：0.11~0.78；*P*=0.0135），获得 pCR 患者两组 EFS 差异显著（HR=0.29，95%*CI*：0.11~0.78；*P*=0.014），未获 pCR 患者，两组 5 年 EFS 无

差异（HR=0.92，95%*CI*：0.61~1.39；*P*=0.70）。

（五）结论

该研究表明，对于 HER2 阳性局部晚期（包括炎性）乳腺癌患者，加用曲妥珠新辅助和辅助治疗，能显著提高 pCR 率，同时改善患者的 EFS。

（六）点评

本研究中加用曲妥珠单抗组的 OS 有获益的趋势，且 5 年数据相对于 3 年数据，两组差异更大，但没有观察到显著性。可能的解释是，部分 HER2 阳性单纯化疗组（17%）的患者术后交叉到曲妥珠单抗组，接受了曲妥珠单抗术后辅助治疗，对 OS 产生了影响。

三、TECHNO

（一）研究背景

该研究的目的是观察评估表柔比星和环磷酰胺序贯紫杉醇和曲妥珠单抗新辅助治疗 HER2 过表达乳腺癌患者的疗效和安全性。

（二）试验设计

该研究是一项 Ⅱ 期非随机研究。中心实验室确认的 HER2 过表达乳腺癌（≥ 2cm 或炎性）的患者在术前接受了为期 4 个周期 3 周为一周期的表柔比星和环磷酰胺（90/600mg/m^2），然后序贯 4 个周期 3 周为一个周期的紫杉醇（175mg/m^2）联合曲妥珠单抗（6mg/kg）治疗。术后继续曲妥珠单抗治疗到达总共 1 年的时间。该研究主要研究终点是 pCR。pCR 定义为手术时乳腺内和腋窝淋巴结未发现浸润癌。次要研究终点是安全性和依从性、临床缓解率、保乳转化手术率、DFS、OS 和 pCR 与生存的相关性。

（三）入排标准

主要入组标准：HER2 阳性（中心确定 IHC 3+ 或 IHC2+/FISH+）；乳腺癌病灶 ≥ 2cm 或炎性乳腺癌患者。

（四）结果

该研究中入组 217 名患者中，39% 获得 pCR，保乳率达 64%。曲妥珠单抗新辅助治疗获得 pCR 患者较未获得 pCR 患者的 DFS 显著改善，3 年 DFS 在 pCR 组达到 88.1%，而未获得 pCR 组仅 71.4%，*P*=0.0033。曲妥珠单抗新辅助治疗获得 pCR 患者较未获得 pCR 患者的 OS 亦显著提高，3 年 OS 在 pCR 组为 96.3%，未获得 pCR 组为 85%，*P*=0.025。单因素和多因素分析表明，pCR 是 DFS 和 OS 的独立预后因子。心脏毒性见于 8 名患者（3.7%），其中 6 名表现为无症状的左室射血分数减低，2 名表现为症状性的慢性心力衰竭。

（五）结论

TECHNO 研究得出曲妥珠单抗（12 周）联合化疗的新辅助治疗可获得 39% 的病理完全缓解。3 年随访结果显示出 pCR 对生存时间的意义，提示未达到 pCR 的患者复发和死亡的风险增加。

9

（六）点评

临床观察结果提示术前治疗后获得病理完全缓解（pCR）可能提示更好的预后，因此有学者认为 pCR 有希望替代 DFS 甚至 OS 作为评价潜在可根治实体肿瘤术前治疗有效性的标准。TECHNO 研究为此提供了证据。

四、GEPARQUINTO

（一）研究背景

拉帕替尼是一种口服双重抗 EGFR 和 HER2 的小分子 TKI 类药物。一项Ⅲ期临床试验结果提示在多线治疗后的晚期 HER2 阳性乳腺癌中，拉帕替尼联合卡培他滨较单用卡培他滨延长了至进展时间，且总生存有延长趋势。另外的研究表明在紫杉醇或芳香化酶抑制剂（AI）的基础上联合拉帕替尼改善了结局。此外，在晚期乳腺癌中，拉帕替尼联合曲妥珠单抗较拉帕替尼单药改善了 OS。基于这些结果，GBG/AGO 研究组的 GEPARQUINTO（GBG44）试验将拉帕替尼用于早期乳腺癌，旨在对比拉帕替尼或曲妥珠单抗联合蒽环和紫杉为基础的新辅助化疗的疗效及安全性进行评价。该研究是一项随机对照的Ⅲ期临床试验，其结果于 2012 年发表于 *Lancet Oncology*，并在 2015 年 ESMO 上发布了生存分析数据。

（二）试验设计

该研究是一项随机、Ⅲ期临床研究。将入组患者按 HER2 是否阳性分组，对于 HER2 阴性患者进行血管内皮生长因子（VEGF）抑制剂贝伐单抗（Bev）联合 AT 化疗方案新辅助治疗疗效分析，对于 HER2 阳性患者进行曲妥珠单抗与拉帕替尼分别联合蒽环、紫杉类药物新辅助治疗疗效的研究比较。患者 1 ：1 随机分配至接受 4 周期 EC（表柔比星 $90mg/m^2$ 联合环磷酰胺 $600mg/m^2$，每 3 周一次），后序贯 4 周期多西他赛（$100mg/m^2$ 每 3 周一次）联合曲妥珠单抗（首剂 8mg/kg，后 6mg/kg 静脉给药，每 3 周重复）或拉帕替尼（1000~1250mg 每天口服）治疗至接受手术。主要研究终点是乳腺肿块和腋窝淋巴结病理完全缓解率（pCR）。次要研究终点是保乳率、依从性和毒副作用。

（三）入排标准

入选初治的女性乳腺癌患者；HER2 阳性；可触及病灶大于 2cm 或超声显示病灶大于 1cm；具有双径可测量；局部晚期 cT_4 或 cT_3 期、激素受体阴性或激素受体阳性、腋窝淋巴结阳性患者可入选；LVEF ≥ 55%。

（四）结果

ECH-TH 组 307 名患者中 93 名（30.3%）获得了 pCR，显著优于 ECL-TL 组（70/308，22.7%）（ypT_0，ypN_0；OR 0.68，95% *CI*：0.47~0.97；*P*=0.04）。曲妥珠单抗联合组与拉帕替尼联合组的保乳手术率分别为 65.6% 和 56.0%。不良反应上，曲妥珠单抗联合组较拉帕替尼联合组耐受性更好，严重不良事件发生更少。EC-TL 组有更多的 3~4 度非血液学毒性，主要为皮疹和腹泻。2015 年 ESMO 上报告，在中位随访 55 个月（CI：0.2~79.9）之后观察到需要发生的事件数（包括 58 例死亡），提示达到 pCR 的患者生存显著优于未达

9

到 pCR 的患者，在曲妥珠单抗治疗组中尤为显著。DFS 及 OS 在两组间无显著差异，然而拉帕替尼组 pCR 显著低于曲妥珠单抗组（所有患者接受 1 年曲妥珠单抗治疗）。

（五）结论

GEPARQUINTO 试验结果提示蒽环、紫杉类药物联合曲妥珠单抗新辅助治疗较联合拉帕替尼获得更高的的 pCR 率，且在不良反应和治疗依从性上更具优势。

（六）点评

从以上结果可看出，拉帕替尼应用于新辅助治疗似乎未达理想目的，腹泻及肝损害等毒性反应发生率反而明显高于曲妥珠单组。在提高拉帕替尼用量的基础上，另一项相关试验（NeoALTTO）分别比较了拉帕替尼 + 紫杉醇（LP）、曲妥珠单抗 + 紫杉醇（TP）、曲妥珠单抗 + 拉帕替尼 + 紫杉醇（TLP）三种方案行新辅助治疗的疗效。结果显示，患者 pCR 率分别为 24.7%、29.5% 和 51.3%，LP 组与 TP 组无显著差异（$P=0.34$），TLP 组患者 pCR 率显著优于 TP 组（$P<0.0001$）。TP 组在总有效率方面显著优于 LP 组（52.6% vs. 30.2%）。在保乳手术率方面，三组无显著差异，分别为 42.9%、38.9% 和 41.1%。表明拉帕替尼与曲妥珠单抗联合用于新辅助治疗部分提高了 HER2 阳性患者的 pCR 率，但也相应带来了经济负担的增加。

五、ACOSGO Z1041

（一）研究背景

MD 安德森肿瘤中心的 MDACC Ⅲ期临床研究中，在 HER2 阳性乳腺癌新辅助化疗中曲妥珠单抗联合 FEC 75（氟尿嘧啶 $500mg/m^2$，表柔比星 $75mg/m^2$，环磷酰胺 $500mg/m^2$）化疗较 FEC 75 显著提高了病理完全缓解率（65% vs.26%），并延长了无疾病生存期（$P=0.041$）。Z1041 研究目的在于评价曲妥珠单抗与化疗同步（紫杉醇 + 曲妥珠单抗→FEC 75 + 曲妥珠单抗）或序贯（FEC-75 →紫杉醇 + 曲妥珠单抗）使用的疗效及安全性。

（二）试验设计

Z1041 研究是一项随机、对照、多中心的Ⅲ期临床研究，患者被随机分入 FEC → P+T 组或 P+T → FEC+T 组，FEC → P+T 组接受 FEC 75 化疗 4 周期，随后紫杉醇 + 曲妥珠单抗 ×12 周，P+T → FEC+T 组接受紫杉醇 + 曲妥珠单抗 ×12 周，随后 FEC×4 周期 + 曲妥珠单抗 ×12 周，术后继续曲妥珠单抗治疗至满 1 年。手术治疗，需包括腋窝淋巴结评估，在新辅助治疗后 6 周内完成。该试验主要研究终点为 pBCR（乳腺），次要研究终点为 pBNCR（乳腺 + 淋巴结）、安全性。

（三）入排标准

主要入组标准：肿瘤大小 >2cm、淋巴结阳性、左心室射血分数 >55%。

（四）结果

2007 年 9 月 ~2011 年 12 月，共入组 282 例患者。FEC → P+T 组 pBCR 率为 56.5%（95% CI：47.8~64.9），P+T → FEC+T 组为 54.2%（95% CI：45.7~62.6），P 值为 0.72。

cN_{1-3} 患者中乳腺和腋窝的病理学缓解率（pBNCR）在两组分别为 48.3%（37.6%~59.2%）和 46.7%（36.4%~56.9%），P 值为 0.88。安全性方面，两组均无治疗相关性死亡。治疗 12 周时左室射血分数减低至正常值以下在 FEC → P+T 组发生率为 0.8%（1/130），P+T → FEC+T 组为 2.9%（4/137）；到治疗 24 周时两组发生率分别为 7.1%（9/126）和 4.6%（6/130）。

（五）结论

曲妥珠单抗联合蒽环类 / 紫杉类可获得较高的 pCR 率。曲妥珠单抗同时和序贯给药的两组，pBCR/BNCR 率无显著差异。

（六）点评

曲妥珠单抗和蒽环类药物联合应用的问题一直存在争议。MD Anderson 试验中同时应用曲妥珠单抗、紫杉类和蒽环类，明显提高了病理完全缓解率。因此有了本研究的探索，同时和序贯使用曲妥珠单抗与蒽环类药物有无疗效差异。结果表明抗曲妥珠单抗与 FEC 同步治疗并不能提高患者的病理完全缓解率（两组均有较高的病理完全缓解率），在治疗 12 周时同步治疗组的心脏事件发生率稍高。因此该研究结果不支持新辅助治疗中曲妥珠单抗与含蒽环类方案同时应用。

六、GeparQuattro

（一）研究背景

曲妥珠单抗在 HER2 阳性的晚期乳腺癌、早期乳腺癌的术后辅助治疗和新辅助治疗的多项研究中已经显示出高疗效，然而其与蒽环类化疗药物联用的安全性却限制了该药物的应用。GeparQuattro 目的在于评估 HER2 阳性乳腺癌患者中曲妥珠单抗与蒽环、紫杉类为基础的新辅助化疗同时使用的疗效和安全性。本试验为非随机对照研究，化疗联合曲妥珠单抗的疗效（pCR）与单用相同化疗方案的参照组进行对比。

（二）试验设计

该研究为非随机对照设计。所有患者接受 4 个周期表柔比星 / 环磷酰胺（EC，90/600mg/m^2）治疗后随机分配至继续接受 4 周期多西他赛 100mg/m^2（EC-T）、4 周期多西他赛 75mg/m^2 联合卡培他滨 1800mg/m^2（EC-TX）或 4 周期多西他赛 75mg/m^2 序贯 4 周期卡培他滨 1800mg/m^2 第 1~14 天（EC-T-X）。所有方案均 3 周为一个周期。HER2 阳性患者从第 1 个 EC 周期开始接受 3 周 1 次的曲妥珠单抗 6mg/kg 静脉注射（首剂 8mg/kg）。术前共接受 8 次（EC-T 和 EC-TX 组）或 12 次（EC-T-X 组）曲妥珠单抗注射。手术前后曲妥珠单抗疗程共 1 年。HER2 阴性患者仅接受化疗。主要研究终点为 pCR（定义为手术时乳腺内和腋窝淋巴结未发现浸润癌）和其他定义的 pCR。次要研究终点为安全性和依从性、临床缓解率、保乳转化手术率、DFS、OS 和 pCR 与生存的相关性。

（三）入排标准

研究入选局部晚期（cT_3 或 cT_4）、激素受体阴性或激素受体阳性且淋巴结阳性患者。

9

入组患者需 3 个月内心电图和超声心动图检查正常（LVEF 大于 55%）。

（四）结果

研究共入组 1509 例患者，其中 451 例 HER2 阳性。HER2 阳性的乳腺癌患者接受曲妥珠单抗新辅助治疗 pCR 率达 31.7%，HER2 阴性患者 pCR 率仅为 15.7%。40% 的 HER2 阳性组患者和 17.3% 的 HER2 阴性参照组患者术后乳腺和淋巴结未见浸润病灶（ypT$_0$/is，ypN$_0$）。HER2 阳性患者中，EC-T 组、EC-TX 组和 EC-T-X 组 pCR 率分别为 32.9%、31.3% 和 34.6%。HER2 阳性组与 HER2 阴性组保乳率相当，分别为 63.1% 和 64.7%。安全性方面，455 例曲妥珠单抗联合化疗和 1050 例单纯化疗的患者中各仅有 2 例充血性心力衰竭和心肌缺血发生，2 例曲妥珠单抗治疗的患者出现 LVEF 值较基线下降超过 10%。

（五）结论

GeparQuattro 研究结果表明，曲妥珠单抗联合蒽环、紫杉类为基础的新辅助化疗可达到较高的 pCR 率，且无临床相关的早期毒性。HER2 阳性的乳腺癌的新辅助治疗应包含曲妥珠单抗。

（六）点评

过去认为曲妥珠单抗因存在心脏毒性，不推荐与蒽环类化疗同时应用。在该新辅助治疗临床研究中，使用蒽环类的同时联合曲妥珠单抗，可获得 31.7% 的 pCR 率，且未明显增加心脏相关事件。因此，对既往无心脏基础疾病、年轻的 HER2 阳性乳腺癌患者，曲妥珠单抗与蒽环类联合不失为一种可靠的新辅助治疗选择。

七、NeoALTTO

（一）研究背景

基于曲妥珠单抗和拉帕替尼在机制上有互补协同作用的数据，NeoALTTO 研究旨在探索 HER2 阳性早期乳腺癌新辅助化疗中双靶向曲妥珠单抗 / 拉帕替尼是否优于单靶向。

（二）试验设计

本研究为随机、开放标签的 III 期临床试验。患者随机分为拉帕替尼组、曲妥珠单抗组和拉帕替尼联合曲妥珠单抗的双靶向联合组。术前抗 HER2 治疗进行 6 周后，加用紫杉醇周疗 12 周（由于腹泻事件的发生，2008 年 10 月进行了方案修改，双靶向联合组序贯紫杉醇期间，将拉帕替尼由 1000mg 减量为 750mg），术后继续接受原抗 HER2 治疗满 1 年。主要研究终点为 pCR（ypT$_0$/is 手术时乳腺内未发现浸润癌）。次要终点为 EFS、OS、pCR 与 EFS、OS 的相关性。

（三）入排标准

主要入组标准：HER2 阳性；早期乳腺癌患者；未接受过化疗；原发肿瘤 >2cm；LVEF>50%。

（四）结果

2008~2010 年该研究纳入了来自 23 个国家共 455 例 HER2 阳性早期乳腺癌患者（肿瘤

直径 >2cm）。pCR 结果于 2012 年发表于 *Lancet*，双靶向联合组的 pCR（51.3%；95%*CI*：43.1~59.5）显著高于曲妥珠单抗单药组（29.5%；95%*CI*：22.4~37.5）和拉帕替尼单药组（24.7%，95%*CI*：18.1~32.3）。安全性方面，三组均没有严重心功能不全发生。但 3 级腹泻的发生率，双靶向联合组（23.4%）与拉帕替尼组（21.1%）显著高于曲妥珠单抗组（2.0%）。由于腹泻等不良反应，拉帕替尼组和双靶向联合组都仅有 60% 的患者完成了拉帕替尼的治疗，而曲妥珠单抗组和双靶向联合组有超过 80% 的患者完成了曲妥组单抗的治疗。

2014 年发表在 *Lancet Oncology* 上的生存数据显示，双靶向联合组的高 pCR 未能转化为生存获益。双靶向联合组的 3 年 EFS 并不优于曲妥珠单抗组（0.78，0.47~1.28，*P*=0.33）。同样，双靶向联合组 3 年的 OS 与曲妥珠单抗组也无显著差异（0.62，0.30~1.25，*P*=0.19）。值得一提的是，进一步分析发现，获得 pCR 的患者 3 年 EFS 显著延长（HR 0.38，95%*CI*：0.22~0.63，*P*=0.0003），3 年 OS 也显著延长（HR 0.35，95%*CI*：0.15~0.70，*P*=0.005）。

（五）结论

在曲妥珠单抗新辅助治疗基础上加用拉帕替尼，虽明显提高了患者的 pCR，却未能改善患者的 3 年 DFS 与 OS。该研究证实了抗 HER2 新辅助治疗后达到 pCR 的患者能够获得更长的 EFS 和 OS。

（六）点评

该研究表明，在曲妥珠单抗新辅助治疗基础上加用拉帕替尼，虽明显提高了患者的 pCR，却未能改善患者的 3 年 DFS 与 OS。即便中途方案更改，减低了联合组拉帕替尼的用量，但拉帕替尼单药组和联合用药组的严重腹泻发生率仍明显高于曲妥珠单抗组，并因此导致这两组拉帕替尼的完成率降低。未完成治疗的患者比例过高，是否因此影响了最终的疗效，值得探讨。综合 NeoALTTO 与另一项 ALTTO 的研究结果，在曲妥珠单抗基础上加用拉帕替尼，未能进一步提高早期乳腺癌患者的生存获益。

八、CALGB 40601

（一）研究背景

拉帕替尼是一个小分子的 HER2 抑制剂。在晚期 HER2 阳性乳腺癌临床试验中，曲妥珠单抗联合拉帕替尼的双重抗 HER2 治疗带来了 PFS 的改善。CALGB 40601 研究旨在探索双重抗 HER2 联合化疗在新辅助治疗中能否带来 pCR 的提升，并基于肿瘤的分子特点进行转化性研究。

（二）试验设计

CALGB 40601 试验是一项三臂、随机、对照的 Ⅲ 期临床研究。患者接受紫杉醇 80mg/m² 每周治疗 16 周后随机分配至 TH 组（曲妥珠单抗）、TL 组（拉帕替尼）或 THL 组（曲妥珠单抗＋拉帕替尼）。曲妥珠单抗第一周首次剂量为 4mg/kg，此后 2mg/kg 每周静脉给药。

9

单药拉帕替尼 1500mg 每天口服，与曲妥珠单抗联用时 1000mg 每天口服。在多项研究报道了拉帕替尼的安全事件后，THL 组拉帕替尼改为 750mg/d。主要研究终点为乳腺 pCR。研究期望得到双重抗 HER2 治疗（THL）的 pCR 较 TH 提高 20%。次要研究终点为乳房 + 腋窝 pCR、毒性、RFS、OS 和转化相关性研究终点。

（三）入排标准

研究入选未经治疗的临床 II ~ III 期 HER2 阳性、年龄大于 18 岁、肿瘤大于 1cm、左室射血分数（LVEF）大于 50% 的患者。

（四）结果

共入组 305 例患者（THL，n=118；TH，n=120；TL，n= 67），THL 组、TH 组、TL 组 pCR 率分别为 56%、46% 和 37%（THL vs.TH：P=0.12；TH vs.TL：P=0.12）。双重抗 HER2 治疗仅在激素受体（HR）阴性患者中体现出更优的疗效（pCR 率：THL，77%；TH，55%；TL，37%），而在 HR 阳性患者中则无明显优势（pCR 率：THL，42%；TH，39%；TL，31%）。在不同的分子亚型的患者中，pCR 率也有显著差别（HER2 enriched，70%；luminal B，36%；P<0.001）。安全性方面，3 度以上不良反应（尤其是皮疹和腹泻）和中止治疗比例在含拉帕替尼组明显高于单用曲妥珠单抗组。

（五）结论

在 TH 的基础上增加拉帕替尼没有达到预设显著提高 pCR 的主要终点。

对乳腺癌内生分子亚型进行的探索性分析显示 HER2 阳性乳腺癌在分子学上存在异质性，不同内生亚型对抗 HER2 药物的敏感型不同，其中 HER2 富集型的 pCR 率最高。

（六）点评

此前的 GeparQuinto 等研究报道，含拉帕替尼的新辅助治疗未能提高疗效且毒副作用发生率较高。随即本研究结果显示 TH 基础上增加 L 治疗，虽然在数值上获得了较高的 pCR，但两组差别并未达到研究设计的统计学意义，抗 HER2 的双靶向药物新辅助治疗未能像 NeoALLTTO 和 NeoShere 研究一样取得阳性结果。并且接受拉帕替尼治疗的患者 III 度毒性反应发生率明显较未行拉帕替尼治疗者高。

九、NeoSphere

（一）研究背景

帕妥珠单抗是一个人源化的单克隆抗体，通过与 HER2 胞外受体结构域的结合，能够特异性地抑制 HER2 受体的二聚化，从而抑制了下游控制细胞生长和增殖的通路。而曲妥珠单抗则是通过特异性地与 HER2 受体的胞外结构域结合，抑制了其下游配体非依赖性的信号转导。两者的结合部位不同，在作用机制上存在互补性。在一项 II 期临床研究中，帕妥珠单抗联合曲妥珠单抗在经曲妥珠单抗治疗后进展的晚期乳腺癌中达到近 1/4 的客观反应率。NeoSphere 试验目的在于评价新辅助治疗中多西他赛联合帕妥珠单抗或曲妥珠单抗或两者联合或双靶向药物不联合化疗的疗效及安全性。

（二）试验设计

NeoSphere 是一项多中心、开放标签的 II 期临床研究。入选未经治疗的 HER2 阳性乳腺癌，按照 1：1：1：1 以及是否能够手术、局部晚期、炎性乳腺癌和激素受体表达进行分层随机，分别接受以下方案 4 周期新辅助治疗：曲妥珠单抗（8mg/kg 负荷剂量，此后每 3 周 6mg/kg）联合多西他赛（75mg/m^2，如耐受良好升至 100mg/m^2 每 3 周；TD 组）或帕妥珠单抗（负荷剂量 840mg，此后 420mg 每 3 周）联合曲妥珠单抗和多西他赛（PTD 组）或帕妥珠单抗联合曲妥珠单抗（PT 组）或帕妥珠单抗和多西他赛（PD 组）。主要研究终点为乳腺 pCR，定义为乳腺组织中无显微镜下可见的侵袭性肿瘤细胞。次要研究终点包括临床缓解率、无病生存期、保乳率及生物标志物的评价。

（三）入排标准

入组标准：HER2 阳性；可手术、局部晚期或炎性乳癌，原发灶大于 2cm；年龄 18 岁以上；既往未接受过治疗；ECOG 评分 0~1 分；LVEF 55% 以上。主要排除标准包括：转移性疾病（IV 期）；双侧乳腺癌；合并其他恶性肿瘤；骨髓、肾、肝、心功能储备不足；高血压未控制；妊娠；拒绝避孕。

（四）结果

共入组 417 例患者。接受帕妥珠单抗联合曲妥珠单抗和多西他赛治疗的患者（PTD 组）pCR 率［49/107；45.8%（95% CI：36.1~55.7）］显著高于曲妥珠单抗和多西他赛治疗组［31/107；29.0%（95% CI：20.6~38.5）；P=0.0141］。帕妥珠单抗联合多西他赛组（PD 组）和帕妥珠单抗联合曲妥珠单抗组（PT 组）pCR 率分别为 24.0% 和 16.8%。最常见不良反应为 3 级以上中性粒细胞减少、中性粒细胞减少性发热和白细胞减少。严重不良反应发生率在 TD、PTD 和 PD 组相近（10%~17%），在 PT 组最低（4%）。2015 年 ASCO 上发布了 5 年生存数据，显示 TD 组、PTD 组、PT 组和 PD 组的 5 年 DFS 分别为 81%（95%CI：72~88）、84%（95%CI：72~91）、80%（95%CI：70~86）和 75%（95%CI：64~83）［TD vs.PTD HR 0.60（0.28~1.27）］。4 个治疗组合并分析，所有达到 pCR 的患者和所有未达到 pCR 的患者，DFS 的 HR 为 0.54（95% CI：0.29~1.00）。

（五）结论

帕妥珠单抗联合曲妥珠单抗和多西他赛能显著提高 HER2 阳性乳腺癌新辅助治疗 pCR，且不影响耐受性。

（六）点评

在晚期乳腺癌一线治疗中，曲妥珠单抗联合紫杉醇或多西他赛的方案中加入帕妥珠单抗明显改善了患者的 PFS 和 OS，成为 NCCN 推荐的晚期乳腺癌一线治疗方案。而 NeoSphere 研究 5 年分析的结果显示 PFS 和 DFS 结果与主要终点（pCR）结果一致，且显示将帕妥珠单抗与曲妥珠单抗和多西他赛联合应用进行新辅助治疗可持续获益，尽管辅助治疗相同。NeoSphere 的结果还提供了 pCR 与长期结果相关性的新视角，证实了 pCR 可作为未来 HER2 靶向药物新辅助治疗的主要终点和早期获益指标。

9

十、TRYPHAENA

（一）研究背景

帕妥珠单抗联合曲妥珠单抗的化疗方案提高了早期和晚期 HER2 阳性乳腺癌的疗效。TRYPHAENA 旨在对新辅助治疗中帕妥珠单抗联合曲妥珠单抗和含蒽环类或不含蒽环类药物的化疗方案的心脏安全性进行评估。

（二）试验设计

该研究是一项多中心的、开放标签的 II 期临床研究。可手术或局部晚期乳腺癌（包括炎性乳癌）患者被 1：1：1 随机分配接受不同方案的 6 周期每 3 周为一周期的新辅助治疗 [组 A：氟尿嘧啶 + 表柔比星 + 环磷酰胺（FEC）+ 曲妥珠单抗（H）+ 帕妥珠单抗（P）× 3 → 多西他赛（T）+H+P×3；组 B：FEC×3 → T+H+P×3；组 C：T+ 卡铂 + H（TCH）+ P×6]。手术前后曲妥珠单抗治疗共 1 年。主要研究终点是安全性，主要是新辅助治疗过程中症状性左室收缩功能不全（LVSD）和 LVEF 下降 ≥ 10% 的发生率。次要研究终点为新辅助和辅助疗程中的疗效和安全性。

（三）入排标准

主要入组标准：女性患者；年龄 ≥ 18 岁；可手术（$T_{2\sim3}$，$N_{0\sim1}$，M0）、局部晚期（$T_{2\sim3}$，N_2 或 N_3，M_0；$T_{4a\sim c}$，任何 N，M_0）或炎性乳腺癌（T_{4d}，任何 N，M_0）；原发灶 >2cm。

（四）结果

总共入组 225 例患者。新辅助治疗期间，B 组中 2 例患者（2.7%）出现症状性 LVSD，11 例患者（组 A 4 例，5.6%；组 B 4 例，5.3%；组 C 3 例，3.9%）出现 LVEF 较基线下降 ≥ 10%。最常见不良反应为腹泻。A、B、C 组乳腺 pCR（ypT_0/is）率分别为 61.6%、57.3% 和 66.2%。

（五）结论

同步使用帕妥珠单抗联合曲妥珠单抗及表柔比星的心脏耐受性与序贯给药或无蒽环类方案相似，各组症状性与无症状性 LVSD 发生率均较低。

（六）点评

本研究结果表明新辅助化疗中曲妥珠单抗和帕妥珠单抗同步或序贯联合蒽环为基础的化疗，心脏 LVSD 的发生率均很低。在 NeoSphere 研究中，帕妥珠单抗与曲妥珠单抗联合显著提高了 HER2 阳性乳腺癌新辅助治疗的 pCR 率，提示帕妥珠单抗联合曲妥珠单抗是治疗 HER2 阳性乳腺癌的可靠手段，该支持正在进行的 APHINITY 研究，一项评估帕妥珠单抗联合曲妥珠单抗 / 标准化疗辅助治疗的 III 期研究。

（撰写 洪若熙 王树森 审稿 王树森）

第二节　辅助治疗

一、HERA 研究

（一）研究背景

约有 15%~25% 的乳腺癌会出现 HER2 蛋白过表达，这通常与疾病进展快、恶性程度高相关。曲妥珠单抗在复发转移患者中显示了其在 HER2 阳性乳腺癌中的有效性，但其心脏毒性值得我们关注。多数的 HER2 阳性乳腺癌的复发高峰期在手术后的 18~24 个月，例如他莫昔芬是一种抗 ER 通路的靶向治疗，延长他莫昔芬的使用时间超过 1 年可有生存获益，那么时候延长抗 HER2 的靶向治疗能进一步降低复发风险。

（二）试验设计

这是一项多中心、随机、Ⅲ期临床研究，旨在比较曲妥珠单抗治疗 1 年、治疗 2 年与无曲妥珠单抗辅助治疗，对于已完成辅助化疗的 HER2 阳性原发乳腺癌女性患者的疗效及安全性。2001 年 12 月 ~2005 年 6 月间，有 5102 名患者随机分配到 3 个治疗组。分层因素：淋巴结状态，辅助化疗方案，激素受体状态，内分泌治疗，年龄，区域。主要终点：DFS，曲妥珠单抗 1 年 vs. 观察组，曲妥珠单抗 2 年 vs. 观察组。次要终点：OS、TTR、TTDR、心脏安全性，曲妥珠单抗 1 年 vs. 观察组，曲妥珠单抗 2 年 vs. 观察组，曲妥珠单抗 1 年 vs. 曲妥珠单抗 2 年。

（三）入排标准

1. 组织学确认，完全切除、浸润性乳腺癌。
2. 中心确认 HER2 过表达（IHC 3+）或扩增（FISH+）。
3. 淋巴结阳性或（前哨）淋巴结阴性，且 >T_{1c}。
4. 完成 >4 周期指南推荐的辅助或新辅助化疗。
5. 完成（新）辅助化疗和放疗后基线 LVEF>55%（ECHO 或 MUGA 扫描）。
6. 已知激素受体状态。

（四）结果

1. **疗效分析**　2001 年 12 月 ~2005 年 6 月间，有 5102 名患者随机分配到 3 个治疗组。总人群基线特征：50% 患者为 HR+，50% 患者为 HR−；52% 患者随机年龄在 49 岁或以下；97% 患者接受过蒽环治疗。2005 年公布阳性中期分析结果后，884/1698 例（52%）观察组患者交叉到曲妥珠单抗组，但仍作为观察 ITT 人群。随访 1 年、2 年、4 年、8 年、11 年的数据均显示曲妥珠单抗 1 年组较观察组均有 DFS 获益，HR 分别为：0.54（0.43~0.67），0.64（0.54~0.76），0.76（0.66~0.87），0.76（0.67~0.86），0.76（0.68~0.86）。曲妥珠单抗 2 年对比 1 年的生存曲线基本重合，无显著性差异。

2. **安全性分析**　进入安全性分析的受试者人数分别为：2 年曲妥珠单抗组共 1673 例；

9

1年曲妥珠单抗组共 1682 例；观察组共 1744 例。由于心脏不良事件终止曲妥珠单抗治疗的有：2 年组为 9.4%，1 年组为 5.2%。三组的心脏疾病相关死亡，严重充血性心力衰竭（CHF），明确的显著 LVEF 下降的发生率都很低。2 年及 1 年曲妥珠单抗治疗组其严重 CHF 发生率和明确的 LVEF 显著下降的发生率相比于观察组都升高，CHF：分别为 0.8%、0.8% 和 0.0%；LVEF 下降：分别为 7.2%、4.1% 和 0.9%。对于 2 年曲妥珠单抗治疗组中 LVEF 下降的患者，87.5% 的患者快速恢复，1 年曲妥珠单抗组为 81.2%。

（五）结论

8 年和 11 年的随访均显示，虽然受到患者交叉的影响，DFS/OS 数据仍然有统计学差异，说明曲妥珠单抗治疗的长期获益显著，越早使用越早获益。HR+ 和 HR– 亚组中均观察到曲妥珠单抗的临床获益。曲妥珠单抗治疗 1 年的耐受性良好，曲妥珠单抗 2 年辅助治疗的疗效并不优于 1 年，但心脏事件发生率更高。

（六）点评

HERA 研究证实了辅助治疗中曲妥珠单抗的使用时间 2 年不优于 1 年，结合 FINHER、PHARE 和 HORG 的研究结果，目前 HER2 阳性早期乳腺癌标准的靶向治疗仍是曲妥珠单抗 1 年。

二、NSABP B31 和 NCCTG N9831 联合分析

（一）研究背景

1998 年，曲妥珠单抗联合化疗被证实能为 HER2 阳性晚期乳腺癌带来生存获益，美国国立癌症研究所（NCI）随即发起了两项曲妥珠单抗联合辅助化疗在 HER2 阳性早期乳腺癌的研究：NSABP B31 和 NCCTG N9831 研究。

（二）试验设计

这是一项随机、多中心、盲法、对照、Ⅲ 期临床研究。NSABP B31 于 2000 年 2 月开始入组，将研究对象随机分为 2 组，分别是：组 1 ［对照组，4 个周期多柔比星 + 环磷酰胺（AC）q3w →紫杉醇］和组 2（试验组 4 个周期 AC q3w →紫杉醇联合 52 周曲妥珠单抗治疗，曲妥珠单抗与紫杉醇治疗起始时间相同）。

NCCTG N9831 于 2000 年 5 月开始入组，将受试者随机分成 3 组，分别是：组 A（对照组，AC q3w × 4 →紫杉醇周疗 × 12）、组 B（试验组 1，AC q3w × 4 →紫杉醇周疗 × 12 →周疗曲妥珠单抗 × 52 周）和组 C（试验组 2，AC q3w × 4 →紫杉醇周疗 × 12 联合周疗曲妥珠单抗 × 52 周）。

这两个研究中的对照组，NSABP B31 的组 2 和 NCCTG N9831 的组 C 给药模式相似，NCI 和 FDA 批准于各自第一次中期疗效分析前，允许这 4 个近似设计的研究数据合并进行联合分析。

（三）入排标准

NSABP B31 和 N9831 研究入组标准均为淋巴结阳性 HER2 阳性早期浸润性乳腺癌患者，

9

2003 年 5 月 N9831 研究更改方案，允许淋巴结阴性高危患者入组（激素受体阳性肿瘤直径大于 2cm 或激素受体阴性肿瘤直径 1cm）。HER2 状态由各中心检测，然后中心实验室确认。

充足的血液学及肝肾功能，无明显感觉或运动神经病变，无明显的既往或活动心脏疾病，LVEF ≥放射学设备的正常值下限。

（四）结果

2005 年 6 月 ASCO 公布中位随访 2 年结果，曲妥珠单抗联合辅助化疗组显著降低疾病及复发风险 52%［DFS（HR），0.48；$P<0.0001$］，降低死亡风险 33%（$P=0.015$）。基于此结果，对照组患者允许交叉使用曲妥珠单抗，最终 413 例（20%）对照组患者接受了曲妥珠单抗治疗。

2011 年 9 月 JCO 公布了联合分析中位随访 3.9 年数据，曲妥珠单抗持续降低 DFS 事件风险［DFS（HR），0.52；95% CI：0.45~0.60］和死亡风险［OS（HR），0.61；95% CI：0.50~0.75］。

中位随访 8.4 年，死亡事件数达到 710 例，进行了总生存数据的最终确定性分析，结果于 2012 年在 SABCS 上公布，并于 2014 年发表于 JCO。尽管有 5% 试验组患者并未使用曲妥珠单抗，20% 对照组患者交叉使用曲妥珠单抗，在 ITT 人群中分析，曲妥珠单抗仍然显著降低死亡风险 37%［OS（HR），0.63；95% CI：0.54~0.73；$P<0.001$］，10 年生存率由 75.2% 提高到 84%。同时显著降低 DFS 事件风险 40%（HR 0.60；95% CI：0.53~0.68；$P<0.001$），10 年 DFS 率由 62.2% 提高到 73.7%。各个亚组分析都一致显示了在 OS 和 DFS 的显著获益。心脏毒性导致的累积死亡率分别是试验组 0.2%、对照组 0.1%。

另外，N9831 研究的组 B 和组 C 比较了曲妥珠单抗不同初始使用时机（与紫杉联用还是序贯）的疗效，中位随访 6 年时，B 组和 C 组 5 年 DFS 率分别为 80.1% 和 84.4%［DFS（HR），0.77；99.9% CI：0.53~1.11］$p=0.02$ 未跨过预设 O'Brien-Fleming boundary（0.00116）。尽管未达到统计学差异，紫杉醇同步曲妥珠单抗治疗较紫杉醇序贯曲妥珠单抗有改善 DFS 的趋势，结合联合分析和 BCIRG006 的数据，AC 序贯紫杉同步曲妥珠单抗成为各指南推荐的优选方案。

（五）结论

2006 年 11 月 FDA 批准 AC 序贯紫杉醇联合曲妥珠单抗用于 HER2 阳性早期乳腺癌辅助化疗。AC 序贯紫杉同步曲妥珠单抗成为各指南推荐的优选方案。

（六）点评

这两个大规模的Ⅲ期临床研究联合分析奠定了对于 HER2 阳性早期乳腺癌辅助化疗使用蒽环序贯紫杉类联合曲妥珠单抗的辅助治疗模式。

9

三、ALTTO 研究

（一）研究背景

已知在辅助治疗阶段加用曲妥珠单抗可降低 HER2 阳性乳腺癌 50% 复发风险。拉帕替尼作为一类新型抗 HER2 和 EGFR 靶点的小分子药物，在临床前研究显示与曲妥珠单抗不交叉耐药，并且在超过 3500 例患者的研究中显示出对未使用过曲妥珠单抗患者、脑转移患者的疗效，且心脏安全性好。Ⅰ期临床研究显示曲妥珠单抗联合拉帕替尼可增强抗肿瘤活性。此外，不仅在晚期的Ⅲ期研究中发挥显著抗肿瘤活性，而且在早期新辅助 NEALTTO 研究中也显著提高了 pCR。本研究探索在术后辅助期间，拉帕替尼单药或联合或序贯曲妥珠单抗的疗效和安全性。

（二）试验设计

ALTTO 研究是一项随机、开放、全球多中心、对照、Ⅲ期临床研究。从 2007 年 6 月至 2011 年 7 月，共入组了 8381 例早期乳腺癌患者，随机分为 4 组：曲妥珠单抗单药（T）、拉帕替尼单药（L）、曲妥珠单抗联合拉帕替尼（T+L）和曲妥珠单抗序贯拉帕替尼（T→L），总抗 HER2 靶向治疗共 1 年，序贯期间有 6 周的洗脱期，避免药物代谢间的影响。主要的分层因素包括：化疗方案，激素受体状态，淋巴结状态。抗 HER2 治疗可以在所有化疗结束后开始，也可以在含蒽环药物化疗方案中序贯到紫杉阶段与紫杉联用。随着 BCIRG006 结果的发表，多西他赛联合卡铂 + 抗 HER2 治疗也被认可。按照患者病情的需要，在化疗结束后，完成放疗及内分泌治疗。放疗和内分泌治疗可与抗 HER2 靶向治疗同时进行。

主要研究终点：无病生存（DFS）事件：第一次出现浸润性乳腺癌在任何位置的复发，或第二原发肿瘤（对侧浸润性乳腺癌或非乳腺恶性肿瘤，或第一事件为任意原因导致的死亡）。次要研究终点：总生存（OS）、至复发时间（TTR）、至远处复发时间（TTDR）、脑转移的累计发生率、总体安全性、心脏安全性、是否存在 cMYC 基因扩增、PTEN 表达水平和是否存在 P95 HER2。

（三）入排标准

1. 经认证实验室确认的 HER2 阳性早期浸润性乳腺癌。

2. 腋窝淋巴结阳性或腋窝淋巴结阴性且肿块 ≥ 1cm。

（四）结果

2011 年 8 月首次中期分析时，L 组由于疗效显著劣于 T 组而提前关闭，获得 DFS 的患者改为 T 继续辅助治疗。在中位随访 4.5 年后，L 组与 T 组的 4 年 DFS 为 82% vs. 86%（HR 1.34；95% CI：1.15~1.56）。T+L 组相比 T 组的 DFS 风险降低 16%（HR=0.84，T+L vs. T：88% vs. 86%；HR 0.84；97.5%CI：0.70~1.02；P=0.048；但改良方法要求 P ≤ 0.025）。T→L 组相对 T 组的 DFS 风险减少 4%（T→L vs. T：87% vs. 86%；HR 0.96；97.5% CI：0.80~1.15；P=0.61），均无显著性统计学差异。

（五）结论

ALTTO 研究没有达到其主要终点（DFS），事件发生率低于预期：中位随访 4.5 年，L+T 组对比 T 组共发生 555 例 DFS 事件，未达到预期的 850 例。ALTTO 研究将继续进行随访，预计 2 年内将有第二次疗效数据发布。

（六）点评

研究中约有 92% 的患者完成了超过 85% 的曲妥珠单抗的剂量，仅有 66% 和 76% 的患者完成了 85% 的拉帕替尼预设剂量。入组患者的复发风险更低（~85% 患者肿瘤最大径 ≤ 5cm，40% 患者腋窝淋巴结阴性），这些特征可能可以解释，患者具有较低的复发率。研究主要观察指标为 DFS，随访时间是 4.5 年，但两组患者都活得挺长，预先设定的中位生存期达到 4.5 年或者 DFS 事件数达到 850 个，而实际上只达到 550 个，所以事件数还未到预计的目标，后面还需要进一步随访。另一个需要强调的重点是，患者在 ALTTO 研究整体生存率数据不劣于 HERA 研究（曲妥珠单抗辅助研究）。

四、BCIRG 006 研究

（一）研究背景

曲妥珠单抗辅助治疗极大改善了 HER2 阳性早期乳腺癌的预后，然而在化疗方案中的蒽环类药物也具有心脏毒性。其实，在晚期乳腺癌的 Ⅱ～Ⅲ 期研究中，已有关于 TCH（多西他赛＋卡铂＋曲妥珠单抗）方案的探索，并且 PFS 时间长，心脏功能异常发生率低。本研究在于探索一种新的不含蒽环类药物的化疗方案 TCH 的疗效和安全性分析。

（二）试验设计

这是一项随机、多中心、盲法、对照、Ⅲ 期临床研究。比较多柔比星 / 环磷酰胺序贯多西他赛联合或不联合曲妥珠单抗以及多西他赛 / 卡铂 / 曲妥珠单抗辅助治疗淋巴结阳性和高风险的淋巴结阴性患者的疗效和安全性。从 2001 年 4 月至 2004 年 3 月，共有 3222 例高危浸润性 HER2 阳性乳腺癌女性乳腺癌患者参与随机。随机至以下 3 组：①研究组 1：AC-TH，②研究组 2：TCH；③对照组：AC-T。其中 TCH 组不含蒽环类药物。在含曲妥珠单抗的方案中，其治疗周期是 1 年。主要研究终点为：DFS（局部 / 区域 / 远处复发；第二原发侵袭性肿瘤；由于任何原因死亡），次要研究终点为：OS，安全性，病理学和分子标志物用于预测有效性。

（三）入排标准

1. 组织学确认乳腺癌，登记后 60 天内完成完整的手术治疗。

2. 分期 T_{1-3}，N_0 或 N_1，M_0。

3. 肿瘤 1/6 切除的淋巴结阳性或 0/6 切除的淋巴结阳性且前哨淋巴结活检阴性且至少存在下列一项风险因素：肿瘤大小 >2cm；ER 和 PgR 阴性；组织学和（或）核分级 2~3 级；年龄 <35 岁。

4. 经 FISH 确定 HER2 阳性。

5. 年龄 18~70 岁。

6. KPS>80 分。

7. 既往未接受针对乳腺癌的全身治疗或放射治疗。

（四）结果

2011 年发表在 *NEJM* 上文章有该研究 5 年的生存数据，中位随访时间 65 个月，5 年 DFS 率：AC–T 组 75%，AC–TH 组 84%，TCH 组 81%。5 年 OS 率 AC–T 组 87%，AC–TH 组 92%，TCH 为 91%。2005 年 4 月曲妥珠单抗有效性结果公布后，患者允许交叉至曲妥珠单抗治疗，随机至 AC → T 组患者中，有 23/1073 患者（2.1%）交叉至曲妥珠单抗治疗，1050/1073 患者（97.9%）保留在 AC → T 组，用于随后的 DFS、OS 和安全性比较。研究组的两个方案均包含曲妥珠单抗，其 DFS、OS 无显著性差异，均优于对照组 AC–T。在不良反应方面：AC–TH 的充血性心衰和心功能不全发生率显著高于 TCH。BCIRG006 提示另一个非蒽环含曲妥珠单抗方案 TCH 方案也优于 AC–T，可作为辅助治疗方案的另一个选择。

2015 年的 SABCS 会议报告了该研究 10 年随访结果，进一步证实了上述结果。对于心脏安全性要求更高的患者，可以选择 TCH 方案。AC–TH 和 TCH 组维持了相对于不含曲妥珠单抗的对照组 AC–T 的长期显著性获益。TCH 组相对于 AC–TH 组 DFS 事件数仅多 10 例，AC–TH 组没有比 TCH 组更好的趋势。然而 AC–TH 组的 CHF 事件数约为 TCH 组的 5 倍（21 例对 4 例），并且 AC–TH 组的白血病事件和持续性 LVEF 下降 >10% 事件更多。

（五）结论

5 年随访结果：曲妥珠单抗 1 年治疗提供显著的临床获益，且该获益随访 5 年后依然保持，显著的 DFS 和 OS 获益长期随访后依然保持；曲妥珠单抗和多西他赛同时使用有效且耐受好；无论联合蒽环或非蒽环化疗，曲妥珠单抗治疗持续获益，两种联合耐受性好。非蒽环为基础化疗不良事件（包括心血管事件）的发生率更低，曲妥珠单抗可以联合含蒽环或非蒽环（TCH）治疗，提供了灵活的选择。

（六）点评

对于本研究中入组的 HER2 阳性早期乳腺癌，含曲妥珠单抗方案显著优于不含曲妥珠单抗方案，不含蒽环的方案 TCH 也是 HER2 阳性早期乳腺癌可选择治疗方案之一，且心脏毒性更低。

五、APHINITY 研究

（一）研究背景

在目前标准辅助抗 HER2 治疗化疗联合曲妥珠单抗的基础上加用新型抗 HER2 通路药物帕妥珠单抗是否能进一步提高疗效。

（二）试验设计

APHINITY 是一个随机、安慰剂对照、双盲、多中心的临床研究。患者在进行根治性手术后，标本送检中心实验室确认 HER2 状态。中心随机化分至两组：分别是化疗联合曲妥珠单抗 + 帕妥珠单抗 / 安慰剂。化疗方案由研究者确定，可以选择 FCE/FAC → TH

或 AC/EC→TH 或 TCH。抗 HER2 治疗共使用 52 周的时间。主要研究终点是浸润性肿瘤 DFS。次要研究终点为浸润性 DFS 包括继发非乳腺癌、DFS、OS、RFS、无远处复发间期、心脏安全性、总安全性以及 QOL。

（三）结果

第一例患者入组时间在 2011 年 11 月，该试验的最终结果仍未发表。

（四）点评

该研究结果一旦发布，将有可能改变目前 HER2 阳性乳腺癌辅助治疗的指南，是否有足够的证据在辅助阶段加用帕妥珠单抗的疑问也将在该研究结果发布后给出解答。

六、ExteNET 研究

（一）研究背景

从 2005 年 5 月依赖，辅助曲妥珠单抗联合化疗对 HER2+ 早期乳腺癌有生存获益得到证实，曲妥珠单抗广泛应用于辅助治疗领域。但即使如此仍有 23%~26% 的患者会发生复发转移。关于如何进一步提高该类患者的疗效，研究者做了诸多探索。HERA 证实，延长曲妥珠单抗治疗时间延长（24 个月）疗效并未比治疗 12 个月提高。该研究主要探索在标准的 1 年曲妥珠单抗辅助治疗后，加用另一种不可逆的抗 HER1、2、4 的多靶 TKI- 来那替尼再使用 1 年，能否进一步提高疗效。

（二）试验设计

这是一项国际多中心、随机、双盲、安慰剂对照的Ⅲ期临床研究。主要根据以下因素进行分层：淋巴结 0，1~3 vs.4+，ER/PR 状态，同时 vs. 序贯曲妥珠单抗。主要终点：无浸润性疾病生存期（iDFS）；次要终点：DFS-DCIS，远期复发时间，远期 DFS，中枢神经系统（CNS）转移，总生存期，安全性。其他分析：生物标志物，健康结果评估（FACT-B，EQ-5d）。

（三）入排标准

1. Ⅰ ~ Ⅲ期 HER2+ 乳腺癌早期乳腺癌。

2. 既往辅助曲妥珠单抗及化疗结束两年（方案中途修改为 1 年）以内的患者。

3. 高危患者 最初定义为淋巴结 1~3 枚阳性及淋巴结阴性肿块 ≥ T_{1c} 的患者。但随着 NCCTG-N9831 和 BCIRG006 的研究结果公布，在 2010 年 2 月 25 日进行方案修正。新的高危患者定义为：新辅助治疗后淋巴结 － / + 或残留浸润性疾病。

4. ECOG 评分 0~1 分，正常脏器功能，正常 LVEF 值。

（四）结果

入组时间为 2009 年 7 月 ~2011 年 10 月，共有 2842 例患者随机，来那替尼组（240mg qd）和安慰剂组各 1420 例。中位年龄为 52 岁，淋巴结阴性比例约为 23.8%，有 1~3 个阳性淋巴结转移的患者比例约为 46.6%，阳性淋巴结 ≥ 4 个的患者比例 29.6%。约有 77% 的患者接受了含蒽环类药物的辅助化疗。94% 的 HR 阳性的患者接受了内分泌治疗。中位

9

随访时间 2 年，在来那替尼组共观察到 70 个浸润性事件数，在安慰组观察到 109 个事件（HR=0.67，95% *CI*：0.50~0.91；*P*=0.0091）。两组的 2 年 iDFS 分别为 93.9% vs.91.0%，HR（95%*CI*）=0.67（0.50~0.91），*P*=0.009。

不良事件方面：来那替尼组对比安慰组（95.4% vs 35.4%）的患者出现腹泻，其中 3~4 级腹泻发生率为［来那替尼组 3 级，n=561（40%）和 4 级，n=1（<1%）vs 安慰剂组 3 级，n=23（2%）］，存在显著性差异。并且重度腹泻通常发生在治疗开始的前 4 周内，大部分在治疗开始的第 1 周内。其他的 3~4 级不良事件包括呕吐（3% vs <1%）、恶心［3 级，n=26（2%）vs n=2（<1%）］等。QT 间期延长可以在来那替尼组观察到 49 例（3%），安慰剂组 97 例（7%）。≥2 级的 LVEF 下降可见于来那替尼组 19 例（1%）和 15 例（1%）。在实验药物停止后，共有 7 名受试者出现非疾病进展相关的死亡，4 例在来那替尼组，3 例在安慰剂组，死亡原因为：来那替尼组 2 例未知，1 例因原发性脑肿瘤死亡，另 1 例因急性髓系白血病死亡；安慰剂组 1 例因脑出血死亡，1 例因心肌梗死死亡，1 例因胃癌死亡。没有因为治疗导致死亡的病例。

（五）结论

初步分析证实使用来那替尼治疗 12 个月，iDFS 生存获益显著，2 年绝对差异为 2.3%。2 年 DFS-DCIS 的绝对差异为 2.9%，HR 阳性疾病可能获益更大，当然这需要进一步评估。腹泻为最常见不良事件，推荐使用洛哌丁胺强化预防治疗。3 年探索性分析与 2 年的初期分析结果是一致的，并支持了来那替尼在 iDFS 上的显著获益，获益更显著在以下人群中更明显：中心确定 HER2+ 的患者，完成曲妥珠单抗辅助治疗 1 年内的患者，激素受体阳性的患者。

（六）点评

尽管随着曲妥珠单抗在辅助治疗领域的应用，HER2 阳性乳腺的预后已明显改善，但仍有一部分患者面临复发转移风险，诸多研究探索能进一步改善预后，ExteNET 研究提示：来那替尼使用 1 年时间可能进一步改善这类乳腺癌的预后。且加用洛哌丁胺预防腹泻可将不良反应控制在可接受的范围。或许对于这部分高危 HER2 阳性乳腺癌患者，标准的 1 年曲妥珠单抗基础上加用来那替尼 1 年将会有更显著的临床获益，最终的结果有赖于更长时间的随访。

七、FINHER 研究

（一）研究背景

体外研究显示，多西他赛、长春瑞滨与曲妥珠单抗均具有协同抗肿瘤作用。同时，早期曲妥珠单抗的辅助治疗临床研究提示，患者接受一年的曲妥珠单抗将带来 1.7%~4.1% 的心衰发生率。基于以上考虑，FinHER 研究旨在对比长春瑞滨和多西他赛序贯 FEC 方案在早期乳腺癌中的疗效；以及 HER2 阳性乳腺癌，缩短曲妥珠单抗治疗疗程（9 周）是否可以在维持疗效的同时降低心脏毒性。

（二）试验设计

FinHER 研究是一项随机、多中心、盲法、对照、Ⅲ期临床研究。共随机了 1010 例女性患者，这些患者均为高危的淋巴结阴性或淋巴结阳性。两组患者接受 3 疗程长春瑞滨或多西他赛序贯 3 疗程 FEC 方案。共有 232 例患者为 HER2 阳性型，将这些患者再随机至接受或不接受 9 周的曲妥珠单抗治疗。主要研究终点为 DFS，次要研究终点为 OS。

（三）入排标准

1. 主要入组标准　腋结阳性乳腺癌（pN+）；或腋结阴性乳腺癌（pN_0）伴 T>2cm 和 PgR 阴性；年龄 ≤ 65 岁；WHO ECOG ≤ 1。

2. 主要排除标准　心力衰竭（任何级别）；严重心脏疾病或高血压。

（四）结果

分别有 502 例和 508 例患者随机分配至多西他赛组和长春瑞滨组。中位随访 3 年的结果显示，多西他赛组较长春瑞滨组有更高的无复发风险（RFS），3 年 RFS 分别是 91.3% 和 86.4%，HR=0.58（95% *CI*：0.40~0.85，*P*=0.005）；以及无远处转移风险（DDFS），HR=0.56（95% *CI*：0.37~0.86，*P*=0.008）。但总生存时间，两组无明显差异，HR=0.66（95% *CI*=0.38~1.17，*P*=0.15）。中位随访 5 年的结果显示，多西他赛的优势依然存在。5 年 DDFS 分别为 86.8% vs 81.6%，HR=0.66（95% *CI*：0.49~0.91，*P*=0.01）。并且在总生存时间两组生存曲线有拉开趋势，5 年 OS 分别为 92.6% vs 89.3%，HR=0.70（95% *CI*：0.46~1.05，*P*=0.086）。

另外，在 231 例 HER2 阳性乳腺癌中，分别有 115 例和 116 例患者随机至曲妥珠单抗 9 周组和不适用曲妥珠单抗组。中位 3 年的随访结果显示，使用曲妥珠单抗 9 周组较不使用曲妥珠单抗有更高的无复发风险（RFS），3 年 RFS 分别是 90.4% 和 77.6%，HR=0.42（95% *CI*：0.21~0.83，*P*=0.010）；以及无远处转移风险（DDFS），HR=0.29（95% *CI*：0.13~0.64，*P*=0.002）。在 OS 上，曲妥珠单抗组可见延长生存的趋势，HR=0.41（95% *CI*：0.16~1.08，*P*=0.07）。但是，更长的随访后发现，9 周的曲妥珠单抗使用并未改善患者的远期复发风险，HR=0.65（95% *CI*：0.38~1.12，*P*=0.12）。

不良反应主要与化疗相关，多西他赛组粒缺性发热、黏膜炎、脱发、指甲问题、皮肤毒性、过敏反应、周围神经病变、水肿的发生率均较长春瑞滨组常见。而长春瑞滨组的外周血管静脉炎、转氨酶水平升高则比多西他赛组更常见。另外，心脏毒性方面，接受曲妥珠单抗 9 周治疗组和未接受曲妥珠单抗治疗组分别有 1 例和 2 例诊断心衰。

（五）结论

在辅助化疗中，3 疗程多西他赛序贯 3 疗程 FEC 方案疗效优于 3 疗程长春瑞滨序贯 3 疗程 FEC 方案。在 HER2 阳性早期乳腺癌中，仅用 9 周的曲妥珠单抗相比未使用曲妥珠单抗，短期复发风险下降，但远期复发风险并未见改善，且两组总生存时间无明显差异。

（六）点评

这是第一个对比短程（9 周）曲妥珠单抗治疗和不使用曲妥珠单抗治疗的研究。阳性结果曾一度写入指南，但更长期的随访结果并未看到获益。此外，长春瑞滨在辅助治疗阶

9

段疗效不及多西他赛，长春瑞滨最终未能进入辅助治疗领域。

八、PHARE 研究

（一）研究背景

自 2005 年以来，曲妥珠单抗辅助治疗 1 年对 HER2 阳性早期乳腺癌患者已经显示出生存获益。然而，对曲妥珠单抗的最佳使用时长一直存在争议，这主要是基于对曲妥珠单抗心脏毒性的担心，以及 FinHER 研究早期随访结果显示应用曲妥珠单抗 9 周与 1 年的治疗疗效相似。

（二）试验设计

法国国家癌症研究所发起的这项随机、多中心、开放、对照、非劣效性Ⅲ期试验，共有 156 家中心，350 名研究者参与，旨在比较早期乳腺癌患者 6 个月曲妥珠单抗辅助治疗与标准 12 个月辅助治疗疗效和安全性。

（三）入排标准

入组的早期 HER2 阳性乳腺癌患者在随机化之前接受至少 4 个周期的化疗，乳腺及腋窝手术，在 6 个月曲妥珠单抗辅助治疗后随机分为观察组（接受 6 个月曲妥珠单抗治疗组）和继续曲妥珠单抗治疗 6 个月组（接受 12 个月曲妥珠单抗治疗组），主要研究终点为 DFS，非劣效界值为 1.15，次要研究终点包括 OS 和心脏毒性。

（四）结果

2010 年 7 月，随着 FinHer 研究更长随访时间结果的公布，PHARE 研究的 IDMC 建议停止进一步入组新的患者，从 2006 年 5 月至 2010 年 7 月，共 3382 例患者分别被随机分入接受 12 个月曲妥珠单抗治疗组和接受 6 个月曲妥珠单抗治疗组，两组患者的疾病及治疗特征等有着较好的平衡，中位随访 42.5 个月（IQR 30.1~51.6），接受 12 个月曲妥珠单抗治疗组与接受 6 个月曲妥珠单抗治疗组 2 年 DFS 分别为 93.8%（95% CI：92.6~94.9）和 91.1%（95% CI：89.7~92.4）（HR 1.28，95% CI：1.05~1.56；P=0.29），DFS HR 的 95%CI 上界 1.56 与预先设定的 1.15 的非劣效界值相交叉，故未证明 6 个月的曲妥珠单抗治疗时长非劣效于 12 个月的治疗时长。

在安全性方面，本研究共观察到 128 例心脏毒性事件，其中 119 例（93%）发生在接受了曲妥珠单抗治疗的患者中，接受 12 个月曲妥珠单抗治疗组出现的心脏毒性事件显著高于接受 6 个月曲妥珠单抗治疗组（5.7% vs 1.9%，P<0.0001）。

（五）结论

经过了 3.5 年的随访，本研究未能证实 6 个月曲妥珠单抗治疗非劣效于 12 个月曲妥珠单抗治疗，12 个月曲妥珠单抗仍然是 HER2 阳性乳腺癌辅助治疗标准方案。

（六）点评

曲妥珠单抗的最佳使用时长一直存在争议，FINHER 和 PHARE 研究最终未能撼动 12 个月的曲妥珠单抗是早期 HER2 阳性乳腺癌辅助治疗标准的地位。

9

九、HORG 研究

（一）研究背景

目前对于可手术的 HER2 阳性早期乳腺癌，曲妥珠单抗治疗的标准是 12 个月。从 NCCTG N9831 和 NSABP B31 两个大型 III 期临床研究的随访数据，10 年 OS 率从 75.4% 显著提高至 84%，包括 HERA 研究也有类似的结果。

这些研究设计的曲妥珠单抗使用的时间即为 12 个月，而缺乏一些前期数据的探索，是否 12 个月的曲妥珠单抗是最佳选择仍不清楚，尤其是在 FinHer 结果报道的在使用 9 周的曲妥珠单抗即可与 12 个月的使用有相近的疾病复发率。也就是说更短疗程的曲妥珠单抗也可能是治疗选择，并可以降低治疗相关毒性、医疗费用，对患者而言也更为方便。

HORG 研究就是对比 6 个月 vs 12 个月的曲妥珠单抗与剂量密集化疗方案同时使用对于淋巴结阳性或高危的淋巴结阴性患者的疗效。

（二）试验设计

这是一项随机、对照、开放的临床研究。腋窝淋巴结阳性及高危的腋窝淋巴结阴性的 HER2 阳性早期乳腺癌患者被随机分至 6 个月或 12 个月辅助曲妥珠单抗治疗。所有患者在随机后开始化疗，先使用了 G-CSF 预防性升白支持下的双周 FEC 方案，后序贯 TH 方案，曲妥珠单抗同时联用 G-CSF 预防性升白支持下的剂量密集双周多西他赛（75mg/m^2 q2w）化疗方案。这是一个非劣效性的研究设计，主要研究终点是 3 年无病生存率。

（三）入排标准

1. 组织学确诊的 HER2 阳性乳腺癌。

2. 患者年龄 18~75 岁。

3. 进行了保乳根治术或改良根治术，切缘阴性，肿瘤为浸润性癌且至少有 1 枚淋巴结转移。在 2008 年 5 月进行的方案修正提示：腋窝淋巴结阴性的高危 HER2 阳性乳腺癌也允许入组。

4. 脏器功能正常，LVEF ≥ 50%。

5. 除非黑色素瘤皮肤癌外，5 年内无其他恶性肿瘤病史。

（四）结果

共有 481 例患者参与研究，241 例随机至 12 个月曲妥珠单抗治疗组，240 例患者随机至 6 个月曲妥珠单抗组。两组患者化疗的完成率分别是 99% 和 98%，靶向治疗的完成率分别是 100% 和 96%。在中位随访 47 和 51 个月后，分别有 17 例（7.1%）和 28（11.7%）患者出现疾病复发（P=0.08）。3 年的 DFS 率分别为 95.7% vs. 93.3%（HR=1.57，95%CI：0.86~2.10；P=0.137）。两组的总生存和心脏毒性并无差异。

（五）结论

该研究发现 6 个月的曲妥珠单抗治疗并没有证实其不劣于 12 个月的曲妥珠单抗。因此目前的辅助治疗标准仍为 12 个月的曲妥珠单抗治疗。

9

（六）点评

多个研究包括 NCCTG N9831 和 NSABP B31 的曲妥珠单抗治疗 1 年，HERA 研究提示曲妥珠单抗使用 2 年并不优于 1 年，HORG 研究并未证实 6 个月曲妥珠单抗非劣效于 1 年。目前这些研究得出的结论仍无法撼动辅助抗 HER2 治疗领域中 1 年的曲妥珠单抗使用是目前治疗标准的地位。

十、TEACH 研究

（一）研究背景

目前 HER2 阳性早期乳腺癌的标准靶向治疗为曲妥珠单抗，但在世界范围内仍有很多患者并未接受曲妥珠单抗的治疗。拉帕替尼作为新靶向治疗药物，尚无早期乳腺癌辅助治疗适应证。但有两项国际多中心临床试验（TEACH 和 ALTTO 研究）评估了其在早期乳腺癌辅助治疗中的作用。TEACH 这个研究旨在以往接受过针对 HER2 阳性乳腺癌化疗而未接受过曲妥珠单抗治疗的患者中评价在诊断后任何时间开始加用拉帕替尼的疗效和安全性。

（二）试验设计

TEACH 是一项随机化、双盲、安慰剂对照的 III 期试验，是拉帕替尼的第一个辅助临床试验。旨在以往接受过针对 HER2 阳性乳腺癌化疗而未接受过曲妥珠单抗治疗的患者中评价拉帕替尼降低复发风险的疗效。患者按照 1：1 随机分至拉帕替尼组 1500mg qd 和安慰剂组，总用药时间持续 12 个月。主要研究终点是 ITT 人群的 DFS。次要终点是至首次复发时间、至远处复发时间、总生存、至中枢神经系统（CNS）复发时间、健康相关生活质量、毒性反应等。根据以下因素进行分层：初次诊断至入组时间（≤ 4 vs >4 年）；淋巴结状态（阳性 vs. 阴）；激素受体状态［ER 阳性和（或）PgR 阳性 vs. ER 和 PgR 阴性］。

（三）入排标准

1. 确诊为 HER2 阳性 I ~ III C 期浸润性乳腺癌。

2. 年龄 ≥ 18 岁。

3. 已知完成手术和化疗。

4. ECOG ≤ 1；肝肾、骨髓、心脏射血功能正常。

（四）结果

从 2006 年 8 月至 2008 年 5 月，共有 3147 名患者进行随机，拉帕替尼组 1571 例，安慰剂组 1576 例。中位随访时间 48 个月。两个组的 DFS 事件数分别有 210 例（13%）和 264 例（17%），HR=0.83，95% CI：0.70~1.00；P=0.053。但经中心复核的 HER2 阳性患者仅有 2490 例（79%），其中 1230 例在拉帕替尼组，1260 例在安慰剂组。在中心确认的 HER2 阳性乳腺癌中，DFS 事件数在两组分别有 157（13%）例和 208（17%）例，HR=0.82，95% CI：0.67~1.00；P=0.04。该研究最终未达到主要研究终点 DFS HR=0.83；P=0.053，拉帕替尼治疗组未能改善 OS（HR=0.99；P=0.966），拉帕替尼组有 20% 中断治疗。两组的 SAE 发生率分别是 99（6%）例和 77（5%）例，在拉帕替尼组 3~4 级腹泻［97

9

（6%）vs 9（<1%）］、皮疹［72（5%）vs 3（<1%）］、肝功能异常［36（2%）vs 1（<1%）］发生率更高。

（五）结论

该研究的 ITT 人群分析并未看到两组间存在 DFS 差异，然而入组人群中有近 20% 的患者经中心实验室确认为 HER2 阴性的，若在中心确认的 HER2 阳性乳腺癌这部分人群中分析，可以看到 DFS 似乎有获益，*P* 值处于临界状态。拉帕替尼对于未使用过曲妥珠单抗作为辅助治疗的 HER2 阳性乳腺癌也可能是一个治疗选择。

（六）点评

TEACH 亚组分析提示超过 4 年延迟仍然使部分患者获益。在中枢神经系统复发率和生存获益上，两组并未看到差异。探索性分析看到：经中心实验室确认的 HER2 阳性乳腺癌及激素受体阴性乳腺癌中似乎能看到 DFS 获益的趋势。

十一、APT 研究

（一）研究背景

HER2 阳性乳腺癌抗 HER2 辅助治疗的大型临床研究主要针对 II 期和 III 期患者，入组患者基本不包含小肿瘤人群。但 I 期患者仍然存在一定的术后复发风险，但这类患者从辅助治疗中得到的获益不及大肿瘤或淋巴结阳性的患者大，是否接受辅助化疗联合曲妥珠单抗主要取决于治疗方案的毒性。

（二）试验设计

APT 研究是一项单臂、多中心、研究者发起的研究。考察了 406 名淋巴结阴性肿瘤最长直径不超过 3cm 早期乳腺癌患者术后紫杉醇周疗联合曲妥珠单抗 12 周期，序贯曲妥珠单抗 40 周的疗效，主要研究终点是 DFS。

（三）入排标准

HER2 阳性（IHC3+ 或 FISH+），T ≤ 3cm，淋巴结阴性（后修改方案，允许只有一个淋巴结微转移，已行腋窝淋巴结清扫术患者入组）。2007 年 10 月 ~2010 年 9 月一共入组410 例患者，406 例患者接受了方案规定的治疗，49.5% 肿瘤直径 ≤ 1cm。

（四）结果

中位随访 4 年，3 年无浸润型疾病生存率 98.7%（95%CI：97.6~99.8），探索性研究终点无复发生存达到 99.2%（95%CI：98.4~100），并根据肿瘤大小（≤ 1cm，>1cm）和激素受体状态做了亚组分析，复发风险均低于预期。13 例患者出现 3 级神经病变（3.2%；95% CI：1.7~5.4）。2 例患者出现有症状充血性心力衰竭（0.5%；95% CI：0.1~1.8），这两例患者在停用曲妥珠单抗后 LVEF 恢复正常。13 例患者出现无症状 LVEF 下降（3.2%；95% CI：1.7~5.4），其中 11 例 LVEF 恢复后继续使用曲妥珠单抗。

（五）结论

对于明确诊断为 I 期的 HER2 阳性乳腺癌，使用紫杉醇联合曲妥珠单抗治疗方案，早

9

期复发几率约为 2%。在该临床研究中观察到有 6% 的患者出现了研究方案药物相关的不良事件。

（六）点评

关于 Ⅰ 期 HER2 阳性乳腺癌的治疗目前存在两个问题。第一个问题是多大的肿瘤需要辅助化疗联合曲妥珠单抗。NCCN 推荐化疗联合曲妥珠单抗可用于 $T_{1b}N_0M_0$ 患者，但又同时承认，这类人群并未纳入前瞻性随机对照辅助治疗研究中。第二个问题是什么方案对于这类人群是最安全有效的。方案 AC-TH 和 TCH 会带来较大的毒性，通常用于具有较高复发风险的患者。在 APT 研究中，研究者对 AC-TH 方案进行了改造，考虑到至今尚无证据证实曲妥珠单抗单药的获益，删去了 AC，保留了紫杉醇与曲妥珠单抗联合，结果是既降低了复发风险（与历史数据相比），又能保证相对较低的毒性。另外，激素受体状态也会影响预后，在一些回顾性研究发现，至少在前五年，激素受体阴性患者的复发率会高于激素受体阳性患者。在本研究中，激素受体阳性患者的比例高达 67%，而既往大型 Ⅲ 期辅助临床研究中该比例为 51%~54%，这可能是为什么随访至今无复发生存率仍然较高的原因，因此需要继续随访，待取得了随访十年的数据后才能全面客观地评价该方案的疗效。

十二、TcH 研究

（一）研究背景

既往结果表明与多柔比星联合环磷酰胺相比，多西他赛联合环磷酰胺（TC）方案对比多柔比星联合环磷酰胺（AC）能够改善早期乳腺癌患者的 DFS 以及 OS。故而我们设计了这个研究，评估在非蒽环类治疗方案（多西他赛＋环磷酰胺）中增加 1 年曲妥珠单抗，用于治疗 HER2- 扩增的早期乳腺癌患者的疗效，并评估是否该方案在 TOP2A- 扩增和 TOP2A- 非扩增疾病中是否等效。

（二）试验设计

这是一个开放、单臂的 Ⅱ 期临床研究。主要终点：在意向治疗人群（ITT）中分析 TOP2A- 扩增和 TOP2A- 非扩增患者中的 2 年 DFS 率。

（三）入排标准

该研究总共入组：493 例。主要入组标准为：诊断为 HER2 扩增的可手术、组织学确认的浸润性早期乳腺癌，年龄 18~75 岁，ECOG PS ≤ 1，足够的组织学标本用于 FISH 检测是否存在 TOP2A 扩增，心肝肾功能正常。患者接受 TC 方案，剂量按照每 3 周方案的 TC：多西他赛 75mg/m² ＋ 环磷酰胺 600mg/m²，共使用 4 个周期，联合化疗期间曲妥珠单抗 4mg/kg 每周（负荷量）后续 2mg/kg 每周维持。当化疗结束后曲妥珠单抗改为 6mg/kg 每 3 周维持直至使用满 1 年。

（四）结果

该研究共招募 493 名受试者，入组时间从 2007 年 6 月至 2009 年 8 月。中位随访时间为 36.1（IQR 35.5~36.7）个月。2 年 DFS 为 97.8%（95% *CI*：94.2~99.2），2 年的 OS

为 99.5%（95% *CI*：96.2~99.9）。有 190 例受试者存在 TOP2A 扩增，2 年 DFS 为 97.9%（95% *CI*：94.9~99.1），2 年的 OS 为 98.8%（95% *CI*：96.2~99.6）；有 248 例受试者为 TOP2A 非扩增，55 例受试者的 TOP2A 状态无法评估。在 486 例至少接受过一次治疗的患者，最常见的不良事件包括：各级别的乏力（284 例，58.4%）、中性粒细胞减少（250 例，51.4%）和恶心（217 例，44.7%）。最常见的 3~4 级不良反应为：中性粒细胞减少（229 例，47.1%），中性粒细胞减少性发热（30 例，6.2%），乏力（21 例，4.3%），腹泻（16 例，3.3%）。共有 29 例（6.0%）患者发生心功能异常，其中 12 例（2.5%）为 1 级，15 例（3.1%）为 2 级，2 例（0.4%）为 3 级。23 例受试者发生了至少一项研究相关的严重不良时间。16 例患者因为心功能异常停止使用曲妥珠单抗。

（五）结论

4 周期多西他赛和环磷酰胺联合曲妥珠单抗可作为 HER2– 扩增低风险早期乳腺癌患者的辅助治疗方法，不论其 TOP2A 状态如何。

（六）点评

在这项研究中发现，选择一个短周期的化疗方案，仅 TC×4 联合 1 年的曲妥珠单抗，对部分乳腺癌患者仍是一个合适的选择。并且疗效与 TOP2A 是否扩增无关。3 年 DFS 近 96.9%，相比于其他研究是非常不错的一个数据。从 NSABP B15 研究证实含蒽环方案优于传统的 CMF 方案依赖，蒽环类药物在辅助治疗领域占有重要地位。而曲妥珠单抗在 HER2 阳性乳腺癌中的地位也是经多个临床研究证实。然而蒽环类和曲妥珠单抗同时具有心脏毒性，当这两个药物同时使用将会增加心功能异常、骨髓抑制的风险。在其他研究中已证实非蒽环方案再辅助治疗中与蒽环类方案有同样的疗效。

在该研究中，我们仅随访了一个比较短的时间，因为多数 HER2 扩增的乳腺癌复发转移高峰都在该时间段内。并且和蒽环类药物所不同的是，TOP2A 是否扩增与药物疗效并无相关性。同样的，*c-MYC* 基因拷贝数与疗效也并无关系。

（撰写　夏雯　王树森　审稿　王树森）

第三节　晚期部分

一、MA.31

（一）研究背景

NCIC CTG MA.31 研究目的在于评估拉帕替尼对比曲妥珠单抗联合紫杉类作为 HER2 阳性转移性乳腺癌一线化疗方案的疗效和安全性。

（二）试验设计

该研究是一项随机、开放标签的国际Ⅲ期临床试验。患者 1：1 随机接受拉帕替尼联合紫杉类后拉帕替尼维持或曲妥珠单抗联合紫杉类后曲妥珠单抗维持。按照既往是否接受过抗 HER2 治疗、既往是否接受过紫杉类药物治疗、所选的紫杉类药物（紫杉醇每周给药 vs. 多西他赛每 3 周给药）以及是否存在肝转移进行分层。紫杉醇按照 80mg/m² 第 1、8、15 天给药，每 28 天为一周期；多西他赛 75mg/m² 每 3 周为一周期。与化疗联用时拉帕替尼 1250mg 每天口服，单药维持时剂量为 1500mg 每天。静脉曲妥珠单抗每周一次（与紫杉醇联用时；首剂 4mg/kg 后 2mg/kg 维持）或每 3 周一次（与多西他赛联用时；首剂 8mg/kg 后 6mg/kg 维持）。单用曲妥珠单抗时按照 6mg/kg 每三周给药。由于报道的拉帕替尼高腹泻和中性粒细胞减少的发生率，2010 年 2 月以后拉帕替尼联合多西他赛组需加用 G-CSF 和采取更严格的腹泻管理。主要研究终点是 PFS，次要研究终点包括 OS、ORR、反应时间和临床获益率。

（三）入排标准

HER2 阳性转移性乳腺癌；ECOG 评分 0~2 分；未接受细胞毒药物或生物制剂治疗晚期肿瘤；LVEF 50% 以上；无其他脏器终末期疾病。辅助或新辅助治疗使用紫杉类药物或抗 HER2 治疗者需末次治疗与随机时间间隔 12 个月以上。排除有脑转移灶患者。

（四）结果

共入组 652 例患者，其中 537 例经中心实验室确认 HER2 阳性。中位随访时间 21.5 个月。拉帕替尼组 ITT 人群中位 PFS 9.0 个月，曲妥珠单抗组为 11.3 个月。对 ITT 人群分析中，拉帕替尼组 PFS 劣于曲妥珠单抗组（HR 1.37；95% CI：1.13~1.65；P = 0.001）。在中心实验室确认 HER2 阳性的人群中，拉帕替尼组中位 PFS 9.1 个月，曲妥珠单抗 13.6 个月（HR，1.48；95% CI：1.20~1.83；P<0.001）。拉帕替尼组 3~4 级腹泻和皮疹的发生率更高（P<0.001）。OS 的分析结果和 PFS 一致，ITT 人群 HR 为 1.28（95% CI：0.95~1.72；P=0.11）；在中心实验室确认 HER2 阳性人群中，HR 为 1.47（95% CI：1.03~2.09；P=0.03）。

（五）结论

晚期乳腺癌一线治疗使用拉帕替尼联合紫杉类较曲妥珠单抗联合紫杉类药物 PFS 更短且不良反应更强。

（六）点评

MA.31 是第一个头对头比较曲妥珠单抗和拉帕替尼在 HER2 阳性转移性乳腺癌疗效的临床研究。本研究中 80% 以上辅助治疗未使用过曲妥珠单抗治疗。因此研究的结果不支持拉帕替尼取代曲妥珠单抗用于未经抗 HER2 治疗的 HER2 阳性乳腺癌的一线治疗。

二、EMILIA

（一）研究背景

T-DM1 是一个抗体 - 化疗药物耦联物，整合了曲妥珠单抗和抗微管细胞毒药物 DM1。抗体与细胞毒药物通过稳定连接的方式整合。本研究评价 T-DM1 对比拉帕替尼联合卡培他滨在晚期 HER2 阳性乳腺癌中的疗效和安全性。

（二）试验设计

EMILIA 研究是一项随机、开放标签的国际Ⅲ期临床试验。患者被 1 ∶ 1 随机分配至 T-DM1 组（3.6mg/kg iv 每 3 周 1 次）或 Cap+Lap 组，接受卡培他滨（1000mg/m² 口服每天 2 次，第 1~14 天，每 3 周重复）联合拉帕替尼（1250mg 口服每天 1 次）。患者按照地理区域、MBC 或不可切除 LABC 的既往化疗方案数、是否有内脏疾病进行分层。主要研究终点为 PFS（独立评估）、OS 与安全性。次要终点为 PFS（研究者评估）、ORR、缓解持续时间、至症状恶化时间。第 2 次中期分析后，由于两组疗效差异达到了预设的阈值（HR<0.73 或 P<0.0037），Cap+Lap 组允许交叉至 T-DM1 组。

（三）入排标准

入选转移性疾病治疗进展或辅助治疗 6 个月内进展的 HER2+（中心确认）的局部晚期或转移性乳腺癌。LVEF 50% 以上；ECOG 评分 0~1 分。主要排除标准包括既往接受过 T-DM1、拉帕替尼或卡培他滨治疗；周围神经病变 3 度以上；症状性的中枢神经系统转移或 2 个月前接受过相应治疗；有症状性心力衰竭或严重心律失常史；6 个月内出现过心肌梗死或不稳定型心绞痛。

（四）结果

共入组 991 例患者，495 例随机至 T-DM1 组，496 例随机至 Cap+Lap 组。随访结束时，Cap+Lap 组中位随访时间 41.9 个月，T-DM1 组 47.8 个月。第 1 次和第 2 次中期 OS 分析时，总中位随访时间分别为 13 和 19 个月。T-DM1 组中位治疗时间 7.6 个月，Cap 为 5.3 个月，Lap 为 5.5 个月。第 2 次中期分析后共有 138 例（27.4%）患者从 Cap+Lap 组交叉至 T-DM1 组。

独立评估的中位 PFS 在 T-DM1 组为 9.6 个月，在 Cap+Lap 组为 6.4 个月（HR=0.65；95%CI：0.55~0.77；P<0.001）。OS 在第 1 次中期分析时未达到统计学差异，在第 2 次中期分析时，T-DM1 组和 Cap+Lap 组中位 OS 分别为 30.9 个月和 25.1 个月（HR=0.68；95%CI：0.55~0.85；P<0.001）。最终分析时，尽管 Cap+Lap 组中 27% 的患者交叉至 T-DM1 组，T-DM1 组的 OS 优势仍保持。ITT 人群中，T-DM1 组中位 OS 29.9 个月，Cap+Lap 组为 25.9 个月（HR = 0.75；95%CI：0.64~0.88，P=0.0003）。客观缓解率 T-DM1 组较 Cap+Lap 组更高（43.6%，vs. 30.8%；P<0.001）。3 级以上不良反应发生率 Cap+Lap 组高于 T-DM1 组（57% vs. 41%）。血小板减少和血清转氨酶升高发生率在 T-DM1 组更高，T-DM1 组则有更高的腹泻、恶心、呕吐、手足麻木发生率。

（五）结论

对于既往接受过曲妥珠单抗和紫杉类化疗的 HER2 阳性晚期乳腺癌的治疗，T-DM1 在疗效（PFS 和 OS）和安全性上均优于拉帕替尼联合卡培他滨。

（六）点评

EMILIA 研究中超过 1/3 的患者（36%）接受了针对局部进展或转移的二线治疗。亚组分析显示，与全部试验人群的 OS 获益数据相比，T-DM1 在治疗接受过二线治疗的患者方面，OS 获益较低，虽然这种差异并未达到统计学显著。但由于经治患者的数量，该分析

9

可能还不足以显示出 T-DM1 在亚组中的效果。该研究中，与拉帕替尼＋卡培他滨组患者相比，接受 T-DM1 的患者感觉更好，不良反应更小。总的来说，该研究结果表明了这种抗体 – 细胞毒药物耦联物在 HER2 阳性进展期乳腺癌中的较好疗效。

三、LUX-Breast 1

（一）研究背景

曲妥珠单抗耐药是转移性乳腺癌治疗的一个难题。阿法替尼是表皮生长因子受体（EGFR）和人表皮生长因子受体 2（HER2）酪氨酸激酶的强效、不可逆的双重抑制剂。LUX-Breast 1 研究旨在验证对于曲妥珠单抗治疗后进展的 HER2 阳性乳腺癌，阿法替尼的疗效是否优于单独的抗 HER2 治疗。

（二）试验设计

本研究是一项随机、开放标签的Ⅲ期临床研究，共有来自 41 个国家的 350 家医院参与。患者被 2∶1 随机分配至口服阿法替尼组（40mg/d）联合静脉长春瑞滨［25mg/（$m^2 \cdot w$）］或静脉曲妥珠单抗（首剂 4mg/kg 以后 2mg/kg 每周）联合长春瑞滨。采用中心随机，按照既往辅助或一线应用曲妥珠单抗、激素受体状况和区域分层。主要研究终点是 ITT 人群 PFS。次要研究终点为 OS、客观缓解率。

（三）入排标准

入选年龄大于 18 岁、HER2 过表达的女性转移性乳腺癌患者。入选标准包括：曲妥珠单抗辅助或晚期治疗后进展；既往接受过含蒽环、紫杉类的化疗；中心确认的 HER2 阳性；至少一个可测量病灶；ECOG 评分 0~1 分；预期寿命大于 6 个月。主要排除标准包括接受过长春瑞滨或除曲妥珠单抗外的抗 EGFR 或 HER2 治疗；已有间质性肺病；随机前 4 周内接受过放疗、化疗、免疫治疗或手术；随机前 2 周内接受过激素治疗；随机前 3 周内接受过曲妥珠单抗治疗；活动性脑转移；5 年内诊断其他恶性肿瘤。

（四）结果

2010 年 4 月 ~2013 年 4 月共入组 508 例患者，339 例随机至阿法替尼组，169 例随机至曲妥珠单抗组。基于获益风险评估结果不支持阿法替尼，2013 年 4 月提前结束入组。接受阿法替尼联合长春瑞滨患者治疗方案更改为曲妥珠单抗联合长春瑞滨、阿法替尼单药、长春瑞滨单药或试验方案外的用药。中位随访时间 9.3 个月（IQR 3.7~16.0）。阿法替尼组中位 PFS 5.5 个月（95% CI：5.4~5.6），曲妥珠单抗组为 5.6 个月（HR=1.10 95% CI：0.86~1.41；P=0.43）。最常见的 3 级以上药物不良反应为中性粒细胞减少［阿法替尼组为 190/337（56%）；曲妥珠单抗组 102/169（60%）］、白细胞减少［64（19%）vs 34（20%）］和腹泻［60（18%）vs 0%］。

（五）结论

阿法替尼无法取代曲妥珠单抗在 HER2 阳性曲妥珠单抗治疗进展的乳腺癌治疗中的地位。

9

（六）点评

曲妥珠单抗耐药患者的后续治疗一直是研究的热点，但相关研究多是回顾性、小样本研究。LUX-Breast 1 研究直接对比了阿法替尼和曲妥珠单抗用于这一人群的疗效。虽然研究得到阴性结果，但也说明对于曲妥珠单抗治疗失败的患者，继续曲妥珠单抗治疗可能仍是优于 TKI 的。这对于指导临床实践具有非常重要的意义。曲妥珠单抗相对于 TKI 的疗效优势可能与曲妥珠单抗的免疫调节作用相关，如抗体依赖的细胞介导的细胞毒性（ADCC）作用。即使是在曲妥珠单抗本身耐药后，还可能通过这些免疫调节及其他一些未知的机制来发挥作用，其明确的机制需要后续研究进一步探索。

四、GBG-26

（一）研究背景

German Breast Group 26（GBG 26）研究旨在探索含曲妥珠单抗方案治疗耐药后是否应继续使用曲妥珠单抗。

（二）试验设计

本研究为国际、开放标签的、随机对照、Ⅲ期临床试验。曲妥珠单抗治疗后进展的HER2 阳性乳腺癌患者被 1 ∶ 1 随机分配至单药卡培他滨组（1250mg/m^2 每天 2 次，第1~14 天）或继续曲妥珠单抗（6mg/kg）联合卡培他滨组，以上治疗每 3 周为一周期。主要研究终点为到进展时间。

（三）入排标准

入选病理确认的 HER2 阳性、局部晚期或转移性乳腺癌女性患者。既往曲妥珠单抗治疗疗程 12 周以上，且末次曲妥珠单抗治疗时间 6 周以下；转移性疾病接受化疗不超过 1个方案；KPS 评分 60% 以上；预期生存时间 3 个月以上；足够的骨髓、肝、肾、心功能储备，LVEF 需 50% 或以上。

（四）结果

各有 78 例患者被随机至卡培他滨组或卡培他滨联合曲妥珠单抗组。中位随访 15.6 个月，卡培他滨组共 65 个事件和 38 例死亡，卡培他滨联合曲妥珠单抗组共 62 个事件和 33例死亡。卡培他滨组中位到进展时间为 5.6 个月，卡培他滨联合曲妥珠单抗组为 8.2 个月（HR=0.69；95% CI：0.48~0.97；two-sided log-rank P=0.0338）。卡培他滨组总生存率为 20.4 个月（95% CI：17.8~24.7），卡培他滨联合曲妥珠单抗组为 25.5 个月（95% CI：19.0~30.7）（P=0.257）。卡培他滨组总反应率为 27.0%，卡培他滨联合曲妥珠单抗组为48.1（ORR 2.50；P=0.0115）。继续曲妥珠单抗治疗未增加不良反应。

（五）结论

对曲妥珠单抗治疗进展后的 HER2 阳性乳腺癌，联合卡培他滨继续应用曲妥珠单抗较单用卡培他滨显著增加了总反应率和到进展事件。

9

（六）点评

HER2 阳性晚期乳腺癌曲妥珠单抗治疗能提高疗效，延长生存期。但是，仍有部分患者会有原发性耐药或继发性耐药，即曲妥珠单抗治疗失败如何选择后续治疗。临床前研究证实延长曲妥珠单抗使用是有益的。Ⅲ期临床研究 GBG-26 中入组的患者都是曲妥珠单抗治疗失败后的，一组患者继续接受曲妥珠单抗联合卡培他滨治疗，另一组停止曲妥珠单抗治疗仅接受卡培他滨治疗。研究结果显示，与仅接受卡培他滨治疗组相比，曲妥珠单抗联合组的疾病进展时间明显延长，有效率提高近 20%。研究表明这类人群中，相对于不含抗HER2 治疗方案，继续曲妥珠单抗治疗仍有获益。另一项 HERMINE 研究也得出了一致的结论。

五、EGF104900

（一）研究背景

临床前研究表明拉帕替尼和曲妥珠单抗对 ErbB2 阳性细胞系有协同作用，提示双重阻断 HER2 治疗可能比单一药物更有效。EGF104900 研究比较单药拉帕替尼或拉帕替尼联合曲妥珠单抗治疗 ErbB2 阳性、曲妥珠单抗治疗进展的转移性乳腺癌（MBC）。

（二）试验设计

EGF104900 是一项Ⅲ期、随机、多中心、开放标签的临床研究，对比拉帕替尼单药和曲妥珠单抗联合拉帕替尼治疗曲妥珠单抗治疗后进展的 HER2 阳性转移性乳腺癌的疗效和安全性。4 周拉帕替尼单药治疗后出现进展的患者可交叉至联合治疗组。主要研究终点是研究者判断的 PFS。次要研究终点包括：总反应率（ORR）、临床获益率（CBR）、OS、生活治疗和安全性。

（三）入排标准

主要入选标准：HER2 阳性 MBC；曾接受含蒽环、紫杉类化疗；最近一个治疗方案含曲妥珠单抗。

（四）结果

共入组 296 例患者，中位曲妥珠单抗治疗周期为 3 个，中期分析时拉帕替尼联合曲妥珠单抗 PFS 优于拉帕替尼单药组（HR 0.73；95%CI：0.57~0.93；P=0.008），CBR 在联合组为 24.7%，在单药组为 12.4%（P=0.01）。OS 有延长趋势但未达到统计学显著性。两组在 ORR 无显著差异（联合组 10.3% $vs.$ 单药组 6.9%；P=0.46）。最常见不良反应为腹泻、皮疹、恶心、乏力；联合组腹泻发生率更高（P=0.03）。在最终分析时，拉帕替尼联合曲妥珠单抗组 PFS 优势仍保持（HR 0.74；95%CI，0.58~0.94；P=0.011），且 OS 优势达到显著性（HR 0.74；95% CI：0.57~0.97；P=0.026）。第 6 个月时绝对 OS 率提升 10%，第 12 个月时提升 15%。

（五）结论

尽管既往曲妥珠单抗治疗进展，拉帕替尼联合曲妥珠单抗较拉帕替尼单药在 PFS、OS

9

和 CBR 上均具有优势，为晚期 HER2 阳性多重治疗后患者提供了一个治疗方案选择。

（六）点评

EGF104900 研究入选的患者均为曲妥珠单抗耐药的转移性乳腺癌，结果表明曲妥珠单抗和拉帕替尼的双靶向治疗较拉帕替尼单药可显著延长 PFS 和 OS，提高临床获益率。该研究入组的患者相当一部分为多线治疗后的患者，研究结果为这类人群提供了一个无化疗的双靶向治疗选择。该研究中 ER 阳性患者中未观察到 OS 的显著区别，但在 ER 阴性、HER2 阳性患者中，联合治疗可明显延长 OS 近 8 个月。拉帕替尼也因此在欧洲获得批准与曲妥珠单抗联合用于 HER2 阳性、激素受体阴性的乳腺癌患者。

六、CHAT 研究

（一）研究背景

临床前研究显示曲妥珠单抗与多西他赛的联合具有协同效应，在 H0648g 研究中 HER2 阳性的转移性乳腺癌患者，使用曲妥珠单抗联合紫杉醇治疗显示出了更高的缓解率和更长的至疾病进展时间（TTP）。卡培他滨单药治疗转移性乳腺癌显示出了较好疗效，曲妥珠单抗联合卡培他滨在动物模型中显示出了较强的抗肿瘤活性。

（二）试验设计

CHAT 研究是一项国际多中心、随机、开放、对照的 II 期试验，旨在比较曲妥珠单抗（H）联合多西他赛（T）和卡培他滨（X）与曲妥珠单抗（H）联合多西他赛（T）在一线治疗 HER2 阳性局部进展期或转移性乳腺癌患者的疗效和安全性。

（三）入排标准

1. 确诊为 HER2 阳性（IHC 3+ 或 FISH+）的局部晚期或转移性乳腺癌患者。

2. 根据以下情况进行分层随机：既往蒽环类治疗、肝转移、KPS 状态。

3. 具有可测量病灶　CT 检查中 ≥ 10mm，其他检查 ≥ 20mm。

4. ECOG 评分在 0~2 分。

5. 既往无心脏疾病、充血性心力衰竭、心绞痛、高血压、心脏瓣膜病、心律失常或心电图提示的透壁性心肌梗死。

6. 在诊断为局部晚期 / 复发转移性乳腺癌后未使用任何化疗药及抗 HER2 靶向治疗药。

（四）结果

225 名患者被随机分入 HTX 组和 HT 组，HTX 组接受曲妥珠单抗（首次剂量 8mg/kg，之后 6mg/kg，每 3 周 1 次），多西他赛（75mg/m^2，每 3 周 1 次）和卡培他滨（950mg/m^2，每天 2 次，1~14 天，每 3 周 1 个周期）治疗，HT 组接受曲妥珠单抗（首次剂量 8mg/kg，之后 6mg/kg，每 3 周 1 次）和多西他赛（100mg/m^2，每 3 周 1 次）治疗，以 ORR 为主要研究终点，次要终点包括 PFS、TTP、OS 和安全性。

本研究中位随访时间为 24 个月，两组均有较好的总缓解率（HTX 组 70.5%，HT 组

72.7%，*P*=0.717），其中 HTX 组的完全缓解率为 23.2%，HT 组为 16.4%，HTX 组比 HT 组显示出了更长的无进展生存（中位 PFS 17.9 个月 vs 12.8 个月，*P*=0.045）和至疾病进展事件（中 TTP 位 18.6 个月 vs 13.6 个月，*P*=0.033）。总生存数据在文章发表时未成熟，从 1 年生存率（HTX 91% vs HT 85%）和 2 年生存率（HTX 75% vs HT 66%）数据上看，HTX 组在生存获益上有更优的趋势。此外，在探索性分析中还发现，根据不同 ER 状态分层的患者 ORR 率大体上是相似的，但在 HT 基础上增加卡培他滨可以提高 ER 阳性患者的完全缓解率（HTX 20.0% vs HT 5.1%），同时也可改善 ER 阳性患者的 PFS（中位 PFS HTX 19.7 个月 vs HT 12.8 个月），这一发现似乎为根据 ER 状态预测卡培他滨疗效提供了新的证据。

在安全性方面，HT 组在发热性中性粒细胞减少与 3/4 级中性粒细胞减少发生率更高，HTX 组则在治疗相关的 3 级手足综合征与 3/4 级腹泻等事件上出现更频繁，两组各发生 1 例充血性心力衰竭的事件，但两组均没有任何 LVEF 下降的事件出现。

（五）结论

1. HXT 三药方案一线治疗 HER2 阳性局部晚期或转移性乳腺癌有效可行。

2. HXT 三药组的 TTP 和 PFS 均显著优于 HT 两药组。

3. HT 组 3/4 级中性粒细胞减少发生率更多，而 3 级手足综合征和腹泻发生率在 HTX 组更高。

4. 蒽环类、紫杉类治疗失败的 MBC 患者，可耐受三药治疗的 HER2 阳性 MBC 患者，HTX 是可考虑选择的一线治疗方案。

（六）点评

CHAT 研究结果表明，无论是 HTX 还是 HT 方案均有较高的 ORR，在 HT 基础上增加卡培他滨能够在 PFS 和 TTP 上有更好的获益，因此 HTX 作为 HER2 阳性局部进展期或转移性乳腺癌患者的一线治疗方案是有效可行的。

七、HERNATA 研究

（一）研究背景

HER2 阳性乳腺癌既往被认为是一类进展快速、DFS 时间短以及高死亡率的乳腺癌，曲妥珠单抗显著改善此类乳腺癌的预后。紫杉醇或多西他赛联合曲妥珠单抗在 HER2 阳性一线治疗中可显著提高 TTP 及 OS。在 HERNATA 研究方案设计时，HER2 阳线晚期乳腺癌一线的治疗标准即为紫杉类联合曲妥珠单抗。然而三周紫杉方案毒性较大，并常导致化疗药物减量及治疗推迟。长春瑞滨是一种春碱类化疗药，临床前研究提示与曲妥珠单抗联用有较好的协同作用。多个临床研究数据提示长春瑞滨联合曲妥珠单抗在一线治疗 HER2 阳性乳腺癌治疗有效率高达 48%~86%，且毒性耐受可。该研究主要对比一线 HER2 阳性乳腺癌治疗中曲妥珠单抗联合长春瑞滨或多西他赛的疗效。

9

（二）试验设计

该研究是一项随机、多中心、Ⅲ期、开放临床研究。符合入排标准的患者被随机分到 NH 和 TH 组。使用该方案至疾病进展或不能耐受毒副作用。主要研究终点为：至疾病进展时间 TTP；次要研究终点包括：总生存时间 OS 及至治疗失败时间 TTF。

（三）入排标准

1. 年龄在 18~75 岁局部晚期或转移性 HER2 阳性乳腺癌。

2. ECOG 评分 ≤ 2 分。

3. 正常肝、肾、骨髓功能，心功能及左心室射血分数正常。

4. 预期生存时间大于 12 周。

5. 所有受试者在辅助及新辅助时允许使用化疗及曲妥珠单抗治疗。但曲妥珠单抗末次使用时间应距离随机时间间隔超过 12 个月。

6. 在确诊为局部晚期或转移性乳腺癌后未使用过化疗及抗 HER2 靶向治疗，但允许使用内分泌治疗。

7. **排除标准包括**　存在脑转移、呼吸困难、第二原发肿瘤或并其他严重疾病。

（四）结果

中位 TTP（月）TH：12.4，NH：15.3，$P=0.67$；HR=0.94（95%CI：0.71~1.25），两组并无统计学差异。中位 OS（月）TH：35.7，NH：38.8，$P=0.98$；HR=1.01（95%CI：0.71~1.42），两组也无统计学差异。中位 TTF（月）TH：5.6，NH：7.7，$P<0.0001$；HR=0.50（95%CI：0.38~0.64），NH 组优于 TH 组。TH 组的不良事件发生率高于 NH 组（81% v 51%，$P<0.0001$），血液学毒性更常见，中性粒细胞减少比例也更高（37.2% vs 10.8%，$P<0.0001$）。由于不良反应而中断治疗的比例在 TH 组更高（20.1% vs 6.5%，$P<0.001$）。

在 2013 年 ESMO 会议更新上：中位 TTP（月）TH：13.5，NH：14.9，$P=0.96$；中位 OS（月）TH：38.1，NH：41.1，$P=0.74$；中位 TTF 中位（月）TH：6.2，NH：8.3，$P<0.0001$。2 年生存率 TH：70.1%，NH：73%；5 年生存率 TH：40%，NH：35%。TH 组 3~4 级药物相关毒性发生率在白细胞下降、中性粒细胞减少性发热、感觉神经病变及感染方面显著高于 NH 组。

（五）结论

转移性或局部晚期 HER2 阳性乳腺癌一线长春瑞滨 + 曲妥珠单抗和多西他赛 + 曲妥珠单抗的疗效相似；多西他赛 + 曲妥珠单抗的毒性更大；长春瑞滨 + 曲妥珠单抗可能是更好的一线选择。

（六）点评

长春瑞滨与曲妥珠单抗联合使用在转移性及局部晚期 HER2 阳性乳腺癌一线治疗中疗效与当时标准的一线治疗 TH 方案疗效近似，并有更好的耐受性。虽然 HERNATA 研究为 RCT 设计，但仅为一项Ⅱ期临床研究，样本量偏小，也期待有Ⅲ期临床研究来进一步证实 NH 方案的疗效。在一线治疗中，NH 方案也是一个不错的治疗选择。

9

八、TH3RESA 研究

（一）研究背景

对 HER2 阳性复发转移性乳腺癌而言，经过两线及更多线治疗后，再后线的有效治疗选择极其有限。基于对这类患者的治疗困境，该研究比较了一种化疗与靶向耦联药物 T-DM1 和医师所选择方案（TPC）间的比较。旨在比较 T-DM1 和 TPC 在三线及以上治疗的 HER2 阳性 mBC 患者疗效。

（二）试验设计

该研究是一项随机、开放、多中心、对照、Ⅲ期临床研究。从 2011 年 9 月至 2012 年 12 月期间，共在欧洲、美洲、亚太地区 22 个国家招募患者 602 名。患者按照 2∶1 比例随机分至 T-DM1 组（3.6mg/kg Q3W）和 TPC 组。TPC 组进展后，患者可交叉至 T-DM1 组继续用药。受试者根据以下因素进行分层：地区，既往针对晚期 BC 治疗方案数量，是否存在内脏病变。协同主要终点：PFS（研究者评估）和 OS；关键次要终点：ORR（研究者评估）和安全性。

（三）入排标准

1. 经中心实验室确认的 HER2 阳性晚期 BC（晚期 BC 包括 MBC 和不可切除的局部晚期 / 复发性 BC）。

2. 既往≥ 2 种针对晚期 BC 的 HER2 靶向治疗，使用过曲妥珠单抗、拉帕替尼和紫杉类药物治疗。

3. 左心室射血功能正常。

（四）结果

T-DM1 与 TPC 相比疗效更好：PFS 显著改善［T-DM1 组中位 6.2 个月（95% *CI*：5.59~6.87），TPC 组 3.3 个月（2.89~4.14）；HR=0.528；*P*<0.0001］，各亚组间治疗影响明确且一致；中期 OS 分析 T-DM1 组有延长的趋势（HR=0.552；*P*=0.0034）；ORR（T-DM1 组 31.3% vs.TPC 组 8.6%）。安全性也支持 T-DM1；T-DM1 vs. TPC ≥ 3 级不良事件少见（32.2% vs. 43.5%），主要不良事件包括中性粒细胞减少及粒缺性发热，但 T-DM1 组的血小板下降更常见（5% vs. 2%）；SAE 的发生率在 T-DM1 组更低为 18%，至 TPC 组发生率为 21%。T-DM1 组因不良事件致停药和减量的发生率较低（ORR 31.3% vs. 8.6%，*P*<0.0001）。

在 TPC 治疗组中，有 80.4% 的患者继续使用含曲妥珠单抗的方案，联合拉帕替尼或化疗或内分泌治疗。但在该类 TPC 方案的人群中分析，PFS 显著低于 T-DM1（T-DM1 组 6.2 个月 vs. TPC（含曲妥珠单抗）3.2 个月，HR=0.558（95% *CI*：0.437~0.711），*P*<0.001）。

（五）结论

T-DM1 与 TPC 相比疗效和安全性佳，PFS 长，ORR 率高，OS 更长，≥ 3 级不良事件少见，因不良事件致停药和减量的发生率低。这些数据再次证实了 EMILIA 研究的结果，证实了

T-DM1 在既往接受治疗的 HER2 阳性晚期 BC 患者中的获益一致。

（六）点评

在既往曲妥珠单抗及拉帕替尼进展的多线治疗的 HER2 阳性晚期乳腺癌中，继续使用曲妥珠单抗获益并不明显，T-DM1 可能是治疗的新标准。

九、EGF30008 研究

（一）研究背景

在激素受体及人类表皮生长因子受体的下游存在细胞信号通路的交联，从而导致 HR+/HER2+ 乳腺癌内分泌治疗耐药。该研究旨在评估在来曲唑一线治疗 HR+ 的晚期乳腺癌基础上加用一种抗 HER2 通路的 TKI 拉帕替尼后的疗效。

（二）试验设计

这个研究是一项随机、双盲、平行对照、多中心Ⅲ期临床研究。患者根据转移部位（软组织 / 内脏 / 单纯骨）和既往辅助内分泌治疗情况（停药 <6 个月进展 / 停药 ≥ 6 个月进展 / 无既往内分泌治疗）进行分层。

符合入排标准的受试者被随机分到两组：来曲唑 2.5mg qd+ 拉帕替尼 1500mg qd（试验组）和来曲唑 2.5mg qd + 安慰剂（对照组）。主要研究终点是在 HR+/HER2+ 人群中 PFS。

（三）入排标准

1. 确诊为绝经后 ER 或 PR 阳性的局部晚期及Ⅳ期乳腺癌。

2. 在确诊为进展期及晚期乳腺癌后未进行其他抗肿瘤治疗。

3. 既往可以有辅助或新辅助治疗，若使用 AI 及曲妥珠单抗的患者，入组前 1 年则已停用这两类药物。

4. ECOG 评分 0~1 分，器官功能正常，LVEF 值正常。

5. 合并内脏危象患者需排除。

6. 可提供组织学标本供后续探索性研究。

（四）结果

共有 219 例 HR+/HER2+ 患者入组，在来曲唑基础上加用拉帕替尼可显著提高该类患者的疗效，中位 PFS 为 8.2 个月 vs.3.0 个月；临床获益率 ［48% vs 29%，OR=0.4；95%CI：0.2~0.8；P=0.003］。共有 952 例 HR+/HER2- 患者入组，在这部分人群中加用拉帕替尼并无 PFS 获益。COX 回归分析提示：在 HER2 阴性人群中，既往使用过抗雌激素治疗时预后因素；在 TAM 用药结束后 6 个月内出现复发转移的患者，来曲唑基础上加用拉帕替尼并无显著的 PFS 延长（HR=0.78；95%CI，0.57~1.07；P=0.117）。在试验组 3~4 级不良事件更常见，如腹泻（10% vs.1%）、皮疹（1% vs.0%）等，但这些不良反应均可控。

（五）结论

在 HR+/HER2+ 绝经后晚期乳腺癌治疗中来曲唑基础上加用拉帕替尼，可显著提高 PFS 及 CBR。

9

（六）点评

在 HR 阳性腺癌中 HER2 过表达可能导致内分泌耐药，临床前研究提示加用靶向治疗可提高内分泌治疗有效率。在 TAnDEM 研究中观察到对 HR+/HER2+ 乳腺癌使用阿那曲唑联合曲妥珠单抗较阿那曲唑单药的 PFS 有显著延长。在此研究中也观察到了类似的结果，来曲唑内分泌治疗基础上加用拉帕替尼抗 HER2 治疗可显著延长 PFS，且耐受佳。由此可见内分泌联合靶向在 HR+/HER2+ 晚期乳腺癌治疗中优于内分泌单药。但对于 HR+/HER2+ 乳腺癌，并未阐述化疗联合靶向对比内分泌联合靶向孰优孰劣的问题。

十、BOLERO-3 研究

（一）研究背景

在使用曲妥珠单抗治疗失败的 HER2 阳性乳腺癌中，PI3K/Akt/mTOR 通路激活很可能是其重要的耐药机制，通过细胞内下游信号通路的旁路激活而造成耐药。BOLERO-3 研究旨在阐述，在含曲妥珠单抗治疗方案的基础上加或不加 mTOR 通路抑制剂能否逆转肿瘤对曲妥珠单抗的耐药。

（二）试验设计

这是一个随机、安慰剂对照、双盲的 Ⅲ 期临床研究。符合入排标准的患者在中心进行随机，并 1∶1 分至 NH+ 安慰剂及 NH+ 依维莫司 5mg QD 治疗组。分层因素为既往是否使用拉帕替尼。该研究的主要研究终点为：ITT 人群本地评估的 PFS。其他研究内容包括 OS。

（三）入排标准

主要入组标准包括：局部进展性或转移性 HER2+ BC，既往紫杉醇化疗，曲妥珠单抗耐药，辅助治疗期间或治疗后 12 个月内进展，转移性疾病：曲妥珠单抗治疗 4 周内进展，存在可测量病灶。

（四）结果

在 2009 年 10 月至 2012 年 5 月期间，共有 569 名患者进行随机，分至依维莫司组 284 名，安慰剂组 285 名。中位随访时间 20.2（IQR 15.0~27.1）个月进行统计，联合依维莫司试验组的中位 PFS 为 7.0（95% *CI*：6.74~8.18）个月，安慰剂对照组中位 PFS 为 5.78（95% *CI*：0.65~0.95）个月，*P*=0.0067。最常见的 3~4 级不良反应包括：中性粒细胞减少［试验组中 204 例（73%），对照组中 175 例（62%）］，白细胞下降［试验组中 106 例（38%），对照组中 82 例（29%）］，贫血［试验组中 53 例（19%），对照组中 17 例（6%）］，中性粒细胞减少性发热［试验组 44 例（16%），对照组 10 例（4%）］，口腔炎［试验组 37 例（13%），对照组 4 例（1%）］，乏力［试验组 34 例（12%），对照组 11 例（4%）］。在试验组中共汇报了 117 例（42%）严重不良事件，对照组中共 55 例（20%）不良事件，每个组各有两例患者在治疗过程中由于不良反应导致的死亡。

（五）结论

依维莫司联合曲妥珠单抗和长春瑞滨显著延长既往曲妥珠单抗耐药且经紫杉类治疗的

HER2+ABC 的 PFS，进展或死亡风险降低 22%。依维莫司的不良事件与既往乳腺癌研究中的结果一致，与安慰剂组相比，实验组毒性略高但不影响生活质量。

（六）点评

这是首个证实 mTOR 通路抑制剂使得 HER2+ 乳腺癌获益的Ⅲ期研究。对已使用过紫杉类药物的曲妥珠单抗耐药的 HER2 阳性晚期乳腺癌，在 NH 方案基础上加用依维莫司可提高 PFS，且具有统计学差异，该方案是曲妥珠单抗耐药的晚期 HER2+ 乳腺癌治疗选择之一。但该差异在绝对值上仅差距 1 个月，且不良事件发生率明显提高，在临床实际应用中选择 NH 联合依维莫司的方案仍需仔细评估患者的风险获益比。在 BOLERO-1 和 BOLERO-3 研究中可获取的标本探索性联合分析，若合并存在 PIK3CA 突变、PTEN 缺失、PI3K 通路活化的肿瘤，PFS 更能从依维莫司中获益。

十一、EGF100151 研究

（一）研究背景

拉帕替尼作为一类新型抗 HER2 靶向药物，同时作用于 HER2 及 EGFR 的 TKI。在联合卡培他滨使用时能对使用含曲妥珠单抗治疗进展后的患者仍有一定疗效。

（二）试验设计

一项随机、开放、多中心、Ⅲ期临床研究。筛选成功的受试者被随机分至卡培他滨单药组（X）2500mg/m^2 D1~14 q3w，和拉帕替尼联合卡培他滨试验组（XL）拉帕替尼 1250mg qd，卡培他滨 2000mg/m^2 D1~14 q3w。共有 207 例进入到联合组，201 例进入单药组，36 例患者在入组结束后从单药组交叉至联合治疗组。主要研究终点：TTP。次要研究终点：OS；PFS；ORR；CBR；安全性和 QoL；肿瘤组织和血清中生物标志分析。

（三）入排标准

1. 组织学确诊侵袭性Ⅲb、Ⅲc 且 T$_4$ 或Ⅳ期乳腺癌。

2. HER2 阳性（IHC 3+ 或 IHC 2+/FISH+）。

3. 已记录的疾病进展。

4. 在转移疾病时 PD 或完成辅助治疗 6 个月内复发。

5. 既往无卡培他滨治疗，但有包括一个紫杉类和一个蒽环类治疗，同时或分开给药、辅助或转移疾病状态时。

6. 既往转移性疾病的治疗包括曲妥珠单抗单药或联合化疗，标准剂量治疗 ≥ 6 周。

7. 激素治疗有效患者必须在激素治疗进展后。

8. ECOG 评分为 0~1。

9. LVEF 在正常范围内。

（四）结果

1. **疗效评估**　XL 组对比 X 单药组，中位 TTP 6.2 个月 vs.4.3 个月，P=0.00013；ORR 率为 24% vs.14%，P=0.017，OS 15.6 个月 vs.15.3 个月，P=0.117，并无显著性差异。最

终随访结果：中位 OS 两组无差异（75.0 周 vs.64.7 周，HR 0.87；95% *CI*：0.71~1.08；*P*=0.210）。COX 回归分析提示加用拉帕替尼可降低 20% 死亡风险（HR 0.80；95%*CI*：0.64~0.99；*P*=0.043）。

2. 安全性　AEs 发生率两组相似，但拉帕替尼组报告更多腹泻和皮疹。心脏事件定义为 LVEF 降低（无症状且 LVEF 从基线降低 ≥ 20% 且低于正常下限，或有症状而无论 LVEF 水平），治疗组发生 4 例而对照组发生 1 例。

3. 生物标志分析　治疗组较高缓解率和较长 TTP（*P*<0.001）的 230 例患者分析显示与基线 HER2 mRNA 表达水平升高相关。FOXO3A 表达水平升高与 PFS 延长相关。

（五）结论

拉帕替尼联合卡培他滨对照卡培他滨单药治疗既往蒽环类、紫杉类和曲妥珠单抗治疗后的 HER2 阳性 LABC 或 MBC 患者有更优的疗效。尽管由于部分患者交叉原因最终未能得出总生存的显著性获益，但探索性研究分析提示在卡培他滨基础上加用拉帕替尼的生存获益。

（六）点评

该关键注册临床研究评估了 XL 方案在既往蒽环类、紫杉类和曲妥珠单抗治疗后的 HER2 阳性 LABC 或 MBC 患者的疗效和安全性，并使得其成为此类乳腺癌当时标准二线治疗的优选方案。

十二、TAnDEM 研究

（一）研究背景

HR+/HER2+ 乳腺癌能从曲妥珠单抗治疗中获益，但相比于 HR+/HER2– 的乳腺癌，内分泌治疗在此类乳腺癌中疗效欠佳。临床前研究提示 HER2 通路和 HR 通路的信号通路的交联导致内分泌治疗耐药。因此同时阻断 HER2 通路和 HR 通路能否比单用内分泌治疗有更好的疗效呢？ TAnDEM 研究就是评估 AI 联合曲妥珠单抗而非化疗联合曲妥珠单抗对比单用 AI 在 HR+/HER2+ 晚期乳腺癌的疗效及安全性。

（二）试验设计

这是一项随机、对照、开放、国际多中心的 III 期临床研究，入组时间从 2001 年至 2004 年。主要终点：ITT 人群的 PFS；次要终点：CBR，ORR，TTP，OS。

（三）入排标准

1. 确诊为绝经后晚期 HR+/HER2+ 乳腺癌。

2. 既往可使用他莫昔芬作为辅助或解救治疗，若使用阿那曲唑则这部分患者最多在随机前 4 周开始使用。

3. 未接受针对 MBC 的化疗且辅助化疗结束超过 6 个月。

4. LVEF>50%，脏器功能正常，ECOG 评分 0~1 分，有可评估病灶。

5. 若存在症状或影像学诊断的中枢神经系统转移者不能入组。

6. 合并其他恶性肿瘤、充血性心力衰竭、未控制的心脏病（心律失常、心绞痛、高血压）、合并静息状态下严重呼吸困难、其他严重未控制疾病的患者不能入组。

7. 在入组前 30 天试用过其他临床研究用药及抗 HER2 治疗则不能入组。

8. 既往做过放射治疗的病灶不能作为靶病灶用于评估。

（四）结果

共有 103 例随机至阿那曲唑联合曲妥珠单抗的试验组，104 例随机至阿那曲唑单药的对照组。试验组的 PFS 更优：4.8 个月 vs 2.4 个月，HR=0.63，95% *CI*：0.47~0.84，*P*=0.0016）。在中心实验室确认的共 150 例 HR+ 患者中，PFS 分别为：5.6 个月 vs.3.8 个月，*P*=0.006）。CBR 结果：试验组 42.7% vs. 对照组 27.9%，*P*=0.026。在试验组有 20.3% 的患者获得了 PR，在对照组有 6.8% 患者取得 PR，两组均无 CR 的患者。两组 OS 为 28.5 个月 vs.23.9 个月，*P*=0.325。未见显著性差异，然而这可能是由于 70% 的对照组患者在使用阿那曲唑进展后都交叉至使用曲妥珠单抗。3~4 级不良事件发生率分别为：23% vs 5%。在联合治疗组有一例患者出现了 II 级 NYHA 的心衰。

（五）结论

对于 HR+/HER2+ 乳腺癌，在阿那曲唑基础上加用曲妥珠单抗可显著提高 PFS，虽然不良事件的发生率也会有所提高。

（六）点评

TAnDEM 研究是第一个对比在不含化疗药的基础上，内分泌联合靶向及内分泌单药在 HR+/HER2+ 晚期乳腺癌中疗效的 III 期随机对照临床研究。HER2+/ER+ MBC 一线内分泌阿那曲唑的基础上加上曲妥珠单抗能延长 PFS、ORR、CBR。联合治疗组的 AE、SAE 发生率高于单药阿那曲唑组。阿那曲唑组进展后交叉使用曲妥珠单抗影响了 OS 的对比。

十三、US Oncology

曲妥珠单抗与紫杉类化疗药物联合在 HER2 过表达的晚期乳癌患者中已经得到了疗效的确认。临床前的研究显示曲妥珠单抗与铂类药物有协同抗肿瘤效应，而且也有 II 期研究显示曲妥珠单抗联合铂类在化疗耐药的晚期乳腺癌中也可以取得较高的有效率，因此在 1998 年开展了 USoncology 研究来探讨曲妥珠单抗同期联合紫杉醇／卡铂是否比曲妥珠单抗单纯联合紫杉醇有更好的疗效。

在 1998 年 11 月 ~2002 年 5 月期间，研究入组了 196 例 HER2 免疫组化结果为 3+ 或者 2+ 的初治晚期乳腺癌患者。患者既往辅助或新辅助须未曾用过紫杉类化疗药。入组患者随机接受曲妥珠单抗／紫杉醇联合或不联合卡铂的三周治疗方案：在联合化疗期间，曲妥珠单抗为 4mg/kg 负荷剂量后续 2mg/（kg·w）维持用量，化疗为紫杉醇 175mg/m² D1 单药（TP）或者紫杉醇 175mg/m² 联合卡铂 AUC=6mg/（ml·min）（TPC）。在至少完成 6 疗程化疗后患者接受曲妥珠单抗 6mg/（kg·3w）维持至疾病进展或者毒性不可耐受。

研究发现两组不同的治疗方案（TP vs. TPC）的客观有效率（52% vs.36%，*P*=0.04），

9

中位无进展生存时间（10.7 个月 vs.7.1 个月，P=0.03）均显示 TPC 方案的优越性。在 HER2 3+ 的人群中，TPC（n=66）的获益比 TP（n=64）更为明显：总有效率（57% vs 36%，P=0.03），中位无进展生存时间（13.8 个月 vs 7.6 个月，P=0.005）。但两组的中位总生存时间并没有看到有统计学差异（35.7 月 vs 32.2 月，P=0.76）。而不良反应方面，两种方案的耐受性均比较好，但 TPC 组发生 4 度粒细胞缺乏的比例更高（36% vs.12%，P=0.0001），但两组粒缺性发热的发生率均很低（3% vs.1%）。与 TP 组对比，TPC 组发生 3 度血小板下降的比例更高（9% vs. 1%），两组均没有看到 4 度血小板下降的病例。两组患者心脏功能受损的发生率均很低。

研究证实卡铂可以增加曲妥珠单抗联合紫杉醇的抗肿瘤疗效，但并不能提高患者的总生存水平。

十四、H0650

H0649 研究验证了曲妥珠单抗在化疗耐受的 HER2 2+ 或者 3+ 的晚期乳腺癌的单药有效性以及良好的耐受性。后续研究者们又在初治的 HER2 2+ 或者 3+ 的晚期乳腺癌中进行了 H0650 研究来验证曲妥珠单抗的单药有效率和毒性。

研究入组了 114 例患者，所有患者随机接受不同剂量级别的曲妥珠单抗单药治疗：4mg/kg 首次负荷剂量，然后每周 2mg/kg 的维持剂量；或者为 8mg/kg 首次负荷剂量，然后每周 4mg/kg 的维持剂量。

入组患者的总有效率为 26%，有 7 例患者取得完全缓解，23 例患者取得部分缓解。在 111 例可评价疗效的患者中，HER2 3+ 的患者有效率明显高于 HER2 2+ 的患者（35% vs.0%），后续的回顾性分析还发现，存在 HER2 基因扩增的患者的有效率优于没有扩增的患者（34% vs 7%），中位进展时间也更长（4.9 个月 vs. 1.7 个月）。取得客观有效的 30 例患者中有 17 例患者（57%）的疾病无进展时间超过 12 个月。最常见的不良反应是寒战（25%）、乏力（23%）、发热（22%）、疼痛（18%）和恶心（14%）。有 2 例患者出现了心脏功能不全，这 2 例患者均有心脏病的病史，而且在停用曲妥珠单抗后症状明显好转。研究并没有发现曲妥珠单抗的使用剂量与疗效或者不良反应的量效关系。

该研究再次验证了曲妥珠单抗单药使用的有效性和安全性，并且发现了 HER2 免疫组化 3+ 或者基因扩增的人群获益更大。

十五、H0649g

这个研究是为了验证曲妥珠单抗单药在化疗失败的 HER2 2+ 或 3+ 的晚期乳腺癌的疗效和毒性。

研究在 7 个国家的 54 间肿瘤中心招募了 222 例既往一线或二线化疗失败的晚期乳癌患者，所有入组患者的 HER2 免疫组化检查均为 2+ 或者 3+。所有患者均接受曲妥珠单抗的单药每周治疗，初始剂量为 4mg/kg，后续每周维持剂量为 2mg/kg。

入组的患者中，有 8 例患者取得了完全缓解，26 例患者取得了部分缓解，客观有效率为 15%。中位疗效缓解时间为 9.1 个月，中位生存时间为 13 个月。

最常见的不良反应是输液反应，发生比例近 40%，主要是首次输注时发生低寒战或发热，这些反应比较轻，用对乙酰氨基酚或者苯海拉明就可以处理。最常见严重不良反应是心脏功能不全，发生率为 4.7%，但因为心脏毒性停药的比例只有 1%。

该研究验证了曲妥珠单抗在化疗耐受的 HER2 2+ 或者 3+ 的晚期乳腺癌的单药有效性，而且耐受良好。

十六、H0648

H048 研究是最早在初治晚期乳腺癌患者中探讨曲妥珠单抗联合化疗的 III 期临床研究，也是首个证实在化疗的基础上联合曲妥珠单抗可以延长 HER2 2+ 或 3+ 晚期乳癌患者的生存。

1995~1997 年间，该研究在 12 个国家 150 家中心招募了 469 例初治的晚期乳腺癌患者。所有入组患者的 HER2 免疫组化中心实验室检测结果均为 2+ 或 3+。入组患者随机分组，有 234 例患者接受化疗，有 235 例患者接受化疗联合曲妥珠单抗。在既往未曾接受蒽环类药物辅助治疗的 281 例患者中，143 例患者接受蒽环类为主的化疗方案（多柔比星 60mg/m^2 或表柔比星 75mg/m^2 联合环磷酰胺 600mg/m^2，3 周重复），另外 138 例患者则联合使用曲妥珠单抗；辅助治疗期间已经接受蒽环类化疗药物治疗的 188 例患者中，单纯接受紫杉醇 175mg/m^2，3 周重复的治疗方案的患者 96 例，联合曲妥珠单抗的有 92 例。化疗方案至少采用 6 程。曲妥珠单抗采用每周用药（4mg/kg 起始剂量，然后 2mg/kg 每周维持）的治疗模式，直至疾病进展。在疾病进展后，单药组中有 66% 的患者选择使用曲妥珠单抗。

研究结果表明，联合治疗组有更高的客观有效率（50% vs.32%，P<0.001），更长大疾病进展时间（7.4 个月 vs. 4.6 个月，P<0.001）和疾病缓解时间（9.1 个月 vs. 6.1 个月，P<0.001）。联合组的中位生存时间也较长（25.1 个月 vs. 20.3 个月，P=0.046）。心脏功能受损是最常见主要毒性：曲妥珠单抗与蒽环类化疗方案联合时与单纯蒽环类化疗方案相比会增加 19% 的心脏功能受损事件（27% vs.8%）；与紫杉醇联合时的心脏功能受损事件为 13%，而单用紫杉醇组为 1%。有 8% 的患者因为心脏毒性而停用曲妥珠单抗，所有患者均是接受曲妥珠单抗联合蒽环类化疗方案的。

该研究确立了曲妥珠单抗在 HER2 2+ 或 3+ 晚期乳癌一线治疗的地位。但研究也显示，曲妥珠单抗与化疗联合时会明显增加心脏功能的毒性，尤其与蒽环类化疗方案联合时更为明显，因此在联合药物的选择上要注意。

十七、BCIRG007

曲妥珠单抗与紫杉类化疗药物联合在 HER2 过表达的晚期乳癌患者中已经得到了疗效

9

的确认。同期也有研究（USoncology 研究）显示曲妥珠单抗同期联合紫杉醇／卡铂比曲妥珠单抗单纯联合紫杉醇有更好的有效率、疾病进展时间和生存时间，为了验证多西他赛是否也具有同样的效果，研究者开展了 BCIRG007 研究。

研究对患者既往辅助或新辅助的治疗情况进行了限制：既往辅助或新辅助治疗阶段使用过紫杉醇或曲妥珠单抗的，复发或者转移须是在停药超过 6 个月发生的才可入组；如果是辅助或新辅助阶段使用过曲妥珠单抗联合紫杉醇双药方案的，则复发或者转移须在停药超过 12 个月后发生的才可入组。研究入组了 263 例初治且 HER2 FISH 检查结果为扩增阳性的晚期乳癌患者。以研究中心和既往辅助／新辅助治疗史作为分层因素，患者随机接受曲妥珠单抗／多西他赛联合或不联合卡铂的三周治疗方案：在联合化疗期间，曲妥珠单抗为 4mg/kg 负荷剂量后续 2mg/（kg·w）维持用量，化疗为多西他赛 100mg/m^2 D1 单药（TH）或者多西他赛 75mg/m^2 联合卡铂 AUC=6mg/（ml·min）（TCH）。在完成 8 疗程化疗后患者接受曲妥珠单抗 6mg/（kg·3w）维持至疾病进展或者毒性不可耐受。

与 US Oyncologu 研究结果不同，BCIRG007 研究发现增加卡铂并不能增加疗效：两组不同的治疗方案（TH vs. TCH）的有效率（72% vs.72%），中位疾病进展时间（11.1 个月 vs.10.4 个月），甚至中位总生存时间（37.1 个月 vs.37.4 个月）均无统计学差异。而不良反应方面，TH 与 TCH 相比，3~4 度不良反应的发生率分别为：粒缺导致的合并症 29% vs.23%，血小板减少 2% vs.15%，贫血 5% vs 11%；神经毒 3% vs.0.8%，疲乏 5% vs.12%，外周水肿 3.8% vs. 1.5%，腹泻 2% vs. 10%。左心室射血分数绝对值下降超过 15% 的患者 TH 组有 5.5%，TCH 组有 6.7%。TCH 组中有 2 例患者死于败血症，TH 组中有 1 例患者死于心源性猝死。

研究并不能证明卡铂可以增加曲妥珠单抗联合多西他赛的抗肿瘤疗效。因此在晚期 HER2 阳性的乳癌患者中，TH 仍然为标准一线的治疗选择。

（撰写　**徐菲　王树森**　审稿　**王树森**）

参考文献

［1］Aman U Buzdar, et al. Clin Cancer Res, 2007, 13：228–233.

［2］Aman U Buzdar, et al. J Clin Oncol, 2005, 23（18）：3676–3685.

［3］Luca Gianni, et al. Lancet, 2010, 375：377–384.

［4］Luca Gianni, et al. Lancet Oncol, 2014, 15：640–647.

［5］David A, et al. J Clin Oncol, 2011, 37：3344–3346.

［6］Michael Untch, et al. Lancet, 2012, 13：135–144.

［7］Aman U Buzdar, et al. Lancet Oncol, 2013, 14：1317–1325.

［8］Michael Untch, et al. J Clin Oncol, 2010 , 28（12）：2014–2031.

［9］Evandro de Azambuja, et al. Lancet Oncol, 2014, 15：1137–1146.

［10］José Baselga, Ian Bradbury, et al.Lancet, 2012, 379：633–640.

9

［11］Lisa A Carey，et al. J Clin Oncol，2016，34（6）：542–548.

［12］Gianni L，et al. Lancet Oncol，2012，13（1）：25–32.

［13］A. Schneeweiss，et al. Annals of Oncology，2013，24：2278–2284.

［14］Piccart-Gebhart MJ，et al. N Engl J Med，2005，353：1659–1672.

［15］Smith I，et al. Lancet，2007，369：29–36.

［16］Gianni L，et al. Lancet Oncol，2011，12：236–244.

［17］Jackisch C，et al. SABCS 2015. Abstract PD5–01.

［18］Edith A Perez，et al. J Clin Oncol，2014，32：3744–3752.

［19］Edward H Romond，et al. N Engl J Med，2005，353：1673–1684.

［20］Edith A Perez，et al. J Clin Oncol，2011，29：3366–3373.

［21］Martine Piccart-Gebhart，et al. J Clin Oncol，2016，34：1034–1042.

［22］Slamon D，et al. N Engl J Med，2011，365：1273–1283.

［23］Slamon D，et al.SABCS 2015：S5–04.

［24］A Study of pertuzumabin Addition to Chemotherapy and trastuzumabas Adjuvant Therapy in Patients with HER2–Positive Primary Breast Cancer.

［25］Arlene Chan.Lancet Oncol，2016，17：367–377.

［26］Joensuu H，et al.N Engl J Med，2006，354：809–820.

［27］Joensuu H，et al. J Clin Oncol，2009，27：5685–5692.

［28］Pivot X，et al. 2012 ESMO Abstract LBA5.

［29］Pivot X，et al. Lancet Oncol，2013，14（8）：741–748.

［30］D Mavroudis，et al. Annals of Oncology，2015，26：1333–1340.

［31］Goss PE，et al. Lancet Oncol，2013，14（1）：88–96.

［32］ClinicalTrials.gov，number NCT00374322.

［33］N Engl J Med，2015，372：134–141.

［34］ClinicalTrials.gov number，NCT00542451.

［35］Lancet Oncol，2013，14：1121–1128.

［36］ClinicalTrials.gov，number NCT00493649.

［37］Karen A Gelmon，et al. J Clin Oncol，2015，33（14）：1574–1583.

［38］Sunil Verma，et al. N Engl J Med，2012，367：1783–1791.

［39］Nadia Harbeck，et al. Lancet Oncol，2016，17：357–366.

［40］Gunter von Minckwit，et al. J Clin Oncol，2009，27（12）：1999–2006.

［41］Kimberly L，et al. J Clin Oncol，2010，28（7）：1124–1130.

［42］Wardley AM，et al. J Clin Oncol，2009，28：976–983.

［43］Andersson M，et al. J Clin Oncol，2011，29（3）：264–271.

［44］Langkjer ST，et al. 2013 ESMO Abstact 1932.

［45］Ian E Krop.Lancet Oncol，2014，15：689–699.

［46］Wildiers H，et al. 2013 ESMO LBA 15.

［47］ClinicalTrials. gov，number NCT01419197.

［48］Stephen Johnston，et al. J Clin Oncol，2009，27（33）：5538–5546.

［49］O' Regan R，et al. 2013 ASCO Abstract 505.

［50］Fabrice André，Ruth O' Regan，et al. Lancet Oncol，2014，15：580–591.

［51］ClinicalTrials.gov，number NCT01007942.

［52］David Cameron，et al. N Engl J Med，2006，355：2733–2743.

［53］David Cameron，et al. The Oncologist，2010，15：924–934.

［54］ClinicalTrials.gov number，NCT00078572.

［55］Kaufman B，et al. J Clin Oncol，2009，27（33）：5529–5537.

［56］NCT01358877. Accessed：19 October 2011

9

HER2 阳性乳腺癌诊疗指南概要

HER2 阳性乳腺癌检测指南概要

HER2 阳性乳腺癌检测指南

正确检测和评定乳腺癌的 HER2 蛋白表达和基因扩增状态对乳腺癌的临床治疗和预后判断至关重要。HER2 检测结果不仅涉及乳腺癌患者是否适合针对 HER2 的靶向治疗，并且对内分泌治疗、化疗方案敏感性的评估及患者预后判断具有指导意义。

（一）检测方法

推荐采用免疫组织化学（immunohistochemistry，IHC）法检测 HER2 受体蛋白的表达水平，应用原位杂交（in situ hybridization，ISH）法检测 *HER2* 基因扩增水平。ISH 包括荧光 ISH（fluorescence in situ hybridization，FISH）和亮视野 ISH。常用的亮视野 ISH 方法有显色 ISH（chromogenic in situ hybridization，CISH）和银增强 ISH（silver—enhanced in situ hybridization，SISH）。本指南推荐 IHC 与 ISH 相结合的检测策略。

（二）检测时机及临床病理联系

所有乳腺原发性浸润癌都应进行 HER2 检测。如 HER2 IHC 检测结果为不确定，则应使用 ISH 检测方法进行检测，或对该患者的其他样本（如另一块含有浸润性癌的蜡块或淋巴结转移灶蜡块）进行检测。

需注意：

1. HER2 检测结果是否与组织病理学特征相符，如组织学分级为 1 级的浸润癌通常为 HER2 阴性，包括浸润性导管癌、经典型浸润性小叶癌、小管癌、黏液癌、筛状癌、腺样囊性癌等。如检测结果为阳性，则视为检测结果与组织病理学特征不符合，需要核实诊断或重新检测。但上述特殊类型乳腺癌并不绝对是 HER2 阴性，只是阳性几率相对极低，我院已发现三例经典型浸润性小叶癌和 1 例黏液癌（富于细胞型）经免疫组化和 FISH 实验证实为 HER2 阳性。

2. 以下情况建议复检：①针吸、微创肿瘤组织的 HER2 检测结果阴性时，对手术切除肿瘤组织标本或转移灶肿瘤组织进行复检；②对新辅助化疗后残存的肿瘤组织进行复检。

3. 虽然导管内癌成分的 HER2 状态对抗 HER2 靶向治疗目前尚无参考价值，但对其微浸润灶的评估及肿瘤细胞侵袭能力的预测有一定的参考价值。对以下情况的导管内癌建议 IHC 法检测 HER2：

（1）肿瘤大于 3cm。

（2）显微镜下观察到以下征象：①大面积的导管内癌；②癌巢周边不整、不圆滑；③癌巢的附件有小的癌巢存在；④癌巢周边有明显的以淋巴细胞为主的炎细胞浸润；⑤粉刺亚型；⑥癌巢与间质的界限不清。

10

（三）HER2 检测流程

首选 IHC 检测。检测结果 3+ 为 HER2 阳性；0 和 1+ 为 HER2 阴性；2+ 为 HER2 免疫组化不确定病例，需进一步应用 ISH 的方法进行 *HER2* 基因扩增状态检测，也可以选取不同的肿瘤组织块进行 IHC 法复检。

（四）组织标本的制备

1. 组织标本固定标准

（1）固定液类型：4% 中性（磷酸缓冲）甲醛固定液。

（2）固定液量：固定液要超出标本一倍以上。如标本过厚过大建议中间更新一次固定液。

（3）固定温度：室温。

（4）固定时间：视标本情况而定（详见以下部分）。

2. 组织标本取材要求及处理　核对标本及申请单。大体观察、测量、描述，有条件时进行摄像或描画简图。

（1）术中快速冷冻送检标本：典型病变区取材快速冷冻制片，如大体提示恶性肿瘤应另取 1~2 块肿瘤组织立即固定，用于检测；报告发出后立即对剩余标本进行取材，固定 12~24 小时。

（2）针穿标本（包括细针及粗针穿标本）：送检标本必须全部取材，注意勿挤压和折断标本，平行摆放，用伊红染色、薄纸包裹。固定 6~12 小时。

（3）腔镜（微创）标本：按送检顺序全部取材、编号，平行摆放，固定 6~12 小时。

（4）切检标本：肿瘤部分全部取材。如肿瘤过大，则取材应包括各种不同性质的部位，至少肿瘤最大切面要全部取材，包括肿瘤与正常组织交界处。固定 12~24 小时。

（5）保乳或乳房切除标本：①新鲜标本：以乳头与肿瘤中心 / 切口 / 瘢痕的连线切开标本，并使标本底部相连（以保持解剖学位置），如标本过大，可与之前切面平行做几个切面。冲净血水、擦干标本后固定 24~48 小时后进行取材。②固定标本：与第一条切口平行做多个切面剖开，观察并记录。肿瘤组织全部取材，包括肿瘤与正常组织交界处。

（五）组织切片

1. 未染色的切片置于室温不宜超过 6 周，以防抗原丢失。

2. 用于 IHC 染色者切片厚度以 3μm~5μm 为宜，由于双探针 ISH 在新指南中平均每个细胞中 HER2 拷贝数已成为了一个极其重要的参数，ISH 法以 4μm 为宜，过薄或过厚均可能对判读造成影响。

3. 完成检测的切片，IHC 和亮视野 ISH 可按常规长期保存，FISH 结果应立即拍照存档并于 –20℃保存，建议至少保存 3 个月备查。

4. 各种检测方法均应有 HE 染色切片作为对照。

（六）染色要求与结果判读

应使用我国食品药品监督管理总局认证的检测试剂盒，对检测系统则必须经过严格的内、外部质量控制，建立完善的实验室标准操作程序（SOP），以保证检测结果的可靠性。

10

1. IHC

（1）观察程序：先检查阳性和阴性对照标本的 HER2 染色状况是否严格符合要求。应先在低倍镜下观察整张切片，判断染色是否满意及是否存在 HER2 表达的异质性。正常乳腺上皮不应出现细胞膜着色。只评定浸润癌的着色情况，导管原位癌的着色不能作为评定对象。观察细胞膜着色的浸润癌细胞的比例及着色强度，若出现细胞质或细胞核着色提示 IHC 染色效果不理想或组织处理不佳，建议调整染色条件或更换组织后再行染色。判读时应避开组织边缘及组织处理不佳（如明显挤压）的癌组织。

（2）结果判读及注意事项：结果判读标准（按每张切片计；图 10-1-1）：0：无染色或 ≤ 10% 的浸润癌细胞呈现不完整的、微弱的细胞膜染色；1+：>10% 的浸润癌细胞呈现不完整的、微弱的细胞膜染色；2+：有两种情况，第一种为 >10% 的浸润癌细胞呈现不完整和（或）弱～中等强度的细胞膜染色，第二种为 ≤ 10% 的浸润癌细胞呈现强而完整的细胞膜染色；3+：>10% 的浸润癌细胞呈现强而完整的细胞膜染色。对于 2+ 的病例，应该用 ISH 做进一步检测，也可以选取不同的组织块重新检测。当出现下列情况时 HER2 状态为无法判读（indeterminate），包括标本处理不当、严重的组织挤压或边缘效应、检测失败等。应在报告中注明 HER2 状态无法判读的可能原因，并建议再次获取样本进行 HER2 检测。在乳腺浸润性微乳头状癌和部分有分泌现象的乳腺癌中，有时浸润癌细胞的细胞膜已呈很深的棕褐色，但却并未呈闭环状完整着色，存在一定程度的不连续性和间断性，此时至少应视为 HER2 2+，并需要行 ISH 检测进一步明确 HER2 状态。

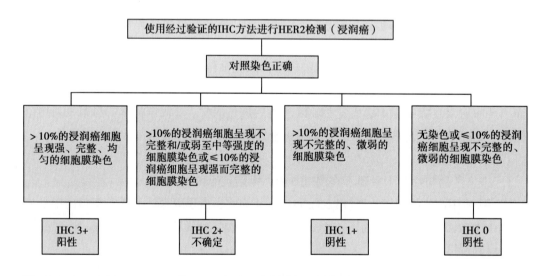

图 10-1-1　ASCO/CAP2013 版 HER2 免疫组化判读标准图解

（3）报告形式及内容：HER2 IHC 检测报告要包括患者信息（包括姓名、性别、年龄、门诊／住院号）、送检医师姓名、送检日期、标本信息（包括病理号和蜡块号）、标本部位和类型、抗体信息（克隆号／生产商）、检测方法、是否使用图像分析、对照设置情况、样本量是否适合评估、表达有无异质性、判读结果（0、1+、2+、3+）、检测结论（如阳性、不确定、阴性、无法判读）。

（4）质量控制：包括抗体的选择、抗原修复方法、染色及其他相关实验室技术，均应严格按 SOP 进行。IHC 自动染色系统更易达到标准化，但也应进行严格的比对试验和程序优化，且需要对机器进行定期维护。IHC 染色须设立阳性外对照，可以应用明确的经过认证的免疫组化结果为 3+ 的浸润性癌组织与待测标本放在同一切片上进行检测。被检测切片中的正常乳腺上皮细胞是很好的阴性内对照。

2. FISH　FISH 技术通过荧光标记的 DNA 探针与细胞核内的 DNA 靶序列杂交。在荧光显微镜下观察并分析细胞核内杂交于 DNA 靶序列的探针信号，以获得细胞核内染色体（或染色体片段）上基因状态的信息。目前进行 *HER2* 基因状态检测的探针多为同时含有 *HER2* 基因和该基因所在的第 17 号染色体着丝粒（CEPl7）序列的双探针。

（1）观察程序：先参照 HE 和 IHC 切片确定可能存在扩增的浸润癌区域以及初步评估是否存在异质性，然后于 100 倍物镜下通过特异通道滤光片观察 HER2 和 CEP17 信号，并进行信号计数和比值计算。要求在 2~4 个浸润性癌视野内，随机计数至少 20 个浸润癌细胞。如果存在明显的 HER2 IHC 异质性区域，需找到 HER2 IHC 对应区域的 FISH 结果再次进行观察并分别记录。

（2）结果判读及注意事项：应选择细胞核大小一致、核的边界完整、二脒基苯基吲哚（DAPI）染色均一、细胞核无重叠、信号清晰的细胞。在 2~4 个浸润性癌视野内，随机计数至少 20 个浸润癌细胞中的双色信号。在观察信号时，应根据情况随时调节显微镜的焦距，准确观察位于细胞核不同平面上的信号以免遗漏。

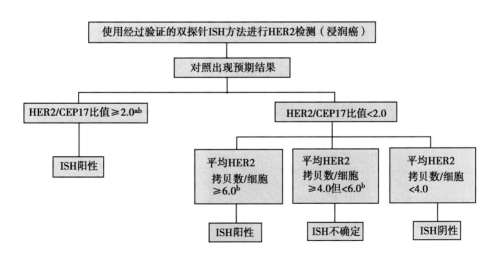

注：a:对于HER2/CEP17 比值≥2.0,但平均HER2拷贝数<细胞<4.0的病例是否应该视为FISH阳性目前尚存争议；建议对这部分病例在报告中加以备注,提示目前的争议,建议临床医师参考免疫组织化学检测结果并与患者进行必要的沟通；b：见于均质、连续的浸润细胞,且占浸润癌的10%以上

图 10-1-2　双探针检测判断标准图示

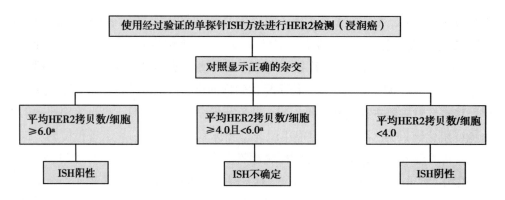

注：^a：见于均质、连续的浸润细胞,且占浸润癌的10%以上

图 10-1-3　单探针检测判断标准图示

双探针 ISH（图 10-1-4）：

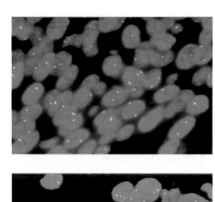

每个细胞HER2信号：1.75

每个细胞CEP17信号：1.6

Her2/CEP17:1.094

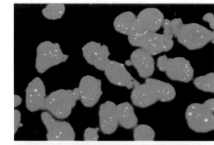

每个细胞HER2信号：4.6

每个细胞CEP17信号：4.1

Her2/CEP17:1.122

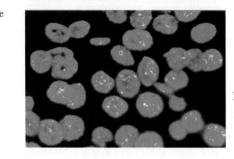

每个细胞HER2信号：9.15

每个细胞CEP17信号：2.4

Her2/CEP17:3.938

图 10-1-4　HER2 双探针 FISH 检测结果分别为（a）阴性、（b）临界值、（c）阳性

1）当 HER2 / CEP17 比值 ≥ 2.0 时，为 HER2 阳性；HER2 / CEP17 比值 <2.0，但平均 HER2 拷贝数 / 细胞 ≥ 6.0 时也为 HER2 阳性。扩增细胞应均质、连续，且占浸润癌的 10% 以上。若众多 HER2 信号连接成簇时可不计数，直接视为基因扩增。需要注意的是对于 HER2 / CEP17 比值 ≥ 2.0，但平均 HER2 拷贝数 / 细胞 <4.0 的病例是否应该视为ISH 阳性目前尚存一定争议。建议对这部分病例在报告中加以备注。

2）HER2 / CEP17 比值 <2.0 且平均 HER2 拷贝数 / 细胞 <4.0 时为 HER2 阴性。

3）HER2 / CEP17 比值 <2.0 且平均 HER2 拷贝数 / 细胞 <6.0 但 ≥ 4.0 时为 HER2 ISH 结果为临界值。对于 ISH 结果为临界值的病例，需要重新选择 2~4 个浸润性癌视野，再次随机计数至少 20 个浸润癌细胞中的双色信号。如仍为临界值，则应行 IHC 检测（若 FISH 前未行），也可以选取不同的组织块（如另一块含有浸润性癌的蜡块或淋巴结转移灶蜡块）重新检测。

建议在 HER2 FISH 检测报告中包括如下内容：患者信息（包括姓名、性别、年龄、门诊 / 住院号）、送检医师姓名、送检日期、标本信息（包括病理号和蜡块号）、标本部位和类型、探针信息、检测方法、是否使用图像分析、对照设置情况、样本量是否适合评估、判读结果（包括评估的细胞数量、平均 HER2 拷贝数 / 细胞、平均 CEP17 拷贝数 / 细胞、平均 HER2 拷贝数 / 平均 CEP17 拷贝数的比值）、检测结论（如阳性、不确定、阴性、无法判读）（图 10-1-5）。

（3）质量控制：

1）内对照：使用上述同时含有 HER2 基因和 CEP17 序列的混合探针时，组织中 ≥ 75% 的细胞核显示出双色信号时视为杂交成功，并且双色信号互为对照，癌与非癌细胞互为对照。出现下列情况时应视为 FISH 检测失败，包括：①对照样本未出现预期结果；②浸润癌病灶太小，难以观察到两个浸润癌区域并计数；③可计数信号的细胞 <75%；④ >10% 的荧光信号位于细胞核外；⑤细胞核结构难以分辨；⑥有强的自发荧光。

2）外对照：应选择已知 FISH 阳性和阴性的标本片（或采用厂家提供的对照片）作为外对照，且杂交染色结果与预期相符。

3）如可能，建议设置低扩增对照。

（4）关于第 17 号染色体数量：FISH 双探针检测中加入 CEP17 探针的目的是为了在检测 HER2 基因的同时检测第 17 号染色体数量，从而将第 17 号染色体的非整倍体和单纯的 HER2 基因扩增，尤其是低水平的扩增区分开。但近年来的研究显示整条第 17 号染色体的多体罕见，CEP17 的多体并不能代表整条第 17 号染色体多体。应用 Smith-Magenis syndrome（SMS）、retinoic acid receptor alpha（RARA）和 tumor protein p53（TP53）基因的探针作为 17 号染色体的标记有助于筛选真正的 17 号染色体多体，但一项最新研究显示这种方法可能造成对 HER2 基因状态的过度评价。这种策略也尚未得到 FDA 的认可。因此在 HER2 FISH 检测结果中除报告 HER2 / CEP17 比值外，还应分别报告 HER2 拷贝数和 CEP17 的数值。

10

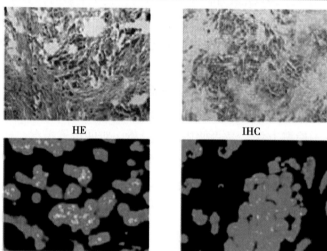

医院分子病理检查报告单

编号：

姓名：	性别：女	年龄：　岁	收到日期：
科室：	住院号：	床号：	临床诊断：

送检医院：　　　　　　　　　　送检医师：

诊断：浸润性癌　　　　　　　　检测项目：　HER2 FISH（√）

送检材料：白片（√）蜡块（　）　　　　　　　EGFR FISH　（　）

送检材料编号：　　　　　　　　　　　　　　　VEGF FISH　（　）

HE　　　　　　　　　　　　　　IHC

FISH　　　　　　　　　　　　　阴性对照

检测结果的判决参考2013版 ASCO/CAPHER2检测指南中的HER2双探针原位杂交检测判断标准

肿瘤细胞共计数20个；

HER2基因拷贝数目总计　　　　　　　个，每个细胞核平均HER2拷贝数

CEP17拷贝数目总计　　　　　　个，每个细胞核平均CEP17 拷贝数

HER2/CEP17−

阴性　—（　　　）

临界值 ±（　　　）　　　　　　　　　　　（是否无法判读）

阳性 +（　√　）

备注：HER2基因扩增异质性的情况，扩增分布方式等

注：此报告仅对所检测组织负责，供临床医师参考，因标本处理方式，术前化疗，组织异质性。CEP17多体，室间检测差异，检测层次不同等均可导致结果差异，如有异议请及时与本科室联系。

报告医师：　　　　　　　　　　　　　　　诊断日期：

图 10-1-5　乳腺癌 HER2 FISH 检测报告范例

（5）关于 *HER2* 基因的异质性：浸润性乳腺癌中 HER2 表达或扩增可存在异质性。虽然 *HER2* 基因异质性的临床意义目前仍不明确，但它可导致 IHC 与 ISH 检测、原发灶与转移灶、穿刺标本与手术切除标本的检测结果不一致。在 ISH 计数之前，应观察整张切片或使用 IHC 确定可能存在 *HER2* 扩增的区域。需要强调的是，即使存在异质性，但只要扩增细胞连续、均质，且占浸润癌 10% 以上，就应明确报告为 ISH 阳性。可补充报告不同

10

细胞群（>10%）的计数值（包括计数的细胞总数、HER2 拷贝数、CEP17 数值、HER2 / CEP17 比值），并报告扩增细胞群占所有浸润癌细胞的比例。

由于仅是对浸润性癌部分进行 HER2 检测才对治疗有指导意义，因而对于导管内癌（包括导管内癌早期浸润）来说，HER2 ISH 检测可能并无实际价值。对于微浸润癌来说，由于多数很难达到"至少找到 2 个浸润癌区域，计数至少 20 个浸润癌细胞"的要求，因而得出有抗 HER2 靶向治疗价值的 ISH 结果也有较大的困难，需提前向临床医师和患者解释清楚。

（6）关于临界值判读的问题：ASCO/CAP 2013 指南尽管显著提高了 ISH 的阳性检出率，但是也产生了大量的临界值判读。国外研究表明这一比率高达 9.4%，钱等的大样本分析也得到了类似的结果，并显示双探针 FISH 临界值具有较好的重复性。如何对这些临界值患者选择最佳的治疗方案还亟待解决。

3. SISH　SISH 中目前运用最广泛的是双色银染 ISH（dual color in situ hybridization, DISH）。在此检测中通过二硝基苯（DNP）标记的探针检测 HER2，并利用银染 ISH DNP 染色液进行显色。用地高辛标记探针检测 CEP17，采用地高辛红染显色液进行显色。DISH 可在光镜下观察结果，其中 HER2 在肿瘤细胞的细胞核中表现为黑色信号，CEP17 为红色信号。

（1）观察程序：参见 FISH，于高倍镜（40 倍或 60 倍物镜）下观察结果并进行信号计数和比值计算。

（2）结果判读：参见 FISH。当存在 HER2 信号簇时，可根据单个拷贝大小估计拷贝数。判读标准和报告格式参见 FISH。

（3）质量控制：

1）内对照：可以乳腺组织中的正常细胞（如成纤维细胞、血管内皮细胞、淋巴细胞、正常乳腺上皮细胞）的 HER2 信号和 CEP17 信号作为内对照。出现下列情况时应视为检测失败，包括：①对照未出现预期结果；②难以观察到至少两个浸润癌区域并计数；③缺乏红色染色或黑色染色；④斑点伪影干扰计数；⑤严重消化过度或细胞核中空泡干扰计数；⑥非特异性背景染色强，干扰计数。

2）外对照：建议在每次染色过程中都加入阳性和阴性对照，以用于确认试剂质量和仪器功能。

4. CISH　在 CISH 检测中多使用地高辛标记的探针，在石蜡切片上进行 ISH 反应，再用鼠抗地高辛 - 抗体和辣根过氧化物酶 - 抗鼠抗体进行免疫结合，二氨基联苯胺显色后，在普通显微镜亮视野下观察 HER2 基因信号。也有关于双探针 CISH 的报道。CISH 检测可以同时显示基因状态与组织形态学，且检测切片可长期保存。

（撰写　**付　丽**　审稿　**徐兵河**）

10

第二节 国际、国内乳腺癌抗 HER2 靶向治疗指南概要

一、美国国立综合癌症网络（NCCN）乳腺癌临床
实践指南（2015 版）

（一）辅助抗 HER2 靶向治疗

1. 术后辅助治疗 对于 HER2 阳性、淋巴结阳性或淋巴结阴性肿瘤大小 >1cm 的术后辅助治疗患者，不论激素受体阴性或阳性，专家组将曲妥珠单抗联合化疗指定为 I 类推荐方案。专家组建议曲妥珠单抗联合化疗也可用于 HER2 阳性、淋巴结阴性肿瘤大小为 $0.6\sim1.0cm$（如 T_{1b}）的患者或肿瘤体积较小、腋窝淋巴结转移 $\leqslant 2mm$ 的（pN_{1mi}）的患者。

多项评估曲妥珠单抗作为辅助治疗的随机试验的结果已发表，包括 NSABPB-31、NCCTG N9831、HERA 及 BCIRG 006 研究，将前两项联合分析，将淋巴结阳性患者随机分组后分别接受每 3 周一次的 AC 方案，共 4 周期，序贯每 3 周一次的紫杉醇共 4 周期或每周紫杉醇共 12 周，共 4045 例患者，接受曲妥珠单抗治疗组的复发风险降低 48%（风险比 0.52；95% CI：0.50~0.75；$P<0.001$），死亡风险下降 39%（风险比 0.61；95% CI：0.45~0.60；$P = 0.001$）对 NSABPB-31 及 NCCTG N9831 试验进行独立分析观察到相似的无病生存受益，但曲妥珠单抗组心脏毒性有增加，3~4 级充血性心力衰竭发生率 4.1%（NSABPB-31 试验），因此需严密观察相关心脏毒性。HERA 试验（n = 5081）在肿瘤 $\geqslant 1.0cm$ 的淋巴结阳性或阴性患者中比较标准化疗后使用曲妥珠单抗 1 年或 2 年相对于不使用曲妥珠单抗的差异，其结果显示曲妥珠单抗 1 年与不用相比，中位随访 4 年，复发风险下降 46%，而 2 年和 1 年的无复发生存和总生存则无明显差异。BCIRG 006 研究将 3222 例 HER2 阳性、淋巴结阳性或淋巴结阴性的高危乳腺癌患者随机分组，分别接受 AC 序贯多西他赛（AC-T）、AC 序贯多西他赛 + 1 年曲妥珠单抗（AC-TH）或卡铂 + 多西他赛 + 1 年曲妥珠单抗（TCH），随访 65 个月的结果显示，与对照组 AC-T 相比，AC-TH 患者的无复发风险比为 0.64（$P<0.001$）、TCH 的风险比为 0.75（$P = 0.04$），含曲妥珠单抗两组患者之间的无病生存率没有统计学差异，与对照组相比含曲妥珠单抗两组患者在总生存方面具有优势，AC-TH 和 TCH 风险比分别为 0.66（$P = 0.001$）和 0.77（$P = 0.77$），与 AC-TH 组的心脏毒性相比，TCH 组的心脏毒性明显较低［（左心室射血分数相对下降 >10% 者分别为 18.6% 和 9.4%，$P<0.0001$），AC-TH 组慢性充血性心力衰竭发生率也比 TCH 组高（2% 和 0.4%，$P<0.001$）］。

NCCN 专家组建议曲妥珠单抗联合化疗用于小肿瘤（如 T_{1b}）的支持依据来源于临床研究亚组分析，发现该类患者的复发风险高于肿瘤体积同等大小的 HER2 阴性患者，5 年无复发生存率分别为 77.1% 和 93.%（$P<0.001$）。另一项研究中显示 HER2 阳性、ER 阳性

患者，10 年乳腺癌特异性生存率和 10 年无复发生存率分别为 85% 和 75%，而在 HER2 阳性、ER 阴性患者中分别为 70% 和 61%。这些临床研究亚组分析结果显示，不考虑肿瘤大小和淋巴结状态，曲妥珠单抗治疗的获益是一致的。

2. 新辅助化疗　专家组认为对于 HER2 阳性的肿瘤，在新辅助化疗方案中加入曲妥珠单抗是十分重要的，可以使病理完全缓解率大幅提高（从 26% 提高到 65% 左右）。将含帕妥珠治疗方案作为新辅助治疗方案可供早期（$\geq T_2$ 或 $\geq N_1$）患者选择。

GeparQuuinto 临床试验，将 620 例未治疗的 HER 阳性初治的患者随机分组，接受 4 个周期 AC，随后用多西他赛治疗并同时使用曲妥珠单抗或拉帕替尼，结果显示接受曲妥珠单抗 + 化疗的患者 pCR 率达 30.3%，而拉帕替尼 + 化疗组为 22.7%（$P<0.04$）。NeoALTTO 试验纳入 455 例 HER 阳性初治患者，随机分为 3 组，分别接受拉帕替尼 + 紫杉醇、曲妥珠单抗 + 紫杉醇或联合使用拉帕替尼 + 曲妥珠单抗 + 紫杉醇治疗，结果显示，联合双靶向治疗组 pCR 率 51.3%，明显高于其他两组（分别为 24.7% 和 29.5%，$P = 0.34$），但 3~4 级肝酶异常的发生率增高。NeoSphere 试验中，417 例患者随机分 4 个组，即曲妥珠单抗 + 紫杉醇、帕妥珠单抗 + 曲妥珠单抗 + 紫杉醇、帕妥珠单抗 + 曲妥珠单抗和帕妥珠单抗 + 紫杉醇，接受帕妥珠单抗 + 曲妥珠单抗 + 紫杉醇 pCR 率达 45.8%，而接受曲妥珠单抗 + 紫杉醇患者仅 29%。因此 FDA 同意加速帕妥珠单抗联合曲妥珠单抗和紫杉醇作为新辅助治疗手段，用于 HER 阳性、早期乳腺癌患者的治疗审批。

3. NCCN 推荐 HER2 阳性新辅助／辅助化疗方案

推荐方案：

- AC–T + 曲妥珠单抗 ± 帕妥珠单抗
- TCH（多西他赛 + 卡铂 + 曲妥珠单抗）

其他可选方案：

- AC– 多西他赛 + 曲妥珠单抗 ± 帕妥珠单抗
- 多西他赛 + 环磷酰胺 + 曲妥珠单抗
- FEC– 多西他赛 + 曲妥珠单抗 ± 帕妥珠单抗
- FEC– 紫杉醇 + 曲妥珠单抗 ± 帕妥珠单抗
- 紫杉醇 + 曲妥珠单抗
- 多西他赛 + 曲妥珠单抗 ± 帕妥珠单抗 – FEC
- 紫杉醇 + 曲妥珠单抗 ± 帕妥珠单抗 – FEC

（二）乳腺癌Ⅳ期或复发转移癌的 HER2 靶向治疗

1. 晚期一线治疗　专家组推荐将曲妥珠单抗 + 帕妥珠单抗 + 紫杉类药物作为 HER2 阳性转移性乳腺癌患者一线治疗的首选方案。建议曲妥珠单抗、帕妥珠单抗联合多西他赛为Ⅰ类治疗的首选方案；曲妥珠单抗、帕妥珠单抗联合紫杉醇为 2A 类治疗的首选方案。HER2 阳性肿瘤的其他一线方案：曲妥珠单抗联合以下药物，包括紫杉醇单药或者与卡铂联合、多西他赛、长春瑞滨、卡培他滨。对于疾病已经得到长期控制的患者，曲妥珠单抗的最佳用药时间目前尚不明确。

2. 曲妥珠单抗　进展后二线治疗专家组推荐经曲妥珠单抗一线治疗后发生疾病进展的 HER2 阳性患者应继续阻滞 HER2 通路，建议将 T-DM1 作为首选治疗方案，用于之前接受过曲妥珠单抗为基础的治疗；对于经曲妥珠单抗为基础、不含帕妥珠单抗方案治疗后进展的患者，可以考虑同时包含曲妥珠单抗 + 帕妥珠单抗含或不含细胞毒性药物（如长春瑞滨或紫杉类）的方案；卡培他滨 + 拉帕替尼联合治疗的方案也是治疗选择之一。对于激素受体阳性的患者，拉帕替尼联合来曲唑的无进展生存期显著长于来曲唑单药组，此外拉帕替尼 + 曲妥珠单抗的双靶向治疗也是可选择的方案，但专家组不建议在该组合中额外添加化疗药物。研究证实对曲妥珠单抗耐药的患者，继续曲妥珠单抗换用化疗药物仍有获益。

3. HER2 阳性复发或转移性乳腺癌化疗方案

推荐一线化疗方案

- 曲妥珠单抗 + 帕妥珠单抗 + 多西他赛
- 曲妥珠单抗 + 帕妥珠单抗 + 紫杉醇

其他可选的方案

- 紫杉醇 + 卡铂 + 曲妥珠单抗
- 紫杉醇 + 卡铂 + 曲妥珠单抗周方案
- 紫杉醇 + 曲妥珠单抗
- 曲妥珠单抗 + 多西他赛
- 曲妥珠单抗 + 长春瑞滨
- 曲妥珠单抗 + 卡培他滨

推荐曲妥珠单抗耐药后化疗方案

- T-DM1

其他可选方案

- 卡培他滨 + 拉帕替尼
- 曲妥珠单抗 + 卡培他滨
- 曲妥珠单抗 + 拉帕替尼

二、美国临床肿瘤学会（ASCO）HER2 阳性晚期乳腺癌治疗指南（2015）

1. 建议所有 HER2 阳性晚期乳腺癌患者的一线治疗均推荐抗 HER2 靶向治疗，首选 HER2 靶向联合化疗，除了经严格筛选的雌激素受体阳性（ER+）或孕激素受体阳性（PR+）患者，临床医师可选用 HER2 靶向联合内分泌治疗或单独使用内分泌治疗；如果 HER2 阳性晚期乳腺癌患者在一线 HER2 靶向治疗期间或之后出现疾病进展，仍建议临床医师在二线或后线治疗中持续采用以 HER2 靶向治疗为主的治疗方案。

2. 建议曲妥珠单抗、帕妥珠单抗和紫杉类药物作为晚期一线治疗方案；如果一线抗 HER2 靶向治疗期间或之后出现疾病进展，建议 T-DM1 作为二线首选治疗药物；HER2 阳性晚期乳腺癌的患者在二线及后线的 HER2 靶向治疗期间或之后疾病进展，但未曾接受 TDM-1 治疗的患者，仍应推荐 TDM-1 治疗、未曾接受帕妥珠单抗治疗患者，可以使用帕妥珠单抗。

3. 在晚期二线及后线 HER2 靶向治疗后疾病进展的患者，并已接受过帕妥珠单抗和 TDM-1 治疗，临床医师应建议晚期三线及以后治疗仍以 HER2 靶向治疗为基础。选择包括拉帕替尼和卡培他滨；保留曲妥珠单抗换用化疗药物；拉帕替尼和曲妥珠单抗双靶向；激素疗法［ER+ 和（或）PR+ 患者］。目前尚没有足够的证据证明其中一种方案优于另一种。

4. 正在接受 HER2 靶向与化疗联合治疗的患者，化疗应持续约 4~6 个月或更长，这取决于药物毒性和有无疾病进展。当化疗停止后，临床医师应继续 HER2 靶向治疗，在没有出现疾病进展和毒性不可耐受之前，没有改变治疗方案的必要性。

5. 如果患者已完成了以曲妥珠单抗为基础的辅助治疗，12 个月内复发，临床医师应遵循晚期二线的治疗建议；如果患者已完成了以曲妥珠单抗为基础的辅助治疗，12 个月后复发，临床医师应该遵循晚期一线的治疗建议。

6. 对于肿瘤为激素受体阳性和 HER2 阳性的患者最适当的一线治疗仍建议 HER2 靶向治疗联合化疗；在特定的情况下可选用内分泌治疗加曲妥珠单抗或拉帕替尼；在特殊情况下，如低疾病负担，出现合并症（对 HER2 靶向治疗禁忌，如充血性心脏衰竭），和（或）存在长期的无病间隔，临床医师可以选择一线内分泌单独治疗。

7. 如果患者已开始 HER2 靶向与化疗的联合治疗，临床医师可在化疗结束后或当癌症进展时，可选内分泌治疗与 HER2- 靶向同时进行。

8. 专家小组建议未来的研究方向：

（1）对于晚期一线转移性乳腺癌 HER2 靶向治疗中可能出现抵抗和耐药因素进行预处理

（2）找出 HER2 阳性转移性乳腺癌患者在疾病进展时间上的异质性的原因。

（3）年龄、种族 / 民族以及其他潜在的造成健康状态不一致的因素。

三、中国转移性乳腺癌共识专家组针对 HER2 阳性转移性乳腺治疗共识（2015）

（一）治疗原则

1. 复发转移性乳腺癌患者应尽量再次检测 HER2，以明确复发转移灶的 HER2 状态。对病情发展不符合 HER2 状态特点的患者，更应重新检测 HER2 状态，既可以是原发病灶，也可以是复发转移灶。

2. 对于 HER2 阳性［IHC（3+）或 FISH 显示 *HER2* 基因扩增］的晚期乳腺癌患者，

10

除非患者存在禁忌证，都应尽早开始抗 HER2 治疗。HER2 状态未明确，应慎重决定是否使用抗 HER2 治疗。

3. 辅助使用过曲妥珠单抗治疗的晚期乳腺癌患者，建议所有患者仍应接受抗 HER2 治疗。推荐对停用曲妥珠单抗至复发间隔时间≤ 12 个月患者可选用二线抗 HER2 方案治疗；而对停用曲妥珠单抗至复发间隔时间 >12 个月以上的患者选择曲妥珠单抗或曲妥珠单抗和帕妥珠单抗联合细胞毒药物作为一线抗 HER2 治疗方案。

4. 尽管曲妥珠单抗单药治疗 HER2 阳性复发转移乳腺癌有一定疗效，但更多临床研究显示，曲妥珠单抗与多种化疗药物具有协同增效作用，联合化疗效果更好。

5. 对于 HER2 阳性 /HR 阳性的晚期乳腺癌患者，优先考虑抗 HER2 治疗联合化疗。抗 HER2 治疗联合芳香化酶抑制剂对比芳香化酶抑制剂显示 PFS 获益，部分不适合化疗或进展缓慢的患者可以考虑抗 HER2 治疗联合芳香化酶抑制剂治疗。

（二）治疗方案

1. 辅助治疗未使用过曲妥珠单抗或曲妥珠单抗治疗结束后超过 1 年复发转移的 HER2 阳性晚期乳腺癌，曲妥珠单抗联合化疗疗效和安全性均优于拉帕替尼联合化疗。

2. HER2 阳性晚期乳腺癌在曲妥珠单抗联合紫杉类药物的基础上加用帕妥珠单抗进一步延长患者生存，中位生存期达 56.5 个月。一线抗 HER2 治疗方案首选曲妥珠单抗联合帕妥珠单抗和紫杉类药物，除了联合紫杉醇、多西他赛以外，也可联合其他的化疗药物。帕妥珠单抗目前在中国尚未上市。

3. 当无法获得帕妥珠单抗时，曲妥珠单抗联合紫杉类药物肿瘤缓解率可达 50%~60% 以上，生存期显著延长。除了紫杉烷类药物，曲妥珠单抗与其他单药化疗联合均被证实是有效安全的，如长春瑞滨、卡培他滨、吉西他滨、脂质体蒽环类等，联合节拍化疗也是合理的方案。但一般不推荐一线使用拉帕替尼联合化疗的方案。联合用药时应考虑既往治疗、联合用药的毒性，根据不同患者情况选择不同的联合治疗方案。

4. 患者接受曲妥珠单抗联合化疗时，化疗应持续至少 6~8 周期，取决于肿瘤疗效和患者对化疗的耐受程度。抗 HER2 治疗的最佳持续时间尚不明确，如果没有出现疾病进展或不可耐受毒性，曲妥珠单抗治疗可持续使用至疾病进展，激素受体阳性的患者可以考虑曲妥珠单抗联合内分泌维持治疗。如治疗后肿瘤完全缓解数年，也可考虑暂时中断治疗，待复发后再考虑曲妥珠单抗治疗，以减轻患者经济负担。

5. 抗 HER2 治疗失败后的患者，持续抑制 HER2 通路可带来生存获益，应继续抗 HER2 治疗。T-DM1 单药是曲妥珠单抗治疗失败后首选的治疗方案。在无法获得 T-DM1 时可选择其他二线治疗方案，包括继续曲妥珠单抗联合另一种细胞毒性药物；拉帕替尼联合卡培他滨和曲妥珠单抗联合拉帕替尼双靶向都是可选方案。有证据证实相比于阿法替尼，曲妥珠单抗作为二线抗 HER2 治疗与长春瑞滨联合有更多生存获益。另有研究显示，mTOR 抑制剂依维莫司联合曲妥珠单抗对于既往接受过曲妥珠单抗治疗的晚期乳腺癌患者有一定的生存获益，也可作为二线治疗的选择。

四、中国抗癌协会乳腺癌专业委员会－人表皮生长因子 2 阳性临床诊疗专家共识 2016

（一）HER2 阳性复发转移乳腺癌治疗

1. 基本原则

（1）医师应充分告知所有 HER2 阳性复发转移乳腺癌患者，及时接受 HER2 靶向治疗的获益及必要性。

（2）尽管曲妥珠单抗单药治疗 HER2 阳性复发转移乳腺癌有一定疗效，但更多的临床研究显示，曲妥珠单抗与多种化疗药物有协同增效作用，联合化疗效果更好。

（3）蒽环类化疗药物治疗失败的 HER2 阳性复发转移乳腺癌，首选曲妥珠单抗联合紫杉类药物作为一线方案。曲妥珠单抗联合紫杉醇加卡铂，比曲妥珠单抗联合紫杉醇疗效更好；曲妥珠单抗联合多西他赛加卡培他滨，比曲妥珠单抗联合多西他赛疗效更好。

（4）紫杉类化疗药物治疗失败的 HER2 阳性乳腺癌，曲妥珠单抗也可以联合长春瑞滨、卡培他滨、吉西他滨等其他化疗药物。

（5）在曲妥珠单抗联合紫杉类药物的基础上加用帕妥珠单抗进一步延长患者生存。美国国立综合癌症网络（NCCN）指南推荐帕妥珠单抗加曲妥珠单抗联合紫杉类药物是一线首选方案。但目前帕妥珠单抗尚未在国内批准上市，国内目前 HER2 阳性转移乳腺癌一线首选仍是曲妥珠单抗联合紫杉类为主的化疗，可在此基础上联合卡培他滨。

（6）HER2 阳性、雌激素受体（ER）和（或）孕激素（PR）阳性的复发转移乳腺癌，优先考虑曲妥珠单抗联合化疗；部分不适合化疗或者进展缓慢的患者如果考虑联合内分泌治疗，可在 HER2 靶向治疗的基础上联合芳香化酶抑制剂治疗。对于 HER2 靶向治疗联合化疗达到疾病稳定的患者，化疗停止后，可考虑使用 HER2 靶向治疗联合芳香化酶维持治疗。

（7）患者接受曲妥珠单抗联合化疗时，有效化疗应持续 6~8 周期，同时取决于肿瘤疗效和患者对化疗的耐受程度。化疗停止后，可考虑曲妥珠单抗维持治疗。如患者获得完全缓解，HER2 靶向维持治疗时间应权衡治疗毒性、经济负担等情况，也可以在病情完全缓解后数年，部分患者暂停抗 HER2 治疗，病情再度进展后可恢复使用曾使用获益的抗 HER2 药物治疗。

（8）HER2 阳性晚期乳腺癌治疗过程中出现脑转移，如果颅外病灶未进展，经有效的局部治疗脑转移后，可考虑继续使用原靶向治疗方案。

2. 曲妥珠单抗治疗出现疾病进展后治疗策略

（1）拉帕替尼联合卡培他滨：与卡培他滨相比，拉帕替尼联合卡培他滨显著延长至疾病进展时间，因此，拉帕替尼联合卡培他滨是曲妥珠单抗治疗病情进展后的可选方案之一。

（2）继续使用曲妥珠单抗，更换其他化疗药物：临床研究发现维持使用曲妥珠单抗可有效抑制肿瘤增殖，一旦停药，肿瘤会迅速生长。临床研究显示曲妥珠单抗治疗进展后，继续抑制 HER2 通路能够持续给患者带来生存获益。

（3）拉帕替尼联合曲妥珠单抗：拉帕替尼联合曲妥珠单抗与单用拉帕替尼相比，显著延长无进展生存期和总生存时间。对不能耐受化疗的患者，可以考虑双靶向非细胞毒药物的方案，但目前缺乏曲妥珠单抗联合拉帕替尼优于曲妥珠单抗联合化疗的证据。

（4）T-DM1 单药治疗：T-DM1 单药治疗曲妥珠单抗治疗失败的 HER2 阳性转移性乳腺癌，疗效优于拉帕替尼联合卡培他滨方案。因此，T-DM1 单药治疗是国际上目前曲妥珠单抗治疗失败后的二线首选治疗方案。

（二）HER2 阳性乳腺癌辅助治疗

1. 基本原则　曲妥珠单抗用于 HER2 阳性早期乳腺癌术后辅助治疗，明显提高 HER2 阳性早期乳腺癌治愈机会，显著降低复发和死亡风险。国际、国内乳腺癌治疗指南均推荐曲妥珠单抗作为 HER2 阳性早期乳腺癌辅助的标准治疗。而拉帕替尼辅助治疗临床研究均未取得阳性结果，不推荐拉帕替尼用于辅助治疗。

2. HER2 阳性乳腺癌曲妥珠单抗辅助治疗

（1）几项大型的曲妥珠单抗的关键性临床研究改变了 HER2 阳性早期乳腺临床的实践模式，其中 HERA 研究证明化疗后加曲妥珠单抗显著改善预后。B-31/NSABP-9831 确立了 AC-TH（蒽环联合环磷酰胺序贯紫杉类药物联合曲妥珠单抗）优于常规 AC-T 化疗。

（2）BCIRG 006 确立了 TCbH 方案（多西他赛、卡铂联合曲妥珠单抗）也优于 AC-T，可以作为辅助治疗方案的另一个选择，该研究 10 年长期随访显示 TCbH 和 AC-TH 两种方案的远期疗效相似，但 TCbH 方案心功能不全发生率低，因此，对于心脏安全性要求更高的患者，可以选择 TCbH 方案。一项 Ⅱ 期临床研究提示，HER2 阳性早期乳腺癌辅助使用 4 周期 TC（多西他赛联合环磷酰胺）联合曲妥珠单抗治疗，2 年无病生存（DFS）和 2 年 OS 率高达 97.8% 和 99.5%。

（3）以往临床研究入组病例多为肿瘤 >1cm 患者，但 HER2 阳性、淋巴结阴性的小肿瘤相对于 HER2 阴性仍有较高的复发风险。HER2 阳性 $T_{1ab}N_0M_0$ 患者 5 年复发转移风险是 HER2 阴性患者 5 倍以上，HER2 阳性是 $T_{1ab}N_0M_0$ 患者预后不假的主要危险因素。曲妥珠单抗辅助治疗的几项大型临床试验亚组分析及荟萃分析显示，小肿瘤患者获益与总体人群一致。APT 研究提示这部分患者使用 wPH（单周紫杉醇联合曲妥珠单抗）方案的 3 年无侵袭性疾病生存率可达 98.7%。原发灶 0.6~1cm 的 HER2 阳性乳腺癌小肿瘤患者可推荐曲妥珠单抗辅助治疗，原发灶 ≤ 0.5cm 但伴高危因素患者，如激素受体阴性、分级差、Ki-67 高等也可考虑曲妥珠单抗治疗。

3. 专家建议

（1）建议尽量术后早期使用曲妥珠单抗，由于可能增加心脏毒性，不建议与蒽环类化疗药物同时使用；但可以和紫杉类化疗合用，可供选择的方案有：AC-TH、TCbH、TCH、TC4H（4 个周期多西他赛、环磷酰胺联合曲妥珠单抗）方案和 wPH 方案等。曲妥珠单抗可以与辅助放疗、辅助内分泌治疗同时使用。

10

（2）无蒽环紫杉化疗禁忌的患者，推荐优选蒽环序贯紫杉类药物联合曲妥珠单抗方案（T_1 以上、N_1 以上、激素受体阴性、相对年轻 <50 岁）。

（3）TCH 同样是优选方案：尤其是有蒽环类心脏毒性隐患的患者。

（4）对复发风险相对低的患者（如肿瘤 <2cm、淋巴结阴性），也可以考虑采用 TC4H 方案。

（5）对于原发灶 ≤ 1cm、淋巴结阴性的患者，可考虑毒性更低的 wPH 方案。

（6）对于少部分不能耐受化疗，激素受体阳性的老年 HER2 阳性乳腺癌患者，曲妥珠单抗联合内分泌治疗也是可选方案。

（7）化疗后延迟使用，HERA 研究证明，完成标准化疗后加用曲妥珠单抗可改善预后，还显示对于术后初始未接受曲妥珠单抗治疗的患者，2 年内开始曲妥珠单抗治疗 1 年的患者复发风险显著减低，5 年内开始使用曲妥珠单抗辅助治疗 1 年仍可获益。因此，建议辅助化疗时没有联合曲妥珠单抗的患者，化疗后应尽早开始使用曲妥珠单抗治疗；对于辅助化疗已经能够结束，但尚未出现复发转移的患者，仍可以考虑使用曲妥珠单抗。

4. **用法用量**　曲妥珠单抗与紫杉类药物联合应用时，可以根据紫杉类化疗药物的用法，采取周疗或每 3 周 1 次方案。每周方案时曲妥珠单抗首剂 4mg/kg，随后每周 2mg/kg；3 周方案曲妥珠单抗首剂 8mg/kg，随后每 3 周 6mg/kg，连续使用 1 年。

5. **曲妥珠单抗辅助治疗疗程**　目前研究证据，HER2 阳性乳腺癌曲妥珠单抗辅助治疗标准的用药时间为 1 年。

（三）HER2 阳性乳腺癌新辅助治疗

1. 临床研究证明，新辅助治疗获得病理学完全缓解（pCR）患者的 DFS 和 OS 均优于同样治疗未达到 pCR 的患者。HER2 阳性患者新辅助治疗，曲妥珠单抗联合化疗与单用化疗相比能显著提高 pCR 率，奠定了曲妥珠单抗在新辅助治疗中的地位。

2. **HER2 阳性乳腺癌新辅助治疗关键性研究方案**　Buzdar 等的新辅助治疗试验中，曲妥珠单抗联合紫杉醇序贯 CEF 化疗的 pCR 率高达 65.2%，显著高于单纯化疗组。Ⅲ期 NOAH 研究结果进一步证实了曲妥珠单抗新辅助治疗的获益，HER2 阳性局部晚期乳腺癌，曲妥珠单抗联合使用 AT/T/CMF 方案显著提高 pCR 率，5 年无病生存率和总生存率均显著提高。双靶向 HER2 联合新辅助治疗也是可选的治疗策略。NeoSphere 研究证实了曲妥珠单抗和帕妥珠单抗与多西他赛联合进一步提高了 pCR 率，且未增加心脏不良事件的发生率。NeoALTTO 研究显示，拉帕替尼联合曲妥珠单抗与紫杉醇治疗也提高了 pCR 率，但未转化为无疾病生存和总生存的获益。

3. **专家建议**

（1）HER2 阳性乳腺癌患者术前新辅助治疗应考虑含曲妥珠单抗的方案。

（2）可以选择蒽环和紫杉类序贯联合，在紫杉类用药的同时联合曲妥珠单抗治疗；如果选择蒽环类的方案，要注意曲妥珠单抗联合蒽环不超过 4 个周期。

（3）鼓励研究者设计符合科学性和伦理学要求的临床研究。

（4）术前新辅助治疗用过曲妥珠单抗的患者，无论是否达到 pCR，目前指南推荐术

10

后应继续使用曲妥珠单抗，总疗程达 1 年。

（四）曲妥珠单抗心脏毒性管理

1. 曲妥珠单抗联合化疗药物，尤其是蒽环类化疗药物会增加心肌损害，严重者会发生心力衰竭。所以复发转移乳腺癌患者不推荐使用曲妥珠单抗联合蒽环类化疗，辅助治疗曲妥珠单抗要在蒽环类化疗后使用，新辅助治疗可以在严密的观察下，曲妥珠单抗同步联合 4 周期内短程蒽环类化疗。

2. 尽管临床研究观察心脏毒性事件发生率不高且多数可以恢复，但应该注意临床研究入组的病例是化疗后经过心脏功能的安全筛选。所以，临床实践中要对既往史、体格检查、心电图、超声心动图左心射血分数（LVEF）基线评估后再开始应用曲妥珠单抗，使用期间应该每 3 个月监测心功能。若患者有无症状性心功能不全，监测频率应更高（如每 6~8 周一次）。

3. 当出现 LVEF 较治疗前绝对值下降 ≥ 16%，或 LVEF 低于该检测中心正常范围值并且 LVEF 较治疗前对数值下降 ≤ 10%，应暂停曲妥珠单抗治疗至少 4 周，并每 4 周检测一次 LVEF，4~8 周内 LVEF 回升至正常范围，或 LVEF 较治疗前数值下降 ≤ 15%，可恢复使用曲妥珠单抗。

4. 但 LVEF 持续下降超过 8 周，或者 3 次以上因心脏问题而中断曲妥珠单抗治疗，应永久停止使用曲妥珠单抗。

（撰写　**李青**　审稿　**徐兵河**）

参考文献

［1］Slamon DJ，Godolphin W，Jones LA，et al.Studies of the HER2/neu protooncogene in human breast and ovarian cancer. Science，1989，244（4905）：707-712.

［2］Konecny G，Pauletti G，Pegram M，et al.Quantitative association between HER2/neu and steroid hormone receptors in hormone receptor positive primary breast cancer. J Natl Cancer Inst，2003，95（2）：142-153.

［3］Menard S，Valagussa P，Pilotti S，et al. Response to cyclophosphamide，methotrexate，and fluorouracil in lymph node-positive breast cancer according to HER2 overexpression and other tumor biologic variables. J Clin Oncol，2001，19（2）：329-335.

［4］Konecny GE，Thomssen C，Luck HJ，et al.HER2/neu gene amplification and response to paclitaxel in patients with metastatic breast cancer. J Natl Cancer Inst，2004，96（15）：1141-1151.

［5］Hayes DF，Thor AD，Dressler LG，et al.HER2 and response to paclitaxel in node-positive breast cancer. N Engl J Med，2007，357（15）：1496-1506.

［6］付丽著，刘彤华，傅西林，主审 . 乳腺疾病病理彩色图谱第 2 版 . 北京：人民卫生出版社，2013. 乳腺癌诊疗规范 . 中华人民共和国卫生部医政司 2011 年版 .

［7］Wolff AC，Hammond ME，Hicks DG，et al. Recommendations for human epidermal growth factor receptor 2 testing in breast cancer：American Society of Clinical Oncology/College of American Pathologists clinical practice guideline update. J Clin Oncol，2013，31（31）：3997–4013.

［8］Qian XL，Wen HY，Fu L，et al. Assessment of dual–probe HER2 FISH in breast cancer by 2013 ASCO/ CAP guidelines produces more equivocal results than that by 2007 ASCO/CAP guidelines. Breast Cancer Res Treat，2016，159（1）：31–39.

［9］Tse CH，Hwang HC，Goldstein LC，et al.Determining true HER2 gene status in breast cancers with polysomy by using alternative chromosome 17 reference genes：implications for anti–HER2 targeted therapy. J Clin Oncol，2011，29（31）：4168–4174.

［10］Jang MH，Kim EJ，Kim HJ，et al. Assessment of HER2 status in invasive breast cancers with increased centromere 17 copy number. Breast Cancer Res Treat，2015，153（1）：67–77.

［11］Long TH，Lawce H，Durum C，et al.The New Equivocal：Changes to HER2 FISH Results When Applying the 2013 ASCO/CAP Guidelines. Am J Clin Pathol，2015，144（2）：253–262.

［12］Sapino A，Maletta F，Verdun di Cantogno L，et al.Gene status in HER2 equivocal breast carcinomas：impact of distinct recommendations and contribution of a polymerase chain reaction–based method. Oncologist，2014，19（11）：1118–1126.

［13］Muller KE，Marotti JD，Memoli VA，et al.Impact of the 2013 ASCO/CAP HER2 Guideline Updates at an Academic Medical Center That Performs Primary HER2 FISH Testing：Increase in Equivocal Results and Utility of Reflex Immunohistochemistry. Am J Clin Pathol，2014，144（2）：247–252.

［14］Lim TH，Lim AS，Thike AA，et al.Implications of the Updated 2013 American Society of Clinical Oncology/College of American Pathologists Guideline Recommendations on Human Epidermal Growth Factor Receptor 2 Gene Testing Using Immunohistochemistry and Fluorescence In Situ Hybridization for Breast Cancer. Arch Pathol Lab Med，2016，140（2）：140–147.

［15］Bethune GC，Veldhuijzen van Zanten D，MacIntosh RF，et al.Impact of the 2013 American Society of Clinical Oncology/College of American Pathologists guideline recommendations for human epidermal growth factor receptor 2（HER2）testing of invasive breast carcinoma：a focus on tumours assessed as 'equivocal' for HER2 gene amplification by fluorescence in–situ hybridization. Histopathology，2015，67（6）：880–887.

［16］Blackwell KL，Burstein HJ，Storniolo AM，et al. Overall survival benefit with lapatinib in combination with trastuzumab for patients with human epidermal growth factor receptor 2–positive metastatic breast cancer：final results from the EGF104900 Study. J Clin Oncol，2012，30（21）：2585–2592.

［17］Baselga J，Gelmon KA，Verma S，et al. Phase II trial of pertuzumab and trastuzumab in patients with human epidermal growth factor receptor 2–positive metastatic breast cancer that progressed during prior trastuzumab therapy. J Clin Oncol，2010，28（7）：1138–1144.

［18］Corte′s J，Fumoleau P，BianchiGV，et al.Pertuzumab Monotherapy AfterTrastuzumab–Based Treatment and Subsequent Reintroduction of Trastuzumab：Activity and Tolerability in Patients With Advanced Human EpidermalGrowth Factor Receptor 2–Positive Breast Cancer. J Clin Oncol，2012，30（14）：1594–1600.

［19］徐兵河，胡夕春，江泽飞．中国晚期乳腺癌诊治专家共识．北京：人民卫生出版社，2015.

［20］中国抗癌协会乳腺癌专业委员会：中国抗癌协会乳腺癌诊治指南与规范（2015 版）.中国癌症杂志，2015，25（9）：734–736.

10

［21］江泽飞，邵志敏，徐兵河 . 中国抗癌协会乳腺癌专业委员会：人表皮生长因子受体 - 2 阳性乳腺癌临床诊疗专家共识 2016. 中华医学杂志，2016，96（14）：1091-1097.

［22］Baselga J，Cortes J，Kim SB，et al. Pertuzumab plus trastuzumab plus docetaxel for metastatic breast cancer. N Engl J Med，2012，366（2）：109-119.

［23］Datko F，D'Andrea G，Dickler M，et al. Phase II study of pertuzumab，trastuzumab，and weekly paclitaxel in patients with metastatic HER2-overexpressing metastatic breast cancer［abstract］. Cancer Research，2012，72：Abstract P5-18-20.

［24］Robert N，Leyland-Jones B，Asmar L，et al. Randomized phase III study of trastuzumab，paclitaxel，and carboplatin compared with trastuzumab and paclitaxel in women with HER2-overexpressing metastatic breast cancer. J Clin Oncol，2006，24（18）：2786-2792.

［25］Leyland-Jones B，Gelmon K，Ayoub JP，et al. Pharmacokinetics，safety，and efficacy of trastuzumab administered every three weeks in combination with paclitaxel. J Clin Oncol，2003，21（21）：3965-3971.

［26］Esteva FJ，Valero V，Booser D，et al. Phase II study of weekly docetaxel and trastuzumab for patients with HER2-overexpressing metastatic breast cancer. J Clin Oncol，2002，20（7）：1800-1808.

［27］Andersson M，Lidbrink E，Bjerre K，et al. Phase III randomized study comparing docetaxel plus trastuzumab with vinorelbine plus trastuzumab as first-line therapy of metastatic or locally advanced human epidermal growth factor receptor 2-positive breast cancer：the HERNATA study. J Clin Oncol，2011，29（3）：264-271.

［28］Cobleigh MA，Vogel CL，Tripathy D，et al. Multinational study of the efficacy and safety of humanized anti-HER2 monoclonal antibody in women who have HER2-overexpressing metastatic breast cancer that has progressed after chemotherapy for metastatic disease. J Clin Oncol，1999，17（9）：639-2648.

［29］Verma S，Miles D，Gianni L，et al. Trastuzumab emtansine for HER2-positive advanced breast cancer. N Engl J Med，2013，368（25）：1783-1791.

［30］Blackwell KL，Burstein H，et al. Randomized study of lapatinib alone or in combination with trastuzumab in women with ErbB2-positive，trastuzumab-refractory metastatic breast cancer. J Clin Oncol，2010，28（7）：1124-1130.

［31］Dang C，Fornier M，Sugarman S，et al：The safety of dose-dense doxorubicin and cyclophosphamide followed by paclitaxel with trastuzumab in HER2/neu overexpressing/ amplified breast cancer. J Clin Oncol，2008，26（8）：1216-1222.

［32］Slamon D，Eiermann W，Robert N，et al. Adjuvant trastuzumab in HER2-positive breast cancer. N Engl J Med，2011，365（4）：1273-1283.

［33］Schneeweiss A，Chia S，Hickish T，et al. Pertuzumab plus trastuzumab in combination with standard neoadjuvant anthracycline-containing and anthracycline-free chemotherapy regimens in patients with HER2-positive early breast cancer：a randomized phase II cardiac safety study（TRYPHAENA）. Ann Oncol，2013，24（9）：2278-2284.

［34］Jones SE，Collea R，Paul D，et al. Adjuvant docetaxel and cyclophosphamide plus trastuzumab in patients with HER2-amplified early stage breast cancer：a single-group，open- label，phase 2 study. Lancet Oncol，2013，14（11）：1121-1128.

［35］Gianni L，Pienkowski T，Im YH，et al. Efficacy and safety of neoadjuvant pertuzumab and trastuzumab in women with locally advanced，inflammatory，or early HER2-positive breast cancer（NeoSphere）：a randomized multicenter，open-label，phase 2 trial. Lancet Oncol，2012，13（1）：25-32.

［36］Pegram M，Liao J. Trastuzumab treatment in multipie line：current data and future directions. Clin Breast Cancer，2012，12（1）：10-18.

［37］Von Minckwitz G，du Bois A，Schmidt M，et al.Trastuzumab beyond progression in human epidermal growth factor receptor 2-postive advanced breast cancer：a german breast group 26/breast inter nation group 03-05 study. J Clin Oncol，2009，27（12）：1999-2006.

［38］Baselga J，Bradbury I，Eidtmann H，et al. NeoATTO Study Team. Lapatinib with Trastuzumab for HER2 -positive early breast cancer：a randomized，open-label，multicenter，phase 3trial. Lancet，2012，379（9816）：633-640. Erratum in：2012，379（9816）：61.

［39］Blackwell KL，Burstein HJ，Storniolo AM，et al. Randomized study of Lapatinib alone or in combination with trastuzumab in women with ErbB2-positive，trastuzumab-refractory metastatic breast cancer. J Clin Oncol，2010，28（7）：1124-1130

［40］Junttila TT，Li G，Parsons K，et al. trastuzumab-DM1（T-DM1）retains all themechanisms of action of trastuzumab and efficiently inhibits growth of Lapatinib insensitive breast cancer. Breast Cancer Res Treat，2011，128（2）：347-356.

［41］Blackwell KL，Burstein HJ，Storniolo AM，et al. Overall survival benefit with Lapatinib in combination with trastuzumab for patients with human epidermal growth factor receptor 2-postive metastatic breast cancer：final results from the EGF104900 study. J Clin Oncol，2012，30（21）：2585-2592.

10